LES

GRANDS ÉCRIVAINS

DE LA FRANCE

NOUVELLES ÉDITIONS

PUBLIÉES SOUS LA DIRECTION

DE M. AD. REGNIER

Membre de l'Institut

CHARTRES. — IMPRIMERIE DURAND
Rue Fulbert, 9.

MÉMOIRES

DE

SAINT-SIMON

TOME XXVI

MÉMOIRES

DE

SAINT-SIMON

NOUVELLE ÉDITION

COLLATIONNÉE SUR LE MANUSCRIT AUTOGRAPHE

AUGMENTÉE

DES ADDITIONS DE SAINT-SIMON AU JOURNAL DE DANGEAU

et de notes et appendices

PAR A. DE BOISLISLE

Membre de l'Institut

AVEC LA COLLABORATION DE L. LECESTRE

ET DE J. DE BOISLISLE

TOME VINGT-SIXIÈME

PARIS

LIBRAIRIE HACHETTE ET Cie

BOULEVARD SAINT-GERMAIN, 79

1914

MÉMOIRES

DE

SAINT-SIMON

(Suite de 1714.)

M. du Maine, devenu prince du sang, me dit un mot du bonnet, que je laisse tomber. [Add. St-S. 1180]

Il y avoit grand nombre d'années que Messieurs du Parlement jouissoient paisiblement de leurs usurpations et de leurs entreprises sur les pairs, dont la foiblesse et l'incurie les laissoit en pleine tranquillité, sans que rien les eût réveillés à cet égard. Lorsque je fis mon compliment à M. du Maine sur son nouvel être de prince du sang, comme on l'a vu en son lieu[1], il me dit un mot du bonnet dans les protestations[2] qu'il me fit sur les ducs, et personnelles. Je pris cela pour un enthousiasme d'un homme comblé au delà de toutes mesures, qui cherchoit à rabattre l'indignation des plus intéressés, et qui veut ramener à lui par des offres vagues et fausses. Je glissai donc fort légèrement, et j'étouffai une réponse vague dans l'entassement des compliments, en quoi je fus favorisé de l'heure, qui étoit pendant le souper du Roi, comme on l'a vu[3]. J'ai différé exprès à mettre ici cette circonstance pour la rapprocher de l'affaire du bonnet[4]. Je ne sais si,

1. Tome XXIV, p. 337.
2. Écrit *prostestations*, par mégarde, dans le manuscrit.
3. Tome XXIV, p. 337.
4. Sur l'affaire dite « du bonnet », dont notre auteur a fait un si long récit et à laquelle il donne une si grande importance, il faut voir

comme je le crus alors, ce propos me fut[1] jeté dans l'esprit que je viens de marquer, ou si dès lors il avoit conçu la noirceur profonde qu'on va expliquer, lorsqu'il seroit parvenu à se faire prince du sang, et que, suivant cette idée, il m'en voulut jeter quelque propos dès qu'il le fut, pour sonder comme cela prendroit. Si ce fut son projet, il ne fut apparemment pas content de l'effet de son amorce, puisqu'il différa longtemps après à la pousser, et que ce fut à d'autres qu'à moi qu'il la présenta, sans m'en plus parler que dans les suites, dont aussi je ne lui donnois pas occasion ; car jamais on ne le rencontroit que dans les cabinets du Roi, rarement chez Mme la duchesse d'Orléans, où il alloit à des heures rompues, et je n'allois jamais chez lui que pour des compliments publics dont je ne pouvois me dispenser, excepté cette affaire sur Blaye avec le maréchal de Montrevel, dont j'ai parlé en son temps[2]. Il faut encore se rafraîchir la mémoire du caractère du premier président de Mesmes, et de son abandon de tout temps à M. du Maine, qui lui avoit valu une place dont il étoit entièrement éloigné sans l'intérêt que M. du Maine trouva pressant pour soi de vaincre tous les obstacles pour l'y mettre[3]. Enfin on doit être averti que cette affaire du bonnet, qui commença en novembre de cette année, ne rompit qu'en mars de la suivante. Comme elle

la longue lettre, incomplète, que Saint-Simon adressa à la fin de 1714 à un correspondant inconnu et qui a été publiée par Faugère dans les *Écrits inédits*, tome IV, p. 61-110, et une autre lettre analogue, écrite pendant la Régence (*ibidem*, p. 141-157). L'origine et le sujet du litige ont été exposées dans la *Correspondance de Bussy-Rabutin*, t. V, p. 267, par Olivier d'Ormesson (*Journal*, t. II, p. 620), et par le P. Léonard (ms. Fr. 10265, fol. 113 v°, 2 mars 1686). M. E. Fyot a publié en 1901 dans les *Annales de l'Académie de Mâcon*, troisième série, tome VI, p. 211-235, une étude assez médiocre sur l'affaire du bonnet.

1. Les mots *ce propos me fut* surchargent des lettres effacées du doigt et illisibles.

2. Tome XXIII, p. 298-299.

3. Tomes XXII, p. 218-219 et 230-231, et XXIV, p. 314-315.

est de nature à n'en pouvoir interrompre le récit, je l'ai mise la dernière de cette année, et, comme elle entre assez avant dans la suivante, je ne la[1] commencerai qu'après avoir achevé ce récit.

M. du Maine, sans qu'on pût s'y attendre, s'offre sur l'affaire du bonnet, dont il n'étoit pas question, et, à force d'art et d'avances, jette les ducs dans le danger du refus ou de l'acceptation. Il répond du Roi, du premier président et du Parlement. [Add. S^tS. 1181]

Un matin que le Roi, à l'issue de[2] son lever, donnoit dans [son] cabinet l'ordre pour sa journée, comme il le donnoit tous les jours à ceux qui étoient en fonction auprès de lui[3], en présence des courtisans qui avoient l'entrée de son cabinet en ces heures-là, M. du Maine s'approcha de d'Antin, et sans préliminaire lui parla de l'indécence du bonnet[4]. Il en dit autant deux jours après au duc d'Aumont, puis au duc d'Harcourt, s'offrit à eux avec force compliments, et n'oublia rien pour les exciter là-dessus. Chacun d'eux répondit vaguement et froidement. Aucun d'eux ne se présenta pour être promoteur d'un embarquement où le temps présent ne permettoit pas de s'engager avec prudence. Ils furent surpris de ces propos; mais ils les laissèrent tomber. Ce n'étoit pas pour cela que M. du Maine les avoit tenus. Voyant leur peu de succès, et que ses offres de services n'étoient reçus[5] que par des compliments généraux, il prit à part quelques jours après, toujours au même lieu et à la même heure, le duc de Noailles et d'Antin. Il leur dit qu'il ne comprenoit pas la froideur qu'il trouvoit en ceux à qui il avoit déjà parlé, sur une affaire qui les avoit si animés dans d'autres temps et avec tant de raison; qu'il avoit[6] toujours été

1. Le mot *la*, se rapportant à l'année 1715, a été ajouté en interligne; de plus, Saint-Simon a écrit *comen* à la fin d'une ligne et *menceray* au commencement de la suivante, de sorte que la syllabe *men* est répétée deux fois.

2. Ce *de* corrige *don*[*noit*].

3. Voyez la suite des *Mémoires*, tome XII de 1873, p. 173.

4. Notre tome XXV, p. 277-278.

5. On a déjà vu, dans le tome XIV, p. 309, que Saint-Simon fait le mot *offre* du genre masculin, à l'exemple de divers auteurs plus anciens que lui.

6. Avant *avoit*, il a biffé *en*.

choqué d'une indécence si extraordinaire; qu'il n'avoit dit mot tant qu'elle lui avoit servi de distinction; mais qu'à présent qu'il en avoit d'autres, cela lui paroissoit insupportable; qu'il étoit ami de quelques ducs, serviteur en général de tous; qu'il honoroit[1] leur dignité, la première du royaume; qu'il desiroit leur amitié et de la mériter en les servant sur un point aussi intéressant. Enfin il ajouta que son desir étoit si sincère, qu'il avoit déjà pressenti le Roi; que ses dispositions étoient favorables; qu'il avoit aussi parlé au premier président, qui, dit-il, gouvernoit le Parlement; qu'il se faisoit fort du premier président, et du Parlement par lui; et qu'il leur pouvoit répondre que le Roi ne feroit aucune difficulté, dès que le Parlement consentiroit. Il revint après à la froideur qu'il avoit remarquée avec tant de surprise; enfin il les pria de se voir quelques-uns ensemble, de se communiquer la conversation qu'il avoit avec eux, et de lui dire après ce qu'ils desireroient de lui. Les premiers propos avoient fort surpris ceux à qui il les avoit tenus; mais ce compliment redoublé et si marqué les étonna bien davantage. Il leur parut trop pressant, et la chose trop suivie, pour pouvoir se dispenser de se voir entre eux, et, le jour même, le duc d'Harcourt, boîteux, infirme et qui marchoit difficilement, envoya prier quelques-uns des principaux qui se trouvoient à Versailles de venir chez lui un peu avant[2] midi. Nous nous y trouvâmes les ducs de la Rochefoucauld, de Villeroy, de Noailles, d'Aumont, Charost et moi. Harcourt exposa ce qui vient d'être raconté, mais en plus grand détail, et la nécessité de prendre un parti pour répondre à M. du Maine. M. de Noailles, en l'absence de d'Antin, qui n'avoit pu venir, et qui[3], dès le cabinet du Roi, avoit conté au duc d'Har-

1. Le pronom *il* a été ajouté en interligne et le verbe *honoroit* à la fin de la ligne, sur la marge.
2. *Avant* surcharge d'autres lettres illisibles.
3. Le premier *qui* se rapporte à d'Antin, et le second à Noailles.

court ce qui venoit de se passer entre M. du Maine, d'Antin et lui, en reprit des circonstances. Il fut après question de raisonner. Personne ne prit à l'hameçon, excepté Noailles et Aumont, et fort légèrement encore. Tous connoissoient la duplicité de celui qui le jetoit, ennemi des rangs de l'État, de son ordre, de ses règles, pour qui toutes avoient été violées et renversées, dont l'intérêt étoit de maintenir toute confusion, qui regardoit les ducs avec l'éloignement naturel à l'usurpateur de ce qui est le plus cher aux hommes, et qui n'étoit pas tout à coup tombé amoureux d'eux. Tous jugèrent que M. du Maine vouloit engager cette affaire pour commettre les ducs avec le Parlement, se garantir, à la mort du Roi, qu'on voyoit diminuer, d'une union qui pouvoit lui être funeste, et abaisser les ducs de plus en plus par le mauvais succès de leur entreprise. On ne put imaginer que cette vue dans cette proposition[1] de M. du Maine, que rien n'avoit amenée, et qu'il poussoit avec tant de suite et d'empressement, et dans la vérité il n'y en pouvoit avoir d'autre, comme on l'éprouva enfin bien clairement. On convint donc aisément du motif de ces offres si obligeantes et si pressantes, auxquelles on devoit s'attendre si peu ; mais la conduite à tenir avec lui n'étoit pas si facile à résoudre. De ce moment nous vîmes deux précipices ouverts : le danger des suites, plus que très apparentes, qu'on vient de toucher en deux mots, de donner dans le panneau qui nous étoit tendu, et la cruauté d'y donner sciemment, et le danger de refuser les empressements du duc du Maine. C'étoit lui déclarer tacitement, mais clairement, qu'on pénétroit son dessein, ou qu'on ne vouloit lui rien devoir, parce qu'on étoit résolu à l'attaquer, et l'un et l'autre exposoit à toutes sortes d'inconvénients et de périls en général et en particulier, dans le degré d'empire où M. du Maine, un avec Mme de Maintenon, étoit parvenu sur l'esprit

On accepte, et pourquoi, mais malgré soi, les offres du duc du Maine.

1. Écrit *proposion*, par mégarde.

du Roi. On débattit l'un avec l'autre. Il parut que le péril de donner lieu à M. du Maine de faire passer les ducs pour ses ennemis auprès du Roi étoit encore plus grand que l'autre, qu'accepter ses offres n'étoit point un parti de choix, mais de nécessité, dans l'état où la chose se trouvoit portée ; qu'il ne restoit qu'à s'y conduire avec toute la prudence qu'on y pourroit employer ; que, puisqu'on ne pouvoit s'en défendre, il falloit voir sagement, puisque forcément, quel parti on en pourroit tirer. La réponse fut donc faite dans cet esprit à M. du Maine le lendemain matin, au même lieu où il avoit fait sa proposition, et l'avoit si fort serrée. Il parut ravi et pressé de se mettre en besogne, avec les compliments les plus flatteurs et les protestations les plus fortes. Il répondit des princes du sang, dont l'âge et la situation, dit-il, ne leur permettroient pas de balancer la volonté du Roi. On lui objecta Madame la Princesse et Madame la Duchesse. Sur la première il se mit à rire, à hausser les épaules, et, après quelques courts brocards sur son imbécillité et le peu de crédit[1] qu'elle avoit dans sa famille[2], il en répondit, et assura qu'elle ne traverseroit pas une affaire qui devenoit à lui la sienne. Sur Madame la Duchesse, il répondit qu'il ne croyoit pas qu'elle se souciât du bonnet, moins encore qu'elle osât rien tenter contre le goût et le vouloir du Roi ; qu'au reste on savoit combien il étoit peu à portée d'elle, et que c'étoit aux ducs à lui parler ainsi qu'à M. le duc d'Orléans, duquel il n'osoit se charger. Il exhorta ensuite d'Antin, qui s'étoit approché d'eux parce qu'il étoit averti, de ne perdre pas de temps à en dire un mot au Roi, et assura qu'il verroit incessamment le premier président.

M. du Maine répond des princes du sang et de Madame la Princesse.

Merveilles[*] du

Ce magistrat répondit des merveilles au duc du Maine,

1. Le mot *crédit* surcharge *cas*.

2. Déjà dit plusieurs fois et en dernier lieu dans le tome XXIV, p. 35.

* Les premières lettres de *Merveilles* surchargent *Exig[ences]*.

sur la parole duquel les ducs d'Aumont et d'Antin le virent, et qui le trouvèrent tout sucre et tout miel. D'Antin n'eut pas la peine d'en parler au Roi ; le Roi lui parla le premier. Il lui dit que M. du Maine lui avoit parlé de l'affaire du bonnet ; que, pourvu que la chose se passât de concert, il ne demandoit pas mieux que d'ôter ce scandale qu'il trouvoit insoutenable (ce fut son expression), et qu'il seroit fort aise de faire ce plaisir aux ducs. Là étoit la pierre d'achoppement, et dès lors j'eus de plus en plus mauvaise opinion du succès. Je ne fus pas seul de mon avis. M. d'Harcourt craignit, comme moi, l'échappatoire préparée[1] dans ce mot « de concert ». D'Antin lui-même ne savoit trop qu'en penser. MM. de Noailles et d'Aumont étoient, ou vouloient paroître convaincus de la droiture et des bonnes intentions de M. du Maine et du premier président. Mais l'embarquement n'avoit pu s'éviter ; il étoit fait ; il ne s'agissoit plus que de voguer avec toute la prudence qui s'y pouvoit mettre. M. du Maine, conducteur de la barque, voulut que les ducs présentassent un court mémoire au Roi, pour servir, disoit-il, de base au jugement. Le premier président le desira aussi. Il fallut donc en passer par là. J'en craignis le piége ; Harcourt le sentit aussi ; nous en raisonnâmes sans trouver de moyen de le parer. Tout ce qu'il se put de précaution y fut employé. D'Antin en fut chargé. Il le fit d'une page de papier à lettre, sage, honnête, mesuré en choses et en termes pour le Parlement et le premier président[2]. Il le montra à M. du Maine, qui le loua et l'approuva. Il le lut au Roi, qui l'assura qu'il le trouvoit très bien, et quoi que ce soit à y reprendre. Il l'envoya au premier président, avec un billet, par lequel il le prioit de

premier président aux ducs de Noailles et d'Aumont. Le Roi parle le premier à d'Antin du bonnet ; échappatoire préparée.

M. du Maine exige un court mémoire au Roi. Précautions extrêmes sur ce mémoire.

1. Il y a *préparé* au masculin, dans le manuscrit ; mais c'est une erreur ; car, dans la manchette, le même mot est bien au féminin. On a déjà rencontré dans le tome II, p. 382, ce substantif « du langage familier », selon l'*Académie*.

2. On ne connaît pas le texte de ce court mémoire.

le corriger, s'il y trouvoit, contre son intention, quelque chose qui lui parût le mériter, et de lui renvoyer après, pour qu'il le présentât au Roi. Il paroît donc que toutes sortes de précautions étoient prises, puisque, après l'approbation de M. du Maine et celle du Roi, il étoit encore envoyé à l'examen du premier président, et soumis à sa correction. Deux jours après, le premier président le renvoya à d'Antin, mais sans lettre, et d'Antin le remit au Roi, en lui rendant compte du renvoi que lui en avoit fait le premier président, qui en étoit apparemment content, ajouta-t-il, puisqu'il le lui avoit renvoyé sans note ni correction, et le Roi le prit de même ou en fit le semblant. Il loua encore le mémoire et le procédé, et assura d'Antin qu'il remettroit le mémoire au premier président, la première fois qu'il le verroit, et lui recommanderoit l'affaire. On verra bientôt la raison du renvoi du mémoire à d'Antin sans correction, ni notes, ni billet, par le premier président.

M. le duc d'Orléans me donne sa parole positive, et Madame la Duchesse aux ducs de la Rochefoucauld, Villeroy et d'Antin, d'être en tout favorables aux ducs sur le bonnet, et la tiennent exactement et parfaitement.

Ce pendant je m'étois chargé de parler à M. le duc d'Orléans sur le bonnet, et les ducs de la Rochefoucauld et de Villeroy à Madame la Duchesse, pour y fortifier d'Antin. Ni eux ni moi ne trouvâmes aucune répugnance ni difficulté à vaincre. Nous eûmes leur parole[1] de consentir purement et simplement au bonnet, et l'un et l'autre convinrent parfaitement que l'indécence en étoit insoutenable. Tous deux aussi tinrent parole exactement et entièrement. Pour le comte de Toulouse, il ne fut pas mention de lui dans une chose que M. du[2] Maine traitoit ainsi de lui-même, outre qu'il n'avoit pas approuvé l'élévation que son frère leur avoit procurée, et qu'il n'étoit pas homme à vouloir s'opposer au bonnet.

Précédentes avances

Pour ne rien omettre, il faut dire que le duc du Maine, à l'instant qu'il fut prince du sang, et lorsque je lui fis

1. Saint-Simon a écrit ici *parle*, et les deux dernières lettres sont effacées.

2. *Du* corrige *le*.

mon compliment le soir même, m'avoit témoigné qu'il voudroit pouvoir finir l'affaire du bonnet[1], dont il me parloit pour la première fois, à son installation de prince du sang au Parlement, et que ce jour-là fût celui de la fin de cette insoutenable indécence, mais que le temps en étoit si court et si pressé qu'il doutoit que cela se pût exécuter en si peu de jours. Ce leurre ne m'éblouit point, et me parut au contraire un verbiage très conforme au naturel de celui qui me le tenoit. Le jour qu'il fut au Parlement comme prince du sang, il en parla à d'Antin, et me prit après en particulier, pendant la buvette, pour me renouveler les protestations de ses desirs là-dessus, qu'il comptoit bien montrer efficacement après le voyage de Fontainebleau. Pendant ce voyage, le premier président y fit un tour, et y vit M. du Maine, lequel conta aux ducs de Noailles et d'Antin que le premier président lui avoit parlé du déplaisir qu'il avoit de ce que ces deux ducs avoient rompu trop légèrement quelques conversations qu'ils avoient eues avec lui comme ses amis particuliers, dès qu'il fut premier président, sur le bonnet ; qu'il l'avoit même pressé d'y concourir, puisque, devenu prince du sang, il avoit changé d'intérêt ; et qu'il lui répondoit de lui-même et du Parlement là-dessus. Toutes ces avances avoient été reçues avec la dernière froideur, et ne furent communiquées à presque aucun des pairs. Ces deux-là lui dirent que la résolution étoit prise depuis longtemps de demeurer en profond silence, d'éviter les dégoûts qu'une autre conduite attireroit, dans l'impuissance où on se[2] sentoit d'obtenir la moindre justice, et d'Antin ajouta qu'il avoit assuré le Roi qu'il ne l'importuneroit jamais[3] là-dessus. Au retour de Fontainebleau[4], M. du Maine parla

sur le bonnet à moi et à d'autres ducs sur le bonnet* froidement reçues et de plus en plus redoublées par le duc du Maine jusqu'à l'engagement forcé de l'affaire.

1. Ci-dessus, p. 1. — 2. *Se* a été ajouté en interligne.

3. Les premières lettres de *jamais* surchargent *et le*.

4. En 1714, la cour quitta Fontainebleau le 24 octobre (*Dangeau*, t. XV, p. 268).

* Les mots *sur le bonnet* sont ainsi répétés deux fois.

encore plus fortement au duc de la Force à Sceaux. Il y alloit souvent ; il y apprit donc ce qui s'étoit passé à Fontainebleau, la peine où M. du Maine disoit être[1] de n'avoir pu remuer MM. de Saint-Simon, de Noailles et d'Antin. Il ajouta qu'il comptoit sur son amitié, et qu'il lui en demandoit une marque : c'étoit de rendre compte de sa conversation avec lui au plus grand nombre de ducs qu'il pourroit, et de faire qu'ils ne perdissent pas de gaieté de cœur une occasion si favorable, où le premier président répondoit du succès de son côté, et du Parlement, et lui duc du Maine du côté du Roi, auprès duquel il se chargeoit de rompre utilement toutes les glaces. Ce fut dans ce même temps qu'il parla dans le cabinet à trois reprises aux ducs de Noailles, etc., comme je l'ai raconté[2], et que nous nous assemblâmes chez M. d'Harcourt. Ainsi tout se fit à la fois, parce que M. de la Force parla en même temps à plusieurs autres, qui tous furent aussi d'avis d'accepter les offres de M. du Maine, que nous venions de[3] résoudre, comme on l'a vu, de ne pas refuser, parce que le danger nous en parut encore plus grand que celui d'accepter.

Premier président à Marly, tout changé, y reçoit la recommandation de M. le duc d'Orléans et le mémoire du Roi, qui lui parle favorablement.

C'étoit de Marly[4] que le mémoire avoit été envoyé au premier président, et qu'après son renvoi à d'Antin, il l'avoit remis au Roi, qui l'avoit, comme on l'a dit[5], déjà vu et approuvé, pour le donner au premier président. Il fut quelque temps à venir à Marly, et, lorsqu'il y arriva le matin, d'Antin se trouva au lit avec un gros rhume. Le premier président descendit chez M. du Maine, avec qui il fut seul assez longtemps ; puis chez d'Antin, où il trouva les ducs de la Rochefoucauld, Noailles[6] et Aumont. Il leur

1. La première lettre d'*estre* surcharge un *d*.
2. Ci-dessus, p. 3.
3. Ce *de* corrige *d'a*.
4. La cour séjourna à Marly du 2 au 30 novembre.
5. Ci-dessus, p. 7-8.
6. Le commencement de *Noailles* surcharge *d'Au*[*mont*].

parut tout différent de ce qu'ils l'avoient vu chez lui ; il étoit froncé et avoit l'air embarrassé. Il dit qu'il n'avoit encore parlé à personne, en attendant les ordres du Roi ; mais, sans s'expliquer davantage, il lui échappa que l'usage présent sur le bonnet étoit une chose ancienne, dont le Parlement seroit difficile à se départir. Il se[1] montra pressé d'aller chez le Roi, et laissa ces Messieurs fort étonnés d'un changement si grand, si prompt et si peu attendu. Je l'attendois au passage, dans le salon, avec M. le duc d'Orléans, qui, dès qu'il le vit, alla à lui, lui dit qu'il savoit l'affaire qui étoit sur le tapis, que non-seulement il ne s'y opposoit pas, mais qu'il la trouvoit juste et raisonnable, et qu'il lui feroit plaisir d'y apporter toute facilité. Le premier président paya ce[2] prince de respects généraux, de l'ancienneté de l'usage, et de gravité, et dit qu'il alloit recevoir les ordres du Roi. Il entra aussitôt après dans son cabinet ; il y demeura peu et sortit fort allumé[3]. Il trouva en sortant les ducs de Villeroy, Noailles, Aumont, Charost et Harcourt ensemble, à qui il dit fort sèchement que le Roi lui avoit remis un mémoire ; qu'il lui avoit permis de consulter le Parlement, et eu la bonté de l'assurer qu'il n'entendoit pas rien exiger d'eux. Passant tout de suite à la prétendue ancienneté de l'usage du bonnet, il s'échauffa dans son discours, les quitta brusquement, et les laissa encore plus étonnés que le matin chez d'Antin, où il ne retourna pas. Il alla chez M. du Maine, d'où il monta en carrosse pour retourner à Paris. Le Roi manda le lendemain matin à d'Antin par Bontemps qu'il avoit balancé à donner le mémoire au premier président, mais que, n'y ayant rien vu que de bien, et se souvenant qu'il l'avoit prié de le donner, il l'avoit fait.

1. Le pronom *se* surcharge un *p*.
2. *De* corrigé en *ce*.
3. Nous avons eu l'expression « visage allumé » dans le tome XXIV, p. 182; ici c'est plutôt le sens d'excité, énervé, échauffé; il dira plus loin, p. 31, *enflammé*.

D'Antin étant allé le lendemain chez le Roi, il lui dit[1] qu'il avoit dit au premier président de voir le mémoire avec qui il jugeroit à propos de sa Compagnie ; que ce que les ducs demandoient lui paroissoit raisonnable ; que, pour ce qui le regardoit, il le trouvoit bon ; que les princes du sang y consentoient ; que c'étoit à lui à examiner ce qu'il y avoit à faire là-dessus, sans en[2] faire une dispute ni un procès, et que cependant il étoit bien aise d'avoir appris que cette affaire, où il ne vouloit forcer personne, se passoit de concert et avec honnêteté entre tous. Le Roi ajouta que le premier président n'avoit pas fait la moindre difficulté, avouant même que les ducs n'avoient pas tort de se plaindre, et répondu qu'il prendroit son temps pour en parler à sa Compagnie, après quoi il viendroit lui en rendre compte. La même chose nous revint par le duc du Maine. Cette facilité dans le cabinet du Roi parut si dissemblable à ce que le premier président avoit montré, avant d'y être entré et après en être sorti, qu'il y en eut qui se persuadèrent qu'il avoit envie de bien faire, mais de se faire valoir, et montrer en même temps à sa Compagnie qu'il n'abandonnoit pas ce qu'elle vouloit croire de son intérêt, parce qu'il s'étoit passé plusieurs choses qui l'avoient fort éloignée de lui. Pour moi, qui avois toujours présent le danger que j'ai expliqué d'avance[3], et devant les yeux le brouillard du mémoire exigé sans la moindre nécessité, communiqué au premier président, et renvoyé sans réponse d'approbation ni d'improbation, je ne pus m'endormir sur ce que je ne voyois point, et M. d'Harcourt fut encore en cela de mon avis.

Éclat du premier président sur le

Jusqu'alors le secret entier avoit été si exactement gardé, qu'il y a lieu de s'étonner qu'il eût[4] duré six se-

1. Tout ce qui précède, depuis *D'Antin*, a été ajouté en interligne et sur la marge.
2. La première lettre d'*en* surcharge un *d*.
3. Ci-dessus, p. 8.
4. Il y a *eut* et non *eust*, dans le manuscrit.

maines parmi tant de personnes, sans qu'il en eût transpiré quoi que ce fût. A quatre jours de là, il éclata par les plaintes que les magistrats faisoient à Paris, et qui revinrent à Marly, du mémoire qui leur avoit été communiqué. Le premier président avoit assemblé chez lui les présidents à mortier Novion[1], Maisons[2], Aligre[3], Lamoignon[4] et Portail[5], le doyen du Parlement Lenain[6], et les conseillers Dreux[7], le Féron[8], Ferrand[9], laïques, le Meusnier[10], Robert[11] et de Vienne[12], clercs. Ils voulurent trouver dans les premières lignes du mémoire un souvenir malin des troubles de la minorité du Roi; ils s'en montrèrent extrêmement blessés, et ne trouvèrent rien de propre à les calmer dans les expressions du premier président. Ce fut

mémoire, contre parole et vérité, de propos délibéré. Il fait longtemps le malade.

1. André III Potier: tome II, p. 52.
2. Claude de Longueil.
3. Étienne IV d'Aligre, dont il a déjà été parlé dans notre tome IV, p. 272, était président à mortier depuis le mois de novembre 1701; il avait épousé en troisièmes noces le 17 septembre 1711 Madeleine-Catherine Boyvin de Bonnetot, sœur de ce marquis de Bacqueville, dont il a été parlé dans notre précédent volume; il mourut le 15 juin 1725, à Aix-la-Chapelle, âgé de soixante-cinq ans. Saint-Simon (ci-après, p. 32) va dire de lui qu'il était « le plus imbécile du Parlement ».
4. Chrétien de Lamoignon: tome XI, p. 207.
5. Antoine IV Portail: tome VIII, p. 32.
6. Jean Lenain: tome XVII, p. 222.
7. Thomas II Dreux: tome VI, p. 306.
8. Jérôme le Féron, seigneur d'Orville, conseiller à la grand'chambre, qui mourut sous-doyen le 20 novembre 1727, à quatre-vingt-six ans.
9. Ambroise Ferrand, nommé conseiller au Parlement en août 1677, mort doyen le 3 mai 1731, dans sa quatre-vingt-troisième année.
10. René le Meusnier: tome XIX, p. 117.
11. L'abbé François Robert, dont notre auteur a déjà parlé dans le tome XXIII, p. 341.
12. Pierre de Vienne, baptisé le 27 février 1662, aumônier de la reine Marie-Thérèse, docteur de Sorbonne, conseiller clerc au Parlement en août 1694, abbé de Saint-Martin de Nevers en 1696 et de Notre-Dame de la Rivour, au diocèse de Troyes, en 1711, inspecteur général de la librairie, mourut le 22 avril 1726, âgé de soixante-quatre ans.

lui qui s'éleva le premier sur le mémoire, qui excita les autres, et qui tâcha de rendre le mécontentement contagieux dans le Parlement. D'Antin lui en écrivit sa surprise et ses plaintes par une lettre très mesurée qu'il communiqua auparavant à quelques ducs. Il le somma sur leur parole[1] réciproque, donnée en présence du duc de Noailles : lui, de lui envoyer le mémoire avant de le présenter au Roi, ce qu'il avoit exécuté ; le premier président, d'y remarquer et d'y corriger même ce qu'il voudroit, et lui renvoyer ainsi, s'il y trouvoit quelque chose qui le méritât ; parole qu'il n'avoit pas tenue, puisqu'il le lui avoit renvoyé sans remarque ni correction[2], et s'en plaignoit si amèrement après. Il ajoutoit que sa conduite n'étoit pas celle de gens qui eussent dessein d'offenser, puisqu'il avoit[3] remis ce mémoire à leur censure avant de s'en servir, et il finissoit par expliquer l'endroit dont ils se plaignoient d'une manière sans réplique, par[ce] qu'en effet il y falloit donner d'étranges contorsions pour y entendre ce que d'Antin n'avoit jamais pensé à y mettre. Il ne s'y agissoit en effet que de l'intérêt de la maison de Guise, et du duc de Guise[4], qui, pour s'acquérir le Parlement pendant la Ligue, avoit le premier[5] souffert, dans le serment de pair à sa réception, l'addition de la qualité de conseiller[6]. Or cette qualité y étoit supprimée depuis longtemps, et le souvenir du temps de la Ligue avoit des endroits qui faisoient[7] honneur au Parlement. Cependant la pierre étoit jetée ; elle fit tout son effet. Presque en même temps, le premier président tomba malade, ou le fit. Il craignoit un abcès[8] dans la tête, qui est un mal qui ne se voit point[9].

1. Le mot *parole*, oublié, a été remis en interligne.
2. Ci-dessus, p. 8. — 3. Le verbe *avoit* est répété deux fois.
4. Les mots *et du duc de Guise* ont été ajoutés en interligne.
5. *Le pr* corrige *la pre*. — 6. Tome XXV, p. 258-260.
7. Il y a *faisoit*, par mégarde, dans le manuscrit.
8. Écrit *abscés*.
9. Dangeau ne parle pas de cette indisposition du premier prési-

Premier président, visité des ducs de Noailles et d'Antin, leur propose en équivalent du bonnet de suivre le[s] présidents entrant et sortant de séance. Divers points singulièrement discutés sans que les deux ducs eussent compté de parler de quoi que ce fût au premier président, lesquels rejettent cette suite et tout équivalent du bonnet.

Un voyage à sa campagne lui parut nécessaire à sa santé; il en revint avec la goutte et fit durer tout cela deux mois[1]. La raison ou le prétexte étoit bon pour éloigner la réponse à rendre au Roi, attiser le feu, et bien prendre toutes ses mesures. On le soupçonna ainsi, et ce soupçon lui attira une visite des ducs de Noailles et d'Antin ensemble, qui lui dirent, en entrant, qu'ils ne venoient point pour lui parler d'affaires, mais pour savoir des nouvelles de sa santé; mais lui leur en voulut parler. Il entra d'abord dans une explication légère sur le bruit que le mémoire excitoit. Il ne fit qu'effleurer, par l'extrême embarras d'avoir à répondre au silence qu'il avoit gardé sur ce mémoire, qu'il avoit eu à examiner et à corriger à son gré avant qu'on en fît usage, et qu'il avoit renvoyé sans rien témoigner. Les autres ne voulurent pas aigrir les choses plus qu'elles l'étoient; ainsi personne ne chercha qu'à sauter par-dessus. De là, le premier président leur fit une proposition qui les surprit extrêmement. Rogue ou accort, selon le personnage qu'il avoit à faire[2], il exposa le plus amiablement[3] du monde aux deux ducs qu'il n'étoit ni[4] le seul président, quoique le premier, ni le maître de sa Compagnie, quoiqu'il en fût le chef; que les autres présidents, communs avec lui dans le même intérêt, ne le considéroient pas avec les mêmes yeux que lui; qu'il trou-

dent, ni de l'absence que va mentionner notre auteur; il signale au 16 décembre (p. 302) une audience du Roi à M. de Mesmes.

1. Il y a certainement beaucoup d'exagération dans le récit de Saint-Simon. Il va dire ci-après (p. 19) que le premier président était rétabli avant la fin du voyage de Marly; on vient de voir qu'il ne tomba malade qu'après avoir reçu le mémoire de d'Antin, envoyé, a-t-il dit ci-dessus (p. 10), dans les premiers jours de ce voyage; or ce séjour ne dura que du 2 au 30 novembre. L'indisposition du premier président fut donc de moins d'un mois.

2. Les éditions antérieures avaient imprimé ici *affaire* et non *à faire*, qui est le texte du manuscrit.

3. Au sens de doucement, gracieusement.

4. La conjonction *ny* surcharge *se[ul]*.

voit en eux une opposition fort vive; que la Compagnie y prenoit beaucoup de part; qu'il n'avoit pas oublié que le desir de l'union avoit fait naître la pensée de finir les contestations qui l'altéroient; que ce[1] seroit la remplir, et lever en même temps tous les obstacles, si les ducs vouloient se relâcher de quelque chose en faveur des prétentions des magistrats du Parlement. A une proposition si singulière de gens qui peu à peu avoient, comme on l'a vu ci-dessus[2], tout emblé aux ducs de force ou d'artifice, la réponse fut que ce qu'on demandoit étoit juste, ou ne l'étoit pas; qu'il s'agissoit de supprimer une incivilité très indécente, et une nouveauté sans fondement aucun, telle que la séance d'un conseiller au bout de chaque banc des pairs l'étoit avouée par eux-mêmes; qu'il[3] n'étoit donc question, quant à ce point, que[4] de le remettre dans l'ordre ancien de tout temps; et qu'à l'égard du bonnet, s'ils ne le vouloient pas donner, d'ôter au moins une manière d'insulte, qui, tant qu'elle subsisteroit, ne pouvoit cesser d'être une pierre de scandale; que ni l'un ni l'autre par sa nature ne demandoit de compensation; que, de plus il ne restoit rien aux pairs dont ils se pussent dépouiller, après l'avoir été en tant de manières. Le premier président, toujours doux et honnête, n'oublia rien de poli ni de respectueux; mais, insistant toujours sur un équivalent, dans un esprit, à ce qu'il protesta souvent, d'accord et de paix, il leur fit deux propositions : pour la première, il leur dit qu'il n'étoit pas convenable à des personnes qui, comme eux, se plaignoient de l'indécence et de la nouveauté de certains usages, d'en soutenir eux-mêmes de pareils; que tel étoit celui des pairs de rester en séance quand la cour levoit celle des bas sièges, ce qui étoit indécent pour tout le Parlement. L'autre proposition fut de

1. Ce mot *ce* est en interligne, au-dessus d'un premier *ce*, biffé.
2. Tome XXV, p. 259 et suivantes.
3. *Il* est ajouté en interligne.
4. L'abréviation de *que*, oubliée, a été remise en interligne.

suivre les présidents tant en entrant qu'en sortant de séance. Il ajouta qu'avec cela tout seroit bientôt agréablement fini. MM. de Noailles et d'Antin[1] avoient une réponse péremptoire à la première proposition, s'ils avoient bien voulu se souvenir de l'usage qu'ils avoient vu tant de fois. Ils n'avoient qu'à répondre que cette nouveauté cesseroit aussitôt que la petite porte, par où l'avocat qui a le barreau de la cheminée entre deux pas dans le parquet pour conclure, ne seroit plus fermée[2], pour forcer les pairs à demeurer séants comme ils faisoient depuis cette nouveauté, puisque, avant qu'elle[3] fût pratiquée, la séance se levoit en bas comme en haut, les pairs et les magistrats se levant en même temps, le premier des pairs marchant le long du banc et tous les autres à sa suite vers cette petite porte, en même temps que le premier président, suivi des magistrats, marchoit vers l'ouverture qui est entre la chaire de l'interprète et celle du greffier. Mais ces deux ducs, sans alléguer cette raison, à laquelle le premier président n'avoit point de réponse, se contentèrent d'avouer la nouveauté et l'indécence de demeurer en place quand la cour levoit, et se contentèrent de donner un change, en mettant sur le tapis d'ôter l'indécence du refus réciproque du salut entre les pairs et les présidents lorsqu'ils entrent en séance, condamnée par l'usage des princes du sang, qui se lèvent également et entièrement pour chaque pair et pour chaque président qui arrive à la séance. Le premier président se tira de l'embarras de substituer l'honnêteté réciproque à la malhonnêteté réciproque, par dire que cela ne regardoit que les présidents, au lieu que demeurer en séance quand la cour levoit étoit une indécence pour tout le Parlement. MM. de Noailles et d'Antin n'étoient point allés chez le premier président pour rien discuter avec lui. Ils n'avoient ni mission ni

1. Les mots *et d'Antin* ont été ajoutés en interligne.
2. Tome XXV, p. 281.
3. Le *qu'* a été ajouté en interligne.

encore moins pouvoir de rien, et ce n'étoit pas aussi le dessein du premier président de convenir de quelque chose, mais d'entasser des difficultés auxquelles on n'avoit pas lieu de s'attendre après ce qui s'étoit passé avec M. du Maine, et de lui-même à ces deux ducs. Ce point de levée de séance en demeura donc là, pour venir au second, qui étoit le grand point d'ambition des présidents, pour en tirer après toutes les suites et les conséquences que leur orgueil et leur art leur auroit suggéré[1]. Aussi ces deux[2] ducs, qui ne l'ignoroient pas par ce qui en avoit été jeté en d'autres occasions, ne mollirent pas sur cet article. Le premier président allégua l'exemple du grand Condé, dont j'ai parlé en son lieu[3]. A cela les deux ducs répondirent qu'inséparables des princes du sang, ils les suivroient en quelque rang qu'ils voulussent bien s'abaisser ; qu'ainsi c'étoit non à eux, mais à ces princes, qu'il devoit s'adresser là-dessus. Le premier président, se sentant si adroitement rétorquer la force qu'il comptoit tirer de son argument, répondit, un peu ému, qu'il ne croyoit pas que ces princes se souciassent d'en faire difficulté, à moins que les pairs ne la leur insinuassent ; mais qu'indépendamment de cela, l'exemple de M. le Tellier, archevêque-duc de Reims, et de M. de Gordes, évêque-duc de Langres[4], leur témoignoit que cette suite des présidents n'étoit pas nouvelle. MM. de Noailles et d'Antin rappelèrent au premier président ce qui se trouve ici plus haut sur cette bévue de ces deux prélats[5], et lui déclarèrent nettement

1. *Suggéré*, ainsi sans accord, au manuscrit, suivant l'usage très fréquent de notre auteur ; voyez ci-après, p. 282.

2. Le *d* de *deux* surcharge un *D*.

3. Tome XXV, p. 280.

4. Louis-Marie-Armand de Simiane de Gordes : tome II, p. 364.

5. Saint-Simon n'a parlé ni « plus haut » ni dans ses *Mémoires* de cette « bévue ». Voici ce qu'il en dit dans la lettre sur l'affaire du bonnet, publiée par Prosper Faugère dans le tome III des *Écrits inédits* (p. 73-74) : « Au temps de la Fronde, le prince de Condé suivit le dernier des présidents tant en entrant qu'en sortant de séance, et

que jamais les pairs ne renouvelleroient un[1] abus, unique en ces prélats, si court encore et fini sans plainte, après avoir eu sa source dans l'usage aboli aussitôt qu'introduit par les princes du sang. Ce fut par où finit cette longue visite. Elle se termina par les civilités et les protestations qui l'avoient commencée. Le premier président leur dit qu'il verroit incessamment Messieurs du Parlement sur cette affaire, et le Roi ensuite, dès que sa santé le lui permettroit, qu'il trouvoit se rétablissant tous les jours. En effet, il ne tarda guères après à sortir et à rendre à la marquise de Créquy[2], à Mme de Beringhen et à Mme de Vassé[3] ses assiduités accoutumées. Les deux premières étoient sœurs du duc d'Aumont, et la dernière fille de Mme de Beringhen et logeant avec elle.

Les présidents étoient cependant fort en peine, parce

Inquiétude des

ce qu'il étoit resté de pairs à Paris avec lui ne crut pouvoir faillir en le suivant lui-même. Les troubles cessés, Monsieur le Prince et les autres princes du sang reprirent leur chemin ordinaire d'entrée et de sortie de séance, et les pairs, qui n'avoient changé le leur que pour suivre les princes du sang, le reprirent en même temps. M. le Tellier, archevêque de Reims, et M. de Gordes, évêque de Langres, furent les seuls d'entre les pairs qui continuèrent à suivre les présidents. Le premier reconnut bientôt cette inadvertance et reprit le chemin accoutumé de tout temps; l'autre ne s'y conforma que dans la suite, et tout cela se passa sans la moindre difficulté ». Dans ce récit, Saint-Simon laisse à entendre que le retour aux anciens usages eut lieu aussitôt après la Fronde; mais, comme MM. le Tellier et de Gordes ne furent nommés à Reims et à Langres qu'en 1671, il faut reporter après cette époque la date du changement. D'autre part, dans ce qu'il en a dit, à propos des princes du sang, dans notre tome XXV, p. 279, il a spécifié que ce fut du temps du premier président Lamoignon, lequel mourut en 1677. C'est donc entre 1671 et 1677, et non pas immédiatement après la Fronde, qu'il convient de placer l'époque du retour aux anciens errements.

1. Avant *un*, il a biffé un second *jamais*.

2. Charlotte-Fare d'Aumont : tome X, p. 224.

3. Mme de Beringhen était Marie-Madeleine-Élisabeth-Fare d'Aumont (tome IV, p. 303), et Mme de Vassé était sa fille, Anne-Bénigne-Fare-Thérèse de Beringhen (tome IX, p. 11).

présidents. Personnage de Maisons; son extraction.

qu'ils n'étoient pas dans la confidence du duc du Maine, ni dans celle du premier président. J'ai assez parlé ailleurs de Novion et de Maisons pour les faire connoître[1]. Ce dernier avoit profité des dégoûts que le premier président et le Parlement se donnoient sans cesse. Quoique Novion fût de même nom que les Gesvres, et que le premier président n'oubliât rien pour faire l'homme de qualité, Maisons les effaçoit là-dessus l'un et l'autre. Ces Longueils sortoient récemment d'un huissier fieffé[2] du village de Longueil, en Normandie[3], où tout est plein de titres qui en font foi[4]. Le surintendant des finances[5], qui étoit aussi

1. Il a été parlé en dernier lieu de M. de Novion, ce « dangereux maniaque », dans notre tome XXV, p. 275-276, et de M. de Maisons dans le tome XXIV, p. 325 et suivantes.

2. On appelle huissier fieffé, sergent fieffé, les huissiers, sergents ou autres officiers qui appartenaient à un fief ayant droit de justice.

3. Longueil est un village du département actuel de la Seine-Inférieure, arrondissement de Dieppe, canton d'Offranville.

4. Dans sa notice sur le duché de Longueville (*Écrits inédits*, tome VII, p. 6), Saint-Simon n'avait pas été aussi affirmatif sur l'origine roturière des Longueil. Il les considérait au contraire comme une des rares familles d'ancienne noblesse qui avaient changé leur « épée en écritoire », tout en ajoutant qu' « on leur en disputoit la vraie descendance ». Blanchard (*les Présidents au parlement de Paris*, p. 455-486) a donné leur généalogie depuis le treizième siècle; mais d'Hozier (*Armorial général de France*, tome I, p. 343-345) ne semble pas du même avis; aussi la question est loin d'être tranchée. Un mémoire du même d'Hozier, daté de 1706, a été imprimé dans le *Bulletin de la Société héraldique de France*, année 1887, p. 208, et il y a aussi une note sur ce sujet dans le ms. Clairambault 754, fol. 186, à la Bibliothèque nationale. Les deux articles du *Mercure* (mai 1705, p. 16-25, et octobre 1715, p. 204-240), ayant été rédigés par les intéressés ou sous leur inspiration, ne peuvent apporter aucun argument. De son côté le P. Léonard écrivait (Archives nationales, registre MM 825, fol. 154; voyez aussi MM 848, p. 258) que les Longueil prétendoient venir d'une ancienne famille de Normandie; mais qu'on les croyoit plutôt issus d'un marchand de Dieppe, dont ils firent enlever l'épitaphe, qu'on voyoit dans l'église Saint-Jacques. Voyez aux Additions et Corrections.

5. René de Longueil, marquis de Maisons: tome XXIV, p. 326-327.

président à mortier et grand-père de celui-ci, s'enta, par l'autorité de sa place, sur la maison[1] des anciens seigneurs de Longueil, de la terre desquels ce village est le[2] chef-lieu, qui étoit éteinte, qui avoit eu des gouverneurs de Normandie[3], et qui étoit très bonne et très ancienne. Elle s'appeloit Longueil, du nom de son fief, qui étoit une belle terre et qui a été depuis dans la maison de Longueville, comme l'aïeul du surintendant[4] s'appeloit aussi Longueil, mais du nom du village dont il étoit. La faveur et la place du surintendant avoit établi cette fausseté, et le Parlement s'applaudissoit d'avoir, de père en fils, un président de l'ancienne chevalerie. Il avoit su en profiter, et, en gagnant comme on l'a vu la cour et la ville, il avoit conservé le bon sens de ménager le Parlement de plus en plus, dont les membres lui savoient un gré infini du bon accueil qu'ils en recevoient, et de trouver comme l'un d'eux avec eux un seigneur de cette naissance, et qui vivoit avec ce qu'il y avoit de plus distingué à la ville et à la cour. Le crédit qu'il s'étoit acquis dans le Parlement lui faisoit effacer tous les autres présidents, et le premier président même, qui, en[5] ayant emporté la première place à la pointe du crédit[6] du duc du Maine, se trouva trop heureux de faire sa cour à Maisons, qui passoit même pour le gouverner, et pour ne s'en donner la peine que lorsqu'il lui convenoit de la prendre. Novion craignit tout de lui; il n'ignoroit pas son ambition, à laquelle la cour le pouvoit

Ruse de Novion qui dévoue

1. Les mots *la maison* sont en interligne, et *des* corrige *les*.

2. Ce *le* a été ajouté en interligne.

3. La généalogie de Blanchard (p. 459) ne cite que Jean de Longueil, qui aurait été revêtu de ce titre sous Philippe de Valois, et encore il ajoute « selon quelques-uns ».

4. Cet aïeul, ou grand père, était Jean VII de Longueil, conseiller au Parlement en juillet 1551, mort en 1558.

5. Cet *en* est en interligne.

6. « On dit qu'*un homme a emporté quelque chose à la pointe de l'épée*, pour dire qu'il l'a emporté avec beaucoup d'effort » (*Académie*, 1718).

Maisons aux présidents.

servir plus utilement que des gens de robe. Il n'espéra donc rien de lui sur le bonnet qu'autant qu'il l'intéresseroit puissamment, et il eut assez d'esprit pour le faire d'un seul coup, par les deux passions qui ont le plus de pouvoir sur la plupart des hommes. Il l'alla trouver chez lui, où, accommodant son air et son ton à ce qu'il vouloit faire, il lui dit qu'il venoit implorer sa protection pour le Parlement. La surprise d'un compliment si étrange ne fit que mieux sentir ce que Novion lui vouloit dire, d'autant plus qu'il ne tarda pas à s'expliquer. Maisons trembla de perdre en un moment tout ce qu'il avoit pris tant de soins de s'acquérir dans sa Compagnie. Il vouloit en être le dictateur, et considéroit cette situation comme la base de toute la fortune à laquelle il tendoit par les amis qu'il s'étoit faits à la cour, et dont, sans cette maîtresse roue[1], l'amitié lui deviendroit inutile. La légèreté de la cour[2] ne lui parut pas comparable en choix avec la solidité d'une Compagnie toujours subsistante, que les derniers exemples relevoient, avec l'espérance de ceux qui pouvoient être prochains. Il connut assez le monde pour compter sur son adresse auprès de ses amis de la cour, au moins sur la facilité de la réconciliation après l'affaire finie, au lieu qu'en ne prenant pas parti tout de bon il se perdoit sans retour avec ses confrères, et par eux avec le Parlement, auquel[3] ils persuadèrent qu'ils soutenoient moins leur propre distinction que celle du Parlement en leurs personnes. Ce fut l'époque du changement de Maisons. Jusque là il s'étoit extrêmement mesuré. Il s'étoit contenté d'ambiguïtés, et de laisser voir une sorte de suspension, pressant toutefois les ducs de ses amis, moi entre autres, de ne pas empêcher les princes du sang de les suivre, ce qui, consenti par ces princes, levoit toute difficulté à l'égard des ducs, et tout obstacle

1. Locution déjà rencontrée au figuré dans le tome XVI, p. 266.
2. *Cour*, par une grande lettre, corrige *cour*.
3. La troisième lettre de ce mot surcharge un *x*.

du côté du Parlement pour changer ce qu'ils desiroient. Tel étoit le langage de Maisons[1].

Le récit que les ducs de Noailles et d'Antin firent aux autres ducs de leur visite au premier président commença à les détromper de ses bonnes intentions ; car, pour sa droiture, il y avoit maintes années que personne en France n'en étoit plus la dupe, ou plutôt ne l'avoit jamais été[2]. Ses amis avoient fort assuré les ducs qu'il ne faisoit le difficile que pour s'acquérir plus de confiance dans sa Compagnie[3], et se mettre en état de la ramener. Ses délais, ses difficultés[4] entassées répondoient peu à ses paroles si précises, si expresses, si nettes, données par lui aux mêmes ducs, et à eux et à plusieurs autres par le duc du Maine. On y avoit donc compté, et nullement sur des équivalents dont il n'avoit jamais été la moindre question, et sur la plus légère mention desquels on ne se seroit jamais embarqué, parce qu'on l'auroit pu éviter sur un si bon prétexte, sans montrer à M. du Maine un dangereux refus personnel. Il ne s'agissoit que du bonnet, et, par ce qui s'étoit de là engrené, du conseiller sur le bout du banc des pairs[5], dont le premier président et M. du Maine avoient même parlé les premiers comme d'une nouveauté également ridicule, inutile et insoutenable ; les autres usurpations dont ils avoient gardé le silence n'avoient pas été mises sur le tapis par les ducs, trop accoutumés à perdre pour entreprendre de regagner tant de larcins à la fois. Cependant le voyage de Marly s'avançoit[6]. Le premier président étoit dans les rues[7] et ne

1. Cette dernière phrase a été ajoutée dans le blanc resté à la fin du paragraphe.
2. Les sept derniers mots ont été ajoutés en interligne.
3. Le mot *comp^e*, est corrigé en *Comp^e*, et, plus loin, *la* corrige *les*.
4. Écrit par mégarde *difficutés*.
5. Tome XXV, p. 285.
6. Voyez la note ci-dessus, p. 15, note 1.
7. C'est-à-dire sortait, était rétabli de son indisposition.

Dîner engagé chez d'Antin avec le premier président; convives. Le Roi y envoie les seigneurs de son service, s'en passe pour la première fois de sa vie, est servi par Souvré, maître de la garde-robe, et cela se répète trois fois, les deux dernières sans repas, simples conférences. Tout sans succès.

parloit point d'y aller. M. du Maine trouvoit cette conduite un peu étrange, en l'excusant cependant, et répondoit toujours de lui. On y voulut voir encore plus clair, et, pour serrer la mesure[1], on engagea un dîner à Paris chez d'Antin, sous prétexte d'exposer sa belle maison et ses magnifiques meubles à la censure et au bon goût en ce genre du premier président[2], mais en effet pour avancer l'affaire. Il promit de s'y rendre avec le président de Maisons et les duchesses d'Elbeuf et de Lesdiguières, sœurs de beaucoup d'esprit[3], ses amies intimes, dont la mère étoit Mesmes[4], héritière d'Avaux, si connu par l'éclat, le nombre et le succès de ses ambassades, frère aîné du grand-père[5] du premier président. Elles ne tenoient rien de la crasse maternelle, pas même leur propre mère qui en étoit ; elles étoient de plus amies intimes aussi et cousines germaines d'Antin, enfants du frère et de la sœur[6]. Il fut convenu que les ducs de la Rochefoucauld, la Force, Guiche, Villeroy, Noailles et Aumont en seroient. Ce dernier étoit en année de premier gentilhomme de la chambre, et, par un hasard presque unique, ni M. de Bouillon, grand chambellan, ni pas un des autres premiers gentilshommes de la chambre n'étoient à Marly, ni à portée d'y venir par absence ou maladie : cela fit un cas qui n'étoit jamais arrivé, et qui devint l'étonnement de toute la cour. Le Roi, infiniment attaché à tout l'extérieur possible, n'avoit jamais vu les fonctions de ses grands officiers auprès

1. Expression déjà rencontrée dans le tome V, p. 150.

2. Il a parlé en 1712 (tome XXII, p. 232) de son « goût exquis » en meubles, bijoux, etc.

3. Gabrielle-Victoire de Rochechouart-Vivonne, duchesse de Lesdiguières (tome X, p. 266), et Anne-Charlotte de Rochechouart-Vivonne, duchesse d'Elbeuf (tome VI, p. 14).

4. Antoinette-Louise de Mesmes de Roissy, duchesse de Vivonne : tome X, p. 267.

5. Jean-Antoine II de Mesmes, seigneur d'Irval (tome XVII, p. 98), frère cadet de Claude de Mesmes, comte d'Avaux.

6. Le maréchal de Vivonne et Mme de Montespan.

de sa personne tomber à de moindres qu'eux[1], et ces cinq titulaires, avec leurs survivanciers, s'étoient tellement entendus pour l'assiduité du service qu'il n'y avoit point de mémoire qu'il[2] eût été suppléé plus de deux ou trois fois, et encore par M. de la Rochefoucauld, grand maître de la garde-robe. Malgré ce grand attachement du Roi à la dignité de son service, il ordonna au duc d'Aumont et au duc de la Rochefoucauld d'aller dîner à Paris chez d'Antin, quoi qu'ils pussent lui représenter l'un et l'autre, et dit qu'il le vouloit ainsi, et que Souvré, maître de la garde-robe en année, le serviroit[3]. J'écris les faits avec exactitude ; je supprime les réflexions. Souvré étoit allé avec congé passer quelques jours à Paris, où le Roi l'envoya chercher, et, pour n'y pas revenir, il y eut après deux autres conférences à Paris, où le Roi voulut encore que les mêmes assistassent, et fut encore, ces deux divers jours qui font trois en huit ou dix jours, servi uniquement par Souvré[4].

Premier président manque malhonnêtement au dîner. Maisons s'y trouve ; sa conduite ; se

Les[5] conviés, tous en liaison particulière avec le premier président, qui avoit toute sa vie fait son capital d'être du plus grand et du meilleur monde, avoient été choisis par rapport à lui, arrivèrent chez d'Antin[6]. Ils y attendirent assez longtemps ; enfin, Maisons vint[7], chargé des excuses du premier président, qui s'étoit, dit-il, trouvé

1. Le *qu'*, qui est le dernier mot de la page 1490 du manuscrit, est répété au commencement de la page 1491.

2. Le service.

3. Dangeau n'a pas noté cette particularité.

4. Tout ce qui précède, depuis *et p^r n'y pas revenir*, a été ajouté en interligne et sur la marge avec un signe de renvoi, au-dessus de *et son estonnem^t fut extresme, bi[en]*, biffé.

5. *Les* est en interligne au-dessus d'un premier *les*, biffé, qui surchargeait les derniers mots biffés précédemment ; car il n'y a pas d'alinéa ici dans le manuscrit.

6. Tel est bien le texte du manuscrit, où il y a une virgule après *luy*, et un point après d'*Antin*.

7. Le verbe *vint* en interligne, au-dessus d'*arriva*, biffé.

relie plus que jamais au duc et à la duchesse du Maine, dont il étoit mécontent*.

un peu incommodé, et qui ne laissa pas le jour même de souper chez la marquise de Créquy avec Mme de Vassé. Ce procédé préparoit mal la matière ; on y entra pourtant avant et après dîner. Tout roula sur l'origine ancienne ou nouvelle du bonnet, sur sa plus qu'indécence, sur l'équivalent de la suite des présidents. Maisons, avec tout son esprit, son monde, ses adresses, fut souvent réduit à l'embarras, même au silence ; mais l'opiniâtreté ne se démentit point, et cette partie se sépara d'une manière fort infructueuse. Maisons en eut honte ; il pria d'Antin à l'oreille de passer chez lui sur le soir, où tête à tête ils seroient plus libres. Je n'ai point pénétré le projet de ce convi[1] : mais d'Antin y fut, et rien n'avança entre eux deux plus qu'avec toute la compagnie[2]. Maisons de ce moment prit ouvertement couleur[3]. Il n'avoit pu digérer qu'après avoir[4] fait toute sa vie une cour plus secrète que publique au duc du Maine et avoir eu lieu de s'en promettre tout, il eût fait Mesmes premier président, et Voysin chancelier, gens d'âge et de santé à le laisser pourrir sur le grand banc[5]. Il n'avoit vu, depuis ces

1. Ce vieux mot a ici le sens d'invitation. Littré en cite des exemples de Monstrelet et de Clément Marot, mais au sens de banquet, festin, correspondant à l'italien *convito* ; c'est aussi le sens que lui donne le *Dictionnaire de Trévoux*. Saint-Simon, qui écrit *convy*, l'emploiera encore dans la suite des *Mémoires*, édition 1873, tomes XVI, p. 228, XVII, p. 397, et XIX, p. 206.

2. Après *compagnie*, il a biffé *auparavant*.

3. C'est-à-dire, se décida, prit parti. Est-ce par allusion à cette expression du jeu de lansquenet : *Prenez couleur*, c'est-à-dire, entrez au jeu et coupez, ou plutôt dans le sens de prendre les couleurs d'un chef, d'un parti politique ou militaire?

4. Avant *avoir*, Saint-Simon a biffé *luy*, et, plus loin, les mots *au Duc du Maine* ont été ajoutés en interligne.

5. C'est-à-dire sur le banc commun des présidents à mortier (nº 36 du plan donné dans le précédent volume, p. 296), tandis que le premier président occupait une place isolée (nº 37 du plan).

* Cette manchette a été placée trop bas dans le manuscrit à cause de la phrase de texte ajoutée sur la marge (p. 25, note 4).

extrêmes dégoûts, M. du Maine que le moins qu'il avoit pu, et ce qu'il n'avoit seulement osé[1] omettre pour ne pas s'en faire un ennemi. Tout à coup il retourna à Sceaux, où le duc du Maine alloit de deux jours l'un, et d'où[2] Mme du Maine ne sortoit point. Il y redoubla ses visites plusieurs fois la semaine, y fut souvent seul avec Mme du Maine, et en tiers avec elle et son mari, et à Versailles alloit souvent chez lui, et longtemps dans son cabinet tête à tête. Toute rancune fut déposée, et, pour les ducs avec qui il étoit en liaison, il[3] ne feignit plus de se montrer absolument contraire, avec les paroles les plus douces et les plus dorées.

Duc d'Aumont essaye de me tonneler sur la suite des présidents.

Deux jours après, le duc d'Aumont m'envoya dire qu'il seroit bien aise de m'entretenir le lendemain matin chez le Roi. Je soupçonnois déjà ce que je ne pouvois me persuader ; mais toutefois je ne voulus pas refuser ce rendez-vous. Je n'en fus pas dans la peine[4] : le lendemain matin, comme je voulois aller chez le Roi, je vis le duc d'Aumont entrer dans ma chambre. J'étois sorti lorsqu'il avoit envoyé chez moi ; il n'eut donc point de réponse, et il ne vouloit pas manquer une conversation où il se promettoit tout de son esprit et de son éloquence. Il avoit en effet beaucoup de l'un et de l'autre ; mais il n'avoit rien de plus. Il entra d'abord en matière, exposa les difficultés qu'il voyoit se multiplier dans une affaire qui n'avoit été entreprise que sur les facilités qui s'y étoient d'abord présentées, livra le premier président comme un homme sans parole et sans foi, à qui tout seroit bon pour conserver son bonnet, remontra fortement l'aversion du Roi à prononcer dès ce qu'[il] s'agiroit de le faire en juge, exagéra le dégoût d'être éconduits d'une entreprise telle et si mû-

1. *Oser* corrigé en *osé*.
2. Le *d'* a été ajouté après coup.
3. Avant *il*, il y a un *et*, inutile.
4. C'est-à-dire, je n'eus pas la peine de décider si je le refuserais ou non.

rement délibérée, conclut que, tout valant mieux que d'y échouer, il falloit suivre les présidents. J'écoutai tout en grand silence et beaucoup d'attention. Je lui représentai que ce seroit une belle récompense d'une civilité qui ne se refuse pas à un honnête domestique d'autrui, lorsqu'on lui parle[1], de l'artifice d'avoir changé l'ordre des réceptions des pairs[2], de la violence de leur avoir fermé la petite porte du barreau de la lanterne par où ils sortoient, en même temps que les présidents et les autres magistrats, par entre la chaire de l'interprète et celle du greffier[3]; que nous souffrions dans le bonnet une entreprise soutenue de l'intérêt des princes du sang d'abord, fortifié depuis de celui des bâtards que nous ne pouvions empêcher, mais en nous récriant toujours contre; au lieu[4] que d'accorder de suivre les présidents, ce seroit la dernière ignominie, se faire de simples conseillers, et mettre au-dessus de ce que la plus haute noblesse peut espérer de plus grand, des gens du tiers état, que nous voyons, assis et couverts de nos hauts siéges, parler à genoux et découverts dans les bas siéges, c'est-à-dire sur notre marchepied comme légistes, dont ces bas siéges, devenus tels de marchepied qu'ils étoient, sont encore le monument, et leur séance comme[5] leur posture est le monument de leur état essentiel de légistes et de tiers état[6]; que, pour comprendre l'usage que les présidents feroient de ce consentement et de l'introduction de marcher à leur suite pour entrer et sortir de séance, on n'avoit qu'à se souvenir de celui qu'ils avoient fait de leur usurpation d'opiner devant

1. Il veut dire que, quand on parle à un honnête domestique de quelqu'un d'autre, on ne lui refuse pas la civilité d'ôter son chapeau, comme les présidents refusaient d'ôter leur bonnet aux pairs.

2. Tome XXV, p. 267.

3. *Ibidem*, p. 281.

4. *Au lieu* est en interligne, au-dessus de *mais*, biffé.

5. L'abrévation *co^e^* est en interligne, au-dessus d'*et*, biffé, et, plus loin, *est* est en interligne.

6. Tout cela a été longuement expliqué dans notre tome XXV.

nous aux lits de justice, malgré l'infinie disproportion d'y seoir et d'y parler, qui les avoit[1] conduits de degré en degré à opiner avant les fils de France, enfin devant la Reine mère et régente[2]; qu'il ne falloit point se flatter que la position des princes du sang entre eux et nous, quand il seroit possible qu'ils les voulussent suivre, nous préservât de leurs entreprises fondées sur ce nouvel usage que nous aurions accordé, parce que[3] l'état des princes du sang étoit invulnérable, et leur rang aujourd'hui plus que jamais, duquel nous ne serions pas reçus à faire bouclier[4], et qu'au lieu de l'union que nous devions nous proposer de[5] la levée des excès offensants, ce seroit par nous-mêmes, et par notre propre fait, ouvrir une large porte à toutes les plus folles prétentions, et à la défensive de notre part la plus honteuse, quand, contre toute apparence, après tant d'énormes exemples, ils ne réussiroient à rien. Je supprime ici beaucoup d'autres raisons qui seroient plus en leur place dans un morceau à part, mais qui n'existe point parce qu'il n'y a pas eu lieu, et je conclus qu'il étoit de notre plus pressant intérêt de rejeter un hameçon si grossier, et de détourner les princes du sang par les plus vives remontrances de consentir à suivre les présidents, s'il étoit possible qu'ils fussent ébranlés à le faire. Le duc d'Aumont insista sur les mêmes principes, ou plutôt motifs, qui l'avoient amené, et, avec beaucoup de fleurs, se rabattit à me vouloir persuader que nous n'avions rien à craindre, ayant les princes du sang entre nous et les présidents à leur suite, et me conjurer d'y porter M. le duc d'Orléans. Je répondis froidement que je serois méchant avocat d'une cause que je tenois aussi mauvaise, et que ce prince de plus s'étoit fort moqué avec

1. Il y a *avoient*, par erreur, au manuscrit.
2. Tome XXV, p. 266.
3. *Que*, oublié, a été ajouté après coup.
4. Locution déjà rencontrée dans le tome XVIII, p. 22.
5. Avant *de*, il a biffé *et*.

moi d'une idée si ridicule à leur égard, et si visiblement nuisible aux pairs. Pressé à l'excès par un homme fort abondant, et que je vis déterminé à ne point sortir de ma chambre, je lui dis que tout ce que ma déférence lui pouvoit accorder étoit de contribuer à une assemblée où cette matière des princes du sang fût de nouveau mise en délibération, mais nombreuse et non autrement, où chacun exposeroit ses raisons et où la pluralité décideroit, et qu'au cas qu'il y passât de faire ce que l'on pourroit pour persuader les princes du sang de suivre les présidents, je verrois là-dessus M. le duc d'Orléans, non pour lui dire des raisons où je n'en trouvois aucune, mais pour lui exposer respectueusement les desirs qu'on avoit cru devoir former. De guerre lasse ou autrement, M. d'Aumont se contenta de ce qu'il remportoit; mais, en s'en allant, il me pria de l'attendre chez moi le lendemain matin à pareille heure pour raisonner du fruit de nos communes réflexions. Cette seconde conversation fut plus courte; nous demeurâmes tous deux dans nos mêmes sentiments.

Délais sans fin du premier président. Il est mandé à Marly et pressé par le Roi très favorablement pour les ducs; sort furieux. Impudence de ses plaintes et des propos* qu'il faisoit semer. Cause de son dépit.

On se lassoit cependant des délais du premier président; ils n'étoient plus fondés sur sa Compagnie, puisqu'il avoit tenu plusieurs assemblées chez lui là-dessus, ni sur sa santé, puisqu'il étoit tous les matins à la grand chambre, et les après-dînées dans les rues. Il étoit même bien peu respectueux pour le Roi de différer si longtemps, et sans prétexte, de lui rendre compte d'une affaire qu'il lui avoit recommandée, et à laquelle il lui avoit dit qu'il ne trouvoit point de difficulté. A la fin d'Antin en parla au Roi, sur ce qu'il vit que ces lenteurs ne tendoient qu'à soulever le Parlement, comme on le va voir, et commettre les ducs avec ses membres. Il se garda bien pourtant d'alléguer cette raison au Roi; il y en avoit assez d'autres à dire. On avoit sagement résolu de mépriser tout, de ne relever rien, de[1] ne faire pas la plus légère plainte, mais d'aller

1. Avant *de,* Saint-Simon a biffé p^r *ne pas.*

* Les mots *et des propos* surchargent *et leur cause,* effacé du doigt.

droit au fait, sans se détourner ni à droit ni à gauche, et sans l'embarrasser d'épines. Le Roi fit donc dire au premier président de lui venir parler ; il fallut obéir. Le Roi lui dit qu'il étoit enfin temps de donner sa réponse ; que ce que les ducs demandoient lui sembloit juste ; qu'il seroit bien aise que cela fût ; qu'il n'entendoit pas commander, mais qu'il lui seroit agréable que cette affaire finît incessamment à leur satisfaction. Sur plusieurs difficultés alléguées par le premier président, le Roi lui dit qu'il ne lui avoit pas paru difficile d'abord ; qu'il étoit surpris de ce changement ; qu'il y avoit assez longtemps que l'affaire traînoit ; que de façon ou d'autre il desiroit[1] qu'il ne tardât plus à donner la[2] réponse qu'il s'étoit chargé de lui rendre. Le premier président s'excusa sur sa santé comme il put, et sortit tout enflammé[3] du cabinet du Roi. C'étoit encore à Marly[4]. Il y étoit entré doux, poli, gracieux, accueillant tout le monde, surtout[5] les ducs qu'il rencontra ; mais il n'étoit plus le même : son audience l'avoit entièrement changé. Les ducs qui se trouvèrent sous sa main en furent surpris. Il se plaignit à eux avec amertume qu'ils vouloient étrangler leur affaire, qu'il étoit inouï qu'on eût cette précipitation ; il allégua sa maladie. Il lui échappa même que d'Antin avoit bien recordé[6] le Roi, brossa[7] à travers la compagnie, et disparut. Il ne disoit pas la cause principale de son chagrin, qui fut su[8] avec le reste de la conversation que je viens de rapporter, une demi-heure après de d'Antin, à qui le Roi le dit aussitôt que le premier président l'eût quitté. Un petit nombre

1. La première lettre de ce mot surcharge une *s*.
2. Saint-Simon a corrigé *sa* en *la*.
3. Il a dit ci-dessus, p. 11 : *allumé*.
4. Voyez la note ci-dessus, pl. 2, 4.
5. Le manuscrit porte *sur tous*.
6. Tome XVII, p. 247.
7. Tomes XIV, p. 266, et XIX, p. 234.
8. Ce participe est bien au masculin, dans le manuscrit, se rapportant à *chagrin* et non à *cause*.

de membres du Parlement avoient tenu force propos sur les ducs : que le Roi faisoit trop de pairs ; qu'il falloit les traiter comme de simples conseillers, et n'en souffrir pas plus de douze en séance à la fois. Le Roi le sut de point en point, et se trouva fort choqué de la licence de ces Messieurs, et le froid et le silence de d'Antin, à qui il en avoit parlé, l'aigrit encore davantage. Il sentit apparemment par là la même différence de procédé qu'il y en avoit dans les personnes, et que ces discours portoient moins sur les ducs que sur son autorité. Il en parla fortement au premier président, lui ordonna positivement d'en marquer son mécontentement à sa Compagnie et aux impertinents, et le chargea fort expressément d'arrêter toute sorte de discours sur cette affaire et sur les ducs. C'étoit saper par les fondements le projet du premier président, qui vouloit étouffer l'affaire par les procédés et les éclats, et s'en tenir extérieurement à côté tant qu'il pourroit; de là vint[1] le dépit et la colère qu'il ne put cacher en sortant du cabinet du Roi.

Maisons mène Aligre au duc et à la duchesse du Maine demander grâce pour le Parlement.

Bientôt après Maisons donna une autre scène. Initié, comme il l'étoit de nouveau, avec M. et Mme du Maine sur cette affaire, et sans cesse en particulier avec eux, il ne devoit pas être tourmenté de leur part. Ce fut donc moins son inquiétude qu'un concert de comédie pris avec eux, qui lui fit choisir le plus imbécile, non pas de ses confrères mais du Parlement entier, pour[2] le leur mener. Il leur présenta donc le président Aligre pour leur[3] demander grâce pour le Parlement ; car ce fut ainsi qu'ils se mirent à parler d'une affaire qui étoit toute particulière aux présidents. Maisons n'alloit pas là pour réussir. Aussi furent-ils payés de toutes les civilités imaginables, dont, sur la parole de Maisons, mais qui ne disoit pas la véritable bonne, Aligre et lui se retirèrent contents. Toutefois il

1. Il y a *vit*, par inadvertance, dans le manuscrit.
2. L'abréviation *p^r* surcharge un *et*.
3. *Leur* est en interligne, au-dessus de *lui*, biffé.

falloit finir. Le Roi s'en étoit expliqué. Les présidents trouvoient un si monstrueux avantage à lâcher le bonnet pour être suivis, qu'ils ne voulurent rien oublier pour y réussir. On a vu en son lieu[1] les liaisons que Maisons étoit venu à bout de me faire prendre avec lui, et combien il les avoit cultivées. Il avoit lestement glissé sur le refroidissement, et plus encore, qu'y avoient mis de ma part les procédés de cette affaire du bonnet. Avec autant de monde que le duc d'Aumont, plus d'esprit, et surtout de profondeur encore et de manége, il se mit dans la tête qu'il n'étoit pas impossible de me persuader, et que, venant à y réussir, j'entraînerois tous les autres. Ma franchise et la vivacité qu'on m'attribuoit, lui faisoient espérer qu'il découvriroit par moi notre dernier mot sur cette affaire. Il s'attacha aussi à d'Antin, et il attaqua tous ceux qu'il crut pouvoir gagner, faisant croire à chacun d'eux qu'il ne parloit qu'à lui, pour donner plus de poids à ses paroles. J'eus donc à essuyer des visites aussi longues que fréquentes, et des péroraisons où, à travers l'impatience, j'admirois la souplesse et la fécondité qui, par cent tours divers, tendoit toujours au même but. L'esprit, le tour, les *sproposito*[2] suppléoient d'ordinaire aux raisons, et sa patience fut inaltérable aux coups de boutoir que mon impatience porta souvent sur les parlements et leurs usurpations. L'utilité de l'union pour le bien de l'État, dans les circonstances que l'âge du Roi laissoit envisager de près, fut par lui tournée de toutes les manières, parce qu'il me faisoit l'honneur de me croire fort susceptible d'une si grande raison, et il ne se rebuta point de la réponse, si présente et si péremptoire, que c'étoit à eux à la mettre entre nous par la restitution d'une usurpation de si nouvelle date et de si injurieuse nature, non à nous à l'acheter par un avilissement volontaire et inconcevable.

Efforts de Maisons à me persuader et à quelques autres la suite des présidents.

1. Tome XXIV, p. 331 et suivantes.
2. Tome XVI, p. 219.

Cette persécution dura jusqu'à la bombe qui fit tout sauter, et qui, en attendant, se chargeoit.

Les plus profondes noirceurs laissent bien des embarras, quoique tissues par tout l'art, l'esprit et l'expérience, et appuyées du plus puissant crédit. L'affaire ne pouvoit plus durer; j'en abrège mille choses qui ne donneroient pas plus de connoissance que celle qui se peut tirer de ce récit, de l'esprit qui enfanta ce projet, qui en ourdit la trame, et qui la conduisit jusqu'au bout, et de celui dans lequel les ducs s'y conduisirent, après avoir été forcés comme on l'a vu[1]. Le respect dû à la mémoire d'un grand roi dont je suis né sujet ne me permet pas de le soupçonner d'avoir été de moitié là-dessus avec son bâtard favori. Indépendamment de cette grande raison, c'est ici le lieu d'expliquer ce qu'on sait par lui-même de[2] ce qu'il pensoit de M. du Maine, et l'équité m'y engage aussi. Il est souvent échappé au Roi de dire dans son intérieur, et je l'ai su de plusieurs de ceux qui en ont été témoins en diverses occasions, entre autres de Mareschal, premier chirurgien du Roi, et qui étoit l'honneur et la vérité même, et à qui personne ne l'a disputé, que le Roi disoit que M. du Maine avoit à la vérité beaucoup d'esprit et de talents, mais qu'il n'en savoit rien faire; que toutes ses journées se passoient entre son assiduité auprès de lui à ses heures, la chasse où il étoit tout seul, et son cabinet de Versailles ou de Sceaux où il étoit aussi tout seul, et où son temps étoit partagé entre la prière, la lecture et les fonctions de ses charges, où il travailloit beaucoup; que c'étoit un idiot avec tout son esprit, qui ne savoit jamais quoi que ce soit qui se passât hors la sphère de ses charges, qui ne se soucioit point de le[3] savoir, qui n'avoit pas la moindre vue, et rouloit du jour au jour, et qui, étant fort plaisant, amusant et de bonne

Le Roi cru de moitié avec le duc du Maine; raisons de [ne] le pas croire. Opinion du Roi du duc du Maine.

1. Ci-dessus, p. 5. — 2. *De* est ajouté en interligne.
3. *La* corrigé en *le*.

compagnie, étoit sauvage au point de ne vouloir voir personne, et d'apprendre quelquefois les choses qui occupoient la cour, et qui étoient arrivées un mois et souvent deux et trois auparavant ; qui ne pensoit jamais à soi, et qui étoit de son propre aveu incapable de gouverner sa propre maison[1]. Le Roi s'en étoit expliqué ainsi plusieurs fois avant la mort de Monsieur et de Madame la Dauphine, et il n'est pas impossible qu'avec la ténacité prodigieuse qu'il avoit dans les impressions qu'il avoit une fois prises, que les violences, que nous avons vu qu'il souffrit depuis pour porter ses bâtards jusqu'à la couronne et les affermir par son testament, ne lui aient été assez adroitement masquées du bien de l'État et du péril des établissements, de la grandeur et de la personne même de M. du Maine, pour qu'il ne soit jamais revenu de cette impression sur lui. Elle fut le chef-d'œuvre de son ambition et de sa politique[2], et de la profondeur de sa connoissance du Roi, qui le conduisit à tout. Ce fut aussi celui de l'art de Mme de Maintenon, qui l'y aida de tous ses soins, et qui tenoit souvent de lui le même langage. Or, le Roi disposé de la sorte, comme il est très certain qu'il le fut toujours avant la mort de Monsieur et Madame la Dauphine, et très douteux qu'il ait changé depuis d'opinion, quelques raisons[3] qu'il en ait pu avoir, sa conduite se trouve éclaircie.

1. Il est inutile de dire que ces paroles ou opinions du Roi n'ont été mentionnées par aucun autre contemporain. Cependant il peut être intéressant d'en rapprocher ce crayon tracé par le marquis de Lassay (*Recueil de différentes choses*, édition in-4°, deuxième partie, p. 201-202) : « L'esprit [de M. du Maine] est plus boiteux et plus de travers que son corps. C'est un homme foible au-delà de ce qu'on peut s'imaginer, sauvage, timide, dévot, et fait exprès pour être gouverné. Aussi l'est-il parfaitement par sa femme et par M[alezieu], qui est le maître absolu de sa maison. »

2. Les quatre derniers mots ont été ajoutés en interligne, et, plus loin, les mots *qui le conduisit à tout* sont aussi en interligne, au-dessus de *et de sa politique*, biffé.

3. Le signe du pluriel a été ajouté après coup à *quelque* et à *raison*.

Profondeurs du duc du Maine.

M. du Maine, qui veut ouvrir un précipice sous les ducs, qui les rende, pour son intérêt, irréconciliables avec le Parlement, a beau jeu d'engager le Roi, avec un air de modestie et de contentement du nouvel état de prince du sang où il l'a élevé et les siens, de le rendre favorable sur le bonnet, où il n'a plus d'intérêt que commun avec les princes du sang, avec qui il partage tant d'autres distinctions. L'intérêt des bâtards rendoit le Roi contraire au bonnet, et il y devient favorable, lorsqu'il voit leur intérêt à regagner tant de gens considérables, par l'abrogation d'une nouveauté sans fondement et très injurieuse. M. du Maine, sûr du premier président, ne risque rien à mettre le Roi ainsi dans cette affaire ; il connoissoit bien sa répugnance extrême pour toute décision. Il s'en met à l'abri en flattant cette répugnance. Non-seulement il lui donne le bonnet comme une affaire de concert, mais il va au-devant de tout, jusqu'à faire que, dès la première fois que le Roi en parle au premier président, c'est en l'assurant expressément qu'il n'entend rien commander, et qu'il lui renouvelle d'autres fois encore la même assurance. Par là M. du Maine s'assure que, quoi qu'il puisse arriver, le Roi ne décidera rien, et laissera les ducs dans la nasse[1], à qui, s'ils le pressoient, il aura sa réponse toute prête : qu'il n'est entré dans cette affaire que parce qu'elle lui a été présentée de concert ; qu'il a promis dès le premier jour au premier président de ne point commander ; qu'il lui a dit, en faveur des ducs, qu'il trouvoit ce qu'ils demandent juste et raisonnable, et qu'il auroit fort agréable qu'ils fussent contents ; que c'est tout ce qu'il pouvoit faire ; qu'après l'engagement pris de ne point commander, et[2] de leur su, et n'y être entré qu'à cette condition, il ne peut aller plus loin. Ainsi M. du Maine jouoit sa comédie en sûreté, et s'étoit habilement mis à couvert

1. Tome XIII, p. 11.
2. Cet *et* est en interligne.

d'avoir la main forcée ; mais elle ne pouvoit finir que par un éclat, et c'étoit son embarras. Il vouloit s'en mettre à l'abri ; le premier président ne vouloit pas l'essuyer tout seul, et c'est ce qui fit traîner l'affaire. Le duc du Maine vouloit engager le premier président en des procédés, et se cacher derrière lui. Ce magistrat en sentoit les conséquences ; mais, asservi à M. du Maine, qui le cajoloit avec douceur, et à Mme du Maine, qui le traitoit avec impétuosité, il se trouvoit étrangement en presse, et, outre les grands avantages dont lui et les autres présidents se flattoient de l'échange du bonnet avec leur suite, cette voie le tiroit de tout embarras, et laissoit à son tour M. du Maine dans la nasse, qui n'auroit rien fait[1] pour soi, et n'auroit fait que l'avantage des présidents, avec une union passagère des ducs avec le Parlement, mais qui eût suffi pour ruiner tout ce qu'il avoit acquis de grandeur et de puissance, ce qu'il craignoit mortellement. Dans ce détroit néanmoins, il n'en fit aucun semblant. Il sentit que montrer sa crainte de cet accord montreroit trop la corde ; il espéra que les ducs ne se laisseroient pas prendre à un hameçon si grossier, et il ne s'y trompa pas. M. d'Aumont eut beau faire, il n'ébranla aucun de ceux sans le concours desquels rien ne se pouvoit faire ; au pis aller, M. du Maine étoit sur ses pieds, par le Roi, d'empêcher[2] les princes du sang[3] de consentir à suivre les présidents, moyennant quoi il n'étoit pas possible de croire les ducs assez destitués de sens pour vouloir se séparer de ces princes et se livrer à une si honteuse prostitution.

Embarras du premier président. Manèges qui font durer l'affaire.

1. La première lettre de *fait* surcharge l'abréviation de *et*.

2. On a eu dans le tome XVII, p. 365, l'expression *être sur ses pieds*, au sens absolu ; mais celle d'*être sur ses pieds de faire quelque chose*, dans le sens d'être sur le pied de, en capacité, en pouvoir, en état de faire quelque chose, n'était pas donné par les lexiques du temps.

3. Avant *P. du S.*, il a biffé un premier *P. du*, qui surchargeait *P^ts^ de c.*

Le premier président, qui sentoit qu'il n'y avoit pourtant que cette suite qui pût le tirer du détroit où M. du Maine l'avoit engagé, et qui, léger et présomptueux comme il étoit, n'en vit l'affre[1] que lorsqu'il y toucha, allongeoit toujours, dans l'espérance que le duc d'Aumont et Maisons, à force d'art, d'éloquence, d'intrigue et de délais, réussiroient enfin à persuader les ducs d'en sortir par là, après quoi il s'excuseroit à M. du Maine sur les présidents qui l'auroient forcé, parmi[2] lesquels il n'avoit que sa voix, lesquels avoient mis le Parlement de leur côté, et, ce qu'il n'y avoit aucun lieu de pouvoir imaginer, les ducs aussi. Il prolongea donc tant qu'il put, et au delà de toute mesure, de rendre réponse au Roi. Outré de rage de se voir trompé enfin dans l'espérance qu'il avoit conçue, piqué à l'excès d'avoir été arrêté par le Roi sur les propos qu'il avoit fait semer sur cette affaire et sur les ducs, et d'être privé de faire faire les éclats par un gros de gens de robe inconnus dont il seroit le moteur[3], et se donneroit cependant pour amiable compositeur[4], brouillé pour brouillé comme il prévit bien qu'il alloit l'être avec les ducs par le refus du bonnet après tout ce qu'il avoit si nettement et si positivement promis plusieurs fois, et forcé enfin d'aller rendre réponse au Roi, il lui dit que les ducs faisoient entre eux des assemblées continuelles sous prétexte de cette affaire, mais en effet dans les vues d'un avenir qu'on ne devoit prévoir qu'avec horreur, et la plupart d'eux plus qu'aucuns, par les grâces dont Sa Majesté les avoit comblés ; qu'ils étoient les plus grands ennemis de ses enfants naturels ; qu'ils prenoient toutes leurs mesures ensemble pour les dépouiller dès que Sa Majesté ne seroit plus, et en même temps pour se

Noires impostures du premier président au Roi contre les ducs, à qui le Roi les fait rendre aussitôt. Éclat sans mesure contre le premier président. [Add. StS. 1182]

1. Le *Dictionnaire de l'Académie* de 1718 disait que ce mot ne s'employait guère qu'au pluriel.

2. Le *p* de *parmi* surcharge un *a*.

3. « Celui qui donne le mouvement » (*Académie*, 1718) : ci-après, p. 60.

4. Tome XXI, p. 369.

rendre les seuls maîtres des affaires ; qu'il y avoit plus : que, flattés par les malheurs qui en si peu de temps ont détruit une partie de la maison royale, ils comptoient bien que ce qui en restoit ne dureroit guères, de faire après comme en Pologne et comme l'exemple de la Suède les y invitoit, rendre la couronne élective, et choisir l'un d'entre eux pour la porter. Ce furent les principaux points qui furent avancés au Roi par le premier président, et[1] qui furent accompagnés des réflexions les mieux ajustées à de si horribles impostures. Elles ne laissèrent pas de frapper le Roi, qui les raconta un quart d'heure après à d'Antin comme touché, effrayé, mais en suspens et cherchant éclaircissement. Il ne fut pas difficile. D'Antin lui parla avec tant de netteté sur des inventions si éloignées de toutes pensées, et si évidemment sur l'impossibilité de les concevoir et d'en espérer sans la plus parfaite folie, que le Roi, peiné d'en avoir été ému, et piqué contre la hardiesse d'une délation si atroce et en même temps si absurde, permit à d'Antin d'en instruire les ducs, pour qu'ils sussent à quel homme ils avoient affaire. D'Antin ne laissa pas échapper l'occasion d'un parallèle aisé entre les ducs et le Parlement sur la fidélité, l'obéissance et l'attachement au Roi, et, sans la précaution que l'habile duc du Maine avoit su prendre de faire engager le Roi au Parlement, en la personne du premier président, de ne point commander, le bonnet eût été emporté de ce coup de haute lutte. L'exposé seul est dans sa simple et pure vérité plus fort que tous les commentaires. On se contentera de dire que l'instrument étoit digne de celui qui s'en servoit, et n'étoit pas inférieur aux plus exécrables usages, et[2], avec un front d'airain, avoir tout promis et aux ducs et au Roi même, sans que les ducs eussent pensé à rien et

1. Cet *et* est en interligne.

2. Cet *et* a été ajouté après coup sur la marge avant *avec ;* mais Saint-Simon a oublié de biffer celui qu'il avait mis plus loin, avant *avoir.*

rien demandé. D'Antin, dans le reste de la journée, rendit compte à plusieurs ducs de ce que[1] le Roi lui avoit permis de les informer. On peut juger avec quel effet. En moins de deux jours[2], tous les ducs se donnèrent parole de ne jamais voir le premier président, et de ne garder avec lui aucunes sortes de mesures en choses et en paroles, d'y entraîner leurs familles, et d'en user comme avec un ennemi public et un imposteur perfide et déshonoré : ce n'est pas trop dire. L'éclat fut porté aussi loin qu'il le put être, et se soutint très longtemps dans tout le feu que méritoit une scélératesse, et gratuite, d'une nature aussi complétement infâme. L'imposteur fut étourdi d'un unisson auquel il ne s'étoit pas attendu des ducs. M. d'Aumont, et peut-être quelques autres qui ne l'étoient que de nom[3], et dont il se servoit parmi eux, n'osèrent plus le voir, et cet homme, qui avoit toujours fait son capital de la cour et du grand monde, se trouva en un instant délaissé de ce qui par les ducs, leurs plus proches familles et leurs amis plus particuliers, en faisoient[4] la partie la plus considérable. Aucun ne le[5] salua, et, hors des insultes personnelles, indécentes à faire à un homme qui, par état, ne porte point d'épée, il n'est affronts qu'il ne reçût tous les[6] jours. Outré d'un état si pénible, et qui n'étoit pas prêt à finir, et appuyé du duc du Maine, il saisit une occasion de se plaindre au Roi. Le duc de Tresmes[7] avoit fait entrer peu à peu tout le monde au lever du Roi, et l'avoit laissé dans l'antichambre. Il obtint que le Roi dit[8] au duc de Tresmes

Premier président se plaint au Roi du duc de Tresmes, dont il a peu de contentement.

1. Il y a bien *que* et non *dont*, dans le manuscrit.
2. Le mot *jours*, oublié, a été ajouté en interligne.
3. C'est-à-dire, qui n'étaient ducs que de nom, et point d'idées ni de cœur.
4. Il y a bien *faisoient*, au pluriel, dans le manuscrit, en accord avec l'idée.
5. Le pronom *le* est en interligne.
6. *Tous les* corrige en surcharge *à tous les*.
7. Premier gentilhomme de la chambre en année.
8. Il y a bien *dit* à l'indicatif, dans le manuscrit.

qu'il ne devoit pas faire servir sa charge à sa vengeance particulière, mais sans aigreur, et d'ailleurs fut sourd à tout ce que le premier président lui put dire, et ne se voulut mêler de rien[1]. Le Roi avoit oublié que, lorsque, après l'opération de la fistule[2], il commença à voir du monde dans son lit, le duc d'Aumont, père de celui dont il s'agit ici[3], étoit en année, et les ducs très offensés des entreprises[4] du premier président de Novion. Il vint à

Affront fait au premier président de Novion par le duc d'Aumont dans

1. La première lettre de *rien* surcharge une *l*. — Dangeau raconte, au 17 février 1715, un affront fait par le duc de Tresmes au bailli de Mesmes, frère du premier président; Saint-Simon aura sans doute fait confusion. Voici le récit de Dangeau (tome XV, p. 362) : « M. le premier président parla au Roi après son lever et se plaignit du duc de Tresmes, qui refusa, il y a quelques jours, l'entrée du cabinet au bailli de Mesmes, ambassadeur de Malte, son frère, avec qui ensuite il s'expliqua en lui disant qu'il ne lui avoit fait refuser cette entrée que parce qu'il étoit frère du premier président, dont les ducs et pairs avoient sujet de se plaindre, et à qui ils étoient résolus tous de donner toutes les mortifications qui dépendroient d'eux. Le premier président ajouta au Roi que c'étoit le second tome de ce qu'avoit déjà fait le duc de Tresmes pour M. de Caumartin, de qui il s'est déclaré l'ennemi, et qu'il avoit défendu aux huissiers de le laisser entrer dans la chambre du Roi, quand le Roi n'y seroit pas, et qu'il vouloit par les droits qu'il attribuoit à sa charge venger ses injures particulières. Quand le premier président fut sorti, le Roi envoya chercher le duc de Tresmes, à qui il fit une réprimande assez sérieuse. Il dit même à ses ministres en entrant au Conseil, et à Mme de Maintenon en entrant chez elle, qu'il n'avoit quasi jamais été plus en colère. Le duc de Tresmes avoua au Roi les raisons qui l'avoient fait agir, et se plaignit fort du procédé du premier président avec les pairs. » Et le 18 (p. 364) « Le duc de Tresmes parla le matin au Roi dans son lit, lui marqua la douleur de lui avoir déplu, et le Roi eut la bonté de lui pardonner; mais ce qui s'est passé dans ce démêlé du duc de Tresmes a encore fort aigri les pairs contre le premier président; ils font même des plaintes du duc d'Aumont, leur confrère, de ce qu'il continue encore à voir le premier président, qu'ils prétendent leur avoir manqué de parole, ce que le premier président nie fort. Ils l'accusent même d'avoir dit des choses très fortes et très injurieuses contre eux au Roi. »

2. En décembre 1686.

3. Louis-Marie-Victor d'Aumont, père du duc Louis.

4. Le commencement d'*entreprises* surcharge un *p*.

la chambre du Roi, tout près de lui, dont il ne fut rien.

Versailles à l'heure qu'on devoit bientôt voir le Roi, et pria l'huissier de dire au duc d'Aumont qu'il étoit là ; le duc d'Aumont le laissa jusque vers la fin du fruit du dîner du Roi dans l'antichambre, ayant fait entrer tout ce qui pouvoit entrer. A la fin il le fit appeler. Il ne put se mettre en vue du Roi, qui étoit au lit. Il attendit que le monde sortît, et, comme il commençoit à s'écouler, il s'approcha du balustre[1]. Le duc d'Aumont, qui l'observoit, l'y laissa entrer deux pas pour qu'il ne pût s'en dédire, et le tira après fort rudement par sa robe, et lui dit rudement aussi[2] : « Où allez-vous ? sortez ; des gens comme vous n'entrent pas dans le balustre si le Roi ne les appelle pour leur parler. » Novion, déjà outré de sa longue attente dans l'antichambre, fut si confondu[3] qu'il n'eut pas un mot à répondre. Il se retira plein de honte et de rage, et, comme il n'avoit point de bâtard derrière lui, il n'osa s'en plaindre, et demeura avec l'affront.

Double embarras du duc du Maine avec le premier président et avec les ducs ; engage les ducs, et toujours malgré eux, à une conférence à Sceaux avec la duchesse du Maine seule.

M. du Maine, ravi d'avoir mis ainsi les ducs hors de toute mesure avec le premier président, ne laissoit pas d'être en peine de la conclusion. Les impostures n'avoient pas fait l'effet sur le Roi qu'ils en avoient tous deux espéré, et M. du Maine se voyoit avec beaucoup d'angoisse découvert à travers le premier président. Il n'en sentoit pas moins du désespoir[4] où il voyoit ce magistrat des suites de ses impostures, parce qu'il ne vouloit pas se brouiller avec un homme qui avoit son secret et qu'il avoit mis à la tête du Parlement. Il voulut donc montrer que rien ne le rebutoit pour chercher des expédients de sortir honnêtement les ducs d'une affaire où il les avoit embarqués par force sur sa parole et sur celle du premier président, et, en finissant, le tirer, s'il[5] étoit possible, de l'embarras

1. Tome V, p. 67. — 2. Ce mot *aussy* a été ajouté en interligne.
3. *Confondu* est en interligne au-dessus d'*outré*, biffé.
4. Écrit ici *despoir*, comme cela a déjà été remarqué plusieurs fois ; neuf lignes plus loin, il y a bien *desespoirs*.
5. Avant *s'il*, il a biffé *d'embarras*.

étrange où il l'avoit livré. Il se mit donc à montrer aux ducs ses désespoirs, ses desirs, toujours son espérance, glissant légèrement de foibles excuses du premier président. On ne lui répondoit que par des révérences sérieuses et silencieuses, qui lui donnoient fort à penser. Enfin il proposa aux mêmes ducs à qui il s'étoit adressé sur le bonnet[1] une conférence à Sceaux avec Mme la duchesse du Maine seule, qui n'avoit point encore paru à découvert dans cette affaire[2], dans laquelle il espéroit qu'on pourroit trouver de bons expédients. Ce qu'on va voir qu'il s'y traita montrera dans la dernière évidence le dernier degré de sa puissance sur l'esprit du Roi, et l'excès de ses inquiétudes sur tout ce qu'il en avoit obtenu. Les ducs s'en défendirent tant qu'ils purent et jusqu'à l'opiniâtreté ; mais, à force de recharges et d'empressements les plus vifs et les plus redoublés, la même raison qui les avoit embarqués avec lui malgré eux dans l'affaire du bonnet les entraîna encore à céder, quoiqu'ils vissent assez qu'[il] n'y avoit rien à en attendre qu'un prétexte à faire casser la corde sur eux[3]. Ce fut donc à qui n'iroit point. M. d'Aumont, qui tôt après ne se cacha plus guères d'avoir été un pigeon privé[4], profita du refus de chacun pour se proposer. On se regarda ; il n'étoit pas encore assez à découvert pour lui faire un affront public, et c'en eût été un de le refuser ; ainsi, tout se faisant par force dans l'embarquement[5] et dans toute la suite de cette

Personnage étrange du duc d'Aumont.

1. C'est-à-dire à MM. d'Aumont, d'Harcourt, de Noailles et d'Antin : ci-dessus, p. 3.

2. Tout ce qui précède, depuis *seule, qui n'avoit*, a été ajouté en interligne et sur la marge.

3. Locution déjà annotée dans le tome XXI, p. 89.

4. « On dit figurément d'un homme que *c'est un canard privé* pour dire qu'il sert à faire tomber dans le piège ceux qui se fient à lui » (*Académie*, 1718). Saint-Simon, à diverses reprises, emploiera encore cette locution, mais toujours avec le mot *pigeon* ; on en aura un nouvel exemple ci-après, p. 372.

5. Le commencement de ce mot surcharge *leur*.

affaire, ce fut force d'y consentir ; mais, comme on étoit aussi bien éloigné de se fier en lui, on proposa tout de suite qu'il en falloit mettre un autre avec lui. Le duc d'Aumont demanda pourquoi, et se mit à pérorer pour y aller tout seul. S'il n'avoit pas été plus que suspect déjà, cette offre si aisée d'aller, cet empresssement d'y aller seul auroit dû ouvrir les yeux. L'embarras fut du compagnon. La commission de soi n'étoit rien moins qu'agréable ; l'union de M. d'Aumont la rendoit encore plus dégoûtante. Heureusement M. de la Force, dont j'aurai lieu de parler ailleurs[1], se proposa, et il fut accepté avec joie. Il avoit beaucoup d'esprit ; il étoit fort instruit ; il étoit fort duc et pair, et très incapable de gauchir[2]. Il étoit depuis longtemps beaucoup de la société de Mme la duchesse du Maine[3] ; enfin, il étoit l'ancien du duc d'Aumont ; il avoit fort la parole en main, et entre eux deux c'étoit sur lui qu'elle devoit naturellement rouler. Il n'avoit pas été des derniers à voir clair sur la conduite du duc d'Aumont, et il fut de plus bien averti de s'en défier continuellement[4] à Sceaux, et de l'y regarder et se conduire comme avec le croupier[5] de Mme du Maine. Parmi tant de choses sinistres dans cette affaire, ce fut un bonheur que tout fût bon au duc de la Force pourvu qu'il se mêlât de quelque chose, et que ce goût lui eût donné envie de doubler le duc d'Aumont.

Conférence* à Sceaux entre la

Les voilà donc tous deux à Sceaux à jour marqué, qui suivit de fort près le consentement arraché d'y aller.

1. Il joua sous la régence un rôle important dans le conseil des finances et dans les affaires des légitimés.

2. « On dit figurément *gauchir dans une affaire* pour dire n'y agir pas franchement » (*Académie*, 1718).

3. Ci-dessus, p. 10.

4. Saint-Simon, après avoir mis les lettres *conti* à la fin d'une ligne, a écrit *ellement* au commencement de la ligne suivante, oubliant la syllabe *nu*.

5. Tome VI, p. 297.

* Les premières lettres de *Conférence* surchargent *Ducs* effacé du doigt.

Mme la duchesse du Maine les y reçut avec des politesses et des empressements nonpareils, et, un moment après leur arrivée, elle les mena dans son cabinet, où elle fut en tiers avec eux. Là, Mme du Maine, après tous les jargons de préface, leur dit nettement que, puisque c'étoit M. du Maine qui les avoit engagés dans cette affaire, qu'il s'étoit fait fort d'y réussir, qu'ils la regardoient comme si principale surtout depuis qu'elle avoit été embarquée et qu'elle semblait avoir mal bâté, il étoit raisonnable que M. du Maine mît le tout pour le tout pour les en bien sortir ; mais qu'aussi étoit-il juste qu'il fût assuré d'eux qu'il n'obligeroit pas des ingrats, et qu'ils entrassent avec lui en des engagements sur lesquels il pût compter. A ce début, ces Messieurs se regardèrent l'un l'autre et parurent fort surpris d'une proposition qu'ils entendoient pour la première fois de leur vie, et, si elle fut moins nouvelle au duc d'Aumont, il joua bien d'abord.

duchesse du Maine et les ducs de la Force et d'Aumont.

Propositions énormes de la duchesse du Maine.

Mme du Maine, qui s'en aperçut et qui sans doute s'y étoit bien attendue, les cajola l'un après l'autre, puis les ducs en général, leur dit qu'ils ne devoient point s'étonner de ce qu'elle leur proposoit ; qu'il étoit de leur intérêt d'emporter ce qui étoit entamé ; de celui de M. du Maine de s'assurer de tant de grands seigneurs qui n'avoient pas vu sans peine ses diverses élévations ; qu'il en étoit bien informé il y avoit longtemps ; qu'il ne laissoit pas de desirer leur amitié, et qu'ils le voyoient bien par les démarches qu'il avoit faites sur cette affaire ; mais qu'il entendoit aussi que le succès les lui concilieroit de manière à éteindre en eux leurs anciens déplaisirs à son égard, et à former un attachement (quelle expression !) dont il se pût assurer ; que c'étoit sur quoi elle les prioit de lui répondre. Là-dessus force compliments, force verbiages ; mais elle leur déclara qu'elle ne s'en contentoit point. Eux répondirent qu'ils ne savoient rien de plus à répondre que lui dire les sentiments qu'ils lui exposoient, puisque, ne s'agissant de rien de précis, ils n'avoient rien à refuser ni à accepter. Mme du Maine, voyant que tous ses propos ne les faisoient point s'avançer, et que M. de la Force, comme l'ancien, prenoit toujours la parole sur M. d'Aumont sans jamais la lui laisser, prit son parti de parler la première. Elle leur dit donc qu'après toutes les grâces dont le Roi venoit de combler M. du Maine, et particulièrement celle de l'habileté[1] à succéder à la couronne, il n'avoit plus rien à en desirer, mais qu'en même temps il n'étoit pas assez peu considéré pour ne pas voir que cette disposition, et d'autres qui avoient précédé celle-là, pouvoient, non pas être contestées après le Roi (elle ne disoit pas ce qu'elle en pensoit), qui les avoit bien solidement munies de tout ce qui les pouvoit bien assurer, mais donner occasion d'aboyer[2] (quel terme !), de crier, d'exciter les princes du sang, jeunes et sans expérience, quoique si liés à eux par les alliances si proches et si redoublées, donner envie aux pairs de se joindre à eux contre M. du Maine, enfin de les tracasser; que M. du Maine vouloit éviter cet inconvénient, jouir paisiblement de tout ce qui lui avoit été accordé, et que c'étoit à eux à voir s'ils se vouloient engager à lui sur ce pied-là d'une manière non équivoque. Le duc d'Aumont saisit la parole. Le duc de la Force la lui prit à l'instant, en l'interrompant sur ce qu'il enfiloit plus que des compliments. Après en avoir fait[3] quelques-uns, la Force[4] se mit à vanter la solidité de tout ce que M. du Maine avoit obtenu, la solennité des formes qui y avoient été gardées, conclut que c'étoit là une terreur panique sur des choses que personne n'avoit aucun moyen d'attaquer. La duchesse du Maine répondit que, s'ils n'avoient point de moyens, il n'en falloit pas conserver la volonté ; que cela

1. Il y a bien *habileté*, et non *habilité*.
2. Tome XIII, p. 155.
3. *Fait*, oublié, ajouté en interligne.
4. Ces mots *la Force* ont été ajoutés sur la marge à la fin d'une ligne, et le pronom *il* a été biffé au commencement de la suivante.

ne se prouvoit point par des propos, mais par des choses; que c'étoit à eux à voir quelles étoient ces choses dans lesquelles ils voudroient s'engager. Le duc de la Force, de plus en plus surpris de tout ce qu'il entendoit, et qui voyoit déjà où elle en vouloit venir, se défendit sur ce qu'ils n'imaginoient rien au delà de ce qu'il venoit de lui dire; qu'il y ajouteroit de plus toutes les protestations qu'elle estimeroit l'assurer de leurs intentions; qu'elle avoit vu que pas un d'eux n'avoit opposé quoi que ce fût à toutes les volontés du Roi à l'égard du duc du Maine, et revint encore à leur solidité. Mme du Maine, forcée enfin d'articuler, leur déclara que, si c'étoit sincèrement qu'ils parloient, tant pour eux que pour les autres ducs, il ne leur coûteroit rien de leur donner une assurance par écrit de soutenir après le Roi ce qu'il avoit réglé de son vivant pour ses fils naturels et de[1] leur postérité, tant pour leurs rangs et honneurs que pour la succession à la couronne. M. de la Force, qui, dès le commencement de cette forte conversation, avoit prévu cette proposition, la supplia de considérer ce qu'elle leur proposoit; de faire réflexion si des sujets, quels qu'ils fussent, pouvoient sans crime s'arroger l'autorité et le droit de confirmer les dispositions du Roi vivant et régnant, enfin de jeter les yeux sur la juste jalousie du Roi de son autorité, et sur les folles calomnies que le premier président avoit osé leur imputer à ce même égard d'autorité, et au Roi même, lesquelles ils ne pouvoient ignorer, puisque le Roi les avoit aussitôt après rendues au duc d'Antin avec permission d'en informer les ducs, lequel lui en avoit démontré la noirceur et la folie. Le duc de la Force continuoit en étendant sa réponse; mais la duchesse du Maine, qui avoit eu à peine la patience de l'écouter jusque-là, l'interrompit avec un feu qu'elle ne put contenir. Elle lui dit qu'elle s'en étoit toujours bien doutée, que les ducs ne

1. Il y a bien ainsi *de* au manuscrit.

cherchoient que des échappatoires[1] ; mais que, pour celle-là, elle les tenoit, et qu'elle leur répondoit que non-seulement le Roi ne seroit point offensé de l'écrit qu'elle leur demandoit, mais qu'il leur en sauroit même fort bon gré, et que M. du Maine s'en faisoit fort. Le duc d'Aumont profita prestement de l'étourdissement où cette vive réponse jeta le duc de la Force, et de la réflexion dans laquelle il tomba, quelque prévoyance qu'il en[2] eût eue. « Monsieur, lui dit Aumont, si nous ne trouvons plus de difficulté comme Madame l'assure, et que M. du Maine s'en fait fort, que risquons-nous ? et au contraire cette assurance de notre part n'est qu'honorable. » La Force retint l'indignation dont cette apostrophe le saisit, et avec un sourire modeste lui[3] répondit : « Mais qui nous assurera, Monsieur, que ce que le Roi approuvera aujourd'hui par considération pour M. le duc du Maine, ne lui soit pas empoisonné demain contre nous sur son autorité, à laquelle nous aurions attenté par la concurrence de la nôtre ; et contre M. le duc du Maine même qui, non content de toute celle de la majesté royale, auroit en sus montré qu'il comptoit ce concours de notre part nécessaire, et qu'il y a eu recours ? Qui nous assurera que le premier président, dans la rage qu'il témoigne, que le Parlement, dans l'aliénation où il l'a mis de nous, n'aura pas encore plus de jalousie que le Roi de nous voir confirmer ce que cette Compagnie a solennellement enregistré ; et que, dans le temps que ces Messieurs n'épargnent rien pour nous réduire au simple état de membres de leurs corps, comme eux-mêmes et sans rien qui nous en distingue, ils ne feront pas tous leurs efforts pour traiter d'attentat cette autorité arrogée par-dessus, et en confirmation de la leur ? Madame, se tournant vers la duchesse du Maine, cela est trop délicat, ajouta-t-il ; il n'est

1. Ci-dessus, p. 7.
2. Ce mot *en* est en interligne.
3. Après *luy*, Saint-Simon a effacé du doigt *de*[*manda*].

aucun de nous qui en osât tenter le hasard. » Mme du Maine rageoit et le montroit bien à son visage. Ce coup de partie embrassoit tout, soit en effet pour l'assurer des ducs une bonne et solide fois, comme elle le témoignoit, soit pour les perdre sans ressource auprès du Roi, en quoi M. du Maine, qui répondoit[1] de S. M. à cet égard, et qui avoit tant et si fort répondu du premier président, en auroit usé avec la même perfidie, soit pour les perdre avec les princes du sang, sans la moindre participation desquels cette assurance par écrit étoit demandée et eût été accordée, soit avec le Parlement, soit avec le public, qui auroit vu les ducs disposer autant qu'il étoit en eux de leur propre et seule autorité, par un écrit signé d'eux, du droit de succéder à la couronne, sans nulle cause que leur desir du bonnet et la volonté de la duchesse du Maine, que le duc du Maine eût dédite, protesté qu'elle avoit[2] imaginé l'écrit de sa tête sans son su, l'avoit demandé sans la[3] moindre participation de sa part, répondu du Roi par lui de son chef et sans lui en avoir jamais parlé, si ce désaveu lui eût convenu dans la suite, comme on lui a vu faire depuis en chose où il y alloit de plus pour l'État et pour lui, comme on le verra en son lieu. C'étoit donc là un[4] coup tellement de partie[5] que la duchesse du Maine se contint, ne se rebuta point, et se mit à répliquer, dupliquer[6] et à faire les derniers efforts pour l'emporter à force d'esprit et d'autorité sur M. de la Force, à qui seul elle avoit affaire, le pied ayant déjà si

1. *Repondoit* surcharge des lettres illisibles.
2. Après *avoit*, il y a une *l* biffée.
3. *La* corrige *sa*.
4. Le mot *un* a été biffé à la fin d'une ligne et écrit à nouveau au commencement de la suivante.
5. Locution déjà expliquée dans nos tomes V, p. 284, et XVII, p. 165, et qu'on vient encore de rencontrer ci-dessus.
6. « *Dupliquer*, terme de pratique, fournir des dupliques (c'est-à-dire des réponses à des répliques); il n'est en usage qu'avec le verbe répliquer » (*Académie*, 1718).

bien glissé au duc d'Aumont. Celui-ci se voulut mêler une ou deux fois dans la dispute ; mais il fut toujours repoussé par l'autre, qui, lui mettant la main sur le bras, ne s'interrompoit point, et lui étouffa toujours la parole. La duchesse du Maine, se trouvant à bout, céda enfin à sa colère. Elle dit à ces Messieurs qu'elle voyoit bien qu'eux ni leurs confrères ne se pouvoient regagner ; qu'ils mettoient en avant une vaine crainte du Roi duquel elle leur répondoit, une vaine crainte d'ailleurs, une vaine modestie sur eux-mêmes, surtout beaucoup d'esprit et de compliments à la place de réalités nécessaires ; qu'ils vouloient leur fait, et se réserver entiers pour ce qui leur conviendroit dans l'avenir ; que c'étoit à M. du Maine et à elle à savoir s'en garantir, et qu'elle vouloit bien leur dire (et ceci est étrangement remarquable, d'autant plus qu'elle n'a rien oublié, ni M. du Maine, pour le bien effectuer depuis, comme on le verra en son lieu), qu'elle vouloit bien leur dire, pour qu'ils n'en pussent douter, que, quand on avoit une fois acquis l'habileté de succéder à la couronne, il falloit, plutôt que de se la laisser arracher, mettre le feu au milieu et aux quatre coins du royaume. Ce furent ses dernières paroles. En les achevant, elle se leva brusquement, sans toutefois qu'il lui fût échappé quoi que ce soit contre ces deux ducs ni contre les ducs en général. On se quitta avec beaucoup de compliments forcés d'une part, et de respects de l'autre qui ne l'étoient pas moins, le duc de la Force ayant toujours l'œil sur le duc d'Aumont, qui n'osa rien dire en particulier à la duchesse du Maine, ni la suivre. Ils partirent aussitôt de Sceaux, et vinrent rendre compte de leur voyage.

Monstrueuses paroles de la duchesse du Maine qui terminent la conférence.

Exactitude du récit de la conférence de Sceaux.

Ce qui vient d'être raconté de la conversation de Sceaux est copié mot à mot sur le rapport qui en fut fait par le duc de la Force en présence du duc d'Aumont, qui n'y trouva rien à ajouter, à diminuer ni à changer. Il parut si important et en même temps si curieux qu'il fut écrit sur-le-champ même, et c'est d'où il a été pris[1]. On n'en a omis que ce que ce premier écrit omit, qui est un fatras de répliques et de dupliques de part et d'autre, qui n'étoient que des répétitions continuelles en d'autres termes des premiers, et pour ainsi dire des propos matrices[2], qui furent écrits, et qu'on a exactement copiés. On en usera ici comme on a fait sur les impostures du premier président au Roi c'est-à-dire qu'on supprimera tout commentaire. Le simple narré est non-seulement au-dessus de tous ceux qu'on pourroit faire ; mais il se peut dire que la proposition de la duchesse du Maine, et la menace de sa part de culbuter l'État, et sa[3] déclaration de le faire plutôt que perdre la succession à la couronne, surpassent non-seulement toute attente, mais toute imagination. Resteroit à savoir le véritable projet de cet engagement de conférence[4] avec la duchesse du Maine. Étoit-ce un panneau tendu au desir du bonnet, à l'embarras honteux de l'état actuel de cette affaire et à la sottise espérée des ducs, que cet écrit d'assurance, pour les en accabler après par le Roi, par les princes du sang, par le Parlement, par le public ? et il semble que le personnage infâme de délateur et d'imposteur que le premier président venoit de faire auprès du Roi contre les ducs conduise à le penser. N'étoit-ce aussi que la peur extrême du futur qui saisissoit un moment d'espérance d'obtenir cet écrit, avec dessein effectif de faire donner le bonnet, et de laisser le premier président dans la nasse après s'être assuré des ducs, et

1. Cette transcription immédiate ne se retrouve pas dans les Papiers de Saint-Simon, et on n'en connaît pas d'exemplaire.

2. Cet adjectif est employé dans le sens où le donne au figuré le *Dictionnaire de l'Académie* de 1718 : « *Langue matrice,* celle qui n'est dérivée d'aucune autre et dont quelques autres sont dérivées ; *couleurs matrices,* les couleurs simples, qui servent à en composer d'autres ».

3. *La* corrigé en *sa*.

4. Le mot *conference* est écrit en surcharge sur un mot effacé du doigt, peut-être *Sganar[elle]*.

peut-être du Roi à cet égard d'avance? Mais qui pourroit sonder les profondeurs du gouffre noir et sans fonds du sein du duc du Maine, qui se substituoit son épouse après avoir paru plus qu'il ne vouloit dans la conduite affreuse du premier président? Dieu les a jugés tous deux[1]; il n'appartient pas aux hommes de le faire.

Quel qu'en ait été le dessein, il manqua, grâces au duc de la Force, qui, se voyant trahi par son adjoint, conserva toute la présence de son esprit et de son courage pour s'en tirer[2] habilement et nettement, sans donner prise le moins du monde. M. du Maine, comblé au moins d'avoir commis les ducs avec le premier président par un si vif éclat[3], et le Parlement par lui, ne perdoit point de vue son premier projet de faire casser la corde sur les ducs sans qu'il parût y avoir part, et délivrer en même temps le premier président de faire au Roi une réponse nettement négative. Cette réponse de plus ou de moins, après ce qu'il avoit dit au Roi des ducs, ne lui auroit pas, à leur égard, gâté sa robe davantage. Mais, soit que le premier président crût en avoir assez fait, soit que M. du Maine craignît de se manifester davantage par cette dernière démarche, soit encore, supposé que le Roi ne fût pas de la partie, qu'il craignît que, piqué de la conduite du premier président, il ne se fâchât jusqu'à décider le bonnet en faveur des ducs, le[4] duc du Maine eut recours à une

Le duc du

1. On verra ci-après (p. 85) que Saint-Simon écrit en 1745; à cette époque le premier président de Mesmes était mort depuis 1723 et le duc du Maine depuis 1736; quant à la duchesse du Maine, elle devait vivre jusqu'en 1753.

2. Le *t* de *tirer* surcharge une *l*.

3. Saint-Simon avait d'abord écrit : *d'avoir commis les Ducs avec le Pr Pt, d'une* (surchargeant un mot illisible à la fin d'une ligne) *main* ; il a biffé *main* pour écrire *man*[*ière*] à la suite ; puis il a biffé *d'une man* et écrit à la suite *avec un si vif éclat* ; enfin il a encore biffé *avec* pour remettre *par* à la fin de la ligne précédente et à la suite de *d'une*, biffé précédemment.

4. *Le* surcharge *il e*[*ut*].

Maine introduit Madame la Princesse, dont il avoit nommément répondu, et finit l'affaire du bonnet en le laissant comme il étoit.

nouvelle scène, à travers laquelle il ne parut l'auteur de tout le jeu que plus manifestement : ce fut d'y amener Madame la Princesse. Il ne pouvoit néanmoins ignorer que, dès le[1] commencement de l'affaire, il avoit répondu des princes du sang, et d'elle nommément[2], si bien qu'il usa pour elle du mot de happelourde[3], du terme d'imbécile, qui étoit comptée pour rien, et qui ne s'étoit jamais mêlée de rien dans sa famille ni dehors, qui n'auroit osé penser à s'opposer à l'inclination du Roi, et qui ne branleroit jamais au moindre mot que lui son gendre lui diroit. Cela ne fut pas dit par lui pour une fois aux ducs, mais à plusieurs, et plusieurs fois répété, en répondant lui-même, et y mêlant des plaisanteries du peu de cas qu'il y avoit à en faire. Mais l'affaire pressoit ; il falloit une issue ; il choisit celle-là, ou il n'en trouva point d'autre. Dans cet instant Madame la Princesse devint un esprit[4], une femme de tête et d'autorité, qui alla parler au Roi pour sa famille[5]. Elle dit que Monsieur le Prince lui avoit toujours parlé du bonnet comme de la plus chère distinction des princes du sang sur les pairs ; qu'elle avoit trop de respect pour sa mémoire, pour ses sentiments, pour ses volontés, pour l'intégrité du rang des princes du sang, pour ne pas supplier le Roi, de toutes ses forces, de n'y rien innover. Là-dessus le Roi dit à d'Antin qu'il étoit fâché de cette fantaisie qui avoit pris à Madame la Princesse ; qu'il ne pouvoit la persuader ni passer par-dessus, et qu'il ne vouloit plus ouïr parler du bonnet. D'Antin, qui

1. *De le*, écrit par mégarde, corrigé en *dès le*.
2. Ci-dessus, p. 6.
3. « *Happelourde* se dit proprement d'une pierre fausse qui a l'éclat et l'apparence d'une vraie pierre précieuse ; il se dit figurément des personnes qui ont une belle apparence, un bel extérieur, et qui n'ont point d'esprit » (*Académie*, 1718).
4. Tome XVII, p. 170, et ci-après, p. 123.
5. On l'a vue récemment (tome XXIV, p. 35-40) intervenir auprès du Roi pour faire décider le double mariage de ses petits-enfants.

vit bien que c'étoit une chose[1] préparée, ne laissa pas de répondre de son mieux ; mais il parut clairement que le Roi étoit convenu avec M. du Maine d'en sortir de cette façon, et rien ne le put ébranler.

Évidence du jeu du duc du Maine.

Rien de si transparent que ce personnage de Madame la Princesse. Personne n'ignoroit le peu de figure qu'elle avoit fait dans sa famille toute sa vie, ni les mépris et les duretés avec lesquels Monsieur le Prince l'avoit sans cesse traitée jusqu'à sa mort[2], bien loin de lui parler du bonnet, ni même de la moindre chose la plus domestique. Avec des millions dont elle pouvoit disposer, elle n'eut pas le moindre crédit ni moyen d'éteindre le feu que le testament de Monsieur le Prince fit naître parmi ses enfants[3] ; et, si on a vu en son lieu qu'elle fit résoudre en un instant, par l'autorité du Roi, qu'elle alla trouver, le double mariage de Monsieur le Duc et de M. le prince de Conti, c'est qu'elle fut guidée et poussée par l'intérêt de Mlle de Conti, brusquement et à l'insu de tous, et que ce qu'elle apprit au Roi, par la trahison de Mlle de Conti, du mariage, résolu entre M. et Mme la duchesse d'Orléans et Mme la princesse de Conti, de Mlle de Chartres et de M. le prince de Conti, sans que le Roi en sût le premier mot, le détermina sur-le-champ à montrer son autorité en le rompant et faisant en même temps épouser Mlle de Bourbon à M. le prince de Conti et Mlle de Conti à Monsieur le Duc[4]. Ici le Roi, loin d'être piqué contre les ducs, l'étoit contre le premier président, et le crédit de Madame la Princesse n'avoit jamais paru en aucune existence auprès du Roi. M. du Maine n'apprit rien aux ducs sur Madame sa belle-mère ; mais les ducs, toujours en soupçon, voulurent se faire assurer par lui plusieurs fois, non d'elle, trop incapable pour en avoir rien à craindre, sûrs surtout que nous étions de

1. *Chose* est en interligne, au-dessus d'*affaire*, biffé.
2. Tome XVII, p. 237-238.
3. Tome XVIII, p. 446.
4. Tome XXIV, p. 34 et suivantes.

Madame la Duchesse par nous-mêmes, qui étoit très bien avec elle, mais que, par les assurances qu'il nous donnoit de Madame la Princesse, jusqu'à nous répondre d'elle plusieurs fois, comme on l'a vu, il se trouvât hors d'état de nous la produire, comme il n'eut pas honte après tout cela de faire, pour s'en servir contre nous. Madame la Princesse, de plus, n'avoit ni grâce, ni prétexte, ni raison; on ira même plus loin, elle n'avoit pas droit ni caractère de s'opposer à ce que Madame sa belle-fille consentoit pour Messieurs ses enfants, beaucoup moins à ce que M. le duc d'Orléans, eux si reculés, lui fils du frère unique du Roi et père du premier prince du sang, consentoit pour soi, pour lui et pour sa postérité. Il n'y eut donc personne qui ne reconnût le duc du Maine à travers Madame la Princesse, sans lequel le Roi, disposé comme il le paroissoit, et si accoutumé à ne compter Madame la Princesse que par l'extérieur de princesse du sang, lui eût bien demandé de quoi elle se mêloit, quand M. le duc d'Orléans et Madame la Duchesse consentoient à chose que lui-même trouvoit juste et raisonnable ; ou plutôt, sans M. du Maine, le bonnet eût été accordé ou refusé qu'elle ne l'auroit peut-être pas su de six mois après, de la façon dont elle vivoit. Personne donc, même des non-intéressés, ne prit aux plaintes de M. du Maine, qui disoit à qui vouloit l'entendre que Madame la Princesse lui avoit bien lavé la tête d'avoir[1] mis en avant l'affaire du bonnet. Elle finit donc de cette manière. D'Antin dit aux ducs ce que le Roi lui avoit déclaré après avoir écouté Madame la Princesse, qui lui alla parler huit ou dix jours après la conférence de Sceaux[2].

J'avois toujours été dans cette affaire, depuis la pre-

1. Avant *d'avoir*, il a biffé *de lui av[oir]*, et, plus loin, *en* surcharge une *l*.

2. Dangeau n'a pas mentionné l'audience de Madame la Princesse chez le Roi, non plus, cela se comprend, que la « conférence de Sceaux ».

mière conférence que j'ai marqué que nous eûmes cinq ou six ensemble chez le maréchal d'Harcourt pour délibérer sur l'embarquement[1], et M. du Maine m'avoit raccroché plusieurs fois à Marly, quoique je l'évitasse, pour m'en parler, avant l'éclat du premier président. Je ne dissimulerai pas que je fus outré de nous voir le jouet de l'art et de la puissance de M. du Maine et de la scélératesse du premier président. Ce fut un samedi au soir que d'Antin nous rendit à Versailles la réponse définitive du Roi. J'eus la nuit devant moi. Elle ne put me persuader de laisser M. du Maine jouir paisiblement du plein[2] et plus que plein succès de ses souplesses ; ce terme, je pense, n'est pas trop fort. Il m'avoit répondu de soi, de Madame la Princesse, des princes du sang, du premier président, du Parlement, comme aux autres ducs ; il m'avoit fait les mêmes protestations de son desir et de sa bonne foi ; il m'avoit même pressé dans les premiers temps de m'assurer du consentement de M. le duc d'Orléans. Aucun péril ne me put persuader une servitude assez basse pour lui laisser ignorer ce que je sentois. Je n'y voulus embarquer personne avec moi ; mais je ne pus souffrir qu'il le portât plus loin. Je logeois dans l'aile neuve de plain pied à la tribune[3], lui dans la même aile en bas, tout auprès de la grand porte de la chapelle. Le lendemain dimanche, je le fis guetter au sortir de la chapelle. Jamais, les fêtes et dimanches, il n'y[4] manquoit grand messe, vêpres et le salut, et toutefois sa piété ne trompoit personne. Il alloit souvent à complies, à la prière, au sermon toujours quand il y en avoit, et au salut les jeudis. Dès que je fus averti, je descendis chez lui. Je le trouvai seul dans son cabinet, qui me reçut l'air ouvert, de la manière du monde la plus polie et la plus aisée. Je n'ouvris la bouche qu'après que je

Je visite le duc du Maine et lui tiens les plus durs propos.

1. Ci-dessus, p. 4.
2. Les premières lettres de *plein* surchargent *si*.
3. Tome XXIV, p. 111.
4. *Ne* corrigé en *n'y*.

fus assis dans mon fauteuil, et M. du Maine dans le sien. Alors, d'un air fort[1] sérieux, je lui dis ce que j'avois appris. M. du Maine blâma Madame la Princesse, tomba sur elle, s'excusa, s'affligea. Je l'interrompis pour lui nommer seulement et gravement le premier président. M. du Maine voulut un peu l'excuser, et promptement ajouta qu'il ne falloit point désespérer de l'affaire ni la regarder comme finie; que, pour lui, il ne cesseroit d'y travailler, et qu'il ne seroit jamais content qu'il n'en fût venu à bout. Sans m'émouvoir, je l'écoutai, puis lui dis toutes les impostures du premier président au Roi contre les ducs, que le Roi avoit rendues sur-le-champ à d'Antin, avec permission de nous les dire, duquel je les savois, et de là je traitai le premier président sans mesure, mais sans colère, avec un simple air du plus profond mépris et de l'horreur de sa scélératesse. Ce n'étoit pas que je comptasse lui rien apprendre, mais lui montrer que je n'ignorois rien, et, tout de suite, le regardant fixement entre deux yeux: « C'est vous, Monsieur, continuai-je, qui nous avez engagés malgré nous dans cette affaire; c'est vous qui nous avez répondu du Roi, du premier président, et par lui du Parlement; c'est vous qui nous avez répondu de Madame la Princesse; c'est vous qui la faites intervenir[2] maintenant, après avoir fait jouer au premier président un si indigne personnage; enfin c'est vous, Monsieur, qui nous avez manqué de parole, et qui nous rendez le jouet du Parlement et la risée du monde. » M. du Maine, toujours si vermeil et si désinvolte, devint interdit et pâle comme un mort. Il voulut s'excuser en balbutiant, et témoigner sa considération pour les ducs, et en particulier pour moi. Je l'écoutois sans avoir ôté un moment les yeux de sur les siens. Enfin, fixant les yeux de plus en plus sur lui, je l'interrompis et lui dis d'un ton élevé et fier, mais tou-

1. L'adverbe *fort* a été ajouté en interligne.
2. Après *intervenir*, il a biffé un mot illisible.

jours tranquille et sans colère : « Monsieur, vous pouvez tout; vous nous le montrez bien et à toute la France ; jouissez de votre pouvoir et de tout ce que vous avez obtenu ; mais, en haussant la tête et la voix, et le regardant jusqu'au fonds de l'âme, il vient quelquefois des temps où on se repent trop tard d'en avoir abusé, et d'avoir joué et trompé de sens froid tous les principaux seigneurs du royaume en rang et en établissements, qui ne l'oublieront jamais ; » et brusquement je me lève, et tourne pour m'en aller sans lui laisser le moment de répondre. Le duc du Maine, l'air éperdu d'étonnement et peut-être de dépit, me suivit, balbutiant encore des excuses et des compliments. J'allai toujours, sans me tourner, jusqu'à la porte. Là, je me tournai, et d'un air d'indignation je luis dis : « Oh ! Monsieur, me conduire après ce qui s'est passé, c'est ajouter la dérision à l'insulte. » Je[1] passai à l'instant la porte, et m'en allai sans regarder derrière moi. La même après-dînée, je racontai cette visite[2] aux autres ducs de point en point. Je ne sais si beaucoup l'eussent voulu faire; mais tous en parurent très satisfaits. Nul ne le fut plus que moi. Je n'ai point su ce que M. du Maine fit de cette conversation, dont il n'avoit, je pense, éprouvé encore de pareille. S'il en parla au Roi, s'il s'en ouvrit à Mme de Maintenon, s'il la tint secrète de sa part, c'est ce que je n'ai point démêlé, et dont je me mis peu en peine. Si le Roi l'a sue, il a fait comme s'il ne la savoit pas ; Mme de Maintenon de même. Jamais Mme de Saint-Simon et moi ne nous en sommes aperçus[3]. Personne de chez M. du Maine, ni de Sceaux, n'en a jamais parlé. On peut juger que M. du Maine et moi ne retournâmes pas l'un chez l'autre, et ne nous cherchions pas. Nous nous rencontrions rarement alors ; M. du Maine s'arrêtoit et me saluoit bas, et de la façon la plus marquée : son pied-bot

1. Le pronom *je* surcharge un *p*.
2. La première lettre de *visite* surcharge un *d*.
3. Avant *aperceus*, Saint-Simon a biffé *jamais*.

l'obligeoit à s'arrêter ainsi quand il vouloit saluer quelqu'un par une véritable révérence ; je lui répondis fidèlement par une demie, toujours marchant, et nous vécûmes ainsi jusqu'à la mort du Roi.

Réflexion sur le péril de former* des monstres de grandeur.

Quoique[1] les réflexions gâtent souvent des Mémoires, il est difficile de s'empêcher d'en faire ici sur le renversement de toutes lois, droits et ordre pour des élévations sans mesure. Ceux qui les obtiennent regardent comme ennemis tout ce qui n'approuve pas leur fortune, et comme des gens à perdre tous ceux qui, dans d'autres temps, les y pourroient troubler. Semblables aux tyrans qui ont asservi leur patrie, ils craignent tout, ils se défient de tout, des hommes de sens et de courage dont l'état est blessé de cette étrange élévation ; ils se croient tout permis contre eux, et la crainte de déchoir devient en eux une passion si supérieure à tout autre sentiment, qu'il n'est crime dont ils puissent avoir horreur, dès qu'il devient utile à la conservation de ce qu'ils ont usurpé. On voit ici le plus noir dessein du duc du Maine amené à succès par les plus noirs procédés, et en même temps les plus profondément pourpensés[2]. La fausseté, la trahison, la perfidie, les manquements[3] de parole sans cesse multipliés[4], la violence adroite pour attirer forcément dans ses piéges, les divers personnages également soutenus, le dernier abus d'une âme de boue, que comme telle il a mise sur le chandelier[5], à qui il fait souffler comme il veut le froid et le chaud[6], qu'il rend traître jusque sans le plus léger prétexte, et dont il se sert enfin pour faire vomir au

1. Ici l'écriture change, indiquant un arrêt du travail.
2. Vieux mot déjà rencontré dans le tome III, p. 232, et que ne donnait pas le *Dictionnaire de l'Académie* de 1718.
3. Il y a *les manquem^t^* dans le manuscrit.
4. Les trois derniers mots ont été ajoutés en interligne
5. Locution déja annotée dans le tome XVIII, p. 240.
6. Voyez le tome V, p. 84.

* Les mots *de former* corrigent *d'el[ever]*.

Roi les impostures les plus absurdes, mais les plus infernales, contre tout ce que sa cour a de plus distingué et qui l'approche de plus près. A force de se cacher derrière des gazes et de multiplier les horreurs, on sent qu'il est auteur et moteur de toutes les machines, et qu'il n'oublie rien pour n'être point aperçu. Il se voue aux ténèbres, et les ténèbres mêmes le rejettent. On les voit ensuite, lui et son infâme instrument, tenter tout pour se tromper l'un l'autre : le premier président pour obtenir des ducs de suivre les présidents, et laisser M. du Maine dans la nasse ; M. du Maine chercher à s'assurer des ducs en leur donnant ce qu'ils vouloient, en laissant le premier président dans le fond du bourbier que sa servitude[1] à ce maître perfide lui avoit fait creuser à lui-même. Couverts enfin l'un et l'autre de tout ce qui peut rendre les hommes plus méprisables et plus odieux, sans plus de ressource de n'être pas vus tels et[2] à plein découverts, on voit M.[3] du Maine se servir de son épouse, et abuser du respect dû à sa naissance de fille du premier prince du sang, pour faire nettement et distinctement les propositions les plus criminelles et en même temps les plus[4] farcies de toutes les sortes de poisons, et qui, dans la rage de ne[5] les pouvoir faire accepter, ose déclarer que, plutôt que se voir arracher ce qui n'est pas dans le pouvoir des rois ni dans la nature des choses de donner, je veux dire la succession à la couronne, ils mettront le feu au milieu et aux quatre coins du royaume. Est-ce[6] une issue de la couronne qui parle? Est-ce quelqu'un dont les frères et les neveux y sont incontestablement appelés ? Le plus mortel ennemi de nos rois, de nos princes, de notre patrie, pour-

1. Le *t* de *servitude* corrige un *d*.
2. Les mots *tels et* ont été ajoutés en interligne.
3. Il y a *Me*, par mégarde dans le manuscrit.
4. Avant *plus*, il a biffé un premier *plus*, surchargeant *farcies*.
5. *Ne* surcharge *le*, effacé du doigt.
6. *Ce*, oublié, a été remis en interligne.

roit[1]-il emprunter de la plus furieuse rage des paroles qui en fussent plus le langage? Et ce langage est celui d'une princesse du sang, qui a oublié ce qu'elle est, et la reconnoissance de tous les biens, charges et grandeurs qu'a obtenu le mari qu'elle a épousé, qui ont passé à ses enfants, qui tous sont les premiers doubles adultérins que le soleil ait vus paroître[2], et que les lois violées ont soufferts hors du néant et de la non-existence ; menace enfin qui, selon toutes les lois et suivant encore toute politique, en cela parfaitement d'accord avec les lois, mérite ce qu'on n'oseroit exprimer. Et à qui s'adresse-t-elle pour vomir cette criminelle menace? à des gens du plus grand état, qu'elle regarde comme ses ennemis, et que dans ce moment elle rend tels, et à qui elle ne craint pas de le dire. On verra dans la suite qu'il n'a pas[3] tenu à elle, ni à son mari, caché alors derrière elle tant qu'il put, et jusqu'à la dernière comédie, comme il s'y cachoit ici, qu'ils n'aient renversé l'État[4] et livré la France en proie.... Que n'auroit-on pas à ajouter?

Mesmes, trop vil pour s'arrêter à lui, et qui, par ce qu'on vient d'en voir, s'est montré par trop infâme pour[5] ne pas déshonorer par le seul attouchement qui en voudroit réfléchir ou produire, laissera sauter par-dessus son[6] infecte pourriture pour faire une courte réflexion sur le bonnet.

Réflexion sur le bonnet. Présidents ne représentent point le Roi

On en a vu ci-dessus[7] la nouveauté, l'art et la plus qu'indécence ; elle est telle que les présidents eux-mêmes sont forcés de l'avouer. Toute leur défense est de se couvrir du nom et de la majesté du Roi, qu'ils prétendent repré-

1. Le commencement de *pourroit* corrige l'abréviation *p^r^*.
2. *Paroistre* ajouté en interligne.
3. *Pas* corrige *te*[*nu*].
4. Après avoir écrit *estat* par une minuscule, Saint-Simon l'a corrigé en *Estat*.
5. Avant ce *p^r^*, il y a *p^r^ s'arrester à luy*, biffé.
6. *Son* corrige *sa*. — 7. Tome XXV, p. 277 et suivantes.

au Parlement. Les pairs y ont sur eux la droite, etc., tant aux hauts sièges qu'aux bas sièges.

senter tous ensemble en leur commune présidence, et c'est par cette représentation qu'ils essayent de soutenir leurs prétentions. La fausseté de cet allégué se découvre en ce que les représentants du Roi auroient la première place dans le lieu et la fonction de leur représentation. Or il est de fait que ce sont les pairs qui l'ont sur eux, tant aux hauts siéges qu'aux bas siéges, puisqu'ils sont à la droite du coin du Roi, au haut bout derrière lequel il n'y a point de passage, et du côté de la cheminée, du côté du barreau de préférence, du côté de la place et du plaidoyer des gens du Roi. Si on a nouvellement changé la cheminée, il demeure constant que c'est une nouveauté, et le côté droit, et ce qui vient d'en être expliqué, demeure en existence et en évidence. Il faut donc dire que les présidents président au nom du Roi, et non pas que des légistes pour leur argent le représentent. Cette représentation est même si fausse à leurs propres yeux qu'ils ne la pouvoient alléguer en présence du Roi en lit de justice. Ils ne pouvoient pas même s'appuyer sur la simple présidence, puisque la présence du chancelier la leur ôte, et les efface totalement. Néanmoins on les a vus usurper d'opiner en lit de justice, non-seulement devant les pairs et les princes du sang, mais devant les fils de France, et devant la Reine mère et régente[1], et les mouvements qu'ils se donnèrent montrent bien que c'étoit pour leurs personnes uniquement[2], et dans lesquels ils engagèrent le Parlement d'entrer, quoiqu'il n'y eût pas le moindre intérêt, lorsque cette affaire fut enfin portée devant le Roi en 1662, qui, très contradictoirement, jugea contre eux pour les pairs, ce qui a toujours subsisté depuis[3]. Il est donc évident, par cet exemple dont on se contente ici, que

1. Tome XXV, p. 266.
2. Tout ce qui précède, depuis *monstrent* a été ajouté en interligne, et l'abréviation p^r, oubliée, a été remise après coup après *c'estoit*.
3. Tome XXV, p. 266-267. Ici, il dit *en 1662* ; ce fut en réalité en 1664, comme il l'avait correctement écrit dans le précédent volume.

ce n'est ni par la représentation du Roi, qu'ils n'ont point, ni par la présidence, qu'ils exercent en son nom, qu'ils osent soutenir l'énorme usurpation du bonnet, et que, si le Roi les obligeoit d'articuler à quel titre, ils demeureroient confondus.

Mais que pouvoient-ils alléguer au Roi là-dessus, en leur laissant même soutenir cette représentation fausse et idéale, dès que le Roi consent pour ce qui le regarde, et qu'il dit au premier président que ce que les ducs demandent lui paroît juste et raisonnable, et qu'il desire qu'ils soient contents? c'étoit les mettre au pied du mur[1]. Aussi le premier président n'osa jamais faire une dernière réponse au Roi, et ce fut pour l'en délivrer que M. du Maine n'eut pas honte, après avoir tant de fois répondu de Madame la Princesse, de l'amener enfin[2] sur la scène pour finir l'affaire comme on l'a vu.

Comparaison du chancelier, qui se découvre au Conseil pour prendre l'avis des ducs, et du premier président.

Finissons par un mot fort court. Le chancelier va au Parlement toutes les fois que bon lui semble, y préside, et y efface totalement le premier président et tous les autres présidents ; il y déplace le premier président en l'absence du Roi ; il est le supérieur du Parlement. Quand cette Compagnie va chez lui le haranguer, et il n'est point de chancelier à qui cela n'arrive[3], c'est par députés, parmi lesquels sont le premier président et d'autres présidents à mortier. Le premier président lui porte la parole et le traite toujours de *Monseigneur* ; la députation est très légèrement conduite par le chancelier, qui prend la main sur le premier président et sur tous, et, à l'ordinaire de la vie, ne donne la main chez lui à aucun[4] magistrat, ni la chancelière, qui a d'ailleurs un rang fort inférieur au sien, ne donne aussi la main chez elle ni à la première présidente, ni à aucune femme de robe, et la donne néan-

1. Tome XX, p. 65.
2. *Enfin* a été ajouté en interligne.
3. Ce membre de phrase a été ajouté après coup en interligne.
4. Le manuscrit porte *au aucun*, par mégarde.

moins à toutes les autres, à la différence du chancelier, qui ne la donne qu'aux gens titrés. Voilà donc une supériorité entière du chancelier sur le premier président et sur tous les parlements[1], qui, en corps, et le premier président en particulier, lui écrivent *Monseigneur,* et en reçoivent[2] réponse fort disproportionnée. Le conseil privé ou des parties, qui casse les arrêts du Parlement, n'a qu'un seul président, qui est le chancelier. En prenant les avis, il est couvert, et le demeure lorsque les conseillers d'État se découvrent lorsqu'il les nomme pour opiner. Il
[Add. SᵗS.1188] n'ôte son chapeau qu'en nommant le doyen du Conseil, et le nomme Monsieur le doyen, et non par son nom comme il fait tous les autres conseillers d'État. Lorsqu'il y a eu des pairs, même M. de Vitry[3], qui n'étoit que duc à brevet et conseiller d'État d'épée, le chancelier s'est toujours découvert pour eux, et l'exemple de Messieurs de Reims et de Noyon en est récent[4]. Que l'on compare maintenant le chancelier et le premier président, et leur très différent usage ; qu'est-il possible que les présidents y

1. Il y a bien *Pl^ts* (Parlements) dans le manuscrit, et non *P^ts* (Présidents).

2. La troisième lettre de *reçoivent* surcharge un *p*.

3. François-Marie de l'Hospital, fils aîné du maréchal de Vitry, fut bailli et gouverneur de Meaux en 1635, ambassadeur extraordinaire à la diète de Ratisbonne en 1662, eut une mission en Bavière de 1672 à 1675, fut désigné comme un des plénipotentiaires de France à Nimègue en 1676, mais ne put y aller pour cause de maladie, reçut un titre de conseiller d'État d'épée en 1677 (brevet du 29 décembre dans O¹ 21, fol. 286 et 288), et mourut le 9 mai 1679 ; il fut enterré le lendemain aux Minimes de la place Royale. En juin 1650, Louis XIV avait érigé pour lui en duché-pairie la terre de Châteauvillain (*Histoire généalogique*, tome V, p. 53 et 866-867) ; mais les lettres ne furent pas enregistrées ; c'est pourquoi Saint-Simon le qualifie de duc à brevet. C'était un lettré et un esprit distingué, mais très débauché (*Mémoires de Sourches*, tome I, p. 91).

4. Il veut parler de M. le Tellier, archevêque de Reims, et de M. de Clermont-Tonnerre, évêque de Noyon, tous deux conseillers d'État d'église.

répondent qui se puisse souffrir ? En voilà assez sur cette étrange affaire, qui gagna le mois de mars 1715[1]. Sa nature a obligé à un récit de suite et non interrompu ; reprenons maintenant les matières accoutumées, et revenons sur nos pas au 1er janvier 1715. Toutefois il ne faut pas que l'empressement de finir une si désagréable matière fasse omettre que M. du Maine avoit payé d'avance le premier président, presque immédiatement avant de l'entamer. Ce magistrat, qui étoit un panier percé qui jetoit à tout[2], et beaucoup en breloques[3], avoit toujours grand besoin d'argent, et se gouvernoit fort par[4] ce continuel desir. Il avoit quatre cent mille francs[5] de brevet de retenue qu'il avoit payés à son prédécesseur[6] ; il n'eut pas honte d'en demander la jouissance par une nouvelle pension de vingt mille francs, ni le duc du Maine de la solliciter auprès du Roi[7], qui n'étoit plus à portée de refuser quoi que ce fût à ce très cher bâtard, et cher en toutes les sortes.

Étrange pension donnée au premier président.

Cette année commença par les remerciements que la reine d'Espagne fit au Roi des présents qu'elle en avoit

1715*. Grillo vient faire

1. Dangeau n'en parle pas à cette époque ; voyez-ci après aux Additions et Corrections.

2. Voyez notre tome XXII, p. 232.

3. « *Breloque*, curiosité de peu de valeur » (*Académie*, 1718).

4. La préposition *par* est en interligne.

5. Quoique ce mot soit écrit avec l'abréviation habituelle de *livres*, il est difficile de ne pas lire *francs*, puisque le participe *payés* est au masculin pluriel dans le manuscrit.

6. M. de Harlay.

7. Saint-Simon a déjà parlé de cette « grâce sans exemple » lorsqu'il en a trouvé la mention dans le *Journal de Dangeau*, au mois de janvier 1714 (notre tome XXIV, p. 174). Ici ce n'est qu'une réminiscence de sa part ; aussi se trompe-t-il : le brevet de retenue était de cinq cent mille livres, et il obtint que le Roi lui en paierait les intérêts, soit vingt-cinq mille livres par an.

* La date 1715 a été écrite par mégarde par Saint-Simon au-dessus de la manchette précédente ; mais il a indiqué par un signe de renvoi qu'elle devoit se placer ici.

au Roi les remerciements de la reine d'Espagne.

reçus par le duc de Saint-Aignan[1]. Elle lui dépêcha le marquis Grillo, noble génois, qu'elle affectionnoit et qu'elle fit grand d'Espagne dès qu'elle s'y fut rendue maîtresse[2].

300 000# de brevet de retenue au duc de Bouillon* sur son gouvernement d'Auvergne; 3 000# de pension à Arpajon, 6 000# à Cély, intendant à Pau.

M. de Bouillon obtint cent mille écus de brevet de retenue sur son gouvernement d'Auvergne[3], le marquis d'Arpajon[4] mille écus de pension[5], et Harlay, fils de l'ambassadeur plénipotentiaire à la paix de Ryswyk[6], deux mille[7]; il étoit intendant à Pau. Le Roi ne se démentit jamais en la moindre chose de sa préférence distinguée et marquée en tout de la robe sur l'épée, et du bourgeois sur le noble.

Électeur de

L'électeur de Bavière[8] tira dans le petit parc, ce qui étoit une faveur où les fils de France avoient rarement

1. Tome XXV, p. 123.

2. Il a déjà parlé de ce personnage dans le précédent volume, p. 158. Dangeau (tome XV, p. 318 et 325) mentionne son arrivée et son audience.

3. Dangeau écrit au 2 janvier 1715 (tome XV, p. 327) : « M. de Bouillon vint ici le matin ; il se porte un peu mieux ; mais il y a longtemps qu'il n'avoit paru à la cour, ayant toujours été malade. Le Roi lui a donné un brevet de retenue de cent mille écus sur le gouvernement d'Auvergne. Le duc d'Albret, son fils aîné, s'étoit brouillé avec lui, prétendant que Monsieur son père avoit demandé la survivance de ce gouvernement pour le comte d'Évreux ; mais M. de Bouillon assure fort qu'il n'y avoit point songé. » C'est sans doute cette contestation entre le père et le fils qui fut l'occasion d'un mémoire sur ce brevet de retenue qui nous est parvenu dans les papiers de Lancelot, aujourd'hui ms. Nouv. acq. fr. 9659 de la Bibliothèque nationale, fol. 25-28.

4. Louis, marquis d'Arpajon : tome II, p. 146.

5. Dangeau mentionne ce bienfait au 22 janvier (p. 346) et dit que c'était en récompense des services rendus par le marquis au siège de Barcelone.

6. Louis-Auguste-Achille de Harlay, comte de Cély (tome IV, p. 143), fils de Nicolas-Auguste de Harlay-Bonneuil (tome II, p. 85).

7. Le Roi lui donna cette pension pour lui marquer qu'il était « fort content de lui », dit Dangeau (p. 349) ; voyez la *Correspondance des Contrôleurs généraux*, tome III, nº 1769, note.

8. Les mots *de Bavière* ont été ajoutés en interligne.

* Les mots *au duc de Bouillon* ont été ajoutés en interligne.

atteint[1], joua après chez Madame la Duchesse, soupa et joua chez d'Antin[2], ne vit point le Roi, et s'en retourna. On sut en même temps que le roi de Suède, qui étoit toujours à Stralsund, avoit accordé la princesse Ulrique, sa sœur[3], au prince héréditaire de Hesse-Cassel[4], qui l'alloit épouser[5] à Stockholm[6]. C'est le même prince qui avoit toujours servi dans les armées des alliés[7] contre la France, et qui fut battu en Italie par Médavy presque en même temps de la levée du siége de Turin[8]. L'électeur de Cologne prit congé du Roi dans son cabinet l'après-dînée, pour retourner enfin dans ses États; il entra et sortit de chez le Roi à l'ordinaire par les derrières[9].

Bavière à Versailles; électeur de Cologne y prend congé du Roi et retourne dans ses États. Mariage du prince héréditaire d'Hesse-Cassel avec la sœur du roi de Suède.

Mme d'Isenghien[10] mourut en couche d'un enfant mort[11]. Elle étoit Pot, fille unique du dernier marquis de Rhodes[12], et je crois la dernière de cette illustre et ancienne maison[13].

Mort de la princesse d'Isenghien*-Pot, sans enfants.

1. Saint-Simon a déjà parlé de cette faveur en 1714 (tome XXV, p. 357).
2. *Dangeau*, tome XV, p. 327.
3. Ulrique-Éléonore : tome XVII, p. 18.
4. Saint-Simon avait écrit d'abord : *au prince de Suède*, à la fin d'une ligne ; il a biffé *Suède*, écrit *Hesse* à la suite, et *Cassel* en interligne au commencement de la ligne suivante. — C'est Frédéric, prince de Hesse-Cassel : tome XI, p. 300.
5. Il y a *espor*, et non *espouser*, dans le manuscrit.
6. Écrit ici *Stochholm*. — Sur ce mariage qui fut célébré le 4 avril, voyez la *Gazette* de 1715, p. 3, 15, 38, 171, 182, 194, 206 et 218, la *Gazette d'Amsterdam*, n° XXXVI, et le *Journal de Dangeau*, tome XV, p. 328.
7. Il y a *de alliés* dans le manuscrit.
8. Combat de Castiglione-delle-Stiviere, 9 septembre 1706 : tome XIV, p. 80-82.
9. Le 6 janvier : *Dangeau*, p. 330.
10. Marie-Louise-Charlotte Pot de Rhodes : tome XIII, p. 425.
11. Le 8 janvier : *Dangeau*, p. 329 et 331 ; *Mercure* de janvier, p. 188-189.
12. Charles Pot : tome V, p. 19.
13. Voyez sur la maison Pot de Rhodes, nos tomes XI, p. 185 et 475, et XIII, p. 578.

* Saint-Simon a écrit ici *Isinghien*.

Elle étoit brouillée avec sa mère, qui étoit Simiane[1], nièce du feu évêque-duc de Langres[2], malgré laquelle elle s'étoit mariée. Sa mort fit la réconciliation[3].

Mort et caractère et famille du comte de Grignan; sa dépouille.

Le comte de Grignan[4], seul lieutenant général et commandant de Provence et chevalier de l'Ordre, gendre de Mme de Sévigné, qui en parle tant dans ses lettres, mourut à quatre-vingt-trois ans dans une hôtellerie, allant de Lambesc à Marseille[5]. C'étoit un grand homme, fort bien fait, laid[6], qui sentoit fort ce qu'il étoit, fort honnête homme, fort poli, fort noble, en tout fort obligeant, et universellement estimé, aimé et respecté en Provence, où, à force de manger et de n'être point aidé, il se ruina[7].

[*Add. S^tS. 1184*] Il ne lui restoit que deux filles : Mme de Vibraye[8], fille de

1. Anne-Marie-Thérèse de Simiane de Gordes : tome II, p. 365.

2. Guillaume de Simiane : *ibidem*, p. 364.

3. C'est Dangeau qui dit cela, p. 329.

4. François-Adhémar de Monteil : tome XII, p. 287.

5. Il mourut dans la nuit du 30 au 31 décembre 1714, au village de Saint-Pons, entre Lambesc et Marseille (*Dangeau*, p. 329 et 330 ; *Mercure* de janvier, p. 183-185). M. Lebret, intendant de Provence écrivit à cette occasion à M. de Torcy (lettre publiée en partie dans le tome XII des *Lettres de Mme de Sévigné*, Additions et corrections, p. 24) : « Nous avons perdu cette nuit M. le comte de Grignan d'un débordement de cerveau qui lui survint hier à Saint-Pons, où il couchoit en allant à Marseille. Je crois que le mauvais temps qu'il faisoit lui a causé cet accident ; car la jaunisse dont il étoit atteint ne pouvoit causer si promptement un pareil malheur, et je crois au contraire qu'il en eût guéri. J'avois fait jeudi dernier tout ce que j'avois pu pour l'empêcher de partir de Lambesc tant qu'il gèleroit ; mais il vouloit aller à Marseille. On n'est pas bien d'accord sur son âge ; plusieurs lui donnent quatre-vingt-huit ans, et personne ne lui en donne moins de quatre-vingt-quatre. » Sur son âge, on peut voir les *Mémoires sur Mme de Sévigné*, par Walckenaer, tome III, p. 459.

6. Son portrait par Largillière, appartient aujourd'hui au comte de Tressemane ; il a été gravé par J. Lubin ; un autre portrait est au château de la Verdière chez le marquis de Forbin d'Oppède.

7. Il a été parlé de ses dettes dans notre tome XII, p. 288, note 1. Mme de Sévigné fait souvent allusion dans ses lettres à la situation embarrassée de son gendre (tome I, p. 289-292, 295-296, etc.).

8. Françoise-Julie Adhémar de Grignan, dite Mlle d'Aleyrac, épousa

la sœur de la duchesse de Montausier[1], que les mauvais traitements de la dernière Mme de Grignan Sévigné[2] forcèrent à un mariage fort inégal, et qui fut toujours brouillée avec eux; et Mme de Simiane[3], fille de la Sévigné, adorée de sa mère comme elle l'étoit de la sienne. Elle avoit épousé Simiane par amour réciproque. Il avoit peu servi[4], et il étoit premier gentilhomme de la chambre de M. le duc d'Orléans, léger emploi alors, mais qui par l'événement lui valut la lieutenance générale de Provence, dont le Roi n'avoit pas disposé lorsqu'il mourut.

Mort et caractère du maréchal de Chamilly; sa dépouille.

Le maréchal de Chamilly mourut à Paris le 7 janvier[5], après[6] une longue maladie, à soixante-dix-neuf ans. C'étoit un grand et gros homme[7], fort bien fait, extrêmement distingué par sa valeur, par plusieurs actions, et devenu

le 30 mars 1689, Henri-Éléonore Hurault, marquis de Vibraye (tome XIV, p. 68) et mourut en février 1739. A la mort de son beau-père, qui ne laissait pas d'enfant mâle, M. de Vibraye prit le titre de comte de Grignan.

1. Angélique d'Angennes, sœur cadette de Julie, duchesse de Montausier (tome I, p. 211), épousa M. de Grignan par contrat du 27 avril 1658 (Archives nationales, reg. Y 195, fol. 398, et Y 254, fol. 441 v°); elle mourut en décembre 1664 (*Muse historique* de Loret, tome IV, p. 301; *Gazette* de 1665, p. 107-108).

2. Françoise-Marguerite de Sévigné : tome III, p. 77.

3. Pauline Adhémar de Grignan, mariée par contrat du 28 novembre 1695, à Louis de Simiane-Esparron, dit le marquis de Simiane (notre tome XXI, p. 343), premier gentilhomme de la chambre du duc d'Orléans en juin 1710, fait lieutenant général de Provence en octobre 1715, mort le 23 février 1718; sa femme lui survécut jusqu'au 3 juillet 1737, après avoir failli être en 1717 dame d'atour de la duchesse d'Orléans. Mme de Coulanges (*Lettres de Mme de Sévigné*, tome X, p. 502) loue son esprit aimable, sa beauté et sa charmante humeur.

4. Il avait cependant été blessé à la Marsaille.

5. Dangeau (p. 330) dit le 7 au soir; la *Gazette* (p. 24) et la *Gazette d'Amsterdam* (n° VI) le 8; voyez le *Mercure* de janvier, p. 178-181, et le *Dictionnaire critique* de Jal, p. 353.

6. Avant *après*, il a biffé *sans enfants* ajouté en interligne.

7. Comparez ce portrait à celui qui a déjà été fait du maréchal dans le tome XI, p. 14.

célèbre par la défense[1] de Grave. On en a parlé ailleurs à diverses reprises[2]. Il étoit fort homme d'honneur et de bien, et vivoit partout très honorablement ; mais il avoit si peu d'esprit qu'on en étoit toujours surpris, et sa femme[3], qui en avoit beaucoup, souvent embarrassée. Il avoit servi jeune en Portugal, et ce fut à lui que furent écrites ces fameuses *Lettres portugaises*[4] par une religieuse qu'il y avoit connue et qui étoit devenue folle de lui. Il n'eut point d'enfants. Son nom étoit Bouton, dont il y a eu des chambellans des derniers ducs de Bourgogne, province d'où ils étoient[5]. Il ne laissa vacant que le gouvernement de Strasbourg, que le Roi donna au maréchal d'Huxelles, qui fut un beau morceau ajouté à son gouvernement d'Alsace, où néanmoins il ne retourna plus. La vérité est[6] que, pour plus de trente mille [livres] de rente que valoit Strasbourg, il en rendit douze mille d'appointements du gouvernement de Brisach[7].

Caractère, vie, En ce même commencement de janvier, Fénelon[8], au-

1. Les mots *la deffense* sont en interligne, au-dessus de *le siege*, biffé, et, plus loin, *en* est aussi en interligne.
2. Tomes IX, p. 8, et note 4, et XI, p. 12-15.
3. Élisabeth du Bouchet de Villeflix : tome IX, p. 7.
4. Il a été parlé de ce célèbre recueil dans le tome XII, p. 11.
5. Tout cela a déjà été dit dans le même volume, p. 10.
6. Le verbe *est* a été ajouté en interligne.
7. C'est ce que dit Dangeau, p. 331.
8. Gabriel-Jacques de Salignac, marquis de Fénelon, né le 25 juillet 1688, servit d'abord dans les mousquetaires (1704), puis obtint en décembre 1706 une compagnie au régiment Royal-Cuirassiers, eut un régiment de cavalerie en mars 1709 et obtint le grade de brigadier en février 1719 ; au mois d'octobre précédent il avait eu une inspection d'infanterie. Envoyé comme ambassadeur en Hollande en 1724, il obtint pendant son séjour à la Haye le grade de maréchal de camp (août 1734), le gouvernement du Quesnoy (avril 1735), fut désigné comme plénipotentiaire au congrès de Soissons en août 1737, reçut en mars 1738 le grade de lieutenant général, et, à son retour en France, le Roi le nomma conseiller d'État d'épée (26 septembre 1738) et chevalier du Saint-Esprit (2 septembre 1740) ; il mourut le 11 octobre 1746.

conduite et mort de Fénelon, archevêque de Cambray.

jourd'hui conseiller d'État d'épée, lieutenant général, gouverneur du Quesnoy et chevalier de l'Ordre, après avoir été longtemps ambassadeur en Hollande, entra chez moi à Versailles comme j'achevois de dîner. Il me dit fort affligé qu'il venoit d'apprendre par un courrier que l'archevêque de Cambray, son grand oncle, étoit extrêmement mal, et qu'il me venoit prier d'obtenir de M. le duc d'Orléans de lui envoyer Chirac, son médecin[1], sur-le-champ, et de lui prêter ma chaise de poste. Je sortis de table aussitôt. J'envoyai chercher ma chaise, et allai chez M. le duc d'Orléans, qui envoya chercher Chirac, et lui ordonna de partir et de demeurer à Cambray tant qu'il y seroit nécessaire. Entre l'arrivée de Fénelon chez moi et le départ de Chirac il n'y eut pas une heure, et il alla tout de suite à Cambray. Il trouva l'archevêque hors d'espérance et d'état à tenter aucun remède. Il y demeura néanmoins vingt-quatre heures, au bout desquelles il mourut[2]. Ainsi, moi qu'il craignoit tant auprès de M. le duc d'Orléans pour les temps futurs, ce fut moi qui lui rendis le dernier service. Ce personnage a été si connu et si célèbre, qu'après ce qui s'en voit en divers endroits ici, il seroit inutile de s'y beaucoup étendre, quoiqu'il ne soit pourtant pas possible de ne[3] s'y arrêter pas un peu. On a vu ici sa naissance d'ancienne et bonne noblesse[4],

1. Pierre Chirac : tome XXIV, p. 249.

2. Fénelon mourut le 7 janvier dans son palais archiépiscopal de Cambray (*Dangeau*, p. 329 et 331 ; *Gazette*, p. 24 ; *Gazette d'Amsterdam*, n° VI ; *Mercure* de janvier, p. 181-183 ; il est à remarquer que la date exacte de sa mort est restée en blanc dans le *Mercure* ; les autres recueils se contentent de dire que sa mort remonte à quelques jours ; le cardinal de Beausset, *Histoire de Fénelon*, tome III, p. 470-471, établit péremptoirement la date du 7). Son éloge funèbre par le P. Sanadon est dans le ms. Arsenal 4258, fol. 49-53.

3. Les mots *ne* et *pas* ont été ajoutés en interligne.

4. Saint-Simon n'a pas encore parlé dans ses Mémoires de cette ancienne famille du Périgord, qui porta le nom de Salagnac avant celui de Salignac (*Dictionnaire critique* de Jal, p. 572) et dont les généalogistes font remonter la filiation jusqu'au treizième siècle. On

décorée d'ambassades, de divers emplois, d'un collier du Saint-Esprit sous Henri III[1], et d'alliances[2]; sa pauvreté, ses obscurs commencements, ses tentatives diverses vers les jansénistes, les jésuites, les Pères de l'Oratoire, le séminaire de Saint-Sulpice, auquel enfin non sans peine il s'accrocha[3], et qui le produisit aux ducs de Chevreuse et de Beauvillier; le rapide progrès qu'il fit dans leur estime, la place de précepteur des enfants de France qu'elle lui valut[4], ce qu'il en sut faire, les sources et les progrès de la catastrophe de ses opinions et de sa fortune[5]; les ouvrages qu'il composa, ceux qui y répondirent[6]; les adresses qu'il employa et qui ne purent le sauver, la disgrâce de ses partisans, de ses amis, de ses protecteurs[7]; à combien peu il tint qu'elle n'entraînât la ruine des ducs de Chevreuse et de Beauvillier, et l'incomparable

trouve aux Archives nationales dans les cartons M 537 et 538 un bon nombre de contrats de mariage, testaments, brevets et titres anciens qui s'y rapportent, ainsi que plusieurs mémoires généalogiques, dont un daté de 1737. Des lettres que l'archevêque lui-même écrivit à Clairambault en 1710-11 sur sa famille ont été publiées dans le *Cabinet historique*, 1874, première partie, p. 311-315; voyez aussi la *Correspondance de Fénelon*, tome II, p. 64-70. Lorsque le petit-neveu de l'archevêque fut reçu chevalier du Saint-Esprit en 1739, le duc de Luynes (*Mémoires*, tome II, p. 428) remarqua que ses preuves étaient parfaitement belles.

1. Notre auteur fait allusion à Bertrand de Salignac, seigneur de la Mothe-Fénelon, ambassadeur en Angleterre de 1568 à 1575, conseiller d'État, chevalier du Saint-Esprit en 1579, envoyé extraordinaire en Espagne par Henri IV, mort le 13 août 1599, sans alliance. Sa correspondance pendant son ambassade en Angleterre a été publiée à Londres en 1838, en sept volumes in-8°.

2. Dans la longue généalogie des Salignac, on peut relever nombre d'alliances illustres: Laval, la Trémoïlle, Sainte-Maure, Gontaut, Maillé, la Tour d'Auvergne, Navailles, Uzès, Caumont, etc.

3. Notre tome II, p. 340. — 4. *Ibidem*, p. 341-343.

5. Tome IV, p. 41 et suivantes.

6. Il a été parlé de son livre des *Maximes des saints* dans notre tome IV, p. 67-71, etc.

7. Tome V, p. 155 et 160.

action de Noailles, archevêque de Paris, depuis cardinal, qui le brouilla pour longtemps avec le duc son frère et sa belle-sœur[1]; les divers contours de son affaire, qu'il porta enfin à Rome[2], où le Roi fit agir en son nom comme partie contre lui[3]; sa condamnation canoniquement acceptée par toutes les assemblées des provinces ecclésiastiques du royaume[4] de l'obéissance du Roi[5]; la promptitude, la netteté, l'éclat de sa soumission et sa conduite admirable dans sa propre assemblée provinciale avec Valbelle, évêque de Saint-Omer, qui s'en déshonora[6]; enfin le bonheur qu'il eut[7] de se conserver en entier, et pour toujours, le cœur et l'estime de Mgr le duc de Bourgogne, des ducs de Chevreuse et de Beauvillier, et de[8] tous ses amis, sans l'affoiblissement d'aucun[9], malgré la roideur et la profondeur de sa chute, la persécution toujours active de Mme de Maintenon[10], le précipice ouvert du côté du Roi, et dix-sept années d'exil; tous aussi vifs que lui, aussi attentifs, aussi faisant leur chose capitale de ce qui le regardoit, aussi assujettis à sa direction, aussi ardents à profiter de tout pour le remettre en première place que les premiers moments de sa disgrâce, et tous avec la plus grande mesure de respect pour le Roi, mais sans s'en cacher, et moins qu'aucun d'eux les ducs de Chevreuse et de Beauvillier[11], toute leur famille et Mgr le duc de Bourgogne même.

1. Tome V, p. 148-154.
2. Avant *à Rome*, Saint-Simon a biffé *au Pape*.
3. Tomes IV, p. 103 et suivantes, et V, p. 110 et suivantes.
4. Les mots *du Royaume* sont ajoutés en interligne.
5. Tome VI, p. 155-156. — 6. *Ibidem*, p. 154-155 et 157-160.
7. Les mots *qu'il eut* ont été ajoutés en interligne.
8. Ce *de* est en interligne.
9. Voyez ce qu'il a déjà dit à ce sujet dans les tomes XXII, p. 317, et XXV, p. 56.
10. Il en a parlé à diverses reprises, et notamment dans le tome XV, p. 366.
11. Tome XXV, p. 56.

[Add. SᵗS. 1185] Ce prélat étoit un grand homme maigre[1], bien fait, pâle, avec un grand nez, des yeux dont le feu et l'esprit sortoient comme un torrent, et une physionomie telle que je n'en ai point vu qui y ressemblât, et qui ne se pouvoit oublier, quand on ne l'auroit vu qu'une fois. Elle rassembloit tout, et les contraires ne s'y combattoient pas. Elle avoit de la gravité et de la galanterie, du sérieux et de la gaieté ; elle sentoit également le docteur, l'évêque et le grand seigneur ; ce qui y surnageoit, ainsi que dans toute sa personne, c'étoit la finesse, l'esprit, les grâces, la décence, et surtout la noblesse. Il falloit effort pour cesser de le regarder. Tous ses portraits sont parlants, sans toutefois avoir pu attraper la justesse de l'harmonie qui frappoit dans l'original, et la délicatesse de chaque caractère que ce visage rassembloit. Ses manières y répondoient dans la même proportion, avec une aisance[2] qui en donnoit aux autres, et cet air et ce bon goût qu'on[3] ne tient que de l'usage de la meilleure compagnie et du grand monde, qui se trouvoit répandu de soi-même dans toutes ses conversations ; avec cela une éloquence naturelle, douce[4], fleurie, une politesse insinuante, mais noble et proportionnée, une élocution facile, nette, agréable, un air de clarté et de netteté pour se faire entendre dans les matières les plus embarrassées et les plus dures ; avec cela un homme qui ne vouloit jamais avoir plus d'esprit que ceux à qui il parloit, qui se mettoit à la portée de chacun sans le faire jamais sentir, qui les mettoit à l'aise et qui sembloit enchanter, de façon qu'on ne pouvoit le quitter, ni s'en défendre, ni ne pas chercher à le retrouver. C'est ce talent si rare, et qu'il avoit au dernier degré, qui lui tint tous ses amis si en-

1. Saint-Simon a déjà parlé de l'apparence physique de Fénelon dans notre tome XXI, p. 295 ; on a signalé alors ses divers portraits
2. Il y a *un aisance* dans le manuscrit.
3. Le *qu'* surcharge un *d*.
4. Avant *douce*, il a biffé *polie*.

tièrement attachés toute sa vie, malgré sa chute, et qui, dans leur dispersion, les réunissoit pour se parler de lui, pour le regretter, pour le desirer, pour se tenir de plus en plus à lui, comme les Juifs pour Jérusalem, et soupirer après son retour, et l'espérer[1] toujours, comme ce malheureux peuple attend encore et soupire après le Messie. C'est aussi par cette autorité de prophète[2], qu'il s'étoit acquis[3] sur les siens, qu'il s'étoit accoutumé à une domination qui, dans sa douceur, ne vouloit point de résistance[4]. Aussi n'auroit-il[5] pas longtemps souffert de compagnon s'il fût revenu à la cour et entré dans le Conseil, qui fut toujours son grand but; et, une fois ancré et hors des besoins des autres, il eût été bien dangereux non-seulement de lui résister, mais de n'être pas toujours pour lui dans la souplesse et dans l'admiration.

Retiré dans son diocèse, il y vécut avec la piété et l'application d'un pasteur, avec l'art et la magnificence d'un homme qui n'a renoncé à rien, qui se ménage tout le monde et toutes choses[6]. Jamais homme n'a eu plus que lui la passion de plaire, et au valet autant qu'au maître; jamais homme ne l'a portée plus loin, avec une application plus suivie, plus constante, plus universelle; jamais homme n'y a plus entièrement réussi. Cambray est un lieu de grand abord et de grand passage; rien d'égal à la politesse, au discernement, à l'agrément avec lequel[7] il

1. Avant *l'esperer*, il a biffé *le d[esirer]*, qu'il avait commencé à surcharger en *so[uhaiter]*.

2. Avant *prophete*, Saint-Simon a biffé un premier *proph* qui corrigeait *profe[te]*.

3. Il y a bien *acquis* sans accord dans le manuscrit.

4. Comparez ce qui a déjà été dit de son habitude d'autorité absolue dans notre tome XXV, p. 57-58.

5. Le pronom *il*, oublié, a été ajouté en interligne.

6. Pour tout ce qui précède et ce qui va suivre, il faut comparer le portrait du prélat fait précédemment dans notre tome XXI, p. 294-298.

7. *Lequel* corrige *laquelle*.

recevoit tout le monde. Dans les premières années on l'évitoit; il ne couroit après personne ; peu à peu les charmes de ses manières lui rapprochèrent un certain gros. A la faveur de cette petite multitude, plusieurs de ceux que la crainte avoit[1] écartés, mais qui desiroient aussi de jeter des semences pour d'autres temps, furent bien aises des occasions de passer à Cambray. De l'un à l'autre tous y coururent. A mesure que Mgr le duc de Bourgogne parut figurer, la cour du prélat grossit, et elle en devint une effective aussitôt que son disciple fut devenu Dauphin. Le nombre de gens qu'il avoit accueillis, la quantité de ceux qu'il avoit logés chez lui passant par Cambray, les soins qu'il avoit pris des malades et des blessés qu'en diverses occasions on avoit portés dans sa ville, lui avoient acquis le cœur des troupes. Assidu aux hôpitaux et chez les moindres officiers, attentif aux principaux, en ayant chez lui en nombre et plusieurs mois de suite jusqu'à leur parfait rétablissement, vigilant en vrai pasteur au salut de leurs âmes, avec cette connoissance du monde qui les savoit gagner et qui en engageoit beaucoup à s'adresser à lui-même, et il ne se refusoit pas au moindre des hôpitaux qui vouloit aller à lui, et qu'il suivoit comme s'il n'eût point eu d'autres soins à prendre[2]. Il n'étoit pas moins actif au soulagement corporel : les bouillons, les nourritures, les consolations des dégoûts, souvent encore les remèdes, sortoient en abondance de chez lui, et, dans ce grand nombre, un ordre et un soin que chaque chose fût du meilleur en sa sorte qui ne se peut comprendre. Il présidoit aux consultations les plus importantes; aussi est-il incroyable jusqu'à quel point il devint l'idole des gens de guerre, et combien son nom retentit jusqu'au milieu de la cour.

Ses aumônes, ses visites épiscopales réitérées plusieurs

1. Il avait d'abord écrit *avoient*, qu'il a corrigé en *avoit*.

2. Tout cela a déjà été dit, avec moins de détail, dans le tome XXI p. 297.

fois l'année, et qui lui firent connoître par lui-même à fonds toutes les parties de son diocèse, la sagesse et la douceur de son gouvernement, ses prédications fréquentes dans la ville et dans les villages, la facilité de son accès, son humanité avec les petits, sa politesse avec les autres, ses grâces naturelles qui rehaussoient le prix de tout ce qu'il disoit et faisoit, le firent adorer de son peuple, et les prêtres, dont il se déclaroit le père et le frère et qu'il traitoit tous ainsi, le portoient tous dans leurs cœurs. Parmi tant d'art et d'ardeur de plaire, et si générale, rien de bas, de commun, d'affecté, de déplacé, toujours en convenance à l'égard de chacun ; chez lui abord facile, expédition prompte et désintéressée ; un même esprit, inspiré par le sien, en tous ceux qui travailloient sous lui dans ce grand diocèse ; jamais de scandale ni rien de violent contre personne ; tout en lui et chez lui dans la plus grande décence. Ses matinées se passoient en affaires du diocèse. Comme il avoit le génie élevé et pénétrant, qu'il[1] y résidoit toujours, qu'il ne se passoit point de jour qu'il ne réglât ce qui se présentoit, c'étoit chaque jour une occupation courte et légère. Il recevoit après qui le vouloit voir, puis alloit dire la messe, et il y étoit prompt ; c'étoit toujours dans sa chapelle, hors les jours qu'il officioit, ou que quelque raison particulière l'engageoit à l'aller dire ailleurs. Revenu chez lui, il dînoit avec la compagnie, toujours nombreuse, mangeoit peu et peu solidement, mais demeuroit longtemps à table pour les autres, et les charmoit par l'aisance, la variété, le naturel, la gaieté de sa conversation, sans jamais descendre à rien qui ne fût digne et d'un évêque et d'un grand seigneur ; sortant de table, il demeuroit peu avec la compagnie. Il l'avoit accoutumée à vivre chez lui sans contrainte et à n'en pas prendre pour elle. Il entroit dans son cabinet et y travailloit quelques heures, qu'il prolongeoit s'il faisoit

1. Il y a un *et* biffé avant *qu'il*.

mauvais temps et qu'il n'eût rien à faire hors de chez lui. Au sortir de son cabinet il alloit faire des visites ou se promener à pied hors la ville. Il aimoit fort cet exercice et l'allongeoit volontiers, et, s'il n'y avoit personne de ceux qu'il logeoit, ou quelque personne distinguée, il prenoit quelque grand vicaire et quelque autre ecclésiastique, et s'entretenoit avec eux du diocèse, de matières de piété ou de savoir; souvent il y mêloit des parenthèses agréables. Les soirs, il les passoit avec ce[1] qui logeoit chez lui, soupoit avec les principaux de ces passages d'armées quand il en arrivoit, et alors sa table étoit servie comme le matin. Il mangeoit encore moins qu'à dîner, et se couchoit toujours avant minuit. Quoique sa table fût magnifique et délicate, et que tout chez lui répondît à l'état d'un grand seigneur, il n'y avoit rien néanmoins qui ne sentît l'odeur de l'épiscopat et de la règle la plus exacte, parmi la plus honnête et la plus douce liberté. Lui-même étoit un exemple toujours présent, mais auquel on ne pouvoit atteindre; partout un vrai prélat, partout aussi un grand seigneur, partout encore l'auteur de *Télémaque*[2]. Jamais un mot sur la cour, sur les affaires, quoi que ce soit qui pût être repris, ni qui sentît le moins du monde bassesse, regrets, flatterie; jamais rien qui[3] pût seulement laisser soupçonner ni ce qu'il avoit été, ni ce qu'il pouvoit encore être. Parmi tant de grandes parties, un grand ordre dans ses affaires domestiques, et une grande règle dans son diocèse, mais sans petitesse, sans pédanterie, sans avoir jamais importuné personne d'aucun état sur la doctrine.

Les jansénistes étoient en paix profonde dans le diocèse de Cambray, et il y en avoit grand nombre ; ils s'y tai-

1. Le mot *ce* a été ajouté en interligne.

2. Il a été parlé de cet ouvrage de Fénelon dans notre tome XXI, p. 292-293.

3. Le pronom *qui* a été répété deux fois, à la fin d'une ligne et au commencement de la suivante.

soient, et l'archevêque aussi à leur égard[1]. Il auroit été à desirer pour lui qu'il eût laissé ceux de dehors dans le même repos[2] ; mais il tenoit trop intimement aux jésuites et il espéroit trop d'eux, pour ne leur pas donner ce qui ne troubloit pas le sien. Il étoit aussi trop attentif à son petit troupeau choisi[3], dont il étoit le cœur, l'âme, la vie et l'oracle, pour ne lui pas donner de temps en temps la pâture de quelques ouvrages qui couroient entre leurs mains avec la dernière avidité, et dont les éloges retentissoient. Il fut rudement réfuté par les jansénistes[4], et il est vrai de plus que le silence en matière[5] de doctrine auroit convenu à l'auteur si solennellement condamné du livre des *Maximes des saints* ; mais l'ambition n'étoit rien moins que morte ; les coups qu'il recevoit des réponses[6] des jansénistes lui devenoient de nouveanx mérites auprès de ses amis, et de nouvelles raisons aux jésuites de tout faire et de tout entreprendre pour lui procurer le rang et les places d'autorité dans l'Église et dans l'État[7]. A mesure que les temps orageux s'éloignoient, que ceux de son Dauphin s'approchoient, cette ambition se réveilloit fortement,

1. Déjà dit dans le tome XXI, p. 298.
2. Sur les sentiments de Fénelon à l'égard des jansénistes, on peut citer ce passage d'une lettre écrite par lui à l'abbé Alamanni le 19 octobre 1711 (Catalogue de vente d'autographes de la maison Charavay, 14 juin 1904, nº 55) : « Le saint siège ne sauroit comprendre de loin jusqu'où va le venin de ce parti des jansénistes et le danger où il met l'Église..... Je ne voudrois aucune violence ; mais il faut, si je ne me trompe, des décisions qui ôtent au parti toutes ses évasions et qui le discréditent parmi les vrais catholiques. Il faudroit ou ôter à ce parti tous ses fauteurs, ou discréditer les fauteurs mêmes. Rome hasardera tout si elle craint de hasarder..... Il faut le zèle, la force, la voix de Pierre pour se faire écouter dans ces jours de tentation et de péché. »
3. « Jamais liaison ne fut plus forte ni plus inaltérable que celle de ce petit troupeau à part », avait-il dit dans le tome XXI, p. 299.
4. *Ibidem*, p. 297, note 5.
5. *Matiere* est en interligne, au-dessus de *fait*, biffé.
6. La troisième lettre de ce mot corrige une *f*.
7. Tome XXI, p. 298.

quoique cachée sous une mesure qui certainement lui devoit coûter[1]. Le célèbre Bossuet, évêque de Meaux, n'étoit plus, ni Godet, évêque de Chartres; la Constitution avoit perdu le cardinal de Noailles; le P. Tellier étoit devenu tout-puissant. Ce confesseur du Roi étoit totalement à lui ainsi que l'élixir du gouvernement des jésuites, et la Société entière faisoit profession de lui être attachée depuis la mort du P. Bourdaloue, du P. Gaillard[2] et de quelques autres principaux, qui lui étoient opposés, qui en retenoient d'autres, et que la politique des supérieurs laissoit agir, pour ne pas choquer le Roi ni Mme de Maintenon contre tout le corps; mais ces temps étoient passés, et tout ce formidable corps lui étoit enfin réuni. Le Roi, en deux ou trois occasions depuis peu, n'avoit pu s'empêcher de le louer. Il avoit ouvert ses greniers aux troupes dans un temps de cherté et où les munitionnaires étoient à bout, et il s'étoit bien gardé d'en rien recevoir, quoiqu'il en eût tiré de grosses sommes en le vendant[3] à l'ordinaire[4]. On peut juger que ce service ne demeura pas

1. Dans un mémoire de Lefebvre d'Orval, adressé à Voysin le 4 février 1711, sur les dilapidations qui se commettaient aux armées, on trouve un passage relatif à l'archevêque de Cambray, qu'il n'est pas inutile de citer. « J'ai vu souvent, disait le conseiller, Monsieur de Cambray lever les épaules sur ces sortes de pilleries. Tout fin politique qu'il est, il ne peut s'empêcher d'en parler et des abus qui se commettent tous les jours dans les hôpitaux ; tout insinuant qu'il est et malgré le grand soin qu'il prend de captiver tous les cœurs par ses belles manières, il ne sauroit s'empêcher de déclamer contre ces désordres et de dire fort souvent qu'il est surprenant de voir avec quelle hardiesse on vole le Roi. Selon lui il faudroit pendre, et il seroit sans rémission à cet égard. J'ai été surpris l'un de ces jours de lui entendre dire qu'il puniroit très sévèrement, et au moins des galères, un cocher qui avoit mis le feu à son écurie par malheur, parce, dit-il, qu'en punissant les petites fautes, on empêche les grandes. » (Vol. Guerre 2302, n° 92).

2. Il a été parlé des Pères Bourdaloue et Gaillard dans le tome II, p. 126 et 232.

3. En vendant le grain.

4. C'est en 1708 et 1709 qu'il vint ainsi en aide aux munitionnaires

enfoui, et ce fut aussi ce qui fit hasarder pour la première fois de nommer son nom[1] au Roi. Le duc de Chevreuse avoit enfin osé l'aller voir, et le recevoir une autre fois à Chaulnes, et on peut juger que ce ne fut pas sans[2] s'être assuré que le Roi le trouvoit bon. Fénelon, rendu enfin aux plus flatteuses et aux plus hautes espérances, laissa germer cette semence d'elle-même ; mais elle ne put venir à maturité. La mort si peu attendue du Dauphin l'accabla, et celle du duc de Chevreuse, qui ne tarda guères après, aigrit cette profonde plaie ; la mort du duc de Beauvillier la rendit incurable et l'atterra. Ils n'étoient qu'un cœur et qu'une âme, et, quoiqu'ils ne se fussent jamais vus depuis l'exil, Fénelon le dirigeoit de Cambray jusque dans les plus petits détails.

Malgré sa profonde douleur de la mort du Dauphin, il n'avoit pas laissé d'embrasser une planche dans ce naufrage. L'ambition surnageoit à tout, se prenoit à tout. Son esprit avoit toujours plu à M. le duc d'Orléans. M. de Chevreuse avoit cultivé et entretenu entre eux l'estime et l'amitié, et j'y avois aussi contribué par attachement pour le duc de Beauvillier, qui pouvoit tout sur moi. Après tant de pertes et d'épreuves les plus dures, ce prélat étoit encore homme d'espérances ; il ne les avoit pas mal placées. On a vu[3] les mesures que les ducs de

et aux intendants ; il faut voir à ce propos les lettres publiées dans sa *Correspondance*, tomes I, p. 426 et 475, et III, 184-186 et 205, et dans *Michel Chamillart*, par l'abbé Esnault, tome II, p. 212-213 ; voyez encore la *Correspondance des contrôleurs généraux*, tome III, n° 362, et le volume 2149 du Dépôt de la guerre, n° 34. En 1708, il avait avancé une somme importante pour calmer les troupes que le retard de la solde avait fait se mutiner (*Mémoires de Sourches*, tome XI, p. 18).

1. Le mot *nom*, oublié, a été remis en interligne.

2. Il y a *s'en*, par mégarde, dans le manuscrit.

3. Il a parlé de l'inclination que le duc d'Orléans avoit pour Fénelon, à diverses reprises, et en dernier lieu dans le tome XXV, p. 56-57, et de la part que lui Saint-Simon avait eue au développement de ce sentiment. Madame (*Correspondance*, recueil Brunet, tome I, p. 157) dit aussi que son fils était grand ami du prélat exilé.

Chevreuse et de Beauvillier m'avoient engagé de prendre pour lui auprès de ce prince, et qu'elles avoient réussi de façon que les premières places lui étoient destinées[1], et que je lui en avois fait passer l'assurance par ces deux ducs dont la piété s'intéressoit si vivement en lui, et qui étoient persuadés que rien ne pouvoit être si utile à l'Église, ni si important à l'État, que de le placer au timon du gouvernement ; mais il étoit arrêté qu'il n'auroit que des espérances. On a vu que rien ne le pouvoit rassurer sur moi, et que les ducs de Chevreuse et de Beauvillier me l'avouoient[2]. Je ne sais si cette frayeur s'augmenta par leur perte, et s'il crut que, ne les ayant plus pour me[3] tenir, je ne serois plus le même pour lui, avec qui je n'avois jamais eu aucun commerce, trop jeune avant son exil, et sans nulle occasion depuis[4]. Quoi qu'il en soit, sa foible complexion ne put résister à tant de soins et de traverses. La mort du duc de Beauvillier lui donna le dernier coup. Il se soutint quelque temps par effort de courage ; mais ses forces étoient à bout. Les eaux, ainsi qu'à Tantale[5], s'étoient trop persévéramment retirées du bord de ses lèvres toutes les fois qu'il croyoit y toucher pour y éteindre l'ardeur de sa soif. Il fit un court voyage de visite épiscopale ; il versa dans un endroit dangereux ;

1. Dans le tome XIX, p. 209, il n'a pas craint de dire que le duc d'Orléans, devenu régent, eût pris Fénelon pour ministre.

2. Tome XXV p. 57-58. — 3. *Me* corrige *le*.

4. Le 23 novembre 1714, quelques semaines avant sa mort, Fénelon envoyait au duc de Chaulnes un « mémoire fort sincère pour M. le duc de S. S. » (Saint-Simon), et le priait de faire transcrire son original autographe, de le brûler ensuite, et de n'envoyer que la transcription faite par une main très sûre. « Vous me ferez un vrai plaisir, ajoutait-il, si vous voulez bien répondre à M. le duc de Saint-Simon de la sincérité avec laquelle je lui suis dévoué » (*Correspondance de Fénelon*, tome I, p. 596).

5. Roi mythologique de Phrygie, qui fut condamné par les dieux, pour un crime sur lequel les poètes ne sont pas d'accord, à être enchaîné dans un lac, dont l'eau se retirait sitôt qu'il en voulait boire pour soulager la soif qui le dévorait.

personne ne fut blessé ; mais il vit tout le péril, et eut dans sa foible machine toute la commotion de cet accident[1]. Il arriva incommodé à Cambray ; la fièvre survint, et les accidents tellement coup sur coup qu'il n'y eut plus de remède ; mais sa tête fut toujours libre et saine. Il mourut à Cambray le 7 janvier de cette année, au milieu des regrets intérieurs, et à la porte du comble de ses desirs[2]. Il savoit l'état tombant du Roi ; il savoit ce qui le regardoit après lui. Il étoit déjà consulté du dedans et recourtisé[3] du dehors, parce que le goût du soleil levant avoit déjà percé. Il étoit porté par le zèle infatigablement actif de son petit troupeau[4], devenu la portion d'élite du grand parti de la Constitution par la haine des anciens ennemis de l'archevêque de Cambray, qui ne l'étoient pas moins de la doctrine des jésuites, qu'il s'agissoit, de tolérée à grand peine qu'elle avoit été depuis son père Molina, de rendre triomphante, maîtresse et unique. Que de puissants motifs de regretter la vie, et que la mort est amère[5] dans des circonstances si parfaites et si à souhait de tous côtés ! Toutefois il n'y parut pas. Soit amour de la réputation, qui fut toujours un objet auquel il donna toute préférence, soit grandeur d'âme, qui méprise enfin ce qu'elle ne peut atteindre, soit dégoût du monde si continuellement trompeur pour lui, et de sa figure qui passe et qui alloit lui échapper, soit piété ranimée par un long usage, et ranimée peut-être par ces tristes mais puissantes considérations, il parut insensible à tout ce qu'il quittoit, et uniquement occupé de ce qu'il alloit

1. Dangeau ne mentionne pas cet accident, et le cardinal de Bausset, dans son *Histoire de Fénelon*, n'en parle que d'après notre auteur.

2. Le cardinal de Bausset (tome III, p. 449-458) a cité de longs extraits d'une relation manuscrite de ses derniers moments écrite par un de ses familliers.

3. Ce verbe, inventé par Saint-Simon, n'est mentionné par aucun lexique.

4. Les mots *de son petit troupeau* sont en interligne.

5. Il y a *ameres*, par inadvertance, dans le manuscrit.

trouver, avec une tranquillité, une paix, qui n'excluoit que le trouble, et qui embrassoit la pénitence, le détachement, le soin unique des choses spirituelles et de son diocèse, enfin une confiance qui ne faisoit que surnager à l'humilité et à la crainte[1]. Dans cet état, il écrivit au Roi une lettre sur le spirituel de son diocèse, qui ne disoit pas un mot sur lui-même, qui n'avoit rien que de touchant et qui ne convînt au lit de la mort à un grand évêque[2]. La sienne, à moins de soixante-cinq ans, munie des sacrements de l'Église, au milieu des siens et de son clergé, put passer pour une grande leçon à ceux qui survivoient, et pour laisser de grandes espérances de celui qui étoit appelé. La consternation dans tous les Pays-Bas fut extrême. Il y avoit apprivoisé jusqu'aux armées ennemies, qui avoient[3] autant et même plus de soin de conserver ses biens que les nôtres. Leurs généraux et la cour de Bruxelles se piquoient de le combler d'honnêtetés et des plus grandes marques de considération, et les protestants pour le moins autant que les catholiques. Les regrets furent donc sincères et universels dans toute l'étendue des Pays-Bas. Ses amis, sur tous son petit troupeau, tombèrent dans l'abîme de l'affliction la plus amère. A tout prendre, c'étoit un bel esprit et un grand homme. L'humanité rougit pour lui de Mme Guyon, dans l'admiration de laquelle, vraie ou feinte, il a toujours vécu, sans que ses mœurs aient jamais été le moins du monde soupçonnées, et est mort après en avoir été le martyr, sans qu'il ait été jamais[4] possible de l'en séparer. Malgré la

1. Voyez, à propos de ces sentiments du prélat mourant, la relation indiquée ci-dessus.

2. Cette lettre, datée du 6 janvier, veille de sa mort, était adressée au P. le Tellier ; le cardinal de Bausset en a donné le texte (tome III, p. 458-460).

3. *Avoit* corrigé en *avoient*.

4. *Jamais*, écrit d'abord avant *séparer*, a été biffé pour être remis en interligne avant *possible*.

fausseté notoire de toutes ses prophéties, elle fut toujours le centre où tout aboutit dans ce petit troupeau, et l'oracle suivant lequel Fénelon[1] vécut et conduisit les autres. Si je me suis un peu étendu sur ce personnage, la singularité de ses talents, de sa vie, de ses diverses fortunes, la figure et le bruit qu'il a fait dans le monde, m'ont entraîné, persuadé aussi que je ne devois pas moins au feu duc de Beauvillier pour un ami et un maître qui lui fut si cher, et pour montrer que[2] ce n'étoit pas merveilles qu'il en fût aussi enchanté, lui qui avec sa candeur n'y vit jamais que la piété la plus sublime, et qui n'y soupçonna pas même l'ambition[3]. Tout étoit si exactement compassé chez Monsieur de Cambray qu'il mourut sans devoir un sou et sans nul argent[4].

Menées de Fleury, évêque de Fréjus, pour être précepteur de Louis XV. [*Add. St-S. 1186*]

Un prélat plus heureux pour le monde, mais qui n'a voulu rendre que soi heureux, jeta en ce temps-ci le premier fondement d'un règne qui a étonné l'Europe, et qui en même[5] temps est devenu le plus grand et le plus solide malheur[6] de la France. Je parle du trop fameux Fleury, qui a rendu à Dieu depuis plus de deux ans[7] les comptes de sa longue[8] vie et de sa toute-puissante et funeste admi-

1. *Fénelon* en interligne, au-dessus d'*il*, biffé.

2. Avant ce *que*, Saint-Simon a biffé des lettres illisibles.

3. Mme de Maintenon écrivait à Languet de Gergy le 10 janvier, cette phrase toute sèche, où l'on ne retrouve rien de l'ancienne liaison : « Je suis fâchée de la mort de Monsieur de Cambray ; c'est un ami que j'avois perdu par le quiétisme ; mais on prétend qu'il auroit pu faire du bien dans le concile, si on pousse les choses jusque là » (Bausset, *Histoire de Fénelon*, tome III, p. 463).

4. Cette dernière phrase, depuis *tout*, a été ajoutée dans le blanc resté à la fin du paragraphe, et sur la marge. — Le cardinal de Bausset a donné le texte de son très court testament (tome III, p. 465-469).

5. *Mesme* surcharge le commencement d'un autre mot illisible.

6. *Malheur* surcharge *de la*.

7. Le cardinal de Fleury étant mort le 29 janvier 1743, notre auteur écrit donc ce passage des *Mémoires* dans le courant de 1745 voyez ci-après, p. 358, où il précisera davantage.

8. L'adjectif *longue* surcharge *vie*.

nistration, dont il n'est pas temps de parler. On a vu p. 171[1] ses plus qu'obscurs commencements, ses progrès par cause plus que louche, avec quels efforts et combien tard il devint évêque de Fréjus, et la prédiction du Roi au cardinal de Noailles, qui lui arracha cet évêché malgré lui[2]. Il y languissoit loin de la cour et du grand monde, où il n'osoit venir que rarement. On a vu aussi, p. [3], comment il tâchoit de s'en dédommager en Provence et en Languedoc; l'étrange conduite qu'il eut, pour un évêque françois, lorsque M. de Savoie vint à Fréjus pour l'expédition de Toulon[4]; la juste colère du Roi, et l'art et la hardiesse que Torcy employa pour lui parer les plus grandes marques d'indignation[5]; mais l'ambition ne se rebute d'aucun obstacle. Il avoit toute sa vie été courtisan du maréchal de Villeroy; il voyoit Mme de Dangeau et Mme de Levis dans l'intimité de[6] Mme de Maintenon et dans toutes les parties intérieures du Roi. Il avoit toujours cultivé Dangeau et sa femme, où la bonne compagnie de la cour étoit souvent, et qui étoient amis intimes du maréchal de Villeroy[7]. Il s'initia auprès de Mme de Levis et la subjugua[8] par ses manières, son liant, son langage. A la faveur suprême où il vit le maréchal de Villeroy auprès du Roi, ramené, puis porté par Mme de Maintenon sans

1. Cette page du manuscrit correspond aux pages 45 à 52 de notre tome VI.
2. Tome VI, p. 51.
3. Ce chiffre est resté en blanc dans le manuscrit, parce que Saint-Simon n'a point encore parlé de ce à quoi il va faire allusion; c'est dans la suite des *Mémoires* (tome XV de 1873, p. 319) qu'il dira: « Confiné dans un trou solitaire, tel qu'est Fréjus, mais la plupart du temps dans les bonnes villes et les meilleures maisons de la Provence et du Languedoc, avec la bonne compagnie, dont il se fit toujours desirer. »
4. Tome XV, p. 195.
5. *Ibidem*, p. 195-196.
6. Avant *de* il a biffé *du Roy et*.
7. Tome VI, p. 49-50.
8. Écrit *subsugua* dans le manuscrit.

cesse, il ne douta pas qu'il ne fût dans les dispositions du Roi[1], surtout depuis qu'il le vit successeur des places du duc de Beauvillier dans le Conseil[2]. Il avoit toujours courtisé M. du Maine, et, de tout cela, il conclut que, marchant par ces deux dames, il pourroit se faire nommer précepteur. Toutes deux étoient parfaitement à lui; Mme de Dangeau pouvoit beaucoup sur le maréchal de Villeroy. Celui-ci et M. du Maine étoient dans les mesures les plus intimes, dont Mme de Maintenon étoit le lien. Les jésuites le connoissoient trop pour s'y fier, et c'est ce qui détermina sa fortune. Mme de Maintenon les haïssoit; on en a vu ailleurs les raisons[3]. Le maréchal de Villeroy ne les aimoit pas intérieurement plus qu'elle. M. du Maine en savoit trop pour vouloir un précepteur de leur main, conduit, instruit et soutenu par eux. Les deux dames rompirent la glace auprès de Mme de Maintenon; elles furent bien reçues. Mme de Dangeau parla au maréchal de Villeroy, qui devint aisément favorable à un homme qu'il avoit protégé toute sa vie jusqu'à l'avoir quelquefois logé chez lui[4]. Il s'en ouvrit à M. du Maine, qui, n'ayant rien contre Fleury et voyant le goût de Mme de Maintenon, se rendit aisément à le porter. Ces mesures prises, Fleury comprit qu'il falloit ôter tout prétexte au refus en quittant un évêché situé à l'extrémité du royaume. Sur ces espérances, il demanda à s'en défaire sous prétexte de sa santé. Le P. Tellier, tout habile et prévoyant qu'il fût, n'en sentit pas le piége. La démarche lui parut indifférente;

1. C'est-à-dire que le maréchal de Villeroy ne fût compris pour une place importante dans les dispositions que le Roi prenait par son testament.

2. Tome XXV, p. 80-81 et 102.

3. Dans le tome XVII, p. 48, il a expliqué les causes de l'aversion de Mme de Maintenon pour le P. de la Chaise; mais le P. Bliard, dans son livre sur *Le P. Le Tellier* (p. 215), croit qu'il y a exagération de la part de Saint-Simon de parler de l'aversion de Mme de Maintenon pour l'ordre tout entier.

4. Tome VI, p. 49.

c'étoit un évêché à remplir d'une de ses créatures : il ne songea qu'à en être quitte à bon marché, en ne donnant à Fleury qu'une légère abbaye[1]. Celle de Tournus vaqua bientôt après ; elle lui fut offerte, et Fleury l'accepta sans marchander[2]. En attendant[3], pressé de pouvoir veiller de près au grand objet qui lui faisoit quitter Fréjus, il fit un mandement d'adieu à ses diocésains, dont le tour ne fut pas fort approuvé[4] ; le démon en sut profiter. Fleury, dont la science, les mœurs ni la religion n'avoit jamais fait le capital de sa vie, avoit toujours évité les questions de doctrine. Peu aimé des jésuites et lié avec la meilleure compagnie, il ne s'étoit pas contraint de blâmer l'inquisition et la tyrannie qui s'exerçoit sur le jansénisme, et avoit toujours laissé son diocèse en paix. L'idée d'être précepteur le fit changer de conduite ; il voulut ranger les écueils[5], et aller au-devant de tout en matière si délicate et si sûrement exclusive, tellement que les derniers six mois de son épiscopat à Fréjus ne furent employés qu'à la recherche de la doctrine, des livres, des confesseurs, et à tourmenter le peu de religieuses de son diocèse. Comme il vouloit du bruit, il en fit plus que de

Origine de la haine implacable et de la persécution sans bornes ni mesure de Fleury, évêque de Fréjus, depuis cardinal et maître du royaume, contre le P. Quesnel et les jansénistes.

1. Dangeau écrivait le 13 janvier 1715 (tome XV, p. 341) : « M. l'évêque de Fréjus demandoit au Roi depuis quelque temps la permission de se démettre de son évêché, quoiqu'il soit d'un assez grand revenu. Le Roi lui a permis et lui a donné une petite abbaye, qui ne vaut pas la cinquième partie du revenu de l'évêché. » C'était l'abbaye de Saint-Basle, au diocèse de Reims, qui ne valait guère que quatre mille livres.

2. C'est seulement à la Pentecôte de 1715 qu'il échangea Saint-Basle contre Tournus, qui rapportait douze mille livres et qui était devenue vacante par la mort du cardinal de Bouillon (*Dangeau*, p. 437).

3. *Attendant* surcharge un autre mot illisible.

4. Ce mandement daté du 30 avril et publié à Fréjus n'a pas été mentionné dans la *Bibliothèque historique de la France* du P. Lelong, et est devenu très rare.

5. En termes de marine, on dit *ranger la côte* pour dire naviguer le long de la côte ; voyez le *Glossaire nautique* de Jal. Ici, Saint-Simon veut dire écarter de son chemin les écueils, les côtoyer pour les éviter.

mal; mais ce bruit, qui entroit si bien dans ses vues, et que ses amis surent faire valoir à la cour, retentit jusque dans les Pays-Bas et dans la retraite du fameux P. Quesnel[1]. Il venoit d'achever son septième mémoire pour servir à l'examen de la Constitution, qui n'a été imprimé qu'en 1716[2], et il travailloit à la préface lorsque, irrité du nouveau personnage de persécuteur que Fleury venoit de prendre, il reçut le mandement de ses adieux à ses diocésains[3]. Il ne put résister au desir de châtier le nouveau zèle de Fleury par le ridicule de cette pièce, qu'il sut enchâsser dans sa préface avec l'ironie la plus amère, la plus méprisante, et qui en effet mit en pièces ce beau mandement. *Inde iræ*[4]! Fleury, avec son air doux, riant, modeste, étoit l'homme le plus superbe en dedans et le plus implacable que j'aie jamais connu. Il ne le pardonna pas au P. Quesnel, et c'est la cause unique qui a produit en Fleury cette fureur jusqu'à lui inouïe, et qui s'est portée[5] sans cesse aux derniers excès de cruauté et de tyrannie contre les jansénistes et les anticonstitutionnaires, et les infernales mesures pour les perpétuer après sa mort, aux dépens de l'Église et de l'État.

A propos de la Constitution, un trait du P. Tellier et de ses créatures, arrivé en ce même temps-ci, ne sera pas

La Parisière, évêque de Nîmes,

1. Il y a ici, en marge dans le manuscrit: « Voir dans les Pièces l'extrait du P. Quesnel sur ce prélat. » Cet extrait ne s'est pas retrouvé dans les Papiers de Saint-Simon conservé au dépôt des Affaires étrangères.

2. Tout ce qui précède, depuis p^r^ *servir* a été ajouté sur la marge et en interligne. — De 1713 à 1716, le P. Quesnel publia en sept volumes in-12, sept *Mémoires pour servir à l'examen de la Constitution de N. S. P. le Pape contre le Nouveau Testament en français, avec des réflexions morales*.

3. En marge : « Voir dans les Pièces l'extrait du P. Quesnel sur ce prélat. »

4. Cette citation, tirée de la première satire de Juvénal, vers 168, signifie : de là vint sa colère.

5. Il y a *porté*, sans accord, dans le manuscrit.

Zopyre du P. Tellier; son invention ultramontaine; sa misérable mort. [Add. SᵗS. 1187]

déplacé en ce lieu, et mérite d'y tenir place. La Parisière[1], homme de la condition la plus obscure[2], et dont le savoir ne consistoit qu'en manéges et en intrigues, avoit succédé au savant et célèbre Fléchier en l'évêché de Nîmes[3]. C'étoient là les gens d'élite du P. Tellier. Instruit par lui, il fit sourdement le zélé contre la Constitution, refusa même de l'accepter et par cette démarche s'initia aux États de Languedoc, parmi les évêques. Il y fit si bien son personnage qu'étant député pour le clergé par les États, il reçut défense de venir à la cour, et les États ordre de nommer un autre évêque. Cette éclatante disgrâce acheva de lui ouvrir tous les cœurs opposés à la Constitution. Il sut donc le nombre des évêques, des curés, des supérieurs séculiers[4] et réguliers, les prêtres, les moines, les personnes principales séculières qui ne vouloient point de la Constitution, leurs forces en capacité, en zèle, en amis, en soutiens, en un mot tout le secret de gens opprimés qui se concertent. Ce nouveau Zopyre[5] mit en mémoires[6] toutes ses connoissances et les envoya au P.

1. Jules-César Rousseau de la Parisière : tome XX, p. 80.

2. Il appartenait à une famille de gentilshommes du Poitou alliée à celle de M. d'Aubigny, archevêque de Rouen.

3. Nous avons vu cette nomination en 1710 : tome XX, p. 80-81. Monsieur de Nîmes avait été chargé de prononcer devant la cour l'oraison funèbre de la reine d'Espagne le 2 juin 1714 (*Dangeau*, tome XV, p. 97) ; mais il resta court dès le début de sa harangue (Ménard, *Histoire de Nîmes*, tome VI, p. 454-455).

4. Le signe du pluriel a été ajouté ici à ce mot.

5. Zopyre était un courtisan du roi de Perse Darius fils d'Hystape, qui, voyant que le roi ne pouvait s'emparer de Babylone après un siège de vingt mois, s'avisa, selon le récit d'Hérodote, de se faire couper le nez et les oreilles et de se présenter dans cet état aux Babyloniens. Ceux-ci, persuadés du désir de vengeance qui devait l'animer contre Darius, lui confièrent la défense de la ville, dont il ouvrit les portes aux Perses.

6. Signe du pluriel ajouté après coup, lorsqu'il a changé le sens de la phrase en mettant en interligne, au-dessus d'un *et* biffé, les mots *et les envoya au P. Tellier*.

Tellier. Quand il se crut en état de n'avoir plus rien à apprendre, il monta tout à coup en chaire dans sa cathédrale, fit un sermon foudroyant contre les réfractaires aux ordres du Roi et du Pape, reçut là même la Constitution de la manière la plus précise et la plus absolue[1], et,

1. La *Gazette d'Amsterdam* de 1715 publiait dans son Extraordinaire XIII l'extrait suivant d'une lettre de Paris, qui s'accorde assez bien avec les dires de Saint-Simon, du moins quant aux faits, s'il n'est rien dit des mobiles qui firent agir le prélat: « M. de la Parisière, évêque de Nîmes, n'avoit pas non plus publié la Constitution; mais il ne s'étoit point déclaré comme les deux autres prélats. Les États de Languedoc s'étant tenus dans sa ville épiscopale, il a été choisi pour porter au Roi le cahier. Cet honneur est toujours accompagné d'un présent considérable que fait la province au prélat chargé de cette commission. Cela a donné lieu de faire à Monsieur de Nîmes de fortes instances pour l'engager à accepter et à publier la Constitution. Mais, sur le refus qu'il en a fait, en déclarant qu'il se joignoit à M. le cardinal de Noailles et aux autres prélats unis à Son Éminence, on lui a signifié une lettre de cachet qui porte défense de sortir de son diocèse jusqu'à nouvel ordre. » Dans l'Extraordinaire XIV, nouvelle lettre racontant la suite de l'affaire: « Je vous avois mandé que M. l'évêque de Nîmes avoit refusé de recevoir la Constitution. Cette nouvelle étoit très vraie; mais elle ne l'est plus. Voici comme la chose s'est passée. Ce prélat, après la tenue des États de Languedoc, avoit été député pour porter en cour le cahier; mais, ayant été pressé de se déclarer sur la Constitution, il avoit chargé M. l'archevêque de Narbonne de rendre réponse au ministre, qu'après y avoit fait toutes les réflexions que la nature de l'affaire demande, il ne croyoit pas pouvoir en conscience recevoir la Constitution. Le ministre en rendit compte au Roi en présence de M. le duc du Maine. S. M. ordonna aussitôt qu'on dépêchât une lettre de cachet, pour défendre à Monsieur de Nîmes de sortir de son diocèse. M. le duc du Maine l'écrivit d'abord au prélat, lui marqua que le Roi étoit fort irrité et le pria de recevoir la Constitution. Aussitôt Monsieur de Nîmes, qui n'avoit pas encore fait de mandement, monta en chaire le 27 du mois passé et y publia lui-même la Constitution. Il fera incessamment un mandement, s'il n'est déjà fait, qui sera aussi publié. Dans le temps que la lettre, par où l'on écrivoit cette nouvelle en cour, étoit en chemin, la lettre de cachet couroit aussi; mais sans doute qu'on la révoquera. » Dangeau (p. 346 et 354) raconte aussi l'affaire, mais d'une façon plus indulgente. Le mandement qu'il publia pour l'acceptation de la bulle est daté du 20 janvier 1715.

peu de jours après, montra un ordre du Roi pour lui rendre la députation des États, dont il apporta les cahiers à Versailles[1] avec un front d'airain[2]. Ce fut lui qui, dans la suite se licencia de donner l'exemple de consulter les évêques et les universités d'Espagne, de Portugal et d'Italie, sur la Constitution, qui n'avoient garde de n'y pas adhérer, dans la frayeur de l'Inquisition, et dans l'opinion ultramontaine de l'infaillibilité du Pape[3]. Ce malheureux, abhorré partout et dans son diocèse, y mourut banqueroutier, et en homme sans foi ni loi, quelques années après[4].

Mort et caractère de l'abbé de Lionne et d'Henriau*,

L'abbé de Lionne[5], fils du célèbre ministre d'État, mourut aussi en ce mois de janvier[6]. Ses mœurs, son jeu, sa conduite l'avoient éloigné de l'épiscopat et de la compagnie des honnêtes gens[7]. Il étoit extrêmement riche en

1. Dangeau n'a pas mentionné sa venue à Versailles à cette époque, mais seulement la harangue qu'il adressa à Louis XV à la tête des députés des États du Languedoc, le 26 septembre 1715 (tome XVI, p. 198).

2. Ci-après, p. 193.

3. Voyez la suite des *Mémoires*, édition 1873, tome XIV, p. 198-199.

4. M. de la Parisière mourut en novembre 1736. Si l'on en croit des nouvelles à la main publiées dans la *Revue rétrospective*, deuxième série, tome V, p. 172-173, il aurait laissé trois cent cinquante mille livres de dettes; on prétendait même que, poursuivi par ses créanciers, il n'avait pas hésité à sauter par une fenêtre.

5. Jules-Paul, abbé de Lionne: tome XII, p. 41 et 594.

6. C'est une erreur. L'abbé de Lionne ne mourut que le 5 juin 1721, et Saint-Simon parlera de sa mort à cette date (suite des *Mémoires*, tome XVII de 1873, p. 239). Dangeau d'ailleurs ne l'avait annoncée que sous forme dubitative (tome XV, p. 335): « On a dit au Roi la mort de l'abbé de Lionne, qui a beaucoup de bénéfices considérables; cependant beaucoup de gens doutent de cette mort, parce qu'on le vit il y a deux jours en bonne santé. »

7. En 1696-1697, il avait eu ordre de se retirer à Saint-Sulpice, puis chez les Pères de la Doctrine chrétienne, à cause de sa conduite peu régulière (Archives nationales, reg. O[1] 40, fol. 348, et reg. O[1] 41,

* *Henriot* corrige *Henrion*.

bénéfices[1], qui lui donnoient de grandes collations. L'abus qu'il en faisoit engagea sa famille à lui donner quelqu'un qui y veillât avec autorité. Il fallut avoir recours à celle du Roi, par conséquent aux jésuites, puisqu'il s'agissoit de biens et de collations ecclésiastiques. Ils découvrirent un certain Henriau, de la plus basse lie du peuple[2], décrié pour ses mœurs et pour ses friponneries[3]. Ce fut leur homme ; ils le firent tuteur de l'abbé de Lionne, chez lequel il s'enrichit par la vente de toutes ses collations. Ce nonobstant, Henriau, valet à tout faire, parut un si grand sujet au P. Tellier, et si à sa main[4], qu'il le chargea dans Paris de plusieurs commissions extraordinaires dans des couvents[5] de filles, appuyé par Pontchartrain, qui se délectoit de mal faire, et qui faisoit bassement sa cour au P. Tellier. Tous deux firent l'impossible auprès du Roi pour le faire évêque, sans que jamais le Roi, qui étoit instruit sur ce compagnon, les voulût écouter. Les chefs de la Constitution se firent un capital de le faire évêque dans la Régence, et réussirent enfin à le faire évêque ou,

évêque de Boulogne.

fol. 5 et 133 ; Depping, *Correspondance administrative*, tome II, p. 722 ; *Journal de Dangeau*, tome VI, p. 66).

1. Il possédait les abbayes de Marmoutier, de Chaalis et de Cercamp, et le riche prieuré de Saint-Martin-des-Champs à Paris.

2. Jean-Marie Henriau, fils d'un procureur au Parlement, était né à Paris en 1661 ; docteur de Sorbonne en mars 1701, il avait eu les prieurés de Moucy-le-Neuf et de Beaurain, et n'avait rempli aucune fonction marquante, lorsque Louis XV le nomma au siège de Boulogne en mai 1724 ; il reçut l'abbaye de Valloires en 1735, et mourut le 25 janvier 1738, à soixante-dix-sept ans, laissant ce qu'il possédait au séminaire de son diocèse et à un hôpital qu'il avait fait construire. Saint-Simon écrit *Henriot*.

3. Nous n'avons rien trouvé sur son compte à ce sujet. Lorsqu'il mourut, le duc de Luynes le qualifia de « fort attaché à la saine doctrine » (*Mémoires*, tome II, p. 18).

4. Nous avons déjà rencontré « une chose à la main » dans le tome XV, p. 259, mais pas encore « un homme à la main », au sens de dévoué et prêt à tout.

5. Saint-Simon avait d'abord écrit *dans de c[ouvents]* ; il a surchargé le *c* par une *s* et écrit *couvents* à la suite.

pour mieux dire, loup de Boulogne[1], à la mort de M. de Langle[2]. Rien en tout ne pouvoit être plus parfaitement dissemblable. Heuriau, connu et par conséquent parfaitement méprisé et détesté, y vécut et y mourut en loup[3]. Ce fut un des premiers évêques que le cardinal Fleury[4] voulut sacrer. Il en fit la cérémonie à Fontainebleau dans la Paroisse, au scandale universel[5]. Pour revenir à l'abbé de Lionne, il passa toute sa vie dans la dernière obscurité. Il logeoit à Paris dans son beau prieuré de Saint-Martin-des-Champs[6], où, tous les matins, les vingt dernières années de sa vie, il buvoit, depuis cinq heures du matin jusqu'à midi, vingt et quelquefois vingt-deux pintes d'eau de la Seine, sans se pouvoir passer à moins, outre[7] ce qu'il en

1. Ce diocèse, qui comptait deux-cent soixante-dix-sept paroisses, rapportait environ vingt mille livres à son titulaire.

2. *Langle* surcharge *Bou[logne]*. — Pierre de Langle, né à Évreux, d'une bonne famille de cette ville, le 6 mars 1644, fit ses études au collège de Navarre, où il connut Bossuet; reçu docteur en théologie en 1670, il revint à Évreux et exerça les fonctions de pénitencier, d'official, et de grand vicaire de l'évêque; vers 1690, il fut appelé à Paris comme précepteur du comte de Toulouse, reçut l'abbaye de Saint-Lô en 1694, fut agent général du clergé en 1697, et désigné pour l'évêché de Boulogne en avril 1698. Ses charités innombrables pendant la famine de 1709 le firent adorer de ses diocésains. Il fut un des appelants de la bulle *Unigenitus*, et resta assez confiné dans son diocèse; il mourut le 12 avril 1724, à quatre-vingt-un ans.

3. Il est parlé de M. Henriau dans les *Nouvelles ecclésiastiques* du 23 juin 1730, et, lors de sa mort, le *Mercure* fit son éloge (janvier 1738, p. 187-188). Dans l'Addition n° 537 (notre tome XII, p. 476), Saint-Simon l'a qualifié d' « indigne évêque de Boulogne ».

4. Les mots *le Card. Fleury* surchargent *M. de Torcy* et le commencement d'un autre mot illisible.

5. Le 28 octobre 1724.

6. Ce prieuré, de l'ordre de Saint-Benoît et à la collation de l'abbé de Cluny, avait été fondé par le roi Henri Ier en 1060, à la place d'un ancien monastère du septième siècle détruit naguère par les Normands. C'était un des plus agréables et importants prieurés de France; il valait à son titulaire de quarante à cinquante mille livres de rente. Dom Marrier a écrit son histoire en 1637 en un volume in-4°.

7. *Outre* est en interligne, au-dessus de *sans*, biffé.

avaloit encore à son dîner. Il n'étoit pas fort vieux, et ne laissoit pas d'avoir de l'esprit et des lettres[1].

Gesvres, archevêque de Bourges, obtient la nomination au cardinalat des deux rois de Pologne, Stanislas et électeur de Saxe.

On a vu en son lieu, p. [202][2], en parlant du vieux duc de Gesvres, et de tout ce qu'il fit auprès du Roi contre son fils revenant de Rome pour l'empêcher d'être archevêque de Bourges, quel étoit ce prélat, et combien il étoit en faveur auprès d'Innocent XI, dont il étoit camérier d'honneur, et en espérance de la pourpre romaine, lorsque l'éclat arrivé entre le Roi et le Pape pour la franchise du quartier des ambassadeurs, fit en 1688 rappeler tous les François de Rome, et que l'archevêché de Bourges lui fut donné en récompense des espérances qu'il perdoit, contre l'usage constamment observé jusqu'alors de ne donner les archevêchés qu'à des évêques. Cet abbé, devenu ainsi archevêque de plein saut[3], ne perdit jamais de vue le chapeau qu'il avoit tant espéré. Il avoit conservé à Rome des amis et un commerce secret. Il avoit réussi à s'acquérir l'amitié de Croissy et de Torcy, secrétaires d'État des affaires étrangères. Il avoit accoutumé le Roi à trouver bon qu'il fît de son mieux pour devenir cardinal. La nomination du roi Jacques, qu'il[4] avoit eue d'abord, n'ayant pu réussir[5], il trouva moyen de se faire donner celle de Pologne par le roi Stanislas, dans le court[6] intervalle de son règne[7], et il fut encore assez habile pour

1. Très mêlé au monde littéraire, il fut le premier protecteur de Lesage, auquel il faisait une pension de six cents livres à charge de lui faire connaître la littérature espagnole. C'est lui, dit-on, qui conseilla à Lesage d'emprunter *le Diable boiteux* à Louis Velez de Guevarra, *Crispin rival de son maître* à François de Rojas, et *Gil Blas* aux romans picaresques.

2. Saint-Simon a laissé en blanc l'indication de cette page de son manuscrit ; elle correspond aux pages 410-412 de notre tome VI.

3. Saint-Simon écrit *sault*.

4. Le *qu'* surcharge *n'a[yant]*.

5. Les mots *pu réussir* corrigent *pas réussi*.

6. La première lettre de *court* surcharge un *p* effacé du doigt.

7. Il a raconté cette double intrigue dans le tome XV, p. 168-173.

obtenir la même grâce de l'électeur de Saxe, après qu'il fut remonté sur ce trône[1]. Ce chapeau faisoit toute l'occupation et la vie de l'archevêque de Bourges. On verra qu'il attendit encore des années, qui lui parurent bien longues, et pendant lesquelles il travailla sans cesse à son objet, auquel à la fin il arriva[2].

Languet fait évêque de Soissons, et quelques autres bénéfices donnés.

Le Roi, contre sa coutume de ne donner les bénéfices que les jours qu'il avoit communié le matin, le samedi saint, la veille de la Pentecôte, de l'Assomption[3], de la Toussaint et de Noël, en donna à la mi-janvier de cette année, mais seulement[4] au fils plus que disgracié de corps, de mœurs et d'esprit de son ministre des finances, et à trois favoris de la Constitution. L'abbé Desmaretz[5], qui avoit déjà une grosse abbaye et d'autres bénéfices, eut l'abbaye de Saint-Antoine-aux-Bois[6], et l'abbé de Mont-

1. Dangeau écrit le 15 janvier (tome XV, p. 342) : « On mande de Rome que le roi Auguste a écrit au Pape qu'il donnoit sa nomination pour le cardinalat à l'archevêque de Bourges, qui avoit déja depuis longtemps la nomination du roi Stanislas ». Voyez aussi p. 347 et 348.

2. Nous verrons dans la suite des *Mémoires* (édition 1873, tomes XIII, p. 206-207, et XVI, p. 369) que sa promotion, retardée en 1716 par les intrigues d'Alberoni. n'arriva qu'en 1719.

3. Avant *l'Assomption,* il a biffé *la Toussaint.*

4. Le mot *seulem[t]* a été ajouté en interligne.

5. Pierre Desmaretz, troisième fils du ministre, bachelier de Sorbonne, avait reçu l'abbaye de Saint-Bénigne de Dijon en juillet 1710, et était en cette qualité conseiller né au parlement de Bourgogne ; il eut celle de Saint-Nicolas-aux-Bois en janvier 1715, celle de Montebourg, au diocèse de Coutances en avril 1758, et mourut à Paris le 25 avril 1771, âgé de quatre-vingt-quatre ans. C'est lui qui loua en 1750 à Saint-Simon la maison de la rue de Grenelle où celui-ci mourut en 1755. — Ici, notre auteur écrit *des Marests.* — On trouvera à l'Appendice, n° I, quelques documents relatifs à cet ecclésiastique et à ses bénéfices.

6. Il faut lire Saint-Nicolas-aux-Bois, au diocèse de Laon, et non Saint-Antoine, qui n'existe pas ; c'est Dangeau (p. 340) qui a induit Saint-Simon en erreur. — Cette abbaye était vacante par la mort du cardinal d'Estrées, comme on l'a vu dans notre tome XXV, p. 164.

bazon[1] la riche abbaye du Gard, près de Metz, de plus de cinquante mille livres de rente[2]. Le cardinal de Rohan s'étoit enfin trop entièrement vendu au P. Tellier, et ce Père avoit encore trop besoin de lui, pour ne se le pas assurer de plus en plus. Languet[3], de la plus nouvelle et petite robe du parlement de Dijon[4], qui étoit aumônier de Mme la duchesse de Bourgogne, et que je voyois sans cesse dans les antichambres des dames du palais[5], eut l'évêché de Soissons[6], où il fit bientôt après parler de son zèle pour la Constitution. Le frère d'Argenson[7], si nécessaire dans

1. Armand-Jules de Rohan, fils du prince de Guémené, dit l'abbé de Montbazon, naquit le 10 février 1695; abbé du Gard en 1715, de Gorze en 1720, et chanoine de Strasbourg, il fut nommé d'emblée en mai 1722 archevêque-duc de Reims, sans avoir passé par un autre diocèse; il mourut le 28 août 1762.

2. Saint-Simon se trompe en plaçant l'abbaye du Gard près de Metz ; nous avons vu dans le tome XXIV, p. 79, que cette abbaye était du diocèse d'Amiens et ne valait que onze mille livres. Saint-Simon a fait confusion avec celle de Gorze, que l'abbé de Montbazon eut cinq ans plus tard, et qui est voisine de Metz et rapportait environ cinquante mille francs. L'abbaye du Gard était vacante par la mort de l'évêque de Soissons Brûlart de Sillery (notre tome XXV, p. 137).

3. Jean-Joseph Languet de Gergy : tome XVIII, p. 117.

4. La famille Languet était en effet bourguignonne et originaire du village de Vitteaux. Un de ses membres, Hubert Languet, avait été, au seizième siècle, un savant et un écrivain connu ; le père du nouvel évêque fut longtemps procureur général au parlement de Dijon. On peut voir sur cette famille un mémoire de 1712 dans le Cabinet d'Hozier, vol. 206, dossier LANGUET, fol. 2, le Dossier bleu 10261 au Cabinet des titres, vol. 382, le *Mercure* de mai 1710, p. 164-169, et les *Mémoires de Sourches*, tome VIII, p. 299 note.

5. Déjà dit au tome XVIII, p. 117.

6. *Dangeau*, tome XV, p. 341.

7. François-Élie de Voyer de Paulmy, dit l'abbé d'Argenson, né le 22 septembre 1656, d'abord prieur de Saint-Nicolas de Poitiers, docteur de Sorbonne en février 1686, avait eu la place de doyen du chapitre de Saint-Germain-l'Auxerrois en janvier 1694 ; nommé évêque de Dol en avril 1702, le Roi lui avait donné en novembre 1706 l'abbaye de Saint-Pierre de Preuilly ; il passa à l'archevêché d'Embrun en janvier 1715, fut nommé conseiller d'État d'église en mars 1719, fut tranféré à l'archevêché de Bordeaux en juin 1720 et reçut en même

[*Add. St S. 1188*] Paris et, à l'oreille du Roi, aux jésuites, passa du triste évêché de Dol[1] à l'archevêché d'Embrun[2], vacant par la mort de Brûlart Genlis[3], le plus ancien des archevêques, et Dol fut donné au fils de Sourches, qui pourrissoit aumônier du Roi en grand mépris[4].

Mort et caractère de la duchesse de Nevers; infructueuse malice de Monsieur le Prince.

La duchesse de Nevers[5] mourut en ce temps-ci[6]. On a assez fait connoître quelle elle étoit, et le duc de Nevers son mari, p. 602 et 3[7], pour n'avoir ici besoin que d'une addition légère. Peu de femmes l'avoient surpassée en beauté. La sienne étoit de toutes les sortes, avec une singularité qui charmoit[8]. On ne se pouvoit lasser de lui entendre raconter les aventures de ses voyages d'Italie[9].

temps l'abbaye de Notre-Dame du Relecq; il mourut le 25 octobre 1728.

1. Il a été parlé de l'évêché de Dol dans le tome VI, p. 303.

2. L'archevêché d'Embrun qui comprenait deux cent seize paroisses, rapportait à son titulaire trente mille livres de revenu annuel.

3. Charles Brûlart de Genlis, né en 1628, d'abord aumônier du Roi, abbé de Joyenval au diocèse de Chartres en août 1649, fut nommé archevêque d'Embrun en 1668, et mourut dans cette ville le 3 novembre 1714. Saint-Simon l'appellera dans la suite des *Mémoires* (tome XVII de 1873, p. 55) « Un des plus saints et des plus résidents évêques » de France ; mais l'intendant de Dauphiné, dans son Mémoire de 1700, prétend qu'il s'absorbe dans des études absurdes. Son frère Hardouin Brûlart, chevalier de Genlis, lui fit une donation le 27 mars 1694 (Archives nationales, reg. Y 263, fol. 48 v°).

4. Jean-Louis de Bouschet, abbé de Sourches, né en 1669, abbé de Troarn en 1690, aumônier du Roi en 1699, fut nommé évêque de Dol en janvier 1715 et mourut dans cette ville le 23 juin 1748. Dans sa notice sur les Sourches (notre tome XIII, p. 349), Saint-Simon l'a traité de « très homme de bien, grand pied plat,..... incrusté de Saint-Sulpice », et a raconté sur lui plusieurs anecdotes assez ridicules. Selon le Chansonnier (ms. Fr. 12694, p. 511), on l'appelait « l'abbé Souche », parce qu'il était en effet fort épais.

5. Diane-Gabrielle Damas de Thiange : notre tome X, p. 147.

6. Le 11 janvier, à cinquante neuf ans : *Dangeau*, p. 340.

7. Ces pages du manuscrit correspondent aux pages 386-395 de notre tome XIV.

8. Cependant elle ne ressemblait pas à sa mère, qui, elle aussi, avait été fort belle (*Souvenirs de Mme de Caylus*, édition Raunié, p. 67).

9. Tome XIV, p. 393.

Monsieur le Prince avoit été extrêmement amoureux d'elle. Il voulut lui donner une fête sous un autre prétexte, et c'étoit l'homme du monde qui s'y entendoit le mieux[1]. Mais, comme il n'étoit pas moins malin qu'amoureux, il imagina d'engager M. de Nevers de faire les vers de la pièce qui devoit être le principal divertissement de la fête, et dont toute la galanterie étoit pour Mme de Nevers. Il le cajola si bien que M. de Nevers lui promit de faire ces vers, et il y réussit au delà des espérances de Monsieur le Prince. Il prépara donc sa fête, dans le double plaisir de plaire à sa dame et de se moquer du mari. Celui-ci, tout jaloux, tout Italien, tout plein d'esprit qu'il fût, n'avoit pas conçu le plus léger soupçon de cette fête, quoiqu'il n'ignorât pas l'amour de Monsieur le Prince. Quatre ou cinq jours avant celui[2] de la fête, il découvrit de quoi il s'agissoit; il n'en dit mot, et partit le lendemain pour Rome avec sa femme, où il demeura longtemps[3], et à son tour se moqua bien de Monsieur le Prince. Mme de Nevers à plus de soixante ans[4] étoit encore parfaitement belle, lorsqu'elle mourut d'une maladie fort courte. Depuis qu'elle étoit veuve, elle étoit devenue fort avare[5], et ne quittoit plus la duchesse du Maine[6].

1. Saint-Simon a déjà raconté plus brièvement l'anecdote qui va suivre lorsqu'il a fait le portrait d'Henri-Jules de Condé (tome XVII, p. 241-242), mais sans nommer Mme de Nevers.

2. Le commencement de ce mot surcharge *la*.

3. C'était son habitude de partir pour l'Italie impromptu, sans prévenir personne, pas même sa femme ni ses gens, que lorsqu'on était en route.

4. Dangeau dit qu'elle n'avait que cinquante-neuf ans, ce qui est exact.

5. Mme de Maintenon écrivait à Mme des Ursins en mai 1707, aussitôt après le veuvage de la duchesse de Nevers (recueil Bossange, tome I, p. 126) : « Tous nos princes..... pressent le Roi pour une grosse pension, prétendant que cette belle veuve est à l'aumône ; d'autres assurent qu'on n'a rien trouvé dans le palais Mazarin et qu'elle en a détourné seize cent mille francs. »

6. On trouvera à l'Appendice, n° II, un plan de conduite pieuse et de vie spirituelle que le duc du Maine traça pour elle en juin 1711.

Chute de la princesse des Ursins.

On a vu que la princesse des Ursins s'étoit enfin perdue avec le Roi et Mme de Maintenon[1]. Le Roi ne lui avoit pu pardonner l'audace de sa souveraineté, l'obstacle que son opiniâtreté, voilée de celle qu'elle inspiroit au roi d'Espagne, avoit mis si longtemps à sa paix, malgré tout ce que le Roi avoit pu faire, et qui ne[2] vint à bout de faire abandonner cette folie, qu'aucun[3] des alliés n'avoit voulu écouter, qu'en lui déclarant enfin qu'il l'abandonneroit à ses propres forces. Le Roi avoit vivement senti la frayeur que le roi d'Espagne ne l'épousât, et ensuite l'autorité sans voile et sans borne qu'elle avoit prise sur le roi d'Espagne, dans la solitaire captivité où elle le retenoit au palais de Medina-Celi[4]. Enfin le Roi se sentit piqué jusqu'au fonds de l'âme du mariage de Parme, négocié et conclu sans lui en avoir donné la moindre participation[5]. Roi partout, et dans sa famille plus que partout ailleurs, s'il étoit possible, il n'étoit pas accoutumé à voir marier ses enfants en étranger. Le choix en soi ne lui pouvoit plaire, et la manière y ajouta tout. Mme de Maintenon, qui, comme on l'a vu, n'avoit jamais soutenu et porté Mme des Ursins au point d'autorité et de puissance où elle étoit parvenue que pour régner par elle en Espagne[6], ce qu'elle ne pouvoit espérer par les ministres, sentit vivement l'affranchissement de son joug, par l'indépendance entière dont elle gouverna depuis la mort de la reine, et l'abus qu'elle faisoit avec si peu de ménagement de toute la confiance du roi d'Espagne. Elle fut encore plus sen-

1. Notre tome XXIV, p. 213 et suivantes.
2. *Ne* corrige ici *n'en*.
3. Le *qu'* surcharge un *de*.
4. Tome XXIV, p. 214 et suivantes.
5. Saint-Simon exagère encore ici le mécontentement de Louis XIV, à propos du mariage de son petit-fils avec la princesse de Parme ; les correspondances publiées dans l'Appendice de notre tome XXIV, notamment p. 447 et 448, montrent qu'il en fut informé en temps voulu et qu'il n'y fit pas d'opposition.
6. Nos tomes XI, p. 226 et suivantes, et XII, p. 19.

sible que le Roi à la frayeur de la voir reine d'Espagne, elle qui avoit manqué par deux fois sa déclaration de reine de France, si positivement promise. Enfin la souveraineté, qui la laissoit si loin derrière Mme des Ursins, l'avoit rendue son ennemie, et le mariage de Parme, fait à l'entier insu du Roi et d'elle, ne lui laissoit plus d'espérance d'influer sur l'Espagne par la princesse des Ursins. La perte de celle-ci fut donc conclue entre le Roi et Mme de Maintenon[1], mais d'une manière si secrète, devant et depuis[2], que je n'ai connu personne qui ait pénétré de

1. Ceci ne s'accorde guère avec les lettres qu'adressait à cette même époque Mme de Maintenon à la princesse, ou bien il faudrait supposer à la confidente du grand roi un comble de duplicité qui n'est point dans ses habitudes. A une lettre du 8 décembre, dans laquelle la princesse (recueil Bossange, tome IV, p. 525) lui faisait part des bruits qui couraient qu'on voulait se défaire d'elle, elle répondait (*ibidem*, tome III, p. 159-160) : « Il faudroit qu'on fût insensé en ce pays-ci (en France), si on desiroit, Madame, se défaire de vous. Sans compter ce qu'on y perdroit, qui est-ce qui y gagneroit ? A-t-on quelqu'un de plus éclairé, de plus raisonnable et de plus françois que vous pour mettre auprès du roi Catholique ? »

2. Il n'est pas possible d'imputer à la cour de France la disgrâce de Mme des Ursins, ni même de soupçonner Louis XIV de s'en être fait le complice, pas plus que Mme de Maintenon. La passion égare encore une fois de plus ici notre auteur. Les documents qu'on trouvera ci-après à l'Appendice, n° III, l'établissent sans conteste. D'ailleurs, dès 1886, dans un article du *Correspondant*, puis, en 1890 et 1896, dans *l'Espagne après la paix d'Utrecht*, p. 329-349, et dans *la Coalition de 1701*, tome II, p. 425 et suivantes, le marquis de Courcy avait démontré que le renvoi de la princesse ne fut pas préparé entre Philippe V et Louis XIV. Depuis, M. Émile Bourgeois, en publiant les *Lettres intimes d'Alberoni au comte Rocca*, a apporté des documents nouveaux qui sont loin de confirmer la thèse contraire. C'était aussi le sentiment de Chéruel (*Saint-Simon considéré comme historien de Louis XIV*, p. 520 ; voyez-ci après aux Additions et Corrections). Cependant, au moment même, dans les milieux français et étrangers, on crut que le coup de théâtre de Jadraque avait été « concerté » (*Gazette d'Amsterdam*, 1715, n° VII) ; on prétendit même que la reine avait en mains une lettre de cachet du roi Philippe V pour exiler la princesse (*ibidem*, Extraordinaire VII, correspondance de Paris). Le marquis de Franclieu, qui se trouvait alors en Espagne, raconte que

qui ils se servirent, ni ce qu'ils firent pour l'exécuter. Il est de la bonne foi d'avouer ses ténèbres, et de ne donner pas des fictions et des inventions à la place de ce qu'on ignore[1]. Il faut raconter l'événement avec exactitude, et

la reine agit sur les conseils d'Alberoni (*Mémoires*, p. 114-116). D'autre part, le duc de Luynes a inséré dans ses *Mémoires* à plusieurs reprises (tomes II, p. 134 et suivantes, et 156, X, p. 418-420, et XV, p. 423 ; voyez aussi une note du même duc dans le *Journal de Dangeau*, tome V, p. 344) des particularités très précises sur l'événement lui-même, qu'il tenait de témoins presque oculaires, comme le prince de Chalais, neveu de Mme des Ursins, le prince de Grimberghen (ex-comte d'Albert), et la duchesse de Saint-Pierre, sœur de Torcy, dame d'honneur et confidente de la reine Farnèse ; mais, tandis que Chalais prétendait que la reine avait agi sans le consentement, même tacite, de Philippe V, Mme de Saint-Pierre et Grimberghen soutenaient que le roi, non seulement avait acquiescé, mais y avait engagé sa future épouse. En résumé, ce point reste à élucider ; mais jusqu'à présent aucun document n'a pu faire supposer que Louis XIV y ait eu aucune part. Le dernier état de la question a été exposé par Mgr Baudrillart, dans la remarquable étude qu'il lui a consacrée (*Philippe V et la cour de France*, tome I, p. 609 et suivantes).

1. Cet aveu d'ignorance est bien remarquable, en ce sens qu'il prouve que Torcy, ministre des Affaires étrangères de France, n'eut aucune connaissance de ce qui allait se passer, puisque Saint-Simon, qui, comme on le sait, eut plus tard communication par lui-même de tous ses papiers, n'y trouva (il le dit implicitement) aucun indice qui pût l'éclairer. Dans la suite des *Mémoires*, tome XVI de 1873, p. 411, et ci-après, p. 114, il dira que la connivence des deux rois lui avait été certifiée par le maréchal de Brancas, qui avait appris ce détail du chevalier de Marcieu, lequel le tenait d'Alberoni. La lettre par laquelle Madame fit part de l'événement à la raugrave Louise (*Correspondance*, recueil Jæglé, tome II, p. 225-226), n'est que l'écho des récits qui parvinrent à la cour de France dans les premiers jours de janvier. Il en est de même de ce que dit de la scène de Jadraque le président Hénault (*Mémoires*, édition Rousseau, p. 180-181), qui le tenait du chevalier de Bourk. Cependant on s'attendait de tous côtés à la chute prochaine de la princesse, et Dangeau s'est fait l'écho des bruits qui couraient alors dans le public (tome XV, p. 318). Si l'on en croit un passage d'une lettre de Torcy au duc de Saint-Aignan, datée du 28 janvier 1715 (vol. *Espagne* 244, fol. 80), on y comptait si bien en Angleterre, que la princesse de Galles aurait dit, plus de quinze jours avant qu'on pût connaître l'événement à Londres, que Mme des Ursins allait être chassée.

ne donner après ses courtes réflexions que pour ce qu'elles peuvent valoir[1].

La reine d'Espagne s'avançoit vers[2] Madrid, avec ce qui avoit été la recevoir aux frontières, d'équipages, de maison et de gardes du roi d'Espagne[3]. Alberoni étoit à sa suite depuis Parme et le duc de Saint-Aignan depuis le lieu où il l'avait jointe en France. La princesse des Ursins avoit pris auprès d'elle la charge de camarera-mayor, comme elle l'avoit auprès de la feue reine, et avoit nommé toute sa maison, qu'elle avoit remplie de ses créatures, hommes et femmes. Elle n'avoit eu garde de quitter le roi de loin; ainsi elle le suivit à Guadalajara[4], petite ville appartenante[5] au duc del Infantado[6], qui y a fait un panthéon[7] aux [Add St-S. 1189]

1. Peut-être Saint-Simon a-t-il tort d'imaginer un mystère dans les motifs d'une révolution intérieure du palais royal d'Espagne qui nous paraît aujourd'hui assez simple à expliquer. Il semble que Louis XIV ne mit point d'obstacle à la disgrâce de Mme des Ursins : cela n'était point en son pouvoir. Il témoigna, du moins, beaucoup de ménagements à la favorite exilée, lors de son passage en France. Quant au duc de Saint-Aignan, rien, dans les instructions qui lui furent remises à son départ de la cour, ne permet de croire qu'une mission secrète lui avait été confiée de discréditer la camarera-mayor auprès d'Élisabeth Farnèse. Cette princesse arriva évidemment très mal disposée contre la princesse des Ursins, dont la toute-puissance sur l'esprit de Philippe V ne pouvait manquer d'éveiller la jalousie d'une femme. D'ailleurs, sous son aspect timide, la nouvelle reine cachait une grande volonté et le sentiment très vif de son autorité, qui se manifestèrent dès avant la scène de Jadraque. Elle y fut sans aucun doute préparée par les conseils d'Alberoni, qui caressait déjà l'espoir de devenir son premier ministre, et par ceux de la reine douairière, qui ne pardonnait ni à Orry, ni à Mme des Ursins sa relégation en France. Les documents que nous publierons en appendice corroborent cette opinion.

2. Le *v* de *vers* surcharge un *a*.

3. Le marquis de Courcy a donné dans *L'Espagne après la paix d'Utrecht* (p. 348 et suivantes), un récit très exact de tous ces événements; Saint-Simon les apprécie d'ailleurs justement.

4. Notre tome XX, p. 141, note 10.

5. Il y a bien *appartenante*, au féminin, dans le manuscrit.

6. Jean-de-Dieu de Silva Mendoza: tome VIII, p. 117.

7. C'est-à-dire un tombeau pour sa famille.

Cordeliers beaucoup plus petit que celui de l'Escurial, sur le même modèle, et qui, pour la richesse et l'art, ne lui cède guères en beauté ; j'aurai lieu d'en parler ailleurs[1]. Guadalajara est sur le chemin de Madrid à Burgos, par conséquent de France, à peu près de distance de Madrid quelque chose de plus que de Paris à Fontainebleau. Le palais qu'y ont les ducs de l'Infantade[2] est vaste, beau, bien meublé, et en est habité quelquefois. Ce fut jusque là que le roi d'Espagne voulut s'avancer, et dans la chapelle de ce palais qu'il résolut de célébrer son mariage, quoique il l'eût été, comme on l'a vu[3], à Parme par procureur. Le voyage fut ajusté des deux côtés, de façon que le roi n'arriva à Guadalajara que la surveille[4] de la reine[5]. Il fit ce petit voyage accompagné de ceux que la princesse des Ursins avoit mis auprès de lui, pour lui tenir toujours compagnie et n'en laisser approcher qui que ce soit[6]. Elle suivoit dans son carrosse pour arriver en même temps, et, dès en arrivant, le roi s'enfermoit seul avec elle, et ne voyoit plus personne jusqu'à son coucher. Les retardements des chemins et de la saison avoient conduit à Noël. Ce fut le 22 décembre[7] que le roi d'Espagne arriva à Guadalajara. Le lendemain 23 surveille de Noël, la princesse des Ursins partit avec une très légère suite pour

1. Il en reparlera en effet dans la suite des *Mémoires*, tome XVII de 1873, p. 429.

2. Saint-Simon a écrit ici, contre son habitude, *de l'Infantade*, à la française.

3. Tome XXV, p. 94.

4. Dans *surveille*, l'on voit que *sur* a été ajouté en interligne.

5. Élisabeth Farnèse arriva le 24 décembre au soir à Guadalajara ; Philippe V y était entré le matin même, ayant quitté, la veille, Madrid avec le prince des Asturies et passé la nuit dans le bourg d'Alcala (*Gazette*, p. 29, et ci-après, p. 431).

6. Les quatre ou cinq hommes dont il a parlé (tome XXIV, p. 217-218), comme étant les *recreadores* du roi.

7. Le quantième *22*, corrige *23*, dans le manuscrit ; plus loin *23*, corrige *24* ; mais ces dates, comme nous l'avons vu, méritent encore une nouvelle correction : ci-dessus, note 5.

aller à sept lieues plus loin à une petite villette[1] nommée Jadraque[2], où la reine devoit coucher ce même soir. Mme des Ursins comptoit aller jouir de toute la reconnoissance de la grandeur inespérable qu'elle lui procuroit, passer la soirée avec elle, et l'accompagner le lendemain dans son carrosse à Guadalajara[3]. Elle trouva à Jadraque la reine arrivée ; elle mit pied à terre en un logis qu'on lui avoit préparé vis-vis et tout près de celui de la reine. Elle étoit venue en grand habit de cour et parée. Elle ne fit que se rajuster un peu, et s'en alla chez la reine. La froideur et la sécheresse de sa réception la surprit d'abord extrêmement; elle l'attribua d'abord à l'embarras de la reine, et tâcha de réchauffer cette glace. Le monde cependant s'écoula par respect pour les laisser seules. Alors la conversation commença. La reine ne la laissa pas continuer, se mit incontinent sur les reproches, qu'elle lui manquoit de respect par l'habillement[4] avec lequel elle paroissoit devant elle, et par ses manières. Mme des Ursins, dont l'habit était régulier, et qui, par ses manières respectueuses et ses discours propres à ramener la reine, se croyoit bien éloignée de mériter cette sortie de sa part, fut étrangement surprise et voulut s'excuser; mais voilà tout aussitôt la reine aux paroles offensantes, à s'écrier, à appeler, à demander des officiers des gardes, et à commander avec injure à Mme des Ursins de sortir de sa présence. Elle[5] voulut parler et se défendre des reproches qu'elle recevoit; la reine, redoublant de furie et de me-

1. Notre auteur s'est déjà servi de ce diminutif : tome XX, note 6.

2. Jadraque est, en Nouvelle-Castille, une ville d'un peu plus de quinze cents habitants de la province de Guadalajara, dans le district de Siguenza, sur la route de Madrid à Saragosse, dans une riche région parcourue par le Hénarès. On disait aussi Xadraque et Saint-Simon écrit *Quadraqué*.

3. Le manuscrit ne porte ici par mégarde que *Gualajara*.

4. L'*h* d'*habillem*t surcharge *son*.

5. Saint-Simon avait écrit *En* [*vain*] *voulut-elle*, en oubliant *vain*, il a corrigé *en* en *elle* et biffé *elle* après *voulut*.

naces, se mit à crier qu'on fît sortir cette folle de sa présence et de son logis, et l'en fit mettre dehors par les épaules[1]. A l'instant elle appelle Amezaga[2], lieutenant des gardes du corps. qui commandoit le détachement qui étoit auprès d'elle, et en même temps l'écuyer qui commandoit ses équipages; ordonne au premier d'arrêter Mme des Ursins et de ne la point quitter qu'il ne l'eût mise dans un carrosse avec deux officiers des gardes sûrs et une quinzaine de gardes autour du carrosse; au second, de faire sur-le-champ venir un carrosse à six chevaux et deux ou trois valets de pied, de faire partir sur l'heure la princesse des Ursins vers Burgos et Bayonne, et de ne se point arrêter. Amezaga voulut représenter à la reine qu'il n'y avoit que le roi d'Espagne qui eût le pouvoir qu'elle vouloit prendre; elle lui demanda fièrement s'il n'avoit pas un ordre du roi d'Espagne de lui obéir en tout, sans réserve et sans représentation. Il étoit vrai qu'il l'avoit[3], et que qui que ce fût n'en savoit rien. Mme des Ursins fut donc arrêtée à l'instant et mise en carrosse avec une de ses femmes de chambre, sans avoir eu le temps de changer d'habit ni de coiffure, de prendre aucune précaution contre le froid, d'emporter ni[4] argent ni aucune autre chose, ni elle ni sa femme de chambre, et sans aucune sorte de nourriture dans son carrosse, ni

1. Voyez dans l'*Espagne après la paix d'Utrecht*, p. 333-334, le récit tout différent de cette scène donné par Alberoni, et aussi les diverses relations reproduites ci-après à l'Appendice, n° III.

2. Joseph-Antoine Hurtado de Amezaga, avait été nommé colonel de cavalerie en décembre 1704. Fait gouverneur de Malaga en novembre 1706, puis de Panama en mai 1709, chevalier d'Alcantara du mois de janvier 1710, il était en 1715 premier lieutenant des gardes du corps. Il eut peu après le commandement en chef de l'Estramadure, et mourut à Badajoz en novembre 1716. Sa veuve fut faite en janvier 1717 gouvernante du futur infant. — Saint-Simon écrit *Amenzaga*.

3. L'existence de cet ordre est confirmée par une correspondance de Paris dans la *Gazette d'Amsterdam*, n° IX.

4. Notre auteur avait d'abord écrit *n'y*; puis il a biffé l'apostrophe.

chemise, ni quoi que ce soit pour changer ou se coucher. Elle fut donc embarquée ainsi avec les deux officiers des gardes qui se trouvèrent prêts dans le moment ainsi que le carrosse, elle en grand habit et parée comme elle étoit sortie de chez la reine. Dans ce très court tumulte, elle voulut envoyer à la reine, qui s'emporta de nouveau de ce qu'elle n'avoit pas encore obéi, et la fit partir à l'instant. Il étoit lors près de sept heures du soir, la surveille de Noël, la terre toute couverte de glace et de neige, et le froid extrême et fort vif et piquant, comme il est toujours en Espagne. Dès que la reine sut la princesse des Ursins hors de Jadraque, elle écrivit au roi d'Espagne par un officier des gardes qu'elle dépêcha à Guadalajara[1]. La nuit étoit si obscure qu'on ne voyoit qu'à la faveur de la neige.

Il n'est pas aisé de se représenter l'état de Mme des Ursins dans ce carrosse. L'excès de l'étonnement et de l'étourdissement prévalut d'abord et suspendit tout autre sentiment; mais bientôt la douleur, le dépit, la rage et le désespoir se firent place. Succédèrent à leur tour les tristes et profondes réflexions sur une démarche aussi violente et aussi inouïe, d'ailleurs si peu fondée en cause, en raisons, en prétextes même les plus légers, enfin en autorité, et sur l'impression qu'elle alloit faire à Guadalajara, et de là les espérances en la surprise du roi d'Espagne, en sa colère, en son amitié et sa confiance pour elle, en ce groupe[2] de serviteurs si attachés à elle dont elle l'avoit environné, qui se trouveroit si intéressé à exciter le roi en sa faveur[3]. La longue nuit d'hiver se

1. C'est l'abbé Alberoni qu'Élisabeth dépêcha à Philippe V pour lui rendre compte de son coup d'autorité (le chevalier du Bourk à Torcy, Madrid, 30 décembre 1714, Affaires étrangères, vol. *Espagne* 234, fol. 149, et la lettre d'Alberoni au duc de Parme du 25 décembre, ci-après, Appendice, p. 440).

2. Saint-Simon avait d'abord écrit *grop*, qu'il a corrigé en *group*, suivant son orthographe habituelle.

3. Ses deux neveux Chalais et Lanti, puis le prince de Robecq et le marquis de Crèvecœur.

passa ainsi tout entière, avec un froid terrible, rien pour s'en garantir, et tel que le cocher en perdit une main. La matinée s'avança; nécessité fut de s'arrêter pour faire repaître les chevaux; mais, pour les hommes, il n'y a quoi que ce soit dans les hôtelleries d'Espagne, où on vous indique seulement où se vend chaque chose dont on a besoin. La viande est ordinairement vivante, le vin[1] épais, plat et violent; le pain se colle à la muraille; l'eau souvent ne vaut rien; de lits, il n'y en a que pour les muletiers; en sorte qu'il faut tout porter avec soi, et Mme des Ursins ni ce qui étoit avec elle n'avoient chose quelconque. Les œufs, où elle en put trouver, furent[2] leur unique ressource, et encore à la coque, frais ou non, pendant toute la route[3]. Jusqu'à cette repue[4] des chevaux, le silence avoit été profond et non interrompu. Là il se rompit. Pendant toute cette longue nuit, la princesse des Ursins avoit eu le loisir de penser aux propos qu'elle tiendroit, et à composer son visage. Elle parla de son extrême surprise, et de ce peu qui s'étoit passé entre la reine et elle. Réciproquement, les deux officiers des gardes, accoutumés comme toute l'Espagne à la craindre et à la respecter plus que leur roi, lui répondirent ce qu'ils purent du fonds de cet abîme d'étonnement dont ils n'étoient pas encore revenus. Bientôt il fallut atteler et partir. Bientôt aussi la princesse des Ursins trouva que le secours qu'elle espéroit du roi d'Espagne tardoit bien à lui arriver. Ni repos, ni vivres, ni de quoi se déshabiller jusqu'à Saint-

1. Le mot *vin* remplace peut-être *vie*, dont on devine encore la dernière lettre.

2. Notre auteur s'est repris avant d'écrire *furent*; il devait avoir d'abord mis *fut l[eur]*.

3. Il tenait sans doute tous ces détails de Mme des Ursins elle-même, dans les conversations qu'il eut avec elle pendant son séjour à Paris : ci-après, p. 181-182 et 259.

4. Ce mot, qui signifie action de repaître ou de faire repaître, n'est pas admis par le *Dictionnaire de l'Académie française*; on en trouve des exemples de Villon, de Scarron et de Tallemant des Réaux.

Jean-de-Luz[1]. A mesure qu'elle s'éloignoit, que le temps couloit, qu'il ne lui venoit point de nouvelles, elle comprit qu'elle n'avoit plus d'espérances à former. On peut juger quelle rage succéda dans une femme aussi ambitieuse, aussi accoutumée à régner publiquement, aussi rapidement et indignement précipitée du faîte de la toute-puissance par la main qu'elle avoit elle-même choisie pour être le plus solide appui de la continuation et de la durée de toute sa grandeur. La reine n'avoit point répondu aux deux dernières lettres que Mme des Ursins lui avoit écrites[2]; cette négligence affectée lui avoit dû être de mauvais augure ; mais qui auroit pu imaginer un traitement aussi étrange et aussi inouï ? Ses neveux, Lanti et Chalais, qui eurent permission de l'aller joindre, achevèrent de l'accabler[3]. Elle fut fidèle à elle-même. Il ne lui échappa ni larmes, ni regrets, ni reproche, ni la plus légère foiblesse ; pas une plainte, même du froid excessif, du dénûment entier de toutes sortes de besoins, des fatigues extrêmes

1. Partie de Jadraque dans la soirée du 23 décembre, Mme des Ursins ne passa à Burgos que le 4 janvier et arriva seulement le 13 à Saint-Jean-de-Luz, où elle put enfin s'arrêter ; elle avait eu en route plusieurs accès de fièvre (lettres de Pachau à M. de Torcy, 14 et 21 janvier, vol. *Espagne* 238, fol. 63 et 83 v° ; *Madame des Ursins et la succession d'Espagne*, correspondances publiées par le duc de la Trémoïlle, tome VI, p. 286). Une légère indisposition la força à séjourner à Aranda de Duero (*Gazette d'Amsterdam*, Extraordinaire IX). De Tolosetta, le 10 janvier, elle adressa à Torcy un mémoire justificatif pour le Roi, ainsi qu'un paquet pour Mme de Maintenon (recueil la Trémoïlle, p. 279-281 et 287, et ci-après, p. 451).

2. C'est une erreur : le marquis de Courcy (*l'Espagne après la paix d'Utrecht*, p. 324-325) a publié le texte d'une lettre très cordiale de la reine à la princesse datée du 20 décembre, trois jours avant le renvoi.

3. Il faut lire dans l'ouvrage du marquis de Courcy (p. 326-328) le récit des efforts tentés par les deux neveux de la princesse auprès de Philippe V pour lui faire adoucir la rigueur des ordres de la reine, leur réussite d'abord, puis la révocation de ces adoucissements dès que la reine fut parvenue auprès du roi, et la confirmation des premiers ordres.

d'un pareil voyage. Les deux officiers qui la gardoient à vue n'en sortoient point d'admiration. Enfin elle trouva la fin de ses maux corporels et de sa garde à vue à Saint-Jean-de-Luz, où elle arriva le 14 janvier, et où elle trouva enfin un lit, et d'emprunt de quoi se déshabiller, et se coucher, et manger. Là elle recouvra sa liberté. Les gardes, leurs officiers et le carrosse qui l'avoit amenée s'en retournèrent; elle demeura avec sa femme de chambre et ses neveux. Elle eut loisir de penser à ce qu'elle pouvoit attendre de Versailles. Malgré la folie de sa souveraineté si longuement poussée[1], et sa hardiesse d'avoir fait le mariage du roi d'Espagne sans la participation du Roi, elle se flatta de trouver encore des ressources dans une cour qu'elle avoit si longuement domptée. Ce fut de Saint-Jean-de-Luz qu'elle dépêcha un courrier chargé de lettres pour le Roi, pour Mme de Maintenon, pour ses amis. Elle y rendit brèvement[2] compte du coup de foudre qu'elle venoit d'essuyer, et demandoit la permission de venir à la cour pour y rendre compte plus en détail. Elle attendit le retour de son courrier en ce premier lieu de liberté et de repos, qui par lui-même est fort agréable[3]. Mais, ce

1. Malgré son échec à Utrecht, elle n'avait pas cependant abandonné son idée de se créer une souveraineté indépendante, et elle avait obtenu de Philippe V des lettres patentes érigeant pour elle les terres de Roses et de Cardone, en Catalogne, en principauté souveraine, qu'il signa dès qu'il apprit la scène de Jadraque, mais qu'il annula le lendemain ; cette érection était déjà décidée depuis quelque temps (Courcy, *l'Espagne après la paix d'Utrecht*, p. 326-327 ; Saint-Aignan à Torcy, 4 mars, vol. *Espagne* 239, fol. 104).

2. Saint-Simon, nous l'avons déjà vu (notre tome XIX, p. 246), a l'habitude d'écrire *brèvement*, et non *brièvement*.

3. Le Roi et Torcy répondirent dès le 21 janvier à la princesse : Louis XIV n'hésita pas à lui écrire un billet de sa main affectueux et sympathique, mais réservé, et lui fit dire par son ministre que c'était lui-même qui voulait l'entendre, puisque c'était lui qui l'avait envoyée en Espagne (recueil la Trémoïlle, p. 290-291). De son côté, Mme de Maintenon lui écrivait dès le 12 janvier (recueil Bossange, tome III, p. 163) : « Je ne sais ce qu'il y a eu de plus vif en moi de la douleur de

premier courrier parti, elle le fit suivre par Lanti chargé de lettres écrites moins à la hâte et d'instructions, qui vit le Roi dans son cabinet à Versailles le dernier janvier, avec lequel il ne demeura que quelques moments[1]. On sut par lui que, dès que Mme des Ursins eut dépêché son premier courrier, elle avoit envoyé à Bayonne faire des compliments à la reine douairière d'Espagne, qui ne voulut pas les recevoir. Que de cruelles mortifications à la chute du trône! Revenons maintenant à Guadalajara.

L'officier des gardes que la reine y dépêcha avec une lettre pour le roi d'Espagne, dès que la princesse des Ursins fut hors de Jadraque, trouva le roi qui s'alloit bientôt coucher. Il parut ému, fit une courte réponse à la reine, et ne donna aucun ordre. L'officier repartit sur-le-champ. Le singulier est que le secret fut si bien gardé, qu'il ne transpira que le lendemain sur les dix heures du matin[2]. On peut penser quelle émotion saisit toute la cour, et les divers mouvements de tout ce qui se trouva à Guadalajara. Personne toutefois n'osa parler au roi, et on

votre état à l'étonnement de ce qui vous arrive. Il y a longtemps que vous me prépariez à une retraite, et je n'en étois point surprise; mais je vous avoue que je n'aurois jamais cru que vous eussiez quitté l'Espagne comme une criminelle. Il faut se taire, Madame, quand nos malheurs nous viennent par ceux que Dieu a faits nos maîtres. J'espère que vous me ferez bien la justice de ne pas me croire insensible à ce que vous souffrez. » Cependant, il est certain que les lettres qu'elle écrivit par la suite à la princesse laissent percer quelque indifférence, qu'elles sont plus courtes et semblent moins confiantes.

1. Alexandre Lanti partit avec ce courrier de Saint-Jean-de-Luz le 20 janvier. Il fut reçu le 31 à Versailles; le Roi lui fit bon accueil; mais il lui interdit, ainsi qu'à Chalais, de retourner en Espagne (*Dangeau*, tome XV, p. 351 et 380).

2. Tout cela n'est pas conforme au récit fait par M. de Courcy (p. 326) d'après les documents. D'abord, le messager de la reine ne put trouver le roi le 23 au soir à Guadalajara, puisqu'il n'y arriva que le 24 au matin; c'est seulement à ce moment que Philippe apprit le renvoi de la princesse, et il ne fit aucune réponse à la reine, puisqu'elle allait arriver quelques heures après.

étoit en grande attente de ce que contenoit sa réponse à la reine. La matinée achevant de s'écouler sans qu'on ouït parler de rien, on commença à se[1] persuader que c'en étoit fait de Mme des Ursins pour l'Espagne. Chalais et Lanti se hasardèrent de demander au roi la permission de l'aller trouver, et de l'accompagner dans l'abandon où elle étoit ; non-seulement il le leur permit, mais il les chargea d'une lettre de simple honnêteté[2], par laquelle il lui manda qu'il étoit bien fâché de ce qu'il s'étoit passé, qu'il n'avoit pu opposer son autorité à la volonté de la reine, qu'il lui conservoit ses pensions et qu'il auroit soin de les lui faire payer. Il tint parole, et, tant qu'elle a vécu depuis, elle les a toujours très exactement touchées[3]. La reine arriva l'après-midi de la veille de Noël, à l'heure marquée, à Guadalajara, comme s'il ne se fût rien passé[4]. Le roi de même la reçut à l'escalier, lui donna la main, et tout de suite la mena à la chapelle, où le mariage fut aussitôt célébré de nouveau ; car en Espagne la coutume est de marier l'après-dînée ; de là dans sa chambre, où sur-le-champ ils se mirent au lit avant six heures du soir pour se lever pour la messe de minuit[5]. Ce qui se passa entre eux sur l'événement de la veille fut entièrement ignoré[6]. Il n'y eu eut pas plus d'éclaircissement dans la

1. Le pronom *se* surcharge *cr*[*oire*].

2. Le marquis de Courcy en a donné le texte (p. 327), et on le trouvera ci-après, p. 440. On pourra se convaincre qu'elle n'était pas *de simple honnêteté*, mais bienveillante.

3. Cependant il refusa, malgré les instances de Louis XIV, de donner à la princesse une pension nouvelle, et lui laissa seulement six mille écus sur des domaines de Sicile (ci-après, p. 461).

4. On a vu que Philippe V était arrivé le matin pour attendre la reine.

5. Le baron de Breteuil donne dans ses Mémoires inédits (ms. Arsenal 3865, p. 141-148) un récit de la disgrâce de la princesse des Ursins et de la réunion du couple royal à Guadalajara, qu'il tenait du marquis Mulazzani, arrivé le 8 janvier d'Espagne avec le courrier du 30, qui informa le Roi de l'événement. Nous en reproduisons des extraits à l'Appendice, p. 438 ; il y est aussi question de cette première nuit de noces.

6. Cependant le roi révoqua les premiers ordres qui adoucissaient le

suite. Le lendemain, jour de Noël, le roi déclara qu'il n'y auroit aucun changement dans la maison de la reine, toute composée par Mme des Ursins, ce qui remit un peu le calme dans les esprits. Le lendemain de Noël, le roi et la reine, seuls ensemble dans un carrosse et suivis de toute la cour, prirent le chemin de Madrid, où il ne fut pas plus question de la princesse des Ursins que si jamais le roi d'Espagne ne l'eût connue. Le Roi son grand-père ne marqua pas la plus légère surprise à la nouvelle que lui en apporta un courrier que le duc de Saint-Aignan lui dépêcha de Jadraque même, dont toute la cour fut remplie d'émotion et d'effroi, après l'y[1] avoir vue si triomphante.

Réflexions.

Rassemblons maintenant[2] quelques traits qui aideront à percer ces ténèbres : ce mot échappé du Roi à Torcy[3], qu'il ne put entendre, qu'il rendit à Castries, son ami et chevalier d'honneur de Mme la duchesse d'Orléans[4], par qui nous le sûmes, et que dans son mystère je jugeai qu'il s'agissoit de la princesse des Ursins et d'une disgrâce ; une querelle d'Allemand[5], sans raison apparente, sans cause, sans prétexte, faite au premier instant du tête-à-tête par la reine à la princesse des Ursins, et subitement poussée au delà des dernières extrémités. Peut-on penser qu'une fille de Parme, élevée dans un grenier par une mère impérieuse, eût osé prendre d'elle-même une hardiesse de cette nature, inouïe à l'égard d'une personne de cette considération à tous égards, dans la confiance entière du roi d'Espagne et régnante à découvert, à six

voyage de la princesse, et confirma la rigueur de ceux de la reine ; il supprima aussi la donation de la principauté de Roses.

1. Le manuscrit porte ici *y* en interligne ; Saint-Simon a ajouté l'apostrophe, après l'avoir biffé.

2. Il y a ici *maintenans* dans le texte.

3. Tome XXIV, p. 281.

4. Joseph-François de la Croix, marquis de Castries (tome III, p. 328).

5. Cette locution a déjà passé au tome XXIII, p. 57, note 1.

lieues du roi d'Espagne, qu'elle n'avoit pas encore vu ? La chose s'éclaircit par l'ordre si fort inusité et si secret qu'Amezaga avoit du roi d'Espagne d'obéir en tout à la reine sans réserve et sans réplique, et qu'on ne sut qu'à l'instant de l'ordre qu'elle lui donna de l'arrêter et de la faire partir[1] ; la tranquillité avec laquelle le Roi et le roi d'Espagne, chacun de son côté, reçurent le premier avis de cet événement, et l'inaction entière du roi d'Espagne, la froideur de sa lettre à Mme des Ursins, et sa parfaite incurie de ce qu'une personne si chérie encore la veille pouvoit devenir jour et nuit par des chemins pleins de glace et de neige, dénuée de tout sans exception[2]. Il faut se souvenir que, l'autre fois que le Roi fit chasser la princesse des Ursins, pour l'ouverture de la lettre de l'abbé d'Estrées au Roi et la[3] note qu'elle avoit mise dessus, on n'osa hasarder l'exécution en présence du roi d'Espagne[4]. Le Roi voulut exprès qu'il partît pour la frontière de Portugal, et que de là il signât l'ordre qui fut porté à la princesse des Ursins de partir et de se retirer en Italie. Ce second tome ressemble fort en cela au premier. Ajoutons, ce que j'ai su du maréchal de Brancas[5], que, longtemps[6] après cette dernière disgrâce, Alberoni, alors petit compagnon, et qui suivit la reine de Parme à Madrid, avoit conté qu'étant pendant ce voyage seul un soir avec

1. Ci-dessus, p. 106.

2. Ceci est inexact, puisque, au contraire, Philippe V écrivit à la princesse par son neveu Chalais qu'il allait tâcher de « raccommoder tout », et lui enjoignit de suspendre sa marche, au moins pour attendre ses équipages ; ce ne fut qu'après avoir vu la reine qu'il confirma les ordres rigoureux de celle-ci (*Courcy*, p. 326-327).

3. Avant *la*, notre auteur a mis *de*.

4. Notre tome XI, p. 320-321 et 407.

5. Louis, marquis de Brancas, qui devint maréchal de France en 1741. Dans la suite des *Mémoires* (tome XVI de 1873, p. 411), il dira que M. de Brancas tenait ces détails du chevalier de Marcieu, qui les tenait lui-même d'Alberoni.

6. Dans ce mot, *long* est en interligne sur *du* biffé.

elle, elle lui parut agitée, se promenant à grands[1] pas dans la chambre, prononçant de fois à autre des mots entrecoupés; puis, s'échauffant, il entendit le nom de Mme des Ursins lui échapper, et tout[2] de suite : « Je la chasserai d'abord. » Il s'écria à la reine et voulut lui représenter le danger, la folie, l'inutilité de l'entreprise, dont il étoit tout hors de lui. « Taisez-vous sur toutes choses, lui dit la reine, et que ce que vous avez entendu ne vous échappe jamais. Ne me parlez point; je sais bien ce que je fais. » Tout cela ensemble jette une grande lumière sur une catastrophe également étonnante en la chose et en la manière, et fait bien voir le Roi auteur, le roi d'Espagne consentant et contribuant par l'ordre si extraordinaire donné à Amezaga, et la reine actrice et chargée de l'exécution, en quelque sorte que ce fût, par les deux rois[3]. La suite en France confirmera cette opinion[4].

Comtesse douairière d'Altamire camarera-mayor,

La chute de la princesse des Ursins fit de grands changements en Espagne. La comtesse d'Altamire[5] fut nommée en sa place camarera-mayor[6]. C'étoit une des plus grandes

1. Le manuscrit ne porte que l'abréviation *grd* sans signe du pluriel; mais ce doit être une erreur, qu'il nous a paru nécessaire de corriger d'office.

2. Avant *tout* Saint-Simon a biffé un premier *tout* et un mot rendu illisible par un pâté.

3. Voyez ci-dessus, p. 101-103, les notes où tout ceci a été réfuté.

4. Cette dernière phrase paraît avoir été ajoutée après coup à la fin du paragraphe.

5. Angèle Folch d'Aragon, fille de Louis-Raymond Folch d'Aragon et Cordoue, duc de Ségorbe et héritier du duché de Cardone, mort en janvier 1670 (notre tome XVII, p. 13, note 4), avait été mariée, en 1684, à don Louis de Moscoso-Osorio, comte d'Altamira.

6. Voyez *Dangeau*, tome XV, p. 345, et, dans les *Lettres intimes de J. M. Alberoni au comte Rocca*, publiées par M. Émile Bourgeois, celle du 11 février 1715, p. 369-370. L'abbé, qui aurait préféré voir nommer la duchesse de Medina-Sidonia, dit cependant, à l'éloge de la nouvelle *camarera-mayor*, qu'elle est une « veuve prudente, pieuse et très retirée ».

et le prince de Cellamare grand écuyer de la reine. Cardinal del Giudice rappelé, Macanaz et Orry chassés d'Espagne, Pompadour remercié, et le duc de Saint-Aignan ambassadeur en Espagne. Tolède donné à un

dames d'Espagne. Elle étoit d'elle duchesse héritière de Cardone[1]. Son mari étoit mort il y avoit quelques années, ayant passé par les plus grands emplois et par l'ambassade de Rome[2]. J'aurai lieu de parler d'elle ailleurs, de ses enfants, de leurs alliances[3]. Cellamare, neveu du cardinal del Giudice, fut nommé son grand écuyer[4], et le cardinal del Giudice ne tarda pas à retourner à Madrid, et en considération. Par une suite naturelle, Macanaz fut disgrâcié[5] ; lui et Orry eurent ordre de sortir d'Espagne, ce dernier sans voir le roi, avec la malédiction publique[6]. Il fut très mal reçu ici ; mais ses provisions étoient bien faites. Macanaz emporta les regrets de tout le monde, ceux du roi même, qui lui continua ses pensions et sa confiance, et s'en servit au dehors en plusieurs choses et affaires secrètes[7]. Pompadour, qui n'avoit été nommé

1. Notre tome XVII, p. 13, notes 3 et 5. Cardone et Roses étaient les deux terres que Philippe V voulait ériger en principauté pour Mme des Ursins (ci-dessus, p. 110, note 1). Saint-Simon écrit toujours *Cardonne.*

2. Louis de Moscoso-Ossorio Mendoza y Rojas, huitième comte d'Altamira, était ambassadeur à Rome, lorsqu'il y mourut le 23 août 1705. Il avait épousé en premières noces Marie-Anne de Benavidès-Ponce de Léon.

3. Dans la suite des *Mémoires,* tome XVIII de 1873, p. 87, 156-158 et 194.

4. *Dangeau,* p. 345 ; lettres de Saint-Aignan à Torcy, Madrid, 7 janvier et 6 février ; le chevalier du Bourk à Torcy, Madrid, 14 janvier (Dépôt des affaires étrangères, vol. *Espagne* 238, fol. 21 v°, 64 et 157). Philippe V donna de suite au nouveau grand écuyer le palais de Monteleon : il devait lui offrir le mois suivant l'ambassade de France (vol. *Espagne* 239, fol. 71). Mais, avant le retour du cardinal del Giudice, on avait plutôt parlé du prince de la Mirandole que de son neveu pour la charge de *cavallerizo mayor.*

5. Il reçut l'ordre de s'absenter de la cour de Madrid le 7 février et se retira bientôt en France pour éviter un pire destin (*Gazette d'Amsterdam,* nos XIX et XXI).

6. *Dangeau,* p. 359, et les correspondances données ci-après à l'Appendice, p. 499-501 ; voyez aussi aux Additions et Corrections.

7. Saint-Aignan à Louis XIV, de Madrid, 11 février, vol. *Espagne* 239, fol. 6-8.

ambassadeur en Espagne que pour amuser Mme des Ursins, fut remercié[1], et le duc de Saint-Aignan revêtu de ce caractère, comme il pensoit à s'en revenir après avoir conduit la reine à Madrid[2]. Cette princesse n'oublia rien pour plaire au roi son mari[3], et y réussit au delà de ses espérances. Elle aimoit fort les Italiens, et les avança toujours tant qu'elle put, quels qu'ils fussent, au préjudice de tous autres, dont les Espagnols et les Flamands furent fort jaloux[4]. Ce crayon léger suffira pour le présent. Le roi d'Espagne fit en ce temps-ci une action qui fut extrêmement applaudie. Un simple curé s'étoit tellement accrédité par sa vie et sa conduite, qu'il se trouva en état de rendre des services très considérables dans les temps les plus calamiteux[5]. Il fit fournir la nourriture à la cavalerie

simple curé. Mort de la duchesse d'Aveiro et du marquis de Mancera. Succès de la reine près du roi d'Espagne; sa préférence pour les Italiens. [*Add. S^tS. 1190, 1191, 1192 et 1193*]

1. Le marquis de Pompadour avait été désigné comme ambassadeur du Roi à Madrid en novembre 1714 ; sa parenté avec Chalais et par conséquent avec la princesse des Ursins n'avait pas été inutile à cette nomination (notre tome XXV, p. 147-148).

2. Le 25 février 1715, le chevalier Spinola écrit, de Madrid, à Torcy (vol. *Espagne* 239, fol. 76) « ... Le choix que le Roi Très Chrétien a fait de M. le duc de Saint-Aignan pour son ambassadeur ici a été très agréé dans cette cour ; car ses belles manières et sa douceur naturelle l'ont déjà rendu assez aimable parmi cette nation espagnole ... » Voyez aussi une lettre du duc de Saint-Aignan à Torcy, 25 février, *ibidem*, fol. 71. La nouvelle de cette nomination fut publique à Versailles le 10 mars (*Dangeau*, p. 356).

3. Les deux mots *son mari* sont en interligne.

4. *L'Espagne après la paix d'Utrecht*, p. 372-373.

5. Don Francois Valero y Lossa, que Philippe V nomma alors à l'archevêché de Tolède, n'était pas un simple curé, puisqu'il occupait déjà depuis 1708 l'évêché de Badajoz (*Dangeau*, p. 342 ; *Gazette*, p. 30 ; *Gazette d'Amsterdam*, VII). Dans sa dépêche du 31 décembre 1714, Pachau fait à Torcy l'éloge du nouvel archevêque en ces termes (Affaires étrangères, vol. *Espagne* 234, fol. 174) : « L'archevêché de Tolède vient d'être donné à l'évêque de Badajoz ; il s'appelle don Francisco Valero et est fils d'un laboureur de la Manche. Il n'y a que sept ans qu'il étoit curé d'une paroisse de trois cents ducats de revenus. C'est, dit-on, un homme en grande réputation de sainteté, mais auquel personne ne pensoit pour une place si élevée... » L'archevêque de Tolède était, en effet primat d'Espagne, chancelier de Castille et le

et aux troupes par le pays, et beaucoup de soldats[1]. Il procura aussi des dons en argent, et sans s'être jamais montré ni approché de la cour, ni changé rien en la simplicité de sa vie. Tolède vaquoit depuis assez longtemps ; c'étoit l'objet des plus ardents desirs du cardinal del Giudice[2], et des manéges du duc de Giovenazzo, son frère, qui étoit conseiller d'État[3]. Le curé fut choisi, et, quand sa nomination fut partie pour Rome, le cardinal del Giudice eut permision de revenir à la cour[4]. La duchesse d'Aveiro mourut en même temps à Madrid[5] ; elle était mère

premier des grands du royaume : il avait trois cent mille écus de revenu, s'il était cardinal ; sinon, il n'avait que le tiers, le reste étant pour le roi.

1. Le *d* de *soldats* surcharge un *t*.

2. Dans la dépêche du 31 décembre (ci-dessus p. 117, note 5), Pachau mandait aussi à Torcy ceci (vol. *Espagne* 234, fol. 174) : « ... M. le duc de Saint-Aignan est persuadé que M. le cardinal del Giudice reviendra incessamment à Madrid ; il croit même que l'on ne s'est pressé de disposer de l'archevêché de Tolède que pour éviter l'embarras de le refuser à Son Éminence lorsqu'elle sera de retour, et il a jugé à propos que je vous en donnasse avis en chiffres... »

3. Dominique del Giudice, duc de Giovenazzo, était conseiller d'État depuis le 18 juin 1706 (notre tome IX, p. 306 et 467).

4. *Dangeau*, p. 353 et 373 ; *Gazette*, p. 114 et 124 ; *Gazette d'Amsterdam*, n° XXII. Dans une lettre de sa main à Philippe V, du 11 janvier 1715 (vol. *Espagne* 238, fol. 34 v°), Louis XIV n'avait pas craint de conseiller lui-même le rappel du cardinal del Giudice « dont le zèle lui avoit paru aussi pur et aussi sincère que son esprit solide et ses connoissances étendues... ». Plusieurs mémoires, dont un du cardinal à Torcy, du 22 décembre 1714, avaient déjà préparé ce retour (vol. *Espagne* 234, fol. 116-136). Il reparut à Madrid le 17 février au soir, fut choisi un mois après, le 18 mars, pour être gouverneur du prince des Asturies, et cela sur la désignation d'Alberoni. Orry représente d'ailleurs, dans un mémoire, le cardinal comme le principal instigateur de la disgrâce de Mme des Ursins, qu'il aurait machinée, lors de son exil à Bayonne, avec la reine douairière d'Espagne (vol. *Espagne* 239, fol. 38 v°, 86-93, 104 v°-105, 153-154, 185 et 188).

5. Marie-de-Guadeloupe Alencastro Cardenas y Manrique, héritière des duchés d'Aveiro, de Torrès-Novas et de Maqueda et veuve d'Emmanuel Ponce de Léon, duc d'Arcos et d'Aveiro, mourut dans les premiers jours de février 1715 (*Gazette*, p. 100 ; *Dangeau*, p. 360), et

du duc d'Arcos[1] et du duc de Baños[2] ; elle avoit figuré toute sa vie. On en[3] a suffisamment parlé ailleurs, ainsi que du marquis de Mancera[4], qui, à cent sept ans[5], mourut aussi en même temps, et l'un et l'autre à Madrid. On a si souvent parlé de cet illustre vieillard qu'on n'y ajoutera rien davantage.

Mort de la comtesse de Roye à Londres; sa famille.

Le comtesse de Roye mourut fort âgée en Angleterre[6]. Elle y avoit perdu son mari depuis quelques années[7], et elle y laissa deux filles, l'une veuve sans enfants du comte de Strafford[8], l'autre fille[9], et un fils non marié[10]. Elle

non en mars, comme il a été dit dans notre tome VIII, p. 134, note 8, puisque c'est le 25 février que le duc de Baños, son fils, en donne part, de Madrid, à Torcy, pour qu'il en informe le Roi (Dépôt des affaires étrangères, vol. *Espagne* 239, fol. 81). Elle était âgée de quatre-vingt-quatre ans d'après la *Gazette* (p. 100), de quatre-vingt-seize ans d'après la *Gazette d'Amsterdam*, n° XIX.

1. Joachim Ponce de Léon Alencastro y Cardenas, duc d'Arcos, mort en 1729 (notre tome VIII, p. 136, note 2).

2. Gabriel Ponce de Léon, duc de Baños (*ibidem*). La duchesse d'Aveiro laissait aussi une fille, la duchesse d'Albe, qui partagea avec ses frères l'héritage de leur mère (*Gazette d'Amsterdam*, n° XIX).

3. *En* est ici en interligne.

4. Antoine-Sébastien de Tolède, marquis de Mancera, mourut le 13 février 1715, à l'âge de cent huit ans (*Gazette*, p. 113 ; *Gazette d'Amsterdam*, n° XXII ; notre tome VII, p. 251).

5. Le manuscrit porte *707 ans*.

6. Isabelle de Durfort-Duras, comtesse de Roye (notre tome III, p. 194), mourut en effet à Londres le 14 janvier ; d'après la *Gazette* (p. 47), elle était âgée de quatre-vingt-deux ans. Suivant la *Gazette d'Amsterdam* (n° VIII), elle serait morte le 13 janvier et dans la quatre-vingt-deuxième année de son âge.

7. Frédéric-Charles de la Rochefoucauld, comte de Roye (notre tome III, p. 194), était mort le 15 juin 1690, aux eaux de Bath.

8. Le mot *Strafford* semble ajouté dans un blanc laissé à dessein. — Henriette de la Rochefoucauld-Roye, mariée en novembre 1694 à Guillaume Wentworth, comte de Strafford, veuve dès 1695, ne mourra qu'en 1732, à Londres.

9. Charlotte, aînée d'Henriette, et titrée demoiselle de Roye, devint en 1724 gouvernante des enfants du roi Georges et mourut, sans alliance, en 1743, à quatre-vingt-dix ans.

10. Frédéric-Guillaume, naturalisé anglais avec ses sœurs en 1694,

étoit sœur de MM. les maréchaux-ducs de Duras et de Lorge[1]. On a vu ailleurs comme la révocation de l'édit de Nantes fit retirer le comte et la comtesse de Roye en Danemark, les grands établissements qu'ils y eurent, la ridicule aventure qui les leur fit quitter pour passer en Angleterre, où ils n'en trouvèrent aucun[2]. Elle étoit très-opiniâtre huguenote, et avoit empêché la conversion de son mari. Mme de Pontchartrain[3], le comte de Roucy, Blanzac, le chevalier de Roye et le marquis de Roye étoient aussi ses enfants, demeurés en France[4].

Mariage du comte de Poitiers avec Mlle de Malauze.

Une autre sœur de ces deux maréchaux et de la comtesse de Roye avoit épousé M. de Malauze, des bâtards de Bourbon[5]. Le calvinisme et le peu de dot avoit fait ce mariage. Il en avoit eu un fils[6], qui laissa plusieurs enfants, entre autres une fille[7] élevée à Paris à la Ville-l'Évêque[8]. Nous avions tous grand envie de la marier ; M. et Mme de Lauzun en prirent assez de soin. Sa mère étoit morte[9],

pair d'Irlande et titré lord Lifford en 1698, mort à Londres en 1749 (notre tome IV, p. 53-54).

1. Notre tome IV, p. 47.

2. *Ibidem*, p. 49-56.

3. Éléonore-Christine de la Rochefoucauld-Roye, comtesse de Pontchartrain (*ibidem*, p. 47).

4. François de la Rochefoucauld-Roye, comte de Roucy (tome II, p. 336), Charles de la Rochefoucauld-Roye, comte de Blanzac (tome III, p. 173), Barthélemy, chevalier de Roye (tome II, p. 336), et Louis, marquis de Roye (tome IV, p. 47, note 6) ; dans les éditions précédentes, on avait imprimé *le comte de Roucy-Blansac*, comme s'il s'agissait d'un seul personnage.

5. Louis de Bourbon, marquis de Malauze, et Henriette de Durfort, sa seconde femme : tome IV, p. 37-38.

6. Guy-Henri de Bourbon, marquis de Malauze (*ibidem*, p. 37).

7. Marie-Geneviève-Henriette-Gertrude de Bourbon-Malauze (*ibidem*, p. 36).

8. Il a été parlé au même endroit de ce prieuré de bénédictines.

9. Marie-Hyacinthe Mitte de Chevrières de Saint-Chamont, marquise de Malauze, était morte en couches en mai 1691, comme il a été déjà dit (*ibidem*, p. 37, note 2).

et la veuve de son père[1] étoit fort extraordinaire, et ne sortoit point de ses terres de Languedoc. Nous sûmes que le comte de Poitiers[2] étoit arrivé à Paris pour faire ses exercices[3]. Il étoit de la branche de Saint-Vallier, de cette grande et illustre maison, et il étoit le seul mâle de cet ancien nom[4]. Son père et sa mère[5] étoient morts ; il avoit dix-huit ou dix-neuf ans, et de grandes terres en Franche-Comté[6]. Il desiroit une alliance, un appui,

1. Marie-Louise-Françoise Bérenger de Montmouton : tome IV, p. 37.

2. Ferdinand-Joseph « de Poictiers de Rye d'Anglure » (il signait ainsi de tous ses noms), dit le comte de Poitiers, mourut à la fin de la présente année 1715, le 29 octobre. Saint-Simon écrit lui aussi *Poictiers*.

3. Il était venu à Paris à la fin de l'année 1714, n'ayant pas dix-neuf ans, pour entrer dans les mousquetaires, et un mémoire judiciaire conservé au Cabinet des titres (Pièces originales, vol. 2316, fol. 405) nous apprend qu'il était descendu à l'hôtel d'Entragues, dans la rue de Tournon, qu'il passa là, le 15 janvier 1715, un bail d'une maison sise rue des Rosiers, pour commencer d'en jouir à la Saint-Jean 1715, mais que les bans de son mariage avec Mlle de Malauze furent publiés à Besançon, lieu de son domicile ordinaire.

4. La généalogie des seigneurs de Vadans sortis de la branche de Poitiers-Saint-Vallier se trouve établie jusqu'à ce dernier rejeton dans un imprimé du volume 529 des Dossiers bleus du Cabinet des titres, dossier Poitiers, fol. 89-93. Cette branche de Saint-Vallier s'était détachée de la tige au quinzième siècle avec Philippe de Poitiers, cinquième fils de Charles Ier, sieur de Saint-Vallier, tué à Azincourt le 25 octobre 1415. Quant à la maison de Poitiers, elle se prétendait issue des anciens ducs d'Aquitaine et faisait remonter sa filiation certaine à Guillaume de Poitiers, comte de Valentinois, qui vivait vers la fin du douzième siècle, et avait épousé Béatrix d'Albon, fille du comte Guigues IV, dauphin de Viennois, et de Marguerite de Bourgogne. Quoi qu'il en soit de cette origine lointaine, la maison de Poitiers avait toujours été considérée en France comme l'une des plus anciennes et des plus illustres du royaume (*Dangeau*, tome XV, p. 327).

5. Ferdinand-François, dit le comte de Poitiers, et Françoise d'Anglure, sa seconde femme.

6. Le volume 2316 des Pièces originales du Cabinet des Titres contient (fol. 386-391) l'état des biens des deux fiancés en janvier 1715, signé par eux-mêmes en vue du contrat. Le comte de Poitiers apporte, en biens substitués, les baronnies de Vadans, de la Ferté, de Vennes, de

et les moyens d'avoir des emplois de guerre et de cheminer; il trouva ce qu'il desiroit dans la plus proche parenté de Mlle de Malauze, et nous un grand seigneur dont le nom étoit pour aller à tout, les biens pour le soutenir grandement, et le personnel à souhait. Il n'y eut donc pas grande difficulté en ce mariage, qui se fit à l'hôtel de Lauzun[1].

Mariage d'Ancezune avec une

Torcy maria une de ses filles à d'Ancezune[2], fils de Caderousse et de Mlle d'Oraison[3], et petit-fils du vieux

Châteauneuf, de Montrond, de Lods, de Châteauvieux, de Vuillafans, de l'Isle-sur-le-Doubs, de Saint-Loup, etc., le titre de chevalier d'honneur au parlement de Besançon, le domaine féodal de Saint-Pierre, le quart du marquisat de Coublanc, une portion de seigneurie à Aillevillers, sept mille cent livres pour reprise sur le fidéi-commis de Rye, une obligation de six mille livres sur le chevalier du Chastelet, quatre-vingt-quatre mille livres comptant d'épargne, plusieurs fermages échus, etc.... De son côté, Mlle de Malauze reconnaît posséder la terre et marquisat de Montpezat en Quercy, affermée trois mille quatre cents livres, la terre et baronnie de la Bouffie en dépendant, affermée deux mille deux cents livres, la terre et baronnie de la Bruguière en Languedoc, de trois mille livres de rente, etc...., ainsi qu'une somme de dix-sept mille livres en argent comptant, quatorze mille livres de créances et tous ses droits de légitime dans la succession de son père.

1. *Dangeau*, tome XV, p. 351; le contrat fut signé le 30, et le mariage célébré le lendemain. Le comte de Poitiers mourut le 29 octobre suivant (ci-dessus, p. 121). Une fille posthume, Élisabeth-Philippine, naquit le 23 décembre 1715; elle épousa, en 1728, Guy-Michel de Durfort, comte de Lorge, neveu de notre auteur, qu'il accompagna dans son ambassade en Espagne (notre tome IX, p. 220).

2. Françoise-Félicité Colbert de Torcy, née le 14 mai 1698, et morte à cinquante ans le 28 avril 1749, épousa le 3 avril 1715 (*Dangeau*, p. 353, 370, 387 et 394) Joseph-André de Tournon de Cadart d'Ancezune, dit le marquis d'Ancezune, mestre de camp d'un régiment de cavalerie, brigadier en 1734, maréchal de camp en 1740, mort le 17 octobre 1767, à soixante et onze ans. Il avait d'abord été question de marier Mlle de Torcy à ce Viriville que nous avons vu mourir prématurément en 1714 (notre tome XXIV, p. 376-377).

3. André, marquis d'Oraison, grand sénéchal de Provence, mort le 17 juillet 1709, à quatre-vingt-cinq ans, avait eu trois filles, dont nous avons vu l'une épouser, en avril 1705, le chevalier de Grignan (notre tome XII, p. 429). L'aînée, Madeleine, s'était mariée en 1699, à

fille de Torcy; les Caderousse. [*Add. S^tS. 1194*]

Caderousse[1]; leur nom est Cadart, leur bien au comtat d'Avignon[2]. Le vieux Caderousse s'étoit ruiné à ne rien faire; son fils et sa belle-fille avoient achevé à jouer. La paresse du fils l'avoit enterré de bonne heure. Son père avoit fait l'esprit[3] et l'important, puis le dévot. Il avoit primé où il avoit pu, fort à l'hôtel de Bouillon, et avoit fort été autrefois dans les bonnes compagnies. Il y avoit encore à glaner en mettant quelque ordre à leurs biens. Ils vouloient pousser d'Ancezune, et se trouvoient sans crédit; Torcy vouloit donner peu à sa fille, et le mariage se fit[4]. Par l'événement, d'Ancezune se trouva aussi obscur et aussi paresseux que son père, impuissant de plus, et quitta bientôt le service sans avoir presque servi[5] ni paru à la cour. Il se jeta à Sceaux, où il fut un des inutiles tenants de Mme du Maine aussi bien que son père. Ils avoient pourtant tous de l'esprit et fort orné; mais la paresse les écrasa. Le fils avoit fait une campagne aide de camp du maréchal de Boufflers[6]. Excédé de cette vie, on

Jacques-Louis de Tournon de Cadart, marquis d'Ancezune, puis duc de Caderousse, né le 3 août 1666, capitaine-lieutenant des gendarmes de Bretagne. C'est de l'alliance de leur fils unique, Joseph-André, qu'il est ici question.

1. Just-Joseph-François de Tournon de Cadart d'Ancezune: notre tome V, p. 178.

2. Il a déjà été parlé de cette famille dans notre tome XX, p. 89-90.

3. Le bel esprit, comme dans notre tome XVII, p. 170.

4. Torcy donna cent cinquante mille francs à sa fille, et l'abbé de Pomponne, frère de Mme de Torcy, cinquante mille francs. On comptait que le marié, étant l'héritier présomptif des biens des deux maisons de Caderousse et d'Oraison, posséderait un jour soixante-dix mille livres de rente (*Dangeau*, tome XV, p. 387).

5. M. d'Ancezune quitta le service après sa nomination comme maréchal de camp en 1740. La *Chronologie militaire* de Pinard (tome VII, p. 181) ne cite à son actif que les campagnes de 1733 et de 1734 en Italie.

6. La *Chronologie militaire* ne parle pas de cette campagne sous Boufflers. Elle paraît d'ailleurs bien improbable: M. d'Ancezune, né en 1696, n'aurait eu que treize ans en 1709, dernière année où Boufflers fit campagne.

le vint éveiller un matin à cinq heures, et lui dire que le maréchal étoit déjà à cheval : « Comment, dit-il, à cheval, et je n'y suis pas ! tire mon rideau ; je ne suis pas digne de voir le jour ; » et se rendormit de plus belle. Le père étoit duc du pape[1], ce qui est moins que rien : nul rang ni distinction à Rome, ni nulle autre part qu'à Avignon, où ils ont quelques distinctions chez le vice-légat, à quoi elles se bornent toutes. Mme de Torcy ne voulut jamais faire casser le mariage pour impuissance[2] ; car cela lui fut proposé. Mme d'Ancezune, fort laide et avec beaucoup d'esprit, de grâces, d'intrigue, de manège, d'agaceries, eut un moment le don de plaire[3]. Elle crut après devoir se jeter dans la plus haute dévotion ; l'ennui l'en tira bientôt, et le gout de l'intrigue la fit frapper à bien des portes. Son père enfin l'arrêta[4], et sa santé après eut de quoi l'occuper, sans changer son goût ni ses grâces[5].

1. C'était Alexandre VII qui avait érigé le duché de Caderousse, en 1663, en faveur de Just-Joseph-François de Tournon de Cadart d'Ancezune (notre tome XX, p. 89-90).

2. Ce défaut du mari n'est pas confirmé par les Mémoires contemporains.

3. En 1738, elle était en grandes relations avec le cardinal de Fleury, et avait lié avec lui un commerce épistolaire assez actif, ce qui ne laissait pas de faire jaser (*Mémoires de Luynes*, tome II, p. 283-284).

4. Torcy mourut en 1746, c'est-à-dire qu'il vivait encore à l'époque où écrit notre auteur. Lors de cette mort, Louis XV reversa sur la tête de Mme d'Ancezune six mille livres de pension à prendre sur celles dont jouissait l'ancien ministre (*Luynes*, tome VII, p. 416).

5. A sa mort en 1749, le duc de Luynes écrivit dans ses *Mémoires* (tome IX, p. 396) : « C'étoit une femme fort aimable par son esprit et son caractère ; elle savoit beaucoup et contoit fort bien. Elle étoit fort brune et avoit cependant un visage agréable ; elle n'avoit jamais eu d'enfants.... Elle avoit une très mauvaise santé : un crachement de sang fréquent, un asthme continuel et un estomac entièrement perdu. Elle avoit beaucoup d'amis, et tous gens aimables. On ne peut assez louer les attentions et les soins de M. d'Ancezune pour elle. Elle étoit dans une grande piété depuis plusieurs années. » Mme d'Ancezune écrivit une vie de son père Torcy, qui est restée inédite (Bibliothèque nationale, ms. Fr. 10668), et les papiers intimes dont

Mariage du fils d'O avec une fille de Lassay, et d'Arpajon avec la fille de Montargis.

Lassay avoit une fille de la bâtarde de Monsieur le Prince, qu'il avoit épousée et dont la tête étoit fort égarée[1]. Il la maria au fils d'O[2]; c'étoit la faim[3] et la soif. Madame la Princesse fit leur noce chez elle[4].

Le marquis d'Arpajon[5], lieutenant général[6] et chevalier de la Toison d'or, épousa en même temps une fille de Montargis[7], garde du trésor royal, extrêmement riche, dont la mère étoit fille de Mansart[8].

Statue avortée du maréchal de Montrevel. [*Add. S^t^S. 1195*]

Le maréchal de Montrevel, bas et misérable courtisan, avoit imaginé d'imiter le feu maréchal-duc de la Feuillade, et de donner à Bordeaux le vieux réchauffé[9] de sa statue et de sa place des Victoires[10]. Il vivoit d'industrie, toujours

elle se servit pour l'écrire sont conservés en deux volumes à la bibliothèque de la Chambre des députés.

1. De l'union qu'il avait contractée en 1696 avec Julie de Bourbon, dite Mlle de Guénani (notre tome III, p. 28-30), Armand de Madaillan de Lesparre, marquis de Lassay, avait une fille, Anne-Louise de Madaillan (notre tome XIX, p. 49, note 7).

2. Gabriel-Simon, comte de Villers d'O (tome XX, p. 359, où il a déjà été parlé de ce mariage).

3. Saint-Simon avait d'abord écrit *fin* qu'il a corrigé en *faim*.

4. La noce se fit à Paris le 20 février (*Dangeau*, p. 358 et 367).

5. Louis, marquis d'Arpajon, dernier du nom (notre tome II, p. 146).

6. L'abréviation *L^t G^t* est en interligne au-dessus de *M^t de camp* biffé.

7. Anne-Charlotte le Bas de Montargis, née vers 1695, mourut à Paris le 9 décembre 1767, âgée d'environ soixante et onze ans. Le mariage fut célébré le 28 mars 1715. Le contrat avait été signé le 22, à Versailles, par le Roi : la fiancée apportait une dot de cinq cent mille francs (*Dangeau*, tome XV, p. 388 ; *Mercure*, p. 205-207).

8. Charles le Bas de Montargis (notre tome XI, p. 206) avait épousé avant 1699 Andrée-Julie-Anne, née le 14 mars 1676, fille de Jules Hardouin-Mansart (Bertin, *les Mariages dans l'ancienne société*, p. 566 et suivantes). Notre auteur reviendra sur ce ménage pour en faire le portrait (édit. de 1873, tome XIV, p. 208-209).

9. Ce substantif verbal, au sens de « chose qui a déjà été faite ou dite », n'était pas donné par le *Dictionnaire de l'Académie* de 1718. Le *Littré* en cite des exemples de Voltaire.

10. *Dangeau*, tome XV, p. 346. M. A. de Boislisle a publié en 1888 dans les *Mémoires de la Société de l'histoire de Paris*, tome XV, une

aux dépens d'autrui, comme il avoit fait toute sa vie[1]. Il voulut donc engager la ville de Bordeaux à toute la dépense de la fonte de la statue, de son érection et de la place qu'il[2] destinoit pour elle. La ville n'osa refuser tout à fait, mais s'y prêta mal volontiers. Montrevel, qui en avoit déjà fait sa cour au Roi, se flatta de l'appui de son autorité; mais il trouva Desmaretz en son chemin, à qui les négociants et le commerce de Bordeaux furent plus chers que cette folie violente[3]. Elle avorta ainsi, et Montrevel retourna à Bordeaux plein de dépit et chargé de confusion[4].

Ambassadeur

Un ambassadeur de Perse étoit arrivé à Charenton[5],

étude documentée sur la Place des Victoires et sur l'érection de la statue de Louis XIV aux frais du maréchal de la Feuillade.

1. Notre tome XI, p. 50-52. Les embarras financiers du maréchal de Montrevel étaient connus depuis longtemps en haut lieu, et ses pilleries aussi.

2. L'abréviation de *qu'* corrige *ou*.

3. L'affaire dut se traiter verbalement entre Desmaretz et le maréchal de Montrevel, qui était alors à la cour; car il n'en est point parlé dans la *Correspondance des Contrôleurs généraux*.

4. A. de Boislisle, *la Place des Victoires et la place de Vendôme*, p. 247-249. Dans sa lettre du 24 décembre 1714 à la princesse des Ursins (recueil Bossange, tome III, p. 160), Mme de Maintenon écrivait: « M. le maréchal de Montrevel, animé du zèle qu'il a pour le Roi, a imaginé un monument magnifique pour sa gloire, placé devant le Château-Trompette, à la vue de tous les étrangers qui entrent dans la Garonne.... Le Roi a tout refusé, disant qu'il ne vouloit ni louanges, ni charger ses peuples. »

5. Cet ambassadeur extraordinaire, du nom de Méhémet Riza Beg, était un « kalender » de la province d'Érivan, une sorte de percepteur des impôts, que le khan de cette province, Méhémet Kenly avait envoyé en France, à la prière du P. X. Richard, missionnaire jésuite, pour établir des relations officielles régulières entre la Perse et la France. Parti d'Érivan le 15 mars 1714, il était arrivé à Marseille le 23 octobre, et le 26 janvier 1715 à Charenton, après toutes sortes d'aventures, dont M. R. de Maulde-la-Clavière a publié en 1896 le récit dans un ouvrage intitulé *Les mille et une nuits d'une ambassadrice de Louis XIV* (p. 209-220). Mais, depuis, M. Maurice Herbette, utilisant tout à la fois les Mémoires inédits du baron de Breteuil, qui

défrayé depuis son débarquement; le Roi s'en fit une grande fête, et Pontchartrain lui en fit fort sa cour. Il fut accusé d'avoir créé cette ambassade, en laquelle en effet il ne parut rien de réel, et que toutes les manières de l'ambassadeur démentirent, ainsi que sa misérable suite et la pauvreté des présents qu'il apporta[1]. Nulle instruction ni pouvoir du roi de Perse, ni d'aucun de ses ministres[2]. C'étoit un espèce d'intendant de la province de [Érivan[3]], que le gouverneur chargea de quelques affaires particulières de négoce, que Pontchartrain travestit en ambassadeur, et dont le Roi presque seul demeura la dupe[4]. Il fit son entrée

de Perse plus que douteux à Paris; son entrée, sa première audience, sa conduite; magnificences étalées devant lui. [Add. St-S. 1196]

nous a gardé une relation de cette mission (Bibliothèque de l'Arsenal, ms. 3865, p. 151-304), et divers documents du Dépôt des affaires étrangères, a donné, en 1907, sous le titre d'*Une ambassade persane sous Louis XIV*, l'histoire la plus exacte et la plus amusante du voyage de Méhémet Riza Beg. Il a si bien épuisé le sujet qu'il ne reste plus rien à en dire et que nous ne pouvons qu'y renvoyer. Cette ambassade nous avait déjà valu, en 1721, les fameuses *Lettres persanes* de Montesquieu, qui ne croyait pas plus que Saint-Simon à l'authenticité des lettres de créance de l'envoyé (Lettre XCI, d'Usbeck à Rustan; ci-après, p. 133). M. Maurice Herbette a fait reproduire dans son livre, p. 32, un portrait de l'ambassadeur, gravé alors en France.

1. On trouvera ci-après, p. 134, l'énumération des présents offerts par l'ambassadeur au Roi.

2. D'après les Mémoires de Breteuil, qui, lui, acceptait l'authenticité de cette mission, l'ambassadeur remit, le 30 janvier, à l'interprète Paderi une lettre de créance de M. des Alleurs, ambassadeur de France à Constantinople, une autre lettre écrite par le gouverneur de la province d'Érivan au marquis de Torcy, et, enfin, une lettre du roi de Perse à ce gouverneur d'Érivan, attestant la réalité de ses pouvoirs (R. de Maulde-la-Clavière, *Les mille et une nuits d'une ambassadrice de Louis XIV*, p. 215, et Maurice Herbette, *Une ambassade persane*, p. 361-365).

3. Le nom de la province est resté en blanc au manuscrit. Il faut mettre *Érivan* : ci-dessus, p. 126, note 5.

4. Bien des doutes demeuraient dans le public sur la qualité de ce Persan et sur l'objet réel de sa mission, comme le prouve la note marginale suivante des Mémoires du baron de Breteuil (ms. Arsenal 3865, p. 197) : « J'ai dit plusieurs fois au curé d'Amboise, qui a longtemps séjourné à la cour de Perse, que les manières de cet ambassadeur sont

le jeudi 7 février à Paris, à cheval, entre le maréchal de Matignon et le baron de Breteuil, introducteur des ambassadeurs, avec lequel il eut souvent des grossièretés de bas marchand, et tant de folles disputes sur le cérémonial avec le maréchal de Matignon, que, dès qu'il l'eut remis à l'hôtel des ambassadeurs extraordinaires, il le laissa là sans l'accompagner dans sa chambre, comme c'est la règle, et s'en alla faire ses plaintes au Roi, qui l'approuva en tout, et trouva l'ambassadeur très malappris[1]. Sa suite fut pitoyable. Torcy le fut voir aussitôt. Il s'excusa à lui sur la lune d'alors, qu'il prétendoit lui être contraire, de toutes les impertinences qu'il avoit faites, et obtint par la même raison de différer sa première audience, contre la règle qui la fixe au[2] surlendemain de l'entrée. Dans ce même temps, Dipy mourut, qui étoit interprète du Roi pour les langues orientales[3]. Il fallut faire venir un curé

bien éloignées de la politesse dont les relations nous assurent que les Persans, et surtout les gens de la cour, sont à l'égard des étrangers ; il m'a dit qu'il en étoit aussi surpris que moi, parce que véritablement les Persans, et particulièrement les gens de qualité, sont fort doux, fort civils et fort dociles, et ce qu'il en pouvoit penser, c'est que c'étoit le gouvernement de la province d'Érivan qui a choisi Méhémet Riza pour ambassadeur sur le pouvoir que les lettres de créance du roi de Perse, dont je mettrai copie à la fin de ce mémoire, lui ont donné ; que ce même Méhémet Riza ayant, du temps que ce curé étoit en Perse, fait déposséder par son argent et son crédit un gouverneur d'Érivan, celui qui l'est aujourd'hui a saisi l'occasion de se défaire, du moins pour un temps, d'un intendant si difficile à vivre... »

1. *Gazette*, p. 72 et 83-84 ; *Gazette d'Amsterdam*, Extraordinaires XIV-XVI, nos XXX, XLII, XLV, XLVIII, LVIII ; Mémoires du baron de Breteuil, ms. Arsenal 3865, p. 168-180 ; *Journal de Dangeau*, tome XV, p. 355 ; Chansonnier, ms. Franç. 12695, p. 483 ; Maurice Herbette, *Une ambassade persane*, p. 122-137. Le Cabinet des Estampes possède un almanach où cette entrée à Paris de Méhémet Riza Beg se trouve représentée au moment où le cortège passe sur la Place Royale ; la gravure a été reproduite dans l'ouvrage de M. Herbette, p. 114-115.

2. Les deux mots *fixe au* surchargent *met le*.

3. Lui-même neveu d'un doyen des professeurs royaux du Collège de France mort en 1709, Pierre Dipy, natif d'Alep en Syrie, était se-

d'auprès d'Amboise, qui avoit passé plusieurs années en Perse[1], pour remplacer cet interprète. Il s'en acquitta très bien, et en fut mal récompensé. Le hasard me le fit fort connoître et entretenir. C'étoit un homme de bien, sage, sensé, qui connoissoit fort les mœurs et le gouvernement de Perse, ainsi que la langue, et qui, par tout ce qu'il vit et connut de cet ambassadeur, auprès duquel il demeura toujours tant qu'il fut à Paris, jugea toujours que l'ambassade étoit supposée, et l'ambassadeur un marchand de fort peu de chose, fort embarrassé à soutenir son personnage, où tout lui manquoit. Le Roi, à qui on la donna toujours pour véritable, et qui fut presque le seul de sa cour[2] qui le crût de bonne foi, se trouva extrêmement flatté d'une ambassade de Perse sans se l'être attirée par aucun envoi. Il en parla souvent avec complaisance, et voulut que toute la cour fût de la dernière magnificence le jour de l'audience, qui fut le mardi 19 février; lui-même en donna l'exemple, qui fut suivi avec la plus grande profusion[3]. [Add. St-S. 1197]

crétaire-interprète du Roi pour la langue arabique et professeur en langues arabique et syriaque au Collège royal depuis 1699. Il avait accompagné M. de Saint-Olon à Marseille pour y recevoir cet ambassadeur de Perse ; mais il vint à mourir le 11 février 1715, à Charenton (*Mercure* de mars 1709, p. 285-286, et de juillet 1709, p. 172-173 ; Mémoires de Breteuil, ms. Arsenal 3865, p. 203 ; *Mémoire historique et littéraire sur le Collège royal de France*, par l'abbé Cl.-P. Goujet, 1758, troisième partie, p. 106, 117 et 158 ; Archives Nationales, O[1] 53, fol. 52 v°). — Saint-Simon écrit *Dippy*, qui était l'orthographe usuelle. L'interprète signait pourtant lui-même *Dipy*, comme l'on peut s'en rendre compte sur certaines quittances du Cabinet des titres de la Bibliothèque nationale (Pièces originales, vol. 1005).

1. Ce curé de Notre-Dame-en-Grève, à Amboise, était également chapelain du château et s'appelait l'abbé Gaudereau ; il avait d'abord été missionnaire aux Indes et en Perse, où il avait résidé quatorze ans. Appelé à la mort de Dipy pour prendre sa place, il demeura ensuite attaché comme interprète à l'introducteur des ambassadeurs (Mémoires de Breteuil, ms. Arsenal 3865, p. 158 ; Maurice Herbette, *Une ambassade persane sous Louis XIV*, p. 7).

2. Le mot *court* a été corrigé en *cour*.

3. *Gazette*, p. 93-96 ; *Gazette d'Amsterdam*, n° XVIII et Extraor-

On plaça un magnifique trône, élevé de plusieurs marches, dans le bout de la galerie adossé au salon qui joint l'appartement de la Reine[1], et des gradins à divers étages de bancs des deux côtés de la galerie, superbement ornée ainsi que tout le grand appartement[2]. Les gradins les plus proches du trône étoient pour les dames de la cour, les autres pour les hommes et pour les bayeuses[3]; mais on n'y laissoit entrer hommes ni femmes que fort parées[4]. Le Roi prêta une garniture de perles et de diamants au

dinaire xxiii ; Mémoires de Breteuil, ms. Arsenal 3865, p. 204-207; *Dangeau*, tome XV, p. 364-367 ; Maurice Herbette, *Une ambassade persane*, p. 138-186.

1. Celui qu'on appelle encore le salon de la Paix.

2. Breteuil nous avoue que ce fut lui qui avait conseillé au Roi de faire au Persan la même réception que naguère au doge de Gênes et aux ambassadeurs de Siam, en faisant « élever un trône au bout de la galerie » et que S. M. « parût avec toutes les pierreries de sa couronne et ordonnât à sa cour d'être magnifiquement vêtue », mais qu'il fut d'abord « éconduit (ce sont ses propres termes) sur l'une et sur l'autre de ces propositions ». Louis XIV lui déclara qu'il « recevroit simplement l'ambassadeur dans la chambre de son appartement qu'on appelle du Trône, où il n'y a qu'une estrade d'une seule marche et un fauteuil à l'ordinaire, qu'aussi bien son trône ne pouvoit être à beaucoup près aussi magnifique que du temps du doge et des Siamois, la nombreuse argenterie la mieux travaillée qui fût au monde, et qui paroit pour lors son trône ayant été fondue pour les nécessités de la guerre en 1689 » (ms. Arsenal 3865, p. 166-167). Cependant l'audience solennelle du 19 février revêtit le plus grand caractère d'apparat, comme le racontent notre auteur ici et Breteuil dans ses Mémoires, p. 231-247, ainsi que Dangeau dans son *Journal*, tome XV, p. 364 ; voyez aussi le livre de M. Herbette, p. 153-185.

3. Nous avons déjà vu ce mot au masculin : notre tome V, p. 350, note 2. Il est probable que ce mot et le verbe qui en est la racine, qu'on est dans l'usage d'écrire *bayer* et *bayeur*, devraient s'écrire et se prononcer *béer* et *béeur* ; il est resté trace de cette orthographe et de cette prononciation originelle dans la locution *bouche bée* et dans l'adjectif *béant*. Un béeur, une béeuse sont des gens qui regardent un spectacle avec un étonnement ou une attention qui leur fait tenir la bouche entr'ouverte, béante.

4. Ce participe est bien au féminin pluriel dans le manuscrit.

duc du Maine, et une de pierres de couleur au comte de Toulouse. M. le duc d'Orléans avoit un habit de velours bleu brodé en mosaïque, tout chamarré de perles et de diamants, qui remporta le prix de la parure et du bon goût. La maison royale, les princes et princesses du sang et les bâtards s'assemblèrent dans le cabinet du Roi. Les cours, les toits, l'avenue, fourmilloient de monde, à quoi le Roi s'amusa fort par ses fenêtres, et y prit grand plaisir en attendant l'ambassadeur, qui arriva sur les onze heures dans les carrosses du Roi, avec le maréchal de Matignon et le baron de Breteuil, introducteur des ambassadeurs. Ils montèrent à cheval dans l'avenue, et, précédés de la suite de l'ambassadeur, ils vinrent mettre pied à terre dans la grand cour, à l'appartement du colonel des gardes, par le cabinet[1]. Cette suite parut fort misérable en tout, et le prétendu ambassadeur fort embarrassé et fort mal vêtu, les présents au-dessous du rien[2]. Alors le Roi, accompagné de ce qui remplissoit son cabinet, entra dans la galerie, se fit voir aux dames des gradins; les derniers étoient pour les princesses du sang. Il avoit un habit d'étoffe or et noir, avec l'Ordre par-dessus, ainsi que le très peu de chevaliers qui le portoient ordinairement dessous; son habit étoit garni des plus beaux diamants de la couronne; il y en avoit pour douze millions cinq cent mille livres; il ployoit sous le poids, et parut fort cassé, maigri et très méchant visage. Il se plaça sur

1. Ce qui précède, depuis *à l'appartem*t est en interligne, au-dessus d'*au beau degré des Amb.*, biffé. — Sur le plan du rez-de-chaussée du château de Versailles par Blondel qui est reproduit dans l'ouvrage de Dussieux, on voit que l'appartement du colonel des gardes françaises, alors le duc de Guiche, se trouvait immédiatement à gauche en entrant dans la cour royale, à l'extrémité de l'aile qui séparait cette cour de celle des princes ; c'est par le cabinet de cet appartement qu'entra l'ambassadeur.

2. Ci-après, p. 134; *Gazette d'Amsterdam*, Extraordinaire XIX. En échange, le Roi lui fit remettre divers présents tant pour lui que pour son souverain (Archives nationales, G^7 1704).

le trône, les princes du sang et bâtards debout à ses côtés, qui ne se couvrirent point. On avoit ménagé un petit degré et un espace derrière le trône pour Madame et pour Mme la duchesse de Berry, qui étoit dans sa première année de deuil, et pour leurs principales dames. Elles étoient là incognito et fort peu vues, mais voyant et entendant tout. Elles entrèrent et sortirent par l'appartement de la Reine, qui n'avoit pas été ouvert depuis la mort de Madame la Dauphine[1]. La duchesse de Ventadour étoit debout à la droite du Roi, tenant le Roi d'aujourd'hui par la lisière. L'électeur de Bavière étoit sur le second gradin avec les dames qu'il avoit amenées, et le comte de Lusace, c'est-à-dire le prince électoral[2] de Saxe, sur celui de la princesse de Conti fille de Monsieur le Prince. Coypel, peintre[3], et Boze[4], secrétaire de l'Acadé-

1. L'appartement de la Reine, plus tard celui de la Dauphine Bavière, était au premier étage et donnait sur le parterre du midi, qui se trouve au-dessus de l'Orangerie ; il se composait de quatre grandes pièces et de plusieurs petites ; la chambre à coucher communiquait avec le salon de la Paix et par lui avec la galerie des Glaces.

2. L'*El.* (abréviation *Électoral*) surcharge peut-être un A.

3. Antoine Coypel, fils de Noël et comme lui peintre et graveur très réputé, était né à Paris le 12 avril 1661, et avait passé une partie de son adolescence à l'Académie de Rome, dont son père était directeur. Reçu à vingt ans membre de l'Académie de peinture pour son tableau représentant *Louis XIV couronné par la Victoire* (1681), puis nommé premier peintre du duc d'Orléans, il devint, en 1707, professeur à l'académie de peinture et sculpture, qui l'élut directeur en 1714. Premier peintre du Roi en 1715, il reçut en avril 1717 des lettres de noblesse, en 1719 une pension du Régent, et mourut le 7 janvier 1722. Quant au tableau représentant l'audience royale de l'ambassadeur persan, dont il est ici question, il se trouve au Musée de Versailles, et M. Herbette l'a fait reproduire dans son ouvrage (p. 160). — Saint-Simon écrit *Coipel*.

4. Claude Gros de Boze, né à Lyon le 28 janvier 1680, avait d'abord été destiné à la magistrature. Il vint dans cette intention, en 1697, à Paris, auprès de son oncle maternel Claude de Boze, fut reçu avocat en 1698, puis se lia avec les plus savants numismates du temps, le P. Hardouin, Vaillant, Oudinet. Nommé en 1705, élève à l'Académie des

mie des inscriptions, étoient au bas du trône, l'un pour en faire le tableau, l'autre la relation. Pontchartrain n'avoit rien oublié pour flatter le Roi, lui faire accroire que cette ambassade ramenoit l'apogée de son ancienne gloire, en un mot le jouer impudemment pour lui plaire. Personne déja n'en étoit plus la dupe que ce monarque[1]. L'ambassadeur arriva par le grand escalier des Ambassadeurs[2], traversa le grand appartement[3], et entra dans la galerie par le salon opposé à celui contre lequel le trône étoit adossé[4]. La splendeur du spectacle acheva de le décon-

inscriptions et bientôt pensionnaire de la savante compagnie, il en devint presque aussitôt secrétaire perpétuel en remplacement de l'abbé Tallemant. Il venait d'être élu à l'Académie française, le 16 février 1715, au fauteuil de Fénelon. Pourvu en 1719 de la garde du cabinet des médailles du Roi, qu'il accrut généreusement de sa propre collection numismatique, il ne mourut que le 10 septembre 1753. — Notre auteur écrit *Bose*.

1. Nous croyons intéressant de rapprocher du récit de Saint-Simon la lettre persane de Montesquieu, d'Usbek à Rustan, datée du dernier de la lune de Gemmadi 2, 1715; le même doute y éclate sur la qualité de l'ambassadeur. « Il paroît ici un personnage travesti en ambassadeur de Perse, qui se joue insolemment des deux plus grands rois du monde. Il apporte au monarque des François des présents que le nôtre ne sauroit donner à un roi d'Irimette ou de Géorgie, et, par sa lâche avarice, il a flétri la majesté des deux empires; il s'est rendu ridicule devant un peuple qui prétend être le plus poli de l'Europe, et il a fait dire en Occident que le Roi des rois ne domine que sur des barbares. Il a reçu des honneurs qu'il sembloit avoir voulu se faire refuser lui-même, et, comme si la cour de France avoit eu plus à cœur la grandeur persane que lui, elle l'a fait paroître avec dignité devant un peuple dont il est le mépris..... » (*Lettres persanes*, nº XCI).

2. L'escalier des Ambassadeurs donnait sur le côté droit de la cour royale par un vestibule à trois arcades, et conduisait au premier étage à l'entrée du grand appartement; il avait été construit de 1671 à 1680 (Dussieux, *le Château de Versailles*, tome I, p. 299-302). Pour l'atteindre, l'ambassadeur persan dut traverser la cour en biais.

3. Tome VI, p. 208.

4. C'est-à-dire qu'il entra par le salon de la Guerre opposé à celui de la Paix.

certer. Il se fâcha une fois ou deux pendant l'audience contre son interprète, et fit soupçonner qu'il entendoit un peu le françois. Au sortir de l'audience, il fut traité à dîner par les officiers du Roi, comme on a accoutumé. Il fut ensuite saluer le Roi d'aujourd'hui dans l'appartement de la Reine, qu'on avoit superbement orné, de là voir Pontchartrain et Torcy, où il monta en carrosse pour retourner à Paris. Les présents, aussi peu dignes du roi de Perse que du Roi, consistèrent en tout en cent quatre perles fort médiocres, deux cents turquoises fort vilaines[1], et deux boîtes d'or pleines de baume de mumie[2], qui est rare, sort d'un rocher renfermé dans un antre[3], et se congèle un peu par la suite du temps; on le dit merveilleux pour les blessures. Le Roi ordonna qu'on ne défît rien dans la galerie ni dans le grand appartement. Il avoit résolu de donner l'audience de congé dans le même lieu et avec la magnificence qu'il avoit donné[4] cette première audience à ce prétendu ambassadeur[5]. Il eut pour com-

1. Le baron de Breteuil dit de son côté (Mémoires, p. 253 : « Cent six petites perles, cent quatre-vingt turquoises et deux pots de gomme de mumie.... » ; voyez ci-dessus, p. 127, note 1.

2. Ce mot est tiré du persan *moum*, qui signifie cire. La mumie passait pour être en effet la partie liquide d'une gomme produite par un arbre unique en Perse, l'arbre de vie, « un fils, sans doute, de l'arbre de vie du paradis terrestre », et cette gomme avait la vertu singulière de conserver la vie ou de rendre la jeunesse (R. de Maulde, *Les Mille et une nuits d'une ambassadrice*, p. 229). Savary dans son *Dictionnaire du Commerce*, tome III, p. 938-939, au mot *momie minérale* parle aussi de ce baume et donne de son origine un récit conforme à ce que va en dire Saint-Simon ; il rappelle à ce propos le cadeau fait à Louis XIV par Méhémet Riza Beg.

3. Une tache d'encre rend ce mot difficile à lire ; ainsi avait-on jusqu'à présent imprimé *autre* ; nous croyons qu'il faut plutôt lire *antre*, ce qui est conforme à la notice de Savary, qui parle d'un rocher renfermé dans une grotte.

4. *Donnée* corrigé en *donné*.

5. Ceci ne put pas être exécuté, l'audience de congé n'ayant eu lieu que le mardi 13 août, six mois après la première. Louis XIV le reçut cette fois dans la chambre du grand appartement appelée chambre du

missaires Torcy, Pontchartrain et Desmaretz, dont Pontchartrain se trouva fort embarrassé[1].

Citation à Malte sans effet comme sans cause effective. Le grand prieur y va sans avoir pu voir le Roi.

Le grand maître de Malte[2], persuadé que les Turcs alloient attaquer son île, fit faire aux chevaliers les citations pour s'y rendre[3]. Il envoya des vaisseaux à Marseille, tant pour les passer que pour lui en apporter force munitions de guerre et de bouche[4]. Le grand prieur, qui faisoit toujours son séjour à Lyon, fit demander au Roi la permission de venir prendre congé de lui pour y aller. Il fut refusé de voir le Roi et de s'approcher de Paris, et eut liberté de se rendre à Malte[5]. Le Roi y destina quatre bataillons des troupes de terre, et deux de celle[6] de la marine, cent canonniers, beaucoup de mineurs, le tout payé par la Religion[7] ; l'électeur de Trèves[8], comme grand prieur de Castille, deux bataillons à ses dépens[9] ; mais ces

Trône, où il y avoit toujours une estrade sous un dais. La cour étant en deuil d'un frère du duc de Lorraine, il n'y eut aucune magnificence d'habits, ni aucune dame à cette audience (Mémoires du baron de Breteuil, ms. Arsenal 3865, p. 292-294).

1. *Dangeau*, tome XVI, p. 11 et 12. Un traité de commerce et d'amitié fut signé, à Versailles, ce même 13 août 1715 par Torcy, Pontchartrain et Desmaretz, au nom du roi de France, et par Méhémet Riza Beg, au nom du shah de Perse Hussein. Comme ce traité eut son effet par la suite, il semble que c'est une preuve certaine de la réalité de l'ambassade (Herbette, *Une ambassade persane*, p. 234-282).

2. C'était Raymond de Perellos y Roccaful, qui avait succédé en 1697, comme grand maître de l'ordre, à Adrien de Wignacourt : il mourut en 1720, et Saint-Simon reparlera alors de lui (suite des *Mémoires*, édition 1873, tome XVII, p. 40).

3. L'avis du grand maître avait été adressé en octobre 1714 aux chevaliers : ils devaient se tenir prêts pour le 1er mars suivant (*Dangeau*, tome XV, p. 266 ; *Gazette d'Amsterdam*, Extraord. XXIV et n° XXVII).

4. *Gazette* de 1714, p. 540, 616 et 623 ; de 1715, p. 108 et 115.

5. *Dangeau*, tome XV, p. 270.

6. Il y a bien *celle* au singulier, dans le manuscrit.

7. *Dangeau*, tome XV, p. 350.

8. Charles-Joseph-Jean de Lorraine, frère du duc Léopold : tome VI, p. 18, note 1.

9. *Dangeau*, p. 358.

troupes eurent bientôt un contre-ordre, ainsi que Renau, lieutenant général des armées navales[1], que le grand maître avoit obtenu du Roi[2]. Le grand prieur, qui étoit allé à Malte, y fut salué, en arrivant, de vingt-trois coups de canon, et reçu par tous les grands-croix et les carrosses du grand maître, à ce que le grand prieur fit publier. Les chevaliers les plus pressés en furent pour leur voyage ; les autres furent contremandés ; les Turcs n'avoient aucun dessein sur Malte[3].

100 000 # à Bonrepaus.

Le Roi donna cent mille francs à Bonrepaus, qu'il lui avoit promis il y avoit longtemps, en considération des dépenses qu'il avoit faites pendant ses ambassades en Danemark et en Hollande[4].

La Chapelle, un des premiers

La Chapelle[5], un des premiers commis de la marine, fut subitement chassé[6], son emploi donné[7] ; lui et sa

1. Bernard Renau d'Eliçagaray (notre tome X, p. 241).

2. *Dangeau*, tome XV, p. 388, 393 et 396.

3. *Ibidem*, p. 406 et 423.

4. *Dangeau*, p. 372. Louis XIV se souvenait peut-être aussi de la générosité de Bonrepaus qui, en 1709, avait envoyé au Trésor la vaisselle d'argent qui lui venait de ses ambassades (notre tome XVII, p. 567). Il faut rappeler enfin que Bonrepaus avait demandé l'année précédente à Mme de Maintenon une place au Conseil (lettre du 8 octobre 1714 : recueil la Beaumelle, *Lettres*, tome VIII, p. 71).

5. Henri Besset de la Chapelle : notre tome XXIII, p. 306-307. Nous avons dit alors, d'après sa notice de l'*Inventaire des archives de la Marine*, qu'il avait été disgracié en 1713 : c'est 1715 qu'il faut lire. M. de la Chapelle mourut le 19 avril 1748 ; dans notre tome XXIII, il avait été dit qu'on ignorait cette date.

6. Après *chassé*, Saint-Simon a effacé du doigt *et sa feme* ajouté en interligne. — Dangeau annonce cette nouvelle le 8 mars (tome XV, p. 377). Est-ce à lui que se rapporte l'ordre du 20 mai 1715 « pour arrêter le nommé la Chapelle en quelque lieu qu'il puisse s'être retiré et le conduire au Châtelet » (Archives nationales, reg. O^1 59, fol. 80 v°) ? Il ne semble pas qu'on ait pris contre lui aucune mesure de rigueur.

7. Il eut pour successeur au bureau de la maison du Roi Antoine-Denis Raudot, qui, d'abord écrivain de la marine à Dunkerque (1699), commissaire en 1702, inspecteur général en 1704, avait été intendant de la marine au Canada conjointement avec son père de 1705 à 1710

femme[1] eurent ordre en même temps de se retirer à Paris. C'étoient deux personnes que leurs qualités et leurs talents avoient fort distinguées de leur état, et qui l'un et l'autre s'étoient acquis beaucoup d'amis considérables. La Chapelle et sa femme avoient toujours été dans la confiance du Chancelier, de la Chancelière, de M. et de Mme de Pontchartrain. La Chapelle faisoit plusieurs lettres de la main de Pontchartrain, qu'il contrefaisoit fort bien, et lui avoit donné ainsi la réputation de bien écrire[2]. Pontchartrain, délivré de famille[3], entra en jalousie du mérite et des amis de la Chapelle et de sa femme. Il résolut de s'en défaire, et, pour y parvenir à coup sûr, de s'en faire encore un mérite. Le jansénisme et le P. Tellier firent son affaire. Il eut le dépit que tout ce qu'il y eut de considérable à Versailles, en hommes et[4] en femmes, accourut chez ces exilés, au moment que la chose fut sue, et que personne ne se méprit à l'auteur, qui en encourut de plus en plus la haine et la malédiction publique.

commis de la marine tout à Pontchartrain, et sa femme, chassés par la jalousie et les artifices de Pontchartrain. [*Add. St-S. 1198*]

L'électeur de Bavière alla, de sa petite maison de Saint-Cloud, voir la reine de Pologne, sa belle-mère, qu'il n'avoit jamais vue[5]. Il ne coucha point à Blois, où elle

Électeur de Bavière visite à Blois la reine de

et était depuis lors intendant des classes ; Raudot fut nommé directeur de la Compagnie d'Occident de 1718 à 1720, fut conseiller de la marine en 1728, et mourut le 28 juillet 1738 (Archives de la marine, B^8 18).

1. Henri Besset de la Chapelle avait épousé, en 1697, Élisabeth Chardon, peut-être de la même famille que l'avocat protestant Daniel Chardon, dont Saint-Simon a raconté la conversion au catholicisme (tome XII, p. 254).

2. Il avait déjà dit tout cela dans l'Addition indiquée ci-contre.

3. Par la retraite de son père et la mort de sa mère.

4. Cet *et* est en interligne.

5. L'Électeur avait épousé en secondes noces Charlotte-Cunégonde Sobieska (tome XII, p. 183), fille de la reine Marie-Casimire d'Arquien, que nous avons vue, en septembre 1714 (notre tome XXIV, p. 324), se retirer au château de Blois avec la permission de Louis XIV.

Pologne sa belle-mère, fait à Compiègne la noce de sa maîtresse avec le comte d'Albert, prend congé du Roi à Versailles en particulier et s'en va dans ses États. [Add. St-S. 1199]

étoit, et s'en revint aussitôt[1]. Il étoit pressé de retourner à Compiègne faire le mariage du comte d'Albert avec Mlle de Montigny, sa maîtresse publique depuis bien des années[2]. Elle étoit des bâtards de Brabant, sœur du feu prince de Berghes, grand d'Espagne et chevalier de la Toison d'or, gendre du duc de Rohan Chabot[3]. Le comte d'Albert n'avoit rien ; l'Électeur le faisoit subsister ; il trouvoit de grands biens dans ce mariage, dont l'infamie avoit toujours été rejetée par le duc de Chevreuse avec toute l'indignation qu'elle méritoit[4]. Sa mort leva le principal obstacle ; il passa sur tous les autres. Outre les solides avantages que lui fit l'Électeur, il y ajouta toute l'aisance de la vie, en le faisant son grand écuyer, avec la permission du Roi[5]. La noce s'en fit à Com-

1. *Dangeau*, tome XV, p. 358. L'Électeur partit le 20 février et revint le 23 (*ibidem*, p. 367-368).

2. Il a été parlé de Mlle de Montigny dans le tome XX, p. 71.

3. Alphonse-Dominique-François de Glimes (tome XIV, p. 408), que nous avons vu épouser en 1710 Anne-Henriette-Charlotte de Rohan-Chabot (tome XX, p. 70-72). Il a été parlé de la maison de Glimes, issue par bâtard de Jean II, duc de Brabant, dans notre tome XX, p. 6.

4. Le comte d'Albert était frère du duc de Chevreuse, mais d'un second lit. Le mariage était en projet depuis 1709.

5. En 1713, l'Électeur avait fait envoyer au comte d'Albert, alors son ministre en Espagne, un état des avantages qu'il promettait de lui faire en considération de ce mariage, et le comte avait répondu en exigeant que « son mariage demeurât d'abord secret » (Affaires étrangères, vol. *Bavière* supplément 3, fol. 50-52 et 60-63 ; vol. *Espagne* 234, fol. 4). Lorsque le mariage fut enfin décidé, la *Gazette d'Amsterdam* (Extraordinaire XXIV de 1715) raconta que Mlle de Montigny apportait en mariage soixante mille livres de rente et que le comte d'Albert avait de son côté dix mille écus d'appointements comme grand écuyer de l'Électeur. Dangeau se rapproche davantage de la réalité en disant (p. 383) que les nouveaux mariés jouiront de « quarante mille écus de rente des bienfaits de l'Électeur ». En effet le contrat de mariage (Archives nationales, T 153, carton 29, et registre Y 292, fol. 288-290), passé les 16-17 mars, à Saint-Cloud et à Compiègne, permet de donner des chiffres plus précis : Maximilien-Emmanuel donnait au

piègne[1], sans aucun parent du comte d'Albert[2], d'où, incessamment après, tout ce bagage, et la cour et les équipages de l'Électeur, prirent le chemin de la Bavière[3]. Ce prince vit le Roi dans son cabinet par les derrières au sortir du sermon, l'après-dînée du vendredi 22 mars, à Versailles. Le Roi l'embrassa à diverses reprises, et l'Électeur prit congé, et s'en retourna à Paris[4] chez d'Antin, où il soupa avec Madame la Duchesse et beaucoup de dames. Il y joua et y coucha, et partit le lendemain matin pour retourner dans ses États[5].

Le cardinal de Bouillon mourut à Rome le 7 mars de Mort à Rome

comte d'Albert la terre et seigneurie de Wertingen en Souabe, plus un capital de cent mille livres placé en rentes sur l'hôtel-de-ville, et à Mlle de Montigny quatre cent quarante mille livres de capital aussi en rentes; et quinze mille livres de rente sur les aides et gabelles; la fiancée possédait en outre, de son propre, seize cents florins de Brabant de rente sur les biens de son frère le prince de Berghes.

1. Le mariage fut célébré le 17 mars dans la chapelle du château de Compiègne (*Dangeau*, tome XV, p. 383; *Gazette d'Amsterdam*, Extraordinaire XXIV; *Mercure* de mars, p. 200-205; *Lettres de Mme Dunoyer*, tome IV, p. 139-140; Bertin, *les Mariages dans l'ancienne société*, p. 222-223).

2. Il ne fut assisté que de son frère cadet, le chevalier de Luynes, et du comte de la Marck, son ami; Mlle de Montigny était accompagnée de ses deux sœurs et de son beau-frère.

3. Le comte d'Albert ne revint pas en effet à la cour. Dans une lettre qu'il écrivit de Strasbourg à Torcy le 31 mars (vol. *Bavière* 65, fol. 83), il s'excuse de n'avoir pu prendre congé du ministre.

4. Avant *Paris*, Saint-Simon a biffé *S. Cloud*.

5. *Dangeau*, p. 388 et 389. Il passa par Nancy, où il fut l'hôte du duc de Lorraine (p. 393). Les relations entre l'Électeur et la nouvelle comtesse d'Albert ne cessèrent pas du fait du mariage: Saumery écrivait de Munich à Torcy, le 4 juillet suivant (vol. *Bavière* 65, fol. 111) que l'Électrice était toujours intraitable sur cet article, « ce qui chagrine fort l'Électeur, qui jusqu'à présent conserve beaucoup de goût pour Mme la comtesse d'Albert. Il ne peut la voir assez secrètement pour que l'Électrice n'en soit pas informée, ce qui fait un vacarme nouveau chaque fois. Cela ne met pas grande douceur dans le ménage. » L'ambassadeur revint encore sur ce sujet par la suite (*ibidem*, fol. 119 et 123).

du cardinal de Bouillon. Précis de sa vie; cause et genre de sa mort; son caractère.

cette année, à soixante et onze ans et six mois[1] ; il y fit une fin digne de sa vie[2]. Quoiqu'on ait souvent parlé de lui en ces *Mémoires*[3], la singularité de ce personnage si étrange[4] mérite au moins un court abrégé par dates[5]. Il étoit né à Turenne, le 24 août 1643, dans l'apogée de sa plus proche famille. On a vu par quel art le Roi se crut quitte à bon marché de lui donner sa nomination[6] qui le fit cardinal, 5 août 1669 ; il n'avoit pas vingt-six ans faits[7].

1. Le cardinal de Bouillon mourut le 2 mars (et non le 7, comme le dit par erreur Saint-Simon), au Noviciat des Jésuites près du Quirinal, où il habitait depuis son retour à Rome. Atteint de pleurésie vers le 20 février, il avait reçu le 24 la visite du pape. Son état, stationnaire pendant quelques jours, avait empiré le 1er mars de telle façon qu'on lui avait donné les derniers sacrements et qu'il mourut le lendemain soir. Ses obsèques eurent lieu le 5 dans l'église du Gésu, et son corps fut ramené à celle du Noviciat pour y rester jusqu'à son transfert dans la magnifique sépulture élevée par ses soins pour sa famille dans l'église de l'abbaye de Cluny (*Journal de Dangeau,* tome XV, p. 378-379 ; *Gazette,* p. 132, 149 et 161-162 ; *Gazette d'Amsterdam,* Extraordinaires XXIV et XXIX, et nº XXIV ; *Mercure* de mars, p. 219-222).

2. Dans notre tome XVI, p. 121, Saint-Simon avait dit : « Nous le verrons languir pitoyablement à Rome, et y mourir enfin d'orgueil, comme, toute sa vie, il en avoit vécu. » On trouvera ci-après à l'appendice IV diverses correspondances sur sa vie à Rome, sa maladie et sa mort.

3. En dernier lieu dans notre tome XXIV, p. 13-16 et 67.

4. Avant *estrange,* Saint-Simon a biffé *singulierem*t.

5. Nous donnerons aux appendices V et VI, une notice inédite de Saint-Simon sur le cardinal et un fragment d'autobiographie.

6. Tome V, p. 278-285. Le costume qu'il portait avant sa nomination au cardinalat était assez particulier pour que la Bruyère l'ait noté dans les *Caractères* (édition Servois, tome II, p. 170) : « Un jeune abbé en velours gris et à ramages comme une Éminence. »

7. C'est-à-dire accomplis. — Les lettres du Roi au Pape et au cardinal Rospigliosi, demandant le chapeau pour lui et datées du 18 novembre 1668, ont été publiées par Baluze dans son *Histoire de la maison d'Auvergne,* tome II, p. 843-844. Clément IX, sur ces instances, se décida à le nommer, au détriment de M. d'Auersperg, pour lequel insistait l'Empereur. Il eut d'abord le titre cardinalice de Saint-Laurent *in Paneperna,* puis celui de Saint-Pierre *in Vincoli.*

En décembre 1671, à vingt-huit ans et quelques mois, il fut grand aumônier de France par la mort du cardinal Antoine Barberin[1], et eut rapidement[2] les abbayes de Cluny, Saint-Ouen de Rouen[3], Saint-Waast d'Arras[4], Saint-Martin de Pontoise[5], Saint-Pierre de Beaujeu[6], Tournus[7], et Vicoigne[8]. Il se trouva aux conclaves où furent élus Clément X[9], Innocent XI, Alexandre VIII, Inno-

1. Tome V, p. 281. — Nommé le 10 décembre, il prêta serment le 12 (*Gazette*, p. 1219; *Journal d'Olivier d'Ormesson*, tome II, p. 619). Ses lettres de provisions sont dans Baluze (tome II, p. 844; voyez aussi l'ouvrage d'Oroux, tome II, p. 496-502, sur sa charge et ses prétentions). Deux lettres de son oncle Turenne relatives aux négociations qui précédèrent sa nomination sont conservées dans la collection Morrison, tome VI, p. 274.

2. L'abbé, ou plutôt le duc d'Albret (c'est le nom qu'il porta d'abord) eut l'abbaye de Tournus dès 1660, puis en 1667 Saint-Ouen de Rouen. Après sa nomination au cardinalat, il reçut Saint-Waast d'Arras en 1672, Saint Martin de Pontoise en 1677, Vicoigne en 1678, et fut nommé en 1683 abbé général de l'ordre de Cluny.

3. Cette abbaye, de l'ordre de Saint-Benoît, avait été fondée au milieu du sixième siècle; il en a déjà été parlé dans notre tome XI, p. 198.

4. Tome XX, p. 12.

5. Tomes II, p. 205, et XVI, p. 125.

6. Il n'y avait pas d'abbaye à Beaujeu, ni de prieuré régulier, mais seulement une collégiale, à la tête de laquelle était un doyen. Le cardinal de Bouillon fut-il pourvu de cette dignité ? C'est ce qu'il n'a pas été possible d'élucider. Notre auteur a certainement pris cette mention dans l'*Histoire généalogique*, tome VIII, p. 292; mais, par contre, Baluze dans son *Histoire de la maison d'Auvergne*, ne parle pas de Saint-Pierre de Beaujeu dans son énumération des titres du cardinal.

7. Tome VII, p. 104.

8. Tome XX, p. 12.

9. Clément IX étant mort le 9 décembre 1669, Louis XIV fit partir aussitôt les cardinaux français, et spécialement Bouillon, avec des instructions pour le conclave qui allait s'ouvrir (*Recueil des instructions aux ambassadeurs à Rome*, tome I, p. 229). Il arriva à Rome le 20 janvier 1670, et le cardinal de Médicis le peignit ainsi : « Ce soir 20 janvier est entré Bouillon. Il est galant, de manières aisées, de figure agréable, quoique borgne. Environné de soixante cardinaux dont il ne connoissoit personne, ayant à ses côtés quelqu'un qui lui

cent XII et Clément XI[1], qu'il sacra évêque avant son couronnement[2]. Il ouvrit la porte sainte à Rome pour le grand jubilé de 1700, par l'indisposition du Pape et celle du doyen du sacré collége, dont il étoit sous-doyen, et dont sa vanité fit faire des tableaux[3]. Il devint doyen et évêque d'Ostie et de Velletri[4] par la mort du cardinal Cybo[5], de la manière qui a été rapportée[6]. Il fut aussi grand doyen de Liége[7] et prévôt de Strasbourg, et songea toujours à se revêtir ou ses neveux de ces deux évêchés. Le premier lui coûta un exil avec la déclaration formelle du Roi contre lui ; l'autre le précipita dans l'abîme d'où il ne put sortir[8]. L'éclat de M. de Turenne, son oncle, le mit

disoit les noms, il reçut à brûle-pourpoint soixante compliments dont il s'efforçoit de comprendre quelque chose ; il y a vraiment de quoi assassiner un galant homme » (*ibidem*, p. 229, note). Divers papiers diplomatiques sur son séjour à Rome à cette époque se trouvent aux Archives nationales, dans le carton R² 64.

1. Innocent XI fut élu le 21 septembre 1679, Alexandre VIII le 6 octobre 1689, Innocent XII le 12 juillet 1691, et enfin Clément XI le 22 novembre 1700. D'après l'abbé de Choisy (*Mémoires*, tome II, p. 181-182), M. de Bouillon fit une dépense « effroyable » au conclave de 1679.

2. Saint-Simon a parlé de l'élection de Clément XI et de son sacre épiscopal par le cardinal de Bouillon comme doyen du sacré collège, dans le tome VII, p. 352-355.

3. Ce dernier membre de phrase a été ajouté en interligne, et, avant *devint*, Saint-Simon a corrigé *et* en *il*. — Voyez notre tome VII, p. 3-6. Le tableau de Rigaud dont il a été parlé à cet endroit (p. 5, note 1) fut gravé en 1744 par Preisler (Cabinet des estampes, Dª 62, fol. 63).

4. Saint-Simon écrit *Veletri*.

5. Tome VII, p. 4.

6. *Ibidem*, p. 104-106 et 154-158. Un mémoire historique et juridique sur le cas du cardinal de Bouillon se trouve dans le ms. Clairambault 517, p. 77-84.

7. Il fut élu le 15 juin 1675 (*Lettres historiques de Pellisson*, tome II, p. 285-286, 298 et 306-307).

8. Saint-Simon a raconté longuement en 1700 toute l'affaire de l'élection de l'abbé de Soubise à la coadjutorerie de Strasbourg, et de l'opposition qu'y fit le cardinal de Bouillon (tome VII, p. 77-107).

fort avant dans la faveur du Roi. La brouillerie ouverte de ce fameux capitaine avec le puissant Louvois lui ouvrit la confiance du Roi, parce que M. de Turenne obtint que tout ce qu'il écriroit au Roi de l'armée, et ce que le Roi lui écriroit aussi, ne passeroit point par Louvois, mais uniquement par le cardinal de Bouillon[1]. Louvois ne voyoit pas moins les lettres de M. de Turenne, et n'étoit guères moins maître des ordres et des réponses du Roi à M. de Turenne ; mais, comme il étoit censé ignorer les unes et les autres, c'étoit au Roi que ce général écrivoit au lieu du secrétaire d'État, et le Roi, au lieu du secrétaire d'État, qui lui faisoit réponse, ou qui directement lui envoyoit ses ordres. Cela faisoit donc un commerce continuel entre le Roi et le cardinal de Bouillon, à qui, pour abréger des écritures, le Roi disoit mille choses et mille détails de bouche, pour les mander de sa part à son oncle[2] ; cela initioit[3] d'autant plus le cardinal de Bouillon dans les affaires, que M. de Turenne se mêloit aussi assez souvent de projets, de négociations et de commerces secrets, du su du Roi, qui, pendant qu'il étoit sur la frontière ou à[4] l'armée, passoient tous[5] par le cardinal de Bouillon. La présence de M. de Turenne à[6] la cour l'y rehaussoit encore, et sa mort même fut une occasion d'entrer de plus en plus avec le Roi et d'en être mieux traité, par la commune douleur, et un surcroît de grandeur par la majesté de ses obsèques, où néanmoins le Roi défendit tout titre et toute qualité de prince[7]. Le

1. C'est pour la campagne de 1674 que fut établi ce *modus vivendi* ; voyez à ce propos les références indiquées dans notre tome IV, p. 80, notes 3 et 5.

2. Il y a *oncles* dans le manuscrit.

3. Il y a dans le manuscrit *cela qui initioit ;* nous supprimons ce *qui* inutile, qui rend la phrase incorrecte.

4. Cet *à*, oublié, a été ajouté en interligne.

5. Il y a *touttes,* dans le manuscrit.

6. Cet *à* surcharge un *la* effacé du doigt.

7. Saint-Simon a déjà raconté cela dans le tome XIV, p. 231-232.

duc de Bouillon et le comte d'Auvergne, ses frères[1], étoient, l'un grand chambellan et gouverneur d'Auvergne, l'autre avoit succédé à M. de Turenne au gouvernement de Limousin et à la charge de colonel général de la cavalerie. Ses deux sœurs avoient épousé, l'une le duc d'Elbeuf, l'autre un frère de l'électeur de Bavière oncle de Madame la Dauphine[2]. Mme de Bouillon[3], avec des sœurs et des cousines germaines si prodigieusement établies[4], vivoit en reine de Paris[5], et la comtesse d'Auvergne[6] avoit presque des États en Hollande[7]. Le cardinal de Bouillon vivoit dans la plus brillante et la plus magnifique splendeur. La considération, les distinctions, la faveur la plus marquée éclatoient en tout ; il se permettoit toutes choses, et le Roi souffroit tout d'un cardinal. Nul homme si heureux pour ce monde, s'il avoit bien voulu se contenter d'un bonheur aussi accompli ; mais il l'étoit trop pour pouvoir monter plus haut, et le cardinal de Bouillon, accoutumé par le rang accordé à sa maison aux usurpations et aux chimères, croyoit reculer quand il n'avançoit pas. Ses diverses tentatives déplurent. Il prétendit, au mariage de Madame la Duchesse, manger avec le Roi à la noce ; il[8] y échoua, avec l'indignation du Roi, qui le

1. Frères du cardinal.

2. Élisabeth de la Tour (tome XVII, p. 71), mariée en 1656 à Charles III de Lorraine, duc d'Elbeuf, et Mauricette-Fébronie, qui épousa en 1668, Maximilien-Philippe-Jérôme, duc de Bavière, frère de l'électeur Ferdinand-Marie (tome X, p. 249).

3. Marie-Anne Mancini.

4. La comtesse de Soissons, la duchesse Mazarin, la princesse Colonna, la duchesse de Mercœur, la princesse de Conti et la duchesse de Modène.

5. Voyez ce qu'il a dit lors de la mort de Mme de Bouillon : tome XXIV, p. 297 et suivantes.

6. Henriette-Françoise de Hohenzollern, mariée à Frédéric-Maurice de la Tour, comte d'Auvergne : tome VI, p. 31.

7. Il a été parlé des grands biens de la comtesse dans le tome VI, p. 31 et notes, et dans le *Journal de Dangeau,* tome VII, p. 109.

8. Cet *il* surcharge un *et.*

chassa[1], et qui bientôt après l'empêcha publiquement d'être élu évêque de Liége[2]. Il se raccrocha, se remit mieux que jamais, et fut souvent chargé des affaires du Roi à Rome, et de son secret aux conclaves. On a vu les liaisons qui le firent retourner à Rome en 1697, et obtenir en même temps la coadjutorerie de Cluny pour son neveu l'abbé d'Auvergne[3]. On a vu la hardiesse et la duplicité avec laquelle il trompa le Pape et le Roi, pour faire ce même neveu[4] cardinal, et combien sa plus que four- [*Add. StS. 1200*]

1. Dangeau (tome I, p. 201) passe légèrement sur cet incident ; mais les *Mémoires de Sourches* (tome I, p. 274) sont plus explicites. Après avoir fait mention du mariage, ils ajoutent : « Ç'auroit été naturellement à M. le cardinal de Bouillon à faire cette cérémonie comme grand aumônier de France ; mais il ne voulut pas s'y trouver par la raison que je vais dire. Jusqu'alors, les princes du sang ne mangeoient jamais avec le Roi, quand la Reine ou Madame la Dauphine étoit à table avec lui. Cependant, au festin du mariage de M. le prince de Conti, le Roi voulut bien que M. de Chartres, son neveu, mangeât à sa table, ce qui causa un sensible déplaisir à tous les princes du sang, qui soutenoient avec raison que M. de Chartres, n'étant pas fils de roi, n'étoit que du même rang qu'eux, et qu'on ne pouvoit le regarder que comme premier prince du sang. En cette occasion du mariage de M. le duc de Bourbon, le Roi voulut bien se relâcher, et, sur ce qu'on lui fit entendre qu'il y avoit eu un exemple que les princes du sang avoient mangé avec un de ses prédécesseurs, quoique la Reine sa femme fût à table, il accorda aux princes de son sang l'honneur de manger avec lui au festin royal qu'il devoit faire pour les noces de sa fille. M. le cardinal de Bouillon prétendoit, comme cardinal, avoir droit d'y manger aussi, puisque les princes du sang y mangeoient ; mais le Roi ne voulut pas lui accorder cet honneur, et, après de longues instances, il eut pour toute réponse de S. M. qu'elle vouloit donner à manger à sa famille et que personne n'avoit le droit d'y trouver à redire. » Saint-Simon a déjà parlé de cette affaire dans le tome I, p. 96.

2. En février-avril 1694, à la mort de M. d'Elderen : voyez les *Mémoires de Sourches*, tome IV, p. 307, 308, 315 et 328. Louis XIV préféra appuyer la candidature de l'électeur de Cologne, Joseph-Clément de Bavière.

3. Tome IV, p. 73-76.

4. Avant *neveu*, il a biffé *Car[dinal]*.

berie fut reconnue à Versailles et au Vatican[1]. On a vu le personnage qu'il fit dans l'affaire et dans la condamnation du livre de Fénelon, archevêque de Cambray[2], ce qui commença sa disgrâce, et la fureur avec laquelle il se conduisit sur la coadjutorerie de Strasbourg en 1700, qui la combla[3]. La désobéissance formelle à ses rappels réitérés en France lui coûta[4] sa charge, dont il fut privé, et la saisie de tous ses revenus[5]. Il voulut être doyen du sacré collége. Il subit, après y être parvenu, son exil à Cluny, à la fin de 1700[6]. Pendant dix ans, il n'est souplesse ni bassesse qu'il ne tentât, comme on l'a vu, ni misère d'orgueil qu'il ne montrât sans cesse. Il s'occupa à lutter contre les moines de Cluny ; il y essuya sans cesse les plus grands dégoûts, et quelquefois des affronts[7]. Le désespoir qu'il conçut d'une situation si différente de celle qui avoit achevé de le gâter et de le perdre lui fit prendre le parti de l'évasion, et enfanta cette lettre également folle, ingrate, insolente et criminelle, qu'il écrivit au Roi[8]. La mort de son neveu, déserteur en Hollande[9], le dégoût de ses hauteurs, l'orgueilleux dérangement de

1. Tome V, p. 112-116. — Le palais du Vatican, qui ne devint la demeure des papes qu'à leur retour de l'exil d'Avignon, avait pour origine une petite résidence pontificale bâtie au cinquième siècle par le pape Symmaque, auprès de la basilique de Saint-Pierre et au milieu des anciens jardins impériaux que Caligula avait fait dessiner dans l'*ager vaticanus*, entre le Janicule et le Monte Mario. Le palais actuel, commencé par Nicolas V vers 1450, fut continué et agrandi considérablement par ses successeurs jusqu'à nos jours.

2. Tomes IV, p. 72 et suivantes, V, p. 146, et VI, p. 148-150.

3. Tome VII, p. 100 et suivantes.

4. Il y a *cousterent,* dans le manuscrit.

5. Tome VII, p. 154-158.

6. Nos tomes VIII, p. 96-98, et XVI, p. 114-126.

7. Saint-Simon a parlé de ses procès contre les moines de Cluny dans nos tomes XI, p. 77-78, XIII, p. 45-46, et XV, p. 450-452.

8. Tome XX, p. 12 et suivantes.

9. Le prince d'Auvergne, François-Égon de la Tour. On a vu sa désertion en 1702 dans le tome X, p. 247-252, et sa mort en 1710 dans le tome XX, p. 67.

ses manières, tournèrent bientôt en mépris le grand accueil qu'il avoit reçu aux Pays-Bas. Son procédé avec la duchesse d'Arenberg, et l'indigne mariage de sa fille, veuve de son neveu, qu'il fit pour devenir maître des biens des enfants qu'il avoit laissés, la conviction juridique et publique de cette infamie, celle du procès qu'il perdit là-dessus contre la duchesse d'Arenberg, achevèrent de le déshonorer[1], et de lui rendre le séjour des Pays-Bas insupportable. Il n'avoit plus que Rome où pouvoir aller. Il sentit, par l'expérience qu'il en avoit déjà faite, tout le poids de ses différentes situations sur ce grand théâtre. Il y alla donc le plus lentement qu'il put, et y arriva vers Pâques de 1712[2].

Cardinal de Bouillon méprisé et délaissé à Rome.

Le mépris et l'embarras de l'y voir l'y avoient devancé. Il espéra en vain des égards, que le Pape ne lui put refuser pour la part qu'il avoit eue à son exaltation, et pour avoir été sacré de sa main[3]. Il attendit des retours de son crédit et de sa magnificence passée ; il se flatta de retrouver des amis de son ancienne splendeur, et des généreux touchés de sa fortune présente ; enfin il compta sur la grandeur de la place de doyen du sacré collège, qu'il se promettoit de bien faire valoir. Saisi dans tous ses revenus, il ne jouissoit que d'Ostie. Il avoit eu soin de beaucoup épargner et amasser pendant son exil[4] ; mais ces

1. Il a longuement raconté toute cette affaire en 1712 : tome XXII, p. 243 et suivantes.

2. On a vu son voyage par l'Allemagne et son arrivée à Rome dans notre tome XXIV, p. 67 et 268.

3. Ci-dessus, p. 142.

4. Les économies du cardinal pendant son exil n'avaient pas dû être considérables, puisque, comme Saint-Simon vient de le dire, tous les revenus de ses abbayes de France était confisqués. Sa position était assez précaire, puisqu'il s'était fait donner par les alliés l'abbaye de Saint-Amand (notre tome XX, p. 69), et en 1711 il avait obtenu de l'Empereur l'archevêché de Malines. Mais, il résigna ce bénéfice lors de son arrivée à Rome en 1714, et l'Empereur lui attribua alors une pension de trente mille florins sur les évêchés de Malines, Bruges et Ypres. Il est certain que cette pension et les minimes revenus de l'évê-

sommes, quelque[1] considérables qu'elles fussent, il n'y toucha qu'à regret et le moins qu'il put. Il se mit donc au Noviciat des Jésuites[2], ses inaltérables amis dans tous les temps, et il y vécut en cardinal pauvre. Tout ce qui n'étoit pas brouillé sans mesure avec le Roi n'osa le voir, ni avoir secrètement avec lui aucun commerce[3]. L'échange de Sedan non consommé jusqu'à cette heure[4], et le rang de sa maison, l'un et l'autre si aisé à détruire, lui furent une cruelle bride qui le retint de se livrer publiquement aux ennemis de la France, qui même le méprisèrent trop pour le rechercher. Il fut donc sans crédit à Rome, n'y[5] eut que la considération d'écorce qui ne se put refuser au doyen des cardinaux, avec les accès au Pape que cette[6] place, et ce qu'on a vu de personnel entre eux, lui avoit acquis, mais sans aucune estime. On peut juger ce qu'un homme si prodigieusement et en même temps si bassement superbe, aussi touché du petit comme du grand, dut souffrir d'un contraste si accablant sur ce premier théâtre de l'univers, où il se trouvoit si honteusement en spectacle. Parmi ces tourments, et dans la première place à Rome après le Pape[7], cet orgueilleux imagina d'introduire une distinction nouvelle.

ché d'Ostie devaient former toutes ses ressources : voyez la fin du travail de M. A. de Boislisle sur *la Désertion du cardinal de Bouillon* dans la *Revue des Questions historiques* d'avril 1909.

1. Le manuscrit porte *quelques*, au pluriel.

2. On a vu dans le tome VII, p. 105, note 6, que ce Noviciat était situé à Monte-Cavallo, près du Quirinal.

3. A cause de sa qualité de doyen du sacré collège, le Roi permit aux cardinaux français ou de la faction française de le visiter une fois à son arrivée, mais de n'avoir plus avec lui par la suite que des relations officielles ; il y eut une exception en faveur du cardinal Gualterio, son ami de tout temps.

4. Il n'avait pas en effet été enregistré au Parlement.

5. Avant *n'y*, il y a un *et* biffé, dans le manuscrit.

6. Le commencement de *cette* surcharge *sa*.

7. On a vu dans le tome XVI, p. 120, qu'il se qualifiait volontiers de « premier après le Pape ».

Imagine pour les cardinaux la distinction de conserver* leur calotte sur leur tête, parlant au Pape, lesquels lui en donnent le démenti. La rage l'en saisit, et il en crève. [Add. StS. 1201]

C'est la coutume en Italie parmi les ecclésiastiques d'ôter sa calotte en parlant à un beaucoup plus grand que soi, et les cardinaux ont toujours les leurs à la main lorsqu'ils parlent au Pape. Le cardinal de Bouillon trouva qu'il seroit d'une grande distinction pour les cardinaux de conserver seuls leur calotte sur leur tête en parlant au Pape[1]. Il lui en parla ; le Pape sourit, et ne voulut pas le refuser ; mais il y mit que cela ne se feroit que de concert, et avec le consentement de tous les cardinaux. Bouillon en parla aux plus considérables, mais en petit nombre, jugeant des autres par lui-même, persuadé[2] qu'ils seroient tous ravis de cette distinction, de l'invention de laquelle ils lui sauroient le meilleur gré du monde. Ceux à qui il en parla lui répondirent ambigument ; ils ne voulurent ni s'engager à cette fantaisie, ni prêter le collet au cardinal de Bouillon, qui, plein de son idée, crut les avoir persuadés, et qu'ils persuaderoient les autres. Incontinent après, il y eut un consistoire indiqué. Le pape y est au haut bout seul, assis dans un fauteuil, les cardinaux sur des bancs des deux côtés, et, après que ce qui se doit passer en consistoire est achevé, le doyen des cardinaux se lève et va parler au pape, et après lui tous les cardinaux qui veulent lui dire quelque chose. Les matières finies, le cardinal de Bouillon alla le premier parler au Pape, ayant sa calotte sur la tête. Dès qu'on s'en aperçut,

1. C'est ce qu'on appela l'affaire du *berettino*. Le cardinal de la Trémoïlle la raconta tout au long dans sa lettre au Roi du 12 février 1715, qui a été publiée par M. A. de Boislisle dans le travail mentionné ci-dessus (*Revue des Questions historiques*, avril 1909, p. 484-486). On peut voir aussi sur ce sujet, outre l'Addition indiquée ci-contre, dans laquelle Saint-Simon avait donné une première rédaction de l'incident, le livre du prince Emmanuel de Broglie sur *Montfaucon*, tome I, p. 36-37, et le manuscrit Latin 12790 de la Bibliothèque nationale, *Annales ordinis Sancti Mauri*, fol. 97.

2. *Persuadé*, d'abord écrit au pluriel, a été corrigé au singulier.

Le *c* de *conserver* surcharge un *p*.

voilà un murmure général qui s'éleva jusqu'à l'interrompre. Il retourna assez embarrassé à sa place ; mais il le fut bien davantage lorsqu'il vit aller les autres cardinaux au Pape, et tous la calotte à la main. Il ne put, malgré son trouble, s'empêcher de faire signe à ceux à qui il avoit parlé de mettre leur calotte sur leur tête ; ce fut sans succès auprès de chacun. Il frémissoit de sa place et le montroit ; il n'y gagna que la honte, et il sortit du consistoire plein de dépit et de confusion. Ce fut bien pis lorsqu'il apprit que le sacré collége se vouloit plaindre au Pape d'une innovation qu'un particulier, quoique doyen, n'étoit pas en droit de faire, et d'en demander justice et réparation. Le Pape, à la vérité, détourna cet orage par son autorité en faveur de Bouillon ; mais il le blâma fort d'avoir hasardé la chose sans en être convenu avec tous les cardinaux, comme il le lui avoit prescrit. Le bruit n'en continua que plus fort parmi le sacré collége, qui élit le pape, qui est si intéressé en sa grandeur, qui tient de lui toute la sienne, et qui n'en connoît point à ses dépens, bien loin de se trouver flatté de cette imagination[1] de Bouillon, dont l'orgueil et les chimères lui étoient toujours suspectes[2], et qui avoit perdu toute considération personnelle et toute estime parmi les cardinaux, la prélature, et partout à Rome, qui se moqua cruellement de lui ; qui, dans les premiers jours, avoit aigri son affaire pensant la renouer en parlant à d'autres cardinaux. Les propos furent si unanimes, si vifs, si peu ménagés, qu'il en fut encore plus touché que de l'affront public d'avoir échoué. Alors il ne put plus se cacher à lui-même le mépris et l'aversion dans lesquels il étoit généralement tombé, lui qui jusqu'alors s'étoit toujours efforcé de se persuader le contraire. Il en tomba malade[3]

1. Le commencement de ce mot surcharge une *l*.
2. Cet adjectif est bien au féminin dans le manuscrit.
3. Sa maladie suivit en effet de très près l'incident du *berettino*.

aussitôt de rage, et de rage il[1] en mourut en cinq ou six jours, chose étrange pour un homme si familiarisé avec la rage, et qui en vivoit depuis plusieurs années. Personne à Rome ne le regretta, ni en France, si ce n'est peut-être les Bouillons. Le Roi le[2] méprisa au point de ne pas même nommer son nom.

Personnel du cardinal de Bouillon.

Le[3] cardinal de Bouillon étoit un homme fort maigre, brun, de grandeur ordinaire, de taille aisée et bien prise. Son visage n'auroit eu rien de marqué s'il avoit eu les yeux comme un autre ; mais, outre qu'ils étoient fort près du nez, ils le[4] regardoient tous deux à la fois jusqu'à faire croire qu'ils s'y vouloient joindre. Cette loucherie[5], qui étoit continuelle, faisoit peur et lui donnoit une physionomie hideuse. Il portoit des habits gris doublés de rouge, avec des boutons d'or d'orfèvrerie à pointes d'assez beaux diamants[6] ; jamais vêtu comme un autre, et toujours d'invention, pour se donner une distinction. Il avoit de l'esprit, mais confus[7], savoit peu, fort l'air et

1. Les sept derniers mots ont été ajoutés en interligne, au-dessus d'un *et*, biffé.

2. Les mots *Roi le*, oubliés, ont été remis en interligne.

3. Comparez le portrait qui va suivre avec ce qu'en disent Spanheim dans sa *Relation*, édition Bourgeois, p. 249-251, les *Caractères inédits du Musée britannique*, p. 31, et les *Mémoires de l'abbé de Choisy*, tome II, p. 108 et suivantes.

4. Le mot *le* corrige *est*[*oient*].

5. Cette infirmité est confirmée par tous les contemporains : *Mémoires de Primi Visconti*, p. 75 ; *Recueil des instructions aux ambassadeurs à Rome*, tome I, p. 229 ; etc. Les *Caractères du Musée Britannique* appellent cela un « œil à la Montmorency ». M. Félix Reyssié (*le Cardinal de Bouillon*, p. 47) dit qu'on ne peut le constater sur aucun de ses portraits. Le substantif *loucherie* n'était pas admis par le *Dictionnaire de l'Académie* de 1718.

6. Mme de Scudéry parle de ses habits luxueux dans une lettre à Bussy-Rabutin du 4 avril 1672 (*Correspondance de Bussy-Rabutin*, tome II, p. 87 ; voyez aussi les *Caractères de la Bruyère*, édition Servois, tome II, p. 382, et ci-dessus, p. 140, note 6).

7. Ces deux mots ont été ajoutés en interligne. Une preuve évidente de ce manque de précision dans l'esprit se trouve dans ses lettres ou

les manières du grand monde, ouvert, accueillant, poli d'ordinaire ; mais tout cela étoit mêlé de tant d'air de supériorité, qu'on étoit blessé même de ses politesses. On n'étoit pas moins importuné de son infatigable attention au rang qu'il prétendoit jusqu'à la minutie[1], à primer dans la conversation, à la ramener toujours à soi ou aux siens avec la plus dégoûtante vanité. Les besoins le rendoient souple jusqu'au plus bas valetage. Il n'avoit d'amis que pour les dominer et se les sacrifier. Vendu corps et âme aux jésuites, et eux réciproquement à lui, il trouva en eux mille importantes ressources dans les divers états de sa vie, jusqu'à des instruments de ses félonies[2]. Sa vie en aucun temps n'eût d'ecclésiastique et de chrétien que ce qui servoit à sa vanité. Son luxe fut continuel et prodigieux en tout, son[3] faste le plus recherché, et le plus industrieux pour établir et jouir de toute la grandeur qu'il imaginoit. Ses mœurs étoient infâmes ; il ne s'en cachoit pas[4], et le Roi, qui abhorra toujours ce vice jusque dans son propre frère, le souffrit dans M. de Vendôme et dans le cardinal de Bouillon, non-seulement sans peine, mais il en fit longtemps ses favoris. Peu d'hommes distingués se sont déshonorés aussi complètement que celui-là, et sur autant de chapitres les plus importants. Ses débauches, son ingratitude, ses félonies, la[5] fabrication du cartulaire de Brioude, pour se faire des-

dans les mémoires qu'il rédigea à diverses reprises (voir comme exemple, dans notre tome XX, p. 14-16, sa lettre de 1710 au Roi).

1. Saint-Simon écrit *minucie*. — Notre tome XVI, p. 116.

2. Lors de sa désertion de 1710, il était accompagné par un jésuite, le P. de Monthiers.

3. *Son* surcharge *le*.

4. *Relation de Spanheim*, édition Bourgeois, p. 249 ; *Correspondance de Madame*, recueil Jægle, tome II, p. 227 ; *Nouveau siècle de Louis XIV*, tome IV, p. 197. Son confrère Maidalchini l'appelait *il cardinale coglione*. On ne comprend pas que La Fontaine (*Œuvres*, tome VI, p. 277) ait pu parler de ses mœurs « si pures ».

5. Ce *la* corrige *sa* par surcharge.

cendre des ducs d'Aquitaine, juridiquement prouvée, condamnée, lacérée[1], le faussaire condamné sur son propre aveu, les Bouillons forcés d'avouer tout au Roi et aux juges, et le cardinal de Bouillon prouvé et avoué l'inventeur et celui qui avoit mis de Bar en besogne de cette fabrication, de concert avec son frère et ses neveux[2]; le trait de double tromperie, lui chargé des affaires du Roi à Rome, pour duper le Roi et le Pape l'un par l'autre pour faire l'abbé d'Auvergne cardinal[3]; le spectacle de désobéissance donné à Rome[4]; sa prétention de n'en devoir point au Roi[5]; la folie de sa lettre en s'évadant[6]; l'infamie et la cause plus infâme encore du mariage qu'il fit de sa nièce avec Mézy, plaidée et prouvée juridiquement aux Pays-Bas[7]; toutes les misères qui précédèrent sa fuite[8]; l'audace de se faire élire abbé de Saint-Amand[9] par avarice, contre les bulles du Pape sur la nomination du Roi[10]; on ne finiroit pas si on vouloit reprendre toutes les manières dont il s'est déshonoré, et les excès de son ingratitude et de ses félonies, lui qui devoit au Roi les biens, les charges, les dignités, le rang, les établissements de sa maison, après ce qu'elle avoit commis contre Henri IV, qui le premier l'avoit élevée, Louis XIII

1. Ce dernier adjectif est bien au féminin dans le manuscrit.
2. Tome XIV, p. 233-245.
3. En 1698 : tome V, p. 110 et suivantes.
4. Tome VII, p. 100 et suivantes.
5. Dans toute cette affaire, il avait toujours protesté de sa déférence aux ordres du Roi; mais, en même temps, il trouvait de bonnes raisons pour ne pas obéir. Saint-Simon n'avait point parlé alors de cette « prétention » de ne point devoir d'obéissance à Louis XIV. Ce n'est que plus tard, lors de sa fuite de 1710, que le cardinal argua de son extraction d'une maison souveraine.
6. Tome XX, p. 14 et suivantes.
7. Tome XXII, p. 243-248.
8. Tome XVI, p. 114-120.
9. Tome XX, p. 69.
10. Contrairement aux bulles données par le Pape sur la nomination que le Roi avait faite du cardinal de la Trémoïlle à cette abbaye.

et Louis XIV dans sa minorité, et qui lui-même ne fut doyen des cardinaux, en désobéissant avec tant d'éclat, que par avoir été cardinal à vingt-six ans de la nomination du Roi. Il eut en mourant la vanité de nommer six cardinaux pour ses exécuteurs testamentaires[1], lui qui ne pouvoit disposer de rien en France, et qui n'avoit que ce qu'il avoit porté d'argent, de pierreries et d'argenterie à Rome. On peut dire de lui qu'il ne put être surpassé en orgueil que par Lucifer, auquel il sacrifia tout comme à sa seule divinité.

Belle et singulière retraite du cardinal Marescotti; quel il fut; sa mort. [*Add. St-S. 1202*]

Je ne puis mieux placer la conduite d'un autre cardinal si édifiante, si sage et si sainte, qu'en contraste avec celle du cardinal de Bouillon, et qui par sa singularité même mérite la curiosité, parce qu'elle n'a point eu d'exemple auparavant ni[2] d'imitateurs après, et je ne l'avancerai que de deux mois. Galéas Marescotti[3], né 1er octobre 1627, étoit d'une famille de Rome noble, ancienne[4], alliée à la maison des Ursins[5] et à d'autres fort considérables. Il fut d'abord archevêque de Corinthe *in partibus*, nonce en Pologne[6], après en Espagne pendant la minorité de

1. A ce renseignement, donné par Dangeau (p. 378; voir aussi p. 381), la *Gazette* (p. 161) ajoute qu'il laissa au Pape trois petits tableaux qui étaient au-dessus de son prie-Dieu, et la *Gazette d'Amsterdam*, Extraord. XXIX, fait connaître quelques détails sur son testament. Pendant les obsèques, les cierges du catafalque mirent le feu à des écussons en carton ornés de ses armoiries; l'incendie se communiqua au pavillon, et l'on craignit un instant pour toute l'église (*Gazette*, p. 162). Les papiers de sa succession sont conservés aux Archives nationales, carton R³ 66 (où l'on trouve un état d'estimation de sa bibliothèque), et dans le manuscrit Fr. 8162, à la Bibliothèque nationale.

2. La première lettre de *ny* corrige un *d*.

3. Notre tome VII, p. 353.

4. Litta a compris la famille Marescotti dans le tome IV de ses *Famiglie celebre italiane*.

5. Marc-Antoine Marescotti, grand père du cardinal, avait épousé Octavie des Ursins.

6. Avant d'être envoyé en Pologne, Mgr Marescotti avait occupé les fonctions d'inquisiteur à Malte (*Gazette* de 1663, p. 609 et 839).

Charles II[1]. Clément X le fit cardinal[2], 27 mai 1675, à moins de quarante-huit ans. Il s'étoit acquis beaucoup de réputation de piété et de savoir dans sa prélature, et de capacité dans ses nonciatures, et il passa depuis pour un des plus hommes d'honneur et de bien, et des plus habiles du sacré collége[3]. Aussi y passa-t-il par toutes les plus grandes charges qui se donnent au mérite: il fut légat de Ferrare[4], et ensuite secrétaire d'État, deux emplois dont le premier n'a qu'un temps limité, l'autre finit avec le pape qui l'a donné. Il eut depuis plusieurs emplois importants, entre autres celui de préfet du Saint-Office, et qui l'est tellement que les papes se le sont presque toujours réservé depuis. Il eut d'autres préfectures, la protection des dominicains et d'autres grands ordres[5], et devint en 1708 chef de l'ordre des cardinaux-prêtres[6]. Il avoit alors plus de quatre-vingts ans, et ne voulut point passer à son tour d'option dans l'ordre des cardinaux-évêques. Peu de temps après il cessa tout commerce ordinaire, et se renferma aux fonctions indispensables[7]. Lorsqu'il se fut accoutumé peu à peu à cette sorte de séparation, qui étoit grande pour lui, parce qu'il étoit extrêmement honoré, visité et consulté, il pria le Pape de disposer de ses emplois, et de le dispenser de toute fonction de cardinal, résolu

1. C'est en octobre 1670 qu'il fut désigné pour la nonciature de Madrid; il y resta jusqu'à sa nomination au cardinalat, et quitta l'Espagne le 9 octobre 1675.

2. Il reçut le titre de Saint-Bernard-aux-Thermes.

3. Il y a des notices sur lui dans le manuscrit Ital. 368, à la Bibliothèque nationale, fol. 48-50, et dans le manuscrit Clairambault 303, p. 115-122; voir aussi la relation du cardinal de Bouillon sur les cardinaux papables en 1698 (Archives nationales, K 1324, n° 49, p. 57-70).

4. Envoyé à Ferrare en mars 1676, il y resta trois ans, et reçut alors (juillet 1679) l'évêché de Tivoli.

5. Il se démit de la protection de l'ordre des Capucins en février 1696, et reçut celle de l'ordre des Dominicains en novembre 1697.

6. Il opta alors pour le titre cardinalice de Saint-Laurent-in-Lucina.

7. En avril 1713, il résigna ses fonctions de préfet du Saint-Office.

de ne plus entrer même au conclave. Sa santé étoit vigoureuse, et sa tête comme à cinquante ans. Le Pape résista longtemps, et céda enfin à ses instances. Il déclara en même temps qu'il ne recevroit plus les visites des nouveaux cardinaux, ni celles des ambassadeurs, qu'il n'en rendroit aucune, et, pour y couper court, il alla prendre congé du Pape, et le supplier de le dispenser de plus aller à son palais. Il se renferma dans le sien, d'où il ne sortit plus que pour aller rarement dire la messe dehors certains jours forts solennels. Il partagea tout son temps entre la prière et les lectures spirituelles, dans une continuelle préparation à la mort. Comme il étoit fort aimé et fort honoré, et qu'il étoit savant, il choisit ce qu'il y avoit de plus pieux et de plus doctes religieux de tous les ordres, et à qui leurs emplois le pouvoient permettre, pour venir tous les jours chez lui à une heure marquée, toujours la même; de manière que, depuis le moment qu'il se levoit jusqu'à celui qu'il se couchoit, il n'étoit pas un moment seul, et changeoit de compagnie presque toutes les heures. Il prioit avec les uns; les autres lui faisoient des lectures sur lesquelles ils faisoient des réflexions; enfin il y en avoit qui, après son repas, servoient une heure à sa récréation. Parmi ces exercices rien de foible ni de triste, mais toujours une grande présence de Dieu et du compte qu'il se préparoit à lui rendre, sans jamais rien de vain ni de mondain. Il avoit été fort aumônier toute sa vie; il le devint encore davantage. Au mois de mai de cette année, il remit au Pape tout ce qu'il avoit de bénéfices et de pensions sur des bénéfices, et ne conserva que le revenu de son patrimoine[1]. Il fut visité par Clément XI plusieurs fois, et par les papes ses successeurs, sans qu'il

1. C'est Dangeau, qui annonçait le 25 mai 1715 (tome XV, p. 423) : « Le cardinal Marescotti, qui a quatre-vingt-huit ans, s'est retiré et a remis entre les mains du pape ses bénéfices et ses pensions. » Saint-Simon fit à ce sujet l'Addition indiquée ci-dessus (n° 1202). La *Gazette* (p. 271) donna la même nouvelle en termes analogues.

ait jamais retourné en leurs palais. Les cardinaux non-seulement l'invitèrent d'entrer aux conclaves qu'il y eut depuis, et l'en pressèrent inutilement; mais, quoique [il] fût demeuré chez lui, et que les cardinaux n'aient point de voix quand ils ne sont pas dans le conclave, il ne laissa pas d'en être consulté plusieurs fois, et d'influer sur les élections qui s'y firent. Benoit XIII[1] l'alla voir aussitôt après son exaltation, et les autres papes lui firent le même honneur. Il ne démentit pas d'un seul point la vie qu'il avoit embrassée, jusqu'à sa mort, arrivée le 3 juillet 1726[2], ayant joui d'une bonne santé jusqu'à cette dernière maladie, et de toute sa tête jusqu'à la mort, qui eut toutes les marques de celles des prédestinés. Il avoit près de quatre-vingt-dix-neuf ans, et fut regretté comme s'il n'en avoit eu que cinquante, des pauvres surtout dont il étoit le père, sans toutefois avoir fait tort à sa famille. Le Pape assista lui-même à ses obsèques avec le sacré collége; il avoit plus de cinquante ans de cardinalat. Disons[3] encore un mot d'Italie.

Voyage du duc et de la

Le duc de Savoie, nouveau roi de Sicile, étoit allé[4], comme on l'a dit[5], en prendre possession, s'y faire cou-

1. Pierre-François Orsini, de la branche des ducs de Gravina, né à Rome le 2 février 1649, entra dans l'ordre de Saint-Dominique et fit profession le 13 février 1668 ; il fut créé cardinal dès le 21 février 1672, malgré sa résistance, par le pape Clément X, dont une nièce venait d'épouser le duc de Gravina, frère aîné du jeune religieux. Nommé préfet de la congrégation du concile en 1673, archevêque de Manfredonia en 1675, de Césène en 1680, puis de Bénévent en 1685, entré en 1704 dans l'ordre des cardinaux-évêques, il passa au diocèse de Frascati, puis à celui de Porto en 1715, lorsqu'il parvint au sous-décanat du sacré collège. Élu pape le 29 mai 1724, il mourut moins de six ans après, le 21 février 1730, très renommé pour sa charité, sa bonté et ses austérités.

2. *Gazette*, p. 369.

3. Avant *Disons*, Saint-Simon a biffé *Revenons maintenant en France*, qu'on retrouvera ci-après, p. 161.

4. *Allé*, oublié, a été ajouté en interligne.

5. Tome XXV, p. 129.

duchesse de Savoie en Sicile. Conduite de ce nouveau roi dans sa famille et avec son fils aîné. Rare mérite de ce prince, et sa mort causée par la jalousie et les duretés de son père. [Add. StS. 1203]

ronner, connoître le pays et les gens, et en tirer tout ce qui lui fut possible. Il avoit mené la reine sa femme, qui y fut aussi couronnée, et laissé à Turin un conseil bien choisi, de peu de personnes, pour gouverner en son absence[1]. Il avoit offert la régence à la duchesse sa mère, qui le pria de l'en dispenser. Jamais il ne lui avoit pardonné de l'avoir voulu faire roi de Portugal, en épousant l'infante sa cousine germaine[2], et y allant demeurer. Il lui pardonnoit aussi peu d'être toute françoise, et adorée dans tous ses États et dans sa cour. Sa jalousie avoit été fort poussée, ainsi que les dégoûts qu'il lui avoit donnés. Il n'y avoit entre eux qu'une sèche bienséance. Ces raisons firent que la régence fut froidement offerte, et sagement refusée. L'épouse, aussi françoise que la mère, n'étoit pas plus heureuse[3]. La belle-mère et la belle-fille vécurent toute leur vie dans la plus intime amitié et dans la confiance la plus parfaite. C'est ce qui obligea le roi de Sicile à la mener avec lui, pour qu'elle ne fût pas régente, et Madame Royale par elle. Il déclara régent le prince de Piémont, son fils aîné[4], qui étoit grand et bien fait pour son âge, et qui d'ailleurs promettoit toutes choses. Il chargea le conseil qu'il laissa de l'instruire et de lui rendre compte de tout pour le former aux affaires, et d'essayer quelquefois avec opiniâtreté à le laisser faire en certaines choses pour voir comment il s'y prendroit. Le jeune

1. Voyez ci-dessous, note 4, la citation du *Journal de Dangeau*.

2. Élisabeth-Marie-Louise-Josèphe de Bragance (notre tome VI, p. 241), était fille de Marie-Élisabeth-Françoise de Savoie-Nemours (*ibidem*, p. 240), sœur de Madame Royale.

3. Voyez aux Additions et Corrections une lettre du marquis de Prye relative à la contrainte dans laquelle vivait la duchesse de Savoie.

4. Dangeau avait dit dès le 4 octobre 1713 (tome XV, p. 3) : « M. de Savoie avait offert la régence du Piémont et de la Savoie à Madame sa mère, qui l'a prié de l'en exempter.... Il a nommé le prince son fils régent, ... et a nommé sept seigneurs de sa cour pour être les ministres du régent. »

prince s'appliqua et devint capable jusqu'à étonner le conseil, et par[1] la facilité de son accès, la sagesse et la justesse de ses réponses, sa modestie, sa politesse, son desir de plaire et d'obliger, le déplaisir qu'il montroit quand il étoit obligé de refuser, et l'adoucissement qu'il y savoit mettre, lui acquirent tous les cœurs. C'en étoit trop pour un père jaloux, qui eût été au désespoir d'avoir un fils sans talents pour gouverner, mais qui, jaloux de son ombre[2], et qui avoit trop de pénétration pour ne pas sentir qu'il étoit redouté, mais nullement aimé, dans sa cour ni dans son pays, trouvoit un fils aîné, de seize ans, trop avancé dans l'estime et dans l'affection générale, et qui l'avoit trop bien su mériter. Son accueil à son retour et ses louanges à son fils furent fort sèches. Après le premier compte rendu, il ne l'admit plus en aucunes affaires, et les ministres eurent défense de lui rien communiquer. Le jeune prince sentit amèrement un procédé si peu mérité, et le souffrit sans[3] se plaindre ni paroître même mécontent. Son père l'étoit infiniment de voir sa cour également empressée autour du prince, et après son retour en user par amour et par attachement pour son fils comme si déjà il eût régné. Il lui refusa donc jusqu'aux plus petites choses pour le décréditer, et pour diminuer cette foule et cette complaisance que tous prenoient en lui, par la crainte de déplaire et de reculer la fortune. Le prince y fut extrêmement sensible, sans se déranger en rien de sa modestie, de ses respects et de ses devoirs. Ce pendant le carnaval arriva ; les dames, qui, pendant la régence du prince, lui avoient fait leur cour

1. Ce *par* est bien au manuscrit ; mais il rend la phrase incorrecte.

2. Voyez le portrait que faisait de lui sa mère Madame Royale en 1683, dans l'*Histoire de Louvois*, par Camille Rousset, tome III, p. 182. Tessé qualifiait le duc de « fagot d'épines » (recueil Rambuteau, p. XIV).

3. Le mot *sans* est répété deux fois, et *se*, oublié, a été ajouté en interligne.

chez Madame Royale et en étoient fort connues, lui demandèrent un bal. Il ne crut pas déplaire en s'engageant d'en demander la permission au roi son père. Les affaires n'avoient aucun trait avec un bal, et ce plaisir étoit de son âge, de la saison, et convenoit dans une cour. Il en fit donc la demande. Le roi de Sicile[1], qui le vouloit décréditer et le mortifier en toutes façons, le refusa avec la plus grande[2] dureté; ce fut la dernière, après tant d'autres, et la dernière goutte qui fit verser le verre. Le prince ne put soutenir un traitement si barbare, si peu mérité, souffert avec tant de respect et de douceur, et auquel il n'apercevoit ni bornes ni mesures. La fièvre le prit la nuit; il en confia la cause à la princesse de Carignan, sa sœur naturelle[3], qui me l'a conté[4], et à qui il avoit accoutumé de s'ouvrir uniquement sur les traitements qu'il recevoit. Il l'assura qu'il avoit le cœur flétri et qu'il n'en reviendroit pas, et avec peu de regret à la vie sous un tel père. Il ne parla pas si librement aux médecins; mais il les assura toujours qu'il n'en reviendroit pas, et avec la même douceur il se disposa à la mort, et ne pensa plus qu'à l'autre vie[5]. Sa maladie ne dura que cinq ou six jours; les deux princesses, mère et grandmère,

1. Saint-Simon avait d'abord écrit *Sardaigne*; il a biffé ce mot, en gardant la première lettre, et écrit *icile* en interligne.

2. L'adverbe *plus* est en interligne et *grde* surcharge *d^{re}* (dernière).

3. Victoire-Françoise, légitimée de Savoie, dite Mlle de Suse (tome VII, p. 228).

4. Cette princesse de Carignan et son mari vécurent longtemps à Paris sous Louis XV et y moururent: notre tome XVII, p. 371-372.

5. Le prince mourut le 22 mars, et la *Gazette* (p. 168) mentionna très brièvement ce malheur, sans insister sur le regret universel et « les grandes espérances qu'il donnoit par ses belles qualités ». La *Gazette d'Amsterdam* (n° XXX et Extraord. XXXIV) en donna succinctement la nouvelle et indiqua la date des obsèques, 26 mars, sans plus de détails. Voyez ci-après, aux Additions et Corrections, des extraits des lettres de l'ambassadeur de France.

la cour, la ville étoient dans le dernier désespoir[1]. Le malheureux père y tomba lui-même ; il sentit en ces derniers jours tout ce que valoit son fils, tout ce qu'il alloit perdre, et ne put se dissimuler qu'il en étoit le bourreau. Mais l'impression étoit faite ; ses caresses tardives ne purent rappeler[2] le prince à la vie. Si ce père, barbarement[3] politique, avoit pu lire dans l'avenir et voir de si loin quel traitement le fils qui lui restoit lui préparoit, son désespoir eût été au comble. Il eut la douleur de perdre un fils accompli, généralement reconnu et goûté comme tel, d'en voir sa cour, sa ville, ses États dans la plus vive douleur, et dans la conviction entière que sa jalousie l'avoit fait mourir[4]. Retournons maintenant en France.

1. Écrit *deespoir*. — Madame écrivait à cette occasion (*Correspondance*, recueil Brunet, tome I, p. 162) : « La mort du prince de Sicile m'occasionne la plus vive peine à cause de la reine sa mère, qui est une princesse du plus grand mérite. J'ai reçu hier de S. M. une lettre qui attendrirait un rocher : elle prend son malheur très chrétiennement ; elle dit qu'elle n'a pas encore la force de se résigner à la volonté de Dieu qui la frappe, mais qu'elle espère avec le temps réussir à mieux se soumettre aux décrets de la Providence. »

2. On avait imprimé *ramener* dans les précédentes éditions.

3. La première lettre de cet adverbe surcharge peut-être *av[oit]*.

4. Comparez l'Addition indiquée ci-dessus (n° 1203 ; ci-après, p. 395). — Dans les *Écrits inédits* (tome VII, p. 94, article du duché de NEMOURS), Saint-Simon avait donné une première rédaction abrégée de ce récit : « Il laissa la régence à son fils aîné, qui avoit seize ou dix-sept ans, avec un conseil qui eut ordre de lui communiquer tout. Le prince de Piémont s'en acquitta avec une supériorité d'esprit qui eût fait honneur à un homme fait, et tint sa cour avec tant de grâce, de dignité et de politesse qu'il enleva tous les cœurs et donna de soi les plus grandes espérances. Tant de réputation donna de la jalousie à ce père défiant, qui n'étoit ni aimé ni aimable, et qui avoit encore longues années à vivre avant d'arriver à la vieillesse. De retour à Turin, il ne chercha qu'à mater ce fils par tant de dégoûts et de traitements durs, que toute sa patience, ses grâces et ses soins ne purent vaincre, qu'il en tomba dans une maladie mortelle. Alors son père sentit réveiller sa tendresse et toutes les pointes des reproches de son estime et de sa confiance ; mais il étoit trop tard. Rien ne put rappe-

Voysin, comme chancelier, va prendre sa place au Parlement.

Voysin regorgeoit des plus grands dons de la fortune : chancelier et garde des sceaux, ministre et secrétaire d'État au département de la guerre avec plus d'autorité que Louvois, conseil intime de Mme de Maintenon et de M. du Maine, instrument du testament du Roi, et de tout ce que sa vieille et son bâtard[1] se proposoient encore d'en arracher, ministre unique de l'affaire de la Constitution, et dans la plus intime confiance et dépendance des chefs de ce redoutable parti, et l'âme aussi cautérisée[2] qu'eux, il nageoit dans la plus solide et la plus entière confiance du Roi, et dans la puissance la plus étendue. Il voulut jouir de sa gloire, et aller triompher au Parlement en qualité de chancelier de France, où son propre grand-père paternel[3] avoit été longtemps greffier criminel[4], et, sans être monté plus haut, crut avoir fait une fortune. Le chancelier de Pontchartrain et bien d'autres chanceliers n'y avoient jamais été, et il se trouvera peu ou point d'exemple qu'aucun y ait été[5] sans occasion nécessaire, et seulement comme celui-ci pour le plaisir et la vanité d'y aller[6]. Il s'y fit suivre par plus de cent officiers[7], et accom-

ler le jeune prince à la vie, dont la mort mit la désolation dans tous les États qui le regardoient. » On voit qu'il n'y étoit pas question du bal refusé ; mais peut-être cette rédaction est-elle antérieure à la conversation avec la princesse de Carignan dont il vient de parler.

1. La première lettre de ce mot surcharge un *p* ou une *f*.

2. « On dit, dans le style de l'Écriture, *une conscience cautérisée*, pour dire une conscience ulcérée, corrompue, endurcie » (*Académie*, 1718). Littré en cite un exemple de Bossuet dans l'*Histoire des Variations*.

3. Daniel Ier Voysin : tome XVIII, p. 451. — 4. De 1599 à 1621.

5. *Esté*, oublié, a été ajouté en interligne.

6. C'est à peu près ce que dit Dangeau (p. 367) : « M. le Chancelier doit aller dans quelques jours prendre sa place au Parlement, où il sera accompagné par six conseillers d'État et quatre maîtres des requêtes ; il ne l'avoit point prise encore. Il y a même des exemples de chanceliers qui ne l'ont jamais prise ; M. de Pontchartrain, par exemple, n'y a jamais été. » Voyez aussi p. 378.

7. Dangeau dit : cinq cents officiers (p. 381), ce qui a paru sans doute exagéré à notre auteur.

pagner de tout ce qui lui fut permis de conseillers d'État et de maîtres des requêtes. Il n'oublia rien de la pompe de sa marche, de sa réception et de sa reconduite[1]. Son discours montra plus de fortune que de talents[2]. Aucun pair ni prince du sang ne s'y trouva ; ils ne marchent point pour la robe.

Tallard, démis à son fils, ne peut être pair; son fils* l'est fait au lieu de lui. [*Add. S^tS. 1204*]

Tallard séchoit sur pied[3] de n'avoir encore rien recueilli d'avoir livré le cardinal de Rohan au P. Tellier jusqu'à en avoir fait son esclave[4]. La jalousie le perçoit de voir que cela même eût fait les princes de Rohan et d'Espinoy ducs et pairs[5], tandis qu'on le laissoit, et qu'il étoit d'autant plus pressé qu'il voyoit le Roi diminuer tous les jours. Il ne voulut pas en être la dupe, et fit tant de bruit aux Rohans et au P. Tellier, qu'ils n'osèrent le pousser à bout. Vouloir et pouvoir étoit même chose auprès du Roi et de Mme de Maintenon pour les maîtres de la Constitution Elle leur étoit trop chère et sacrée pour se dispenser d'en payer les dettes, et elle n'en avoit contracté aucune si utile que celle que Tallard s'étoit acquise sur elle en lui livrant le cardinal de Rohan. Tallard fut donc déclaré pair de France ; mais, quand il en fallut venir à la mécanique des expéditions, la chose fut trouvée impossible, parce qu'il n'avoit qu'un duché vérifié qu'il avoit cédé à son fils en le mariant[6]. On tourna, on chercha ; mais à la fin

1. On trouvera ci-après, appendice VII, le procès-verbal officiel de cette séance d'après les minutes du Parlement. La *Gazette* n'en parla pas ; mais la *Gazette d'Amsterdam* la mentionne (nº XXIV).

2. Dangeau avait dit au contraire (p. 381) : « Il fit un très beau discours, où le premier président répondit fort bien aussi. » On en donnera le texte ci-après, p. 486-487.

3. « On dit fréquemment qu'*un homme sèche sur pied,* pour dire, qu'il se consomme d'ennui, qu'il est accablé de tristesse, d'affliction » (*Académie*, 1718).

4. Tome XXIII, p. 403 et suivantes.

5. Tome XXV, p. 124-125.

6. Dangeau insérait cette phrase dans son *Journal* le 18 mars

* Saint-Simon avait d'abord écrit *Son fils est fait Pair au lieu de luy* il a biffé *Pair* et ajouté *l'* avant *est.*

il fallut que le père se contentât, en enrageant, que la pairie fût érigée pour son fils, et demeurer lui comme il étoit[1].

Affaires de Suisse en deux mots; renouvellement très mal à propos de l'alliance des seuls cantons catholiques avec la France. [*Add. St-S. 1205*]

Le comte du Luc, ambassadeur en Suisse[2], fit en ce temps-ci une faute dont la France et la Suisse se ressentent encore. Les cantons catholiques et protestants étoient depuis longtemps animés les uns contre les autres; la longue affaire de l'abbé de Saint-Gall[3] les avoit mis aux prises, et quelquefois aux armes[4]. L'intérêt de la maison d'Autriche entretint sous main ce feu pour abaisser les cantons les uns par les autres et en profiter. Passionei[5], jeune, emporté, violent et sans expérience, y étoit

(p. 383) : « Le Roi donna la pairie à M. de Tallard. Le maréchal voudroit bien qu'elle pût passer sur sa tête, et le Roi n'en seroit point fâché; mais on ne croit pas que cela puisse se faire parce que le maréchal a cédé le duché à son fils, et qu'il n'y a point d'exemple qu'un homme qui n'a point de duché soit pair. » Nous avons vu le maréchal se démettre de son duché vérifié en faveur de son fils en 1713, à l'occasion du mariage de celui-ci avec une fille du prince de Rohan (notre tome XXIII, p. 315).

1. Les lettres d'érection du duché d'Hostun en pairie sous le nom de Tallard, en faveur de Marie-Joseph d'Hostun, fils du maréchal, datées de mars 1715, ont été insérées dans l'*Histoire généalogique*, tome V, p. 256-257. L'érection en duché ne datait que de mars 1712 et n'avait été enregistrée à Paris que le 14 avril et à Grenoble le 27 juillet (*ibidem*, p. 248-251; notre tome XXIII, p. 3). Le nouveau pair fut reçu au Parlement le 2 avril; son information de vie et mœurs fut signée par les curés de Saint-Roch et de la Paroisse de Versailles, par les maréchaux d'Harcourt et de Berwick et par les lieutenants généraux marquis du Chastelet et marquis d'Hautefort (Archives nationales, K 617, n° 7).

2. Il venait de remplir un rôle important au congrès de Baden, et en récompense il avait eu une pension de huit mille livres, la promesse de l'ordre du Saint-Esprit et une place de conseiller d'État d'épée (Archives nationales, O[1] 58, fol. 255; notre tome XXV, p. 145-146).

3. Léger Burgisser, de Lucerne, qui, se trouvant doyen de l'abbaye en 1697 lors de la mort de Conrad Sfondrati, fut élu abbé par les moines, et mourut en 1717.

4. Il a été parlé de cette affaire et de la paix conclue à Aarau en 1712 dans notre tome XXIII, p. 105.

5. Dominique Passionei, né à Fossombrone le 2 décembre 1682

nonce du pape[1], et il aigrit les choses de plus en plus. Du Luc étoit tout occupé du renouvellement de l'alliance de la France avec tout le corps helvétique, et les ministres de la maison d'Autriche à l'empêcher, à quoi rien n'étoit plus propre que d'entretenir la division dans la République. Du Luc espéra forcer les protestants par les catholiques, plus nombreux à la vérité, mais incompara-

d'une ancienne famille noble du duché d'Urbin, avait été secrétaire de la nonciature à Paris de 1706 à 1708, puis agent pontifical à la Haye de 1709 à 1711, enfin envoyé « sans caractère » au congrès d'Utrecht (1712), et à celui de Baden (1714). Revenu à Rome dans le courant de 1715, après un séjour de quelques mois à Soleure, il fut nommé en 1721 archevêque d'Éphèse *in partibus* et nonce près des Cantons suisses; il passa à Vienne en la même qualité en 1730, fut promu au cardinalat en 1738, et occupa les fonctions de secrétaire des brefs; nommé bibliothécaire de la Vaticane en 1755, il faillit être élu pape au conclave de 1758 et mourut à Rome le 5 juillet 1761. Très lettré, bon bibliophile, très épris surtout de l'antiquité classique, il réunit dans sa villa de Frascati une curieuse collection d'inscriptions et de monuments antiques, et fut en relation avec tous les savants de son temps; on l'appelait « l'abbate magnetico » (Emm. de Broglie, *Bernard de Montfaucon*, tomes I, p. 339-347, et II, p. 178-182; *Mémoires du président Hénault*, éd. Rousseau, p. 358-360; *Mémoires du duc de Luynes*, tome XI, p. 414). Un *Éloge historique de M. le cardinal Passionei, secrétaire des brefs et bibliothécaire du siège apostolique*, parut à la Haye en 1763. La *Gazette* de 1742 (p. 329) parle d'une pierre gravée d'Alexandre qu'avait trouvée un de ses valets de chambre.

1. Il n'était pas alors nonce en Suisse, et ne le fut qu'en 1721; mais sa présence au congrès de Baden lui permit d'intervenir dans ces affaires, au moins officieusement. Contrairement à ce que dit Saint-Simon, il était dans les meilleurs termes avec l'ambassadeur de France, dont il soutint énergiquement les efforts pour le renouvellement de l'alliance. C'est au contraire Mgr Carraccioli, alors nonce auprès des Cantons, qui, très lié avec l'ambassadeur impérial, fit une violente opposition au comte du Luc. Saint-Simon n'a connu que Passionei, a ignoré Carraccioli, et a attribué au premier ce qui appartenait au second. On trouvera ci-après, aux Additions et Corrections, divers extraits de la correspondance du comte du Luc, que M. Hyrvoix de Landosle a bien voulu nous communiquer comme confirmation des renseignements ci-dessus.

blement plus foibles[1]; il conclut le renouvellement d'alliance avec ces derniers[2]. Les cantons protestants, animés par les émissaires de Vienne, de Londres, de Hollande, imputèrent ce traité à affront, et n'ont jamais voulu ouïr parler depuis de renouveler leur alliance avec la France[3],

1. La république suisse était alors formée de treize cantons. Les cantons protestants étaient au nombre de quatre : Zurich, Berne, Bâle et Schaffhouse ; on comptait neuf cantons catholiques : Lucerne, Uri, Schwytz, Unterwald, Zug, Fribourg, Soleure, Glaris et Appenzell. Il y avait en outre des pays alliés comme les Ligues des Grisons, la république du Valais, l'évêque de Sion, etc. Comme le dit Saint-Simon, les cantons catholiques, quoique plus nombreux, étaient très inférieurs comme population, et surtout comme richesse, aux cantons protestants.

2. Le traité fut signé le 9 mai 1715 à Soleure, avec les neuf cantons catholiques et la république du Valais ; le texte s'en trouve dans le *Corps universel diplomatique* de Du Mont, tome VIII, première partie, p. 448-452. Le précédent traité d'alliance avait été signé en 1663 avec les treize cantons ; mais sa durée était limitée à la vie de Louis XIV et à huit ans après son décès. L'âge avancé du Roi et la menace d'une longue minorité avaient déterminé le gouvernement français à ne pas attendre son expiration pour le renouveler. La durée du nouveau traité était illimitée ; mais il devait être confirmé à chaque changement de règne. La *Gazette d'Amsterdam* de 1715 (Extraord. XLII) raconte ainsi la manière dont se passa la cérémonie à Soleure : « On avoit exposé le portrait du Roi au-dessus de la porte de la grande église, où les députés se rendirent comme en procession, le comte du Luc marchant à leur tête. Lorsque ces députés eurent fait la cérémonie d'y jurer le renouvellement de l'alliance, ils furent régalés magnifiquement, et l'on fit des décharges de canon à chaque santé que l'on but. Le jour suivant, les députés se rendirent à la maison de ville, où l'on fit une harangue sur ce sujet, après quoi ils allèrent chez le comte du Luc pour prendre congé de S. Exc. et la remercier des chaînes d'or dont elle leur avoit fait présent. »

3. Dangeau annonce dès le 17 mars le renouvellement de l'alliance et dit que le comte du Luc « travaille présentement à la renouveler avec les cantons protestants, ce qui sera plus difficile, parce que les catholiques et les protestants sont fort animés les uns contre les autres ; on prétend même que les ministres du Pape en ce pays-là ont fort aigri les esprits » (tome XV, p. 382, avec l'Addition indiquée ci-dessus). On voit que Dangeau ne parlait pas de Passionci, et que c'est

et, les armes à la main, s'en sont souvent vengés sur les cantons catholiques, et leur ont durement fait sentir leur supériorité.

Changements en Espagne. Orry chassé d'Espagne, et de la cour en France. Veragua et Frigilliane chefs des conseils de marine et du commerce et de celui des Indes. Cellamare ambassadeur en France.

Pendant que la princesse des Ursins s'acheminoit lentement vers Paris[1], sa catastrophe produisit de grands changements en Espagne. Orry l'avoit devancée et trouva en arrivant à Paris défense d'approcher de la cour ; il courut même fortune de la prison et de pis[2]. Le cardinal del Giudice [fut] non seulement rappelé, comme on l'a vu[3], mais mis à la tête des affaires politiques, de justice et de religion ; le duc de Veragua[4] eut celles de la marine et du commerce ; le vieux marquis de Frigilliane[5] fut fait chef du conseil des Indes ; le marquis de Bedmar[6] le demeura du conseil de guerre, et le prince de Cellamare, fils du duc de Giovenazzo[7], conseiller d'État, frère du cardinal del Giudice, qui venoit, comme on l'a vu[8], d'être fait grand écuyer de la reine, fut nommé ambassadeur en France[9].

Saint-Simon qui a introduit ce nom dans son récit. — L'alliance de la France avec tout le corps helvétique fut renouvelée en 1777 ; mais Saint-Simon écrivait en 1744.

1. Partie de Saint-Jean de Luz le 29 janvier, elle arriva à Paris le 24 février (*Dangeau*, p. 369-370).

2. Dangeau annonce la disgrâce d'Orry le 19 février (p. 359) ; mais il ne parle pas de défense d'approcher de la cour ; au contraire, il eut une audience du Roi le 8 mars (p. 374, 376 et 377). On trouvera ci-après à l'Appendice, nº VIII, divers documents sur le renvoi d'Orry et les changements que Saint-Simon va énumérer.

3. Ci-dessus, p. 116. Louis XIV avait donné à son petit-fils le conseil de rappeler le cardinal (vol. *Espagne* 244, fol. 128).

4. Pierre-Nuño III de Portugal-Colomb : tome VIII, p. 121.

5. Rodrigue-Manuel Manrique de Lara, comte de Frigilliana et d'Aguilar : tome VII, p. 313.

6. Isidore-Jean-Joseph-Dominique de la Cueva y Benavides : tome V, p. 64.

7. Dominique del Giudice : tome IX, p. 306.

8. Ci-dessus, p. 116.

9. Dangeau annonce cette nouvelle le 9 mars (p. 378). Dans une lettre du 8 avril, le duc de Saint-Aignan raconte à Torcy (vol. *Espagne* 240, fol. 33) que Cellamare, outre ses appointements d'ambassadeur,

Chalais et Lanti ont défense de retourner en Espagne. Giudice chef des affaires étrangères et de justice et gouverneur du prince des Asturies. Père Robinet chassé; Père Daubenton confesseur du roi d'Espagne en sa place; leur caractère. [Add. SᵗS. 1206]

Chalais et Lanti, neveux de Mme des Ursins, qui avoient eu, comme on l'a vu, permission[1] de la joindre en chemin, et qu'elle avoit envoyés l'un après l'autre devant elle à Paris, y reçurent défense de retourner en Espagne, ce qui embarrassa fort Lanti, qui étoit Italien et n'avoit rien ici, et Chalais encore plus, à qui le Roi refusoit la jouissance du rang et des honneurs de grand d'Espagne, qu'il ne lui avoit permis qu'à cette condition-là d'accepter[2]. Peu de jours après, le cardinal del Giudice fut fait gouverneur du prince des Asturies, emploi fort étrange pour un prêtre[3]. Dans ce rayon de fortune, qui avoit déjà, comme on l'a vu[4], expatrié Macanaz, il n'oublia point la générosité avec laquelle le P. Robinet avoit résisté à sa faveur, jointe alors à l'autorité de Mme des Ursins, pour l'archevêché de Tolède que le cardinal et la princesse demandoient vivement, et que Giudice fut au moment d'obtenir[5], lorsque, avec l'applaudissement général de la cour, de la ville, de toute l'Espagne, le P. Robinet[6] l'emporta, et le fit donner à cet illustre curé de village dont j'ai parlé ailleurs[7]. Un prêtre et un Italien n'oublie[8] guères. Giudice profita de sa faveur pour faire chasser Robinet, qui se retira en France[9], où il vécut très content, simple

a reçu du roi d'Espagne vingt-quatre mille écus de pension en dédommagement de ce qu'il a perdu au royaume de Naples, et quatre mille pistoles par an pour les frais de son ambassade ; qu'il a eu outre dix-huit mille francs comme grand écuyer de la reine ; qu'il possède une commanderie rapportant dix mille écus, et qu'il a en tout, par an, plus de cinquante mille écus de bienfaits du roi d'Espagne.

1. Ce mot, oublié, est en interligne. — 2. Tome XXIV, p. 123-124.

3. Les lettres du duc de Saint-Aignan, ambassadeur de France, parlent souvent de l'étonnement causé par cette nomination, et du peu d'attention que le cardinal donnait à l'éducation du jeune prince.

4. Ci-dessus, p. 146.

5. Avant *d'obtenir,* Saint-Simon a biffé *de,* et *d'* surcharge *l'.*

6. La première lettre de ce mot surcharge un A.

7. Ci-dessus, p. 117. — 8. *Oublient* corrigé en *oublie.*

9. On trouvera, ci-après, à l'appendice VIII, diverses lettres relatives au renvoi du confesseur et à la nomination de son successeur.

jésuite à Strasbourg, sans se mêler de rien. Le P. Daubenton[1], lors assistant du général des jésuites à Rome, celui-là même qui, seul avec le cardinal Fabroni[2], avoit concerté et fabriqué la constitution *Unigenitus*[3], fut rappelé au confessionnal du roi d'Espagne. Ce changement de confesseur fut un grand et long malheur pour les deux couronnes[4]. Robinet n'avoit nul intérêt, aucune ambition, n'étoit point entaché d'ultramontanisme, et n'étoit jésuite qu'autant que l'honneur et la conscience le lui permettoient. Il étoit solidement homme de bien; aussi vouloit-il le bien pour le bien, et y étoit également hardi et sage. Toute la cour et toute l'Espagne l'aimoit, l'honoroit, s'y confioit; il ne s'en élevoit et ne s'en estimoit pas davantage, et il étoit droit, vrai et ennemi de toute intrigue. On verra ailleurs le parfait contraste de son successeur avec lui[5].

Flotte et Regnault en

Un mois après, Flotte et Regnault[6] furent mis en liberté[7]. La chute de Mme des Ursins fit voir clair au roi

1. Tome VIII, p. 228. — 2. Tome XIII, p. 248.

3. Tome XXIII, p. 393-395.

4. Cependant, au lendemain de la disgrâce de Robinet, l'ambassadeur de France insinuait que le meilleur sujet à choisir pour le remplacer serait le P. Daubenton (lettre du 8 mars : ci-après, p. 505). On trouvera ci-après, aux Additions et Corrections, une lettre du nouveau confesseur.

5. Il reviendra en effet à maintes reprises sur le P. Daubenton dans la suite des *Mémoires*, et toujours d'une façon défavorable.

6. Tome XVIII, p. 51 et 57.

7. *Dangeau*, p. 417, 13 mai : « Il arriva un courrier du duc de Saint-Aignan, par lequel on apprend que le roi d'Espagne a mis en liberté Flotte et Regnault, tous deux fort attachés à M. le duc d'Orléans. On ne doute pas que ce prince ne soit bientôt raccommodé avec le roi d'Espagne, ce que le Roi souhaite fort, et c'est à sa prière que le roi d'Espagne a mis ces deux hommes en liberté. » Le duc de Saint-Aignan écrivait à M. de Torcy le 3 avril 1715 (vol. *Espagne* 240, fol. 21) : « L'affaire des nommés Flotte et Regnault, sur laquelle vous m'écrivez de la part de S. M. (*c'est la lettre du 18 mars qu'on trouvera ci-après, p. 510*), me paroissant des plus délicates à ménager, je vous demande un peu de temps pour m'informer avant toutes choses de ce qui peut y avoir rapport, des dispositions présentes du roi d'Espagne à cet égard,

liberté. Réconciliation de M. le duc d'Orléans avec le roi d'Espagne. [*Add. St-S. 1207 et 1208*]

d'Espagne sur bien des choses. C'étoit elle qui avoit fait arrêter ces deux domestiques de M. le duc d'Orléans, et qui, soutenue de Mme de Maintenon par leur haine commune, et de Monseigneur poussé par la cabale qui le gouvernoit, ne visoit pas à moins qu'à la tête de M. le duc d'Orléans, comme je l'ai raconté en son lieu[1]. La reine d'Espagne, qui devenoit fort maîtresse, ne cherchoit qu'à détruire ce que Mme des Ursins avoit édifié; peut-être l'âge et la santé du Roi la persuadèrent-ils tacitement de raccommoder le roi d'Espagne avec un prince à qui on ne pouvoit, le cas arrivant, ôter la régence. Ainsi, sans que M. le duc d'Orléans y songeât, ni personne pour lui, le roi d'Espagne écrivit au Roi qu'ayant enfin reconnu l'innocence de Flotte et de Regnault, et la fausseté des accusations faites contre eux, il avoit ordonné qu'on les mît en liberté. Le roi d'Espagne ajouta dans la même lettre que, dans le desir qu'il avoit de se réconcilier avec M. le duc d'Orléans, il laissoit au Roi d'en ordonner la manière[2]. La surprise fut grande à la réception de cette lettre, et la rage de Mme de Maintenon[3]. Un pareil désaveu, sur une affaire qu'on avoit poussée si étrangement loin auprès du Roi, lui pouvoit faire ouvrir les yeux sur des calomnies plus atroces et plus domestiques. M. du Maine en trembla, et glissa sur ce fâcheux pas avec adresse et silence. M. le duc d'Orléans écrivit au roi d'Espagne, de concert avec le

de la manière de penser de S. Ém. sur le même sujet, enfin des moyens les plus convenables pour en assurer le succès sans mettre au risque de tenter l'impossible ou de déplaire. » Nous donnerons diverses lettres sur ce sujet ci-après à l'appendice IX, p. 510-517.

1. On a vu leur arrestation en 1709 et ses suites, dans le tome XVIII, p. 45-81.

2. C'est le récit même de Dangeau, p. 419, 17 mai. On verra, par les documents donnés à l'appendice IX, que la mise en liberté des deux prisonniers et la réconciliation des deux princes parents fut l'effet de l'initiative personnelle de Louis XIV.

3. Les lettres de Mme de Maintenon à Mme des Ursins imprimées dans le recueil Bossange ne parlent pas de cette affaire.

Roi, et en reçut une réponse la plus honnête[1]. Flotte et Regnault reçurent ordre de M. le duc d'Orléans d'aller à Madrid remercier le roi et la reine, dont ils furent bien reçus, et de revenir aussitôt en France où ils voudroient, excepté Paris et ses environs, pour prévenir sagement les questions et les propos qu'on se plairoit à leur faire tenir. Ils touchèrent promptement en Espagne de quoi payer toutes les dettes qu'ils y avoient faites, et la dépense de leur retour, par ordre de M. le duc d'Orléans, qui leur donna à leur arrivée une gratification et une pension honnête[2].

Alonzo Manriquez fait duc del Arco, grand

Il faut achever les changements d'Espagne, d'autant que je ne les préviens que de six semaines[3]. Alonzo Manriquez[4] étoit un homme de qualité[5], et le seul pour qui le

1. Il y a aux Affaires étrangères, dans le volume *Espagne* 240, trois minutes de lettres du duc d'Orléans, l'une au roi d'Espagne, l'autre à la reine, la troisième à l'abbé Alberoni, que le duc regardait comme ayant conseillé la mesure de clémence prise par Philippe V ; on les trouvera ci-après. Mais la lettre du roi d'Espagne à laquelle Saint-Simon fait allusion est sans doute celle du 15 mai (ci-après, p. 514). Le Rapport de Mgr A. Baudrillart sur les archives d'Alcala (*Archives des missions*, deuxième série, tome XV) indique (p. 84-88) un dossier assez important sur l'affaire de Flotte et de Regnault; mais, pour leur mise en liberté, il ne s'y trouve qu'une lettre du 27 mai 1715, écrite par don Antonio Gonzalès Caro au secrétaire d'État Grimaldo, avec la lettre de remerciement des deux prisonniers ; les autres documents, lettres de Louis XIV et du duc d'Orléans, réponse de Philippe V, etc., ne semblent pas s'y être conservés.

2. Saint-Simon prend cela à Dangeau, qui écrivait à la date du 16 mai (p. 419) : « M. le duc d'Orléans a ordonné à son trésorier de faire payer toutes les dettes que Flotte et Regnault peuvent avoir fait en Espagne, et il donne une pension de six mille francs à Flotte et une de quatre mille à Regnault. Il veut, avant qu'ils reviennent en France, qu'ils aillent à Madrid remercier le roi d'Espagne de leur liberté. »

3. C'est au contraire le 12 mai, trois jours avant de parler de Flotte et de Regnault, que Dangeau (p. 415) mentionne la grandesse de don Alonzo Manriquez, et non pas six semaines plus tard.

4. Alphonse Manrique de Lara : tome VIII, p. 167.

5. Il appartenait à la branche de Fuensaldaña de cette grande famille des Manrique ou Manriquez de Lara, et portait le titre de comte de Montenuovo, qui lui venait de sa femme (ci-après).

d'Espagne et grand écuyer; son caractère et sa fortune. Valouse premier écuyer. [Add. StS. 1209]

roi d'Espagne eut invariablement une amitié constante. Il aimoit aussi le roi avec attachement ; il étoit grand, de taille aisée[1], fort bien fait, avec un air noble et un visage agréable, et, chose rare pour un Espagnol, il étoit blond[2] et avoit de belles dents[3]. Son esprit étoit médiocre, mais sage et mesuré au dernier point, éloigné de se mêler d'affaires et de cabales, et tout aussi éloigné de faire sa cour à aucun ministre, même à la princesse des Ursins ; d'ailleurs l'homme le plus affable, le plus poli, le plus gracieux, de l'accès le plus facile. Son affection pour le roi d'Espagne lui en avoit donné pour les François. Il n'étoit pas riche, mais autant qu'il le pouvoit généreux et libéral. Dès qu'il fut grand seigneur, il devint magnifique et conserva les mêmes mœurs. Il étoit fort réservé à rendre de bons offices et à parler au roi pour quelqu'un, non que l'inclination ne l'y portât, mais il en sentoit le danger avec un prince aussi dépendant d'autrui. C'étoit un des plus grands toréadors de toute l'Espagne, et qui se consoloit le moins qu'on eût banni ces combats[4], où il avoit fait de grandes folies avec une grande valeur. C'est lui qui fut obligé de se retirer dans un couvent au plus vite, en attendant que sa grâce lui fût expédiée, et qui la fut promptement, pour avoir sauté à bas de son cheval et tiré le pied de la feue reine de son étrier, tombée et traînée par

1. Ce mot *aisée*, au féminin, dans le manuscrit, est placé entre deux virgules.

2. Cependant nos deux reines espagnoles, Anne d'Autriche et Marie-Thérèse, étaient blondes.

3. Saint-Simon répétera ce portrait physique et moral dans la suite des *Mémoires*, tomes XIII de 1873, p. 6, et XVIII, p. 9 ; voyez aussi *Philippe V et la cour de France*, par Mgr Baudrillart, tome II, p. 242.

4. Saint-Simon dira dans la suite des *Mémoires*, tome XVII de 1873, p. 387, que Philippe V ne permettait pas les combats de taureaux par scrupule de conscience ; cependant on trouve la mention de plusieurs donnés à Madrid sous son règne : *Gazette* de 1701, p. 248 ; *Mercure* d'août 1704, p. 290-304, de juillet 1714, p. 87-88 ; *Gazette* de 1725, p. 389-390, de 1726, p. 388, de 1727, p. 510.

le[1] sien, à qui il sauva ainsi la vie[2]. Sa femme, qui avoit beaucoup de mérite, qui étoit Henriquez[3], et avec qui il a toujours vécu dans la plus grande union, avoit souvent des musiques chez elle, et ils en eurent une fort bonne à eux quand ils[4] se virent en état de figurer. Ils voyoient beaucoup plus de monde que tous les autres seigneurs espagnols, et bien plus librement. Alonzo Manriquez fut majordome du roi, puis premier écuyer, qui ne ressemble en rien au nôtre, comme on le verra ailleurs[5]. Il quitta en ce temps-ci cette charge, parce qu'il fut fait grand sous le titre de duc del Arco[6], et qu'un grand d'Espagne ne peut être premier écuyer[7]. Valouse, gentilhomme de

1. L'article *le* surcharge *son*.

2. La même anecdote sera encore racontée par notre auteur dans la suite des *Mémoires*, tome XVIII de 1873, p. 10; voyez aussi la *Relation* de Mme d'Aulnoy, tomes I, p. 515 et 533-534, et II, p. 5. Dans sa lettre du 22 avril à Torcy (vol. *Espagne* 240, fol. 67 v° et 68), le duc de Saint-Aignan parlait du dévouement de don Alonzo Manrique pour Philippe V et ajoutait: « Il eut le bonheur, il y a quelques années, de signaler son attachement pour la personne du roi d'une manière également heureuse et brillante, s'étant jeté au-devant d'un grand sanglier que S. M. Cath. avoit blessé dans une battue et qui venoit sur elle à la charge, et l'ayant tué de sa main à coups d'épée. »

3. Il avait épousé le 30 juillet 1695 Marie-Anne Henriquez de Cardenas-Portugal, fille unique du comte de Montenuovo et de la Puebla.

4. Ce pronom et celui qui, plus loin, précède *voyoient* sont au singulier dans le manuscrit.

5. Il avait parlé de cette charge en 1701 dans son premier tableau de la cour d'Espagne (notre tome VIII, p. 165-166); il n'y reviendra pas dans la suite des *Mémoires*.

6. Saint-Simon a écrit ici *de l'Arco*, et dans la manchette il y a bien *del Arco*.

7. On lit dans la *Gazette* de 1714, p. 308, correspondance de Madrid du 8 octobre : « Le roi a donné à don Alonzo Manriquez, comte de Montenuovo, la charge de grand veneur avec le traitement de grand d'Espagne, lui conservant sa charge de premier écuyer et celle de gentilhomme de la chambre avec exercice. » Et en avril 1715 (p. 220) : « Le roi a donné la dignité de grand d'Espagne, pour lui et ses descendants à don Alonzo Manriquez, son grand veneur, gentilhomme de la chambre et son premier écuyer. » Il se couvrit le 1er mai et prit alors

Provence, nourri page du Roi, puis écuyer particulier de M. le duc d'Anjou, qui l'avoit suivi en Espagne[1], où, avec peu d'esprit, il se gouverna toujours fort sagement, et se maintint dans les bonnes grâces de son maître et des divers gouvernements[2], fut fait premier écuyer[3]. Le roi d'Espagne fit en même temps persuader au duc de la Mirandole[4], qui étoit grand écuyer, de se démettre de cette

le titre de duc del Arco (*Gazette*, p. 244). Dangeau annonce cette promotion le 12 (tome XV, p. 415), et Saint-Simon fit alors l'Addition indiquée ci-contre. Mais le nouveau duc del Arco ne quitta pas alors la charge de premier écuyer, comme le dit Saint-Simon ; il la conserva jusqu'en septembre 1721, époque à laquelle il succéda au duc de la Mirandole comme grand écuyer (*Gazette* de 1721, p. 490). L'incompatibilité de la grandesse avec les fonctions de premier écuyer est donc une supposition de notre auteur. Le duc de Saint-Aignan annonça à Torcy la grandesse et le duché de don Alonzo Manriquez par deux lettres des 22 et 29 avril (vol. *Espagne* 240, fol. 67 v° et 83 v°).

1. Hyacinthe Boutin, marquis de Valouse : tome VII, p. 345. Il signait VALLOUSE (vol. *Espagne* 245, fol. 83).

2. Il était le seul français qui ne fût pas jalousé en Espagne (*Mémoires de Sourches*, tome X, p. 311, note ; notre tome VIII, p. 233).

3. Valouse ne devint premier écuyer qu'en septembre 1721, à la place du duc del Arco (*Gazette*, p. 490) ; l'erreur de Saint-Simon continue. Cependant dès le 6 mai 1715, Torcy le recommandait au duc de Saint-Aignan, ambassadeur en Espagne, pour lui faire obtenir quelques bienfaits du roi (vol. *Espagne* 240, fol. 75), et Valouse remerciait le ministre de cette recommandation (vol. *Espagne* 245, fol. 83), qui n'eut pas grand effet sans doute, puisque, le 24 juillet suivant, Louis XIV lui-même écrivait à son petit-fils en faveur de ce bon serviteur (*ibidem*, fol. 181).

4. François-Marie Pic, prince de la Mirandole, né le 30 septembre 1688, succéda à son grand-père dès 1691, sous la tutelle de sa grand tante la princesse Brigitte, qui, pendant la guerre d'Italie, se rangea du côté des Impériaux. Dès qu'il fut majeur, en 1704, le jeune prince au contraire embrassa le parti de France et d'Espagne, ce qui lui valut d'être dépouillé de ses États par l'Empereur Après être allé à Rome, où le Pape le nomma son majordome en août 1707, puis à Venise, où il obtint le commandement de la cavalerie vénitienne (*Gazette* de 1710, p. 462-463), il passa en Espagne ; Philippe V lui donna, en mai 1715, la charge de grand écuyer (*Dangeau*, tome XV, p. 434 ; *Gazette*, p. 280), vacante depuis la mort du duc de Medina-Sidonia en

charge, en lui en conservant les honneurs et les appointements[1]; il y consentit, et le duc del Arco fut fait grand écuyer. Il étoit aussi gentilhomme de la chambre, et seul en exercice avec le marquis de Santa-Cruz[2], majordome-major de la reine. J'aurai ailleurs occasion de parler de ces deux seigneurs. Le duc del Arco ne ploya jamais sous Alberoni, qui ne l'aimoit pas, mais qui n'osa jamais se hasarder de l'entamer. C'étoit un des plus honnêtes et des plus accomplis hommes d'Espagne, doux, modeste, mais digne et haut aussi dans les occasions. Il montra beaucoup de valeur dans les campagnes d'Italie et d'Espagne, qu'il fit à la suite de son maître. Il étoit aussi parfaitement[3] désintéressé avant et depuis sa fortune. Il ne demanda jamais rien au roi pour soi; il avoit une des moindres commanderies de Saint-Jacques[4] et n'en voulut point

1713 (notre tome XXIV, p. 144). Il épousa en juin 1716 une fille du marquis de los Balbasès, se démit volontairement en septembre 1721 de sa charge de grand écuyer, dont le roi lui conserva le rang et les honneurs, reçut la Toison d'or en janvier 1724, fut nommé majordome-major du roi en juin 1738, et mourut le 26 novembre 1747. La *Gazette* de 1748 (p. 618-619) parle du règlement de sa succession; car il ne laissa pas d'enfants.

1. Tout ceci se passa en 1721 et non pas en 1715, comme on l'a vu dans les notes précédentes. Saint-Simon a fait une confusion inexplicable.

2. Tome XXV, p. 158.

3. L'adverbe abrégé *parf[t]* surcharge des lettres illisibles.

4. C'était la commanderie du Ventoso, d'après la *Gazette* de 1737, p. 187. — Il a déjà été parlé de l'ordre militaire de Saint-Jacques de l'Épée dans notre tome XIII, p. 175, note 4; il y a lieu de compléter les renseignements donnés alors. Cet ordre, fondé en 1170, sous le règne de Ferdinand II, roi de Castille et de Léon, par treize gentilshommes, avait été créé pour défendre contre les pillards sarrasins les chemins qui menaient à Saint-Jacques-de-Compostelle. Les compétitions violentes qui se produisaient pour la charge de grand maître amenèrent Ferdinand et Isabelle à se faire attribuer par le saint siège l'administration de l'ordre, et la grande maîtrise fut définitivement rattachée à la couronne d'Espagne par Adrien VI en 1523. Au dix-huitième siècle, l'ordre était très riche : il possédait en Espagne deux

Montalègre sommelier du corps; sa fortune, son caractère*. [Add StS. 1210]

d'autres. Il portoit cet ordre à la boutonnière, comme ils font tous, et avoit le portrait du roi d'Espagne au revers de sa médaille[1]. La charge de sommelier[2] du corps ou de grand chambellan vaquoit depuis la mort du duc d'Albe, arrivée à Paris pendant son ambassade[3], en sorte qu'il ne l'avoit jamais faite[4]. L'ancien des gentilshommes de la chambre l'exerce dans le cas d'absence ou de vacance, et c'étoit le marquis de Montalègre[5], grand d'Espagne, qui l'étoit, et qui avoit toujours suppléé. Il étoit Guzman, et avoit épousé une sœur du marquis de los Balbasès, qui étoit Spinola[6]. Il avoit été une espèce de favori de Char-

villes, environ cent quatre-vingts bourgs et villages, plus de quatre-vingts commanderies, cinq hôpitaux et un collège à Salamanque. Au-dessous du grand maître, il y avait les trois grands commandeurs de Castille, de Léon, et de Montalvan en Aragon, quatre visiteurs, et un conseil formé par treize commandeurs, en souvenir des treize fondateurs de l'ordre. Il fallait, pour pouvoir y entrer, faire preuve de quatre degrés de noblesse paternelle et maternelle, sans mélange de sang maure ni juif. Le costume consistait en un grand manteau de laine blanche jeté sur les habits ordinaires et orné, sur le côté gauche de la poitrine, d'une croix rouge en forme d'épée fleurdelisée au pommeau et aux croisillons, dont Saint-Simon donnera une description complète dans la suite des *Mémoires*, tome XVIII de 1873, p. 379. On trouve dans le Cérémonial d'Espagne (*Corps diplomatique* de Du Mont, Supplément, tome V, p. 311-313) la description d'un chapitre général de l'ordre, et les formules des serments.

1. Dans la suite des *Mémoires*, tome XVIII de 1873, p. 10, il dira avec plus de précision : « Il portoit derrière sa médaille de chevalier de Saint-Jacques un petit portrait du roi en miniature, qui étoit très ressemblant. »

2. Il écrit ici *somellier* et, dans la manchette, *sommelier*.

3. En 1711 : notre tome XXI, p. 328.

4. Il y avait été nommé en 1709, étant déjà ambassadeur à Paris : notre tome XVII, p. 73.

5. Martin-Dominique de Guzman, que nous avons déjà rencontré dans le tome VIII, p. 61, sous le nom de marquis de Quintana; il mourut à Madrid le 15 mai 1722, à soixante-trois ans.

6. Thérèse Spinola, sœur de Philippe-Antoine, marquis de los Bal-

* A la suite de cette manchette, Saint-Simon avait écrit la manchette suivante, qu'il a reportée à l'endroit voulu, mais en oubliant de la biffer ici.

les II, qui lui avoit donné la compagnie des hallebardiers[1], qu'il avoit encore, qui étoit lors la seule garde des rois d'Espagne, avec certaines canailles[2] de lanciers[3] en petit nombre, et qui ne suivoient qu'à cheval, qui demandoient l'aumône à la porte du palais. Philippe V les abolit en arrivant en Espagne, et mit les hallebardiers sur le pied et avec l'habillement des cent-suisses de la garde du Roi. Ce marquis de Montalègre étoit un fort honnête homme, assez borné, qui ne se mêloit de rien, mais poli, honnête, généreux, et qui vivoit fort retiré à l'espagnole[4].

Valero, vice-roi du Mexique; sa fortune, son caractère.

Le duc de Linarès[5], vice-roi du Mexique, avoit obtenu son rappel[6]. Il étoit vice-roi de l'avénement de Philippe V à la couronne, et lui avoit envoyé de grands secours d'argent[7]. Le marquis de Valero[8] fut envoyé à sa place.

basès (tome XV, p. 230), s'était mariée à Vienne en 1677 ; elle mourut le 1er mars 1723.

1. Il a été parlé de ces hallebardiers dans notre tome VIII, p. 168.

2. Dans le manuscrit, il y a *certaine* au singulier et *canailles* au pluriel.

3. Notre tome IX, p. 214.

4. Il répétera ce portrait dans la suite des *Mémoires*, tome XVIII de 1873, p. 76.

5. Ferdinand de Portugal-Alencastro, marquis de Valdefuentès, puis duc de Linarès : notre tome VIII, p. 138.

6. C'est Dangeau qui parle de rappel (tome XVI, p. 3) ; dans la suite des *Mémoires*, tome XVIII, p. 144, Saint-Simon dit qu'il mourut au Mexique ; mais ce doit être une erreur.

7. La *Gazette* de 1712, p. 173-174 et 365, mentionne encore deux de ces envois d'argent.

8. Balthazar de Sotomayor Zuniga y Guzman, deuxième marquis de Valero, avait été exilé à Oran pour six ans en 1682 (*Gazette*, p. 483) à la suite d'un duel ; ayant obtenu d'aller servir en Hongrie, il fut blessé à l'assaut de Bude le 13 juillet 1686, obtint en septembre une place de gentilhomme ordinaire du roi, puis, peu après, fut désigné comme ambassadeur à Vienne ; vice-roi de Navarre en décembre 1692, et majordome du roi Charles II, il fut appelé par Philippe V au conseil des Indes (mai 1700), et eut la vice-royauté de Sardaigne en décembre 1703 ; gentilhomme de la chambre du prince des Asturies en

Il étoit frère du duc de Bejar[1] et oncle de Zuniga[2], qu'on a vu servir dans nos armées. Le roi d'Espagne avoit toujours aimé ce marquis de Valero; il l'avoit en arrivant trouvé majordome, et avoit toujours cherché à l'élever. C'étoit un vrai Espagnol, plein d'honneur, de courage et de fidélité, mais austère et inflexible, et qui n'étoit pas sans capacité. A son retour, il fut grand d'Espagne et sommelier du corps[3] avec beaucoup de crédit, dont il n'abusa jamais, et s'en servit utilement pour le roi et la monarchie. Ce fut dommage qu'il ne vécut[4] pas assez. Il n'eut point d'enfants, et sa grandesse retourna à des neveux.

Princesse des Ursins à Paris. Dégoûts qu'elle essuie. Je passe huit heures

Enfin la princesse des Ursins arriva à Paris[5] et vint descendre et loger[6] chez le duc de Noirmoutier, son frère, dans une petite maison des Jacobins, qu'il occupoit dans la rue Saint-Dominique, porte à porte de la mienne[7]. Ce voyage dut lui paroître bien différent du dernier qu'elle

mars 1715, vice-roi du Mexique en juillet, il fut nommé majordome-major de la princesse des Asturies en octobre 1721 et prêta serment à son retour (août 1723); président du conseil des Indes et de la junte des affaires étrangères en février 1724, majordome de la nouvelle reine en juin suivant, puis sommelier du corps du roi (janvier 1725), il mourut le 26 décembre 1727 (*Gazette* de 1728, p. 33).

1. Il était frère, non pas du duc de Bejar vivant en 1715 et dont il a été parlé dans le tome XX, p. 146, mais du père de celui-ci, Emmanuel de Sotomayor, tué en Hongrie en 1686. L'erreur vient du *Journal de Dangeau*.

2. Pierre-Antoine de Sotomayor, marquis de Zuniga : tome XX, p. 145.

3. Voyez ci-dessus la note 8 de la page précédente.

4. Ce verbe est bien à l'indicatif dans le manuscrit.

5. Le 24 février : *Dangeau*, p. 370. De Saint-Jean-de-Luz et de Bordeaux elle avait adressé à Mme de Maintenon deux lettres dont le texte est conservé parmi les manuscrits provenant des Dames de Saint-Cyr dans le recueil des Lettres édifiantes (Geffroy, *Madame de Maintenon d'après sa correspondance*, tome II, p. 360).

6. Les mots *et loger* ont été ajoutés en interligne.

7. Il a été parlé de cette petite maison dans notre tome VII, p. 67, note 1.

avoit fait en France, où elle avoit paru la reine de la cour[1]. Peu de gens, outre ses anciens amis et ceux de son ancienne cabale, la vinrent voir, et néanmoins quelques curieux s'y mêlèrent; ce qui fit assez de concours les premiers jours, après quoi les visites s'éclaircirent, et la solitude domina, dès qu'on eut vu le succès de son voyage à Versailles, qu'on lui laissa attendre plusieurs jours[2]. M. le duc d'Orléans, raccommodé avec le roi d'Espagne[3], sentit qu'il étoit solidement de son intérêt, encore plus que d'une foible vengeance, de montrer[4] par quelque éclat que ce n'étoit qu'à[5] la haine et à l'artifice de la princesse des Ursins qu'il devoit celui[6] de son affaire d'Espagne, qui avoit été si près de lui porter la tête sur l'échafaud. Mme de Maintenon, avec[7] M. du Maine, et tous leurs puissants ressorts, soutenus de l'intérêt de la cabale de Meudon, étoient ceux qui avoient poussé à l'extrémité cette affaire que Mme des Ursins leur avoit présentée. Mais les temps étoient changés; Monseigneur[8] étoit mort,

de suite*, tête à tête avec elle. [Add St-S. 1211]

[Add. St-S. 1212]

1. En 1705 : notre tome XII, p. 400 et suivantes.

2. En annonçant son arrivée, Dangeau (p. 370) disait qu'elle comptait « d'avoir l'honneur de voir le Roi sur la fin de la semaine ». Puis le 1er mars, il insérait cette mention (p. 372) : « Mme des Ursins devoit venir ici demain. Le Roi l'auroit vue chez lui à deux heures ; elle seroit ensuite allée chez Mme de Maintenon, et puis elle seroit retournée à Paris ; mais elle a une fluxion sur les yeux qui l'empêcha de venir. »

3. Le raccommodement du duc d'Orléans avec le roi d'Espagne ne se produisit qu'au mois de mai 1715, comme on le verra à l'appendice IX ; il est donc très postérieur à la venue de Mme des Ursins à la cour de France en février et mars. L'erreur de Saint-Simon vient de ce qu'il a parlé de ce raccommodement ci-dessus, p. 170-171.

4. Il y a *de monstre* par mégarde dans le manuscrit.

5. Cette préposition est en interligne.

6. L'éclat.

7. Avant ce mot, il y a dans le manuscrit un *qui* explétif, qui rend la phrase incorrecte et inachevée, et que nous croyons devoir supprimer.

8. *Mgr* corrige Mr.

* Les mots *de suite* ont été ajoutés en interligne.

et la cabale de Meudon anéantie ; Mme de Maintenon avoit tourné le dos à Mme des Ursins; ainsi M. le duc d'Orléans, libre à l'égard de cette dernière ennemie, ne crut pas [la[1]] devoir ménager. Il y fut poussé par Mme la duchesse d'Orléans, et plus encore par Madame, tellement qu'il pria le Roi de défendre à la princesse des Ursins de se trouver en pas un lieu, même dans Versailles, où Mme la duchesse de Berry, Madame, M. et Mme la duchesse d'Orléans se pourroient rencontrer[2], lesquels firent en même temps une défense étroite à toutes leurs maisons de la voir, et demandèrent la même chose aux personnes qui leur étoient particulièrement attachées. Cet éclat fit un grand bruit, montra à découvert l'abandon de Mme de Maintenon[3],

1. Ce mot *la* est bien dans le manuscrit; mais il a été biffé, lorsque Saint-Simon a ajouté les mots *l'autre* en interligne après le verbe *mesnager*; mais, ayant ensuite biffé *l'autre*, il n'a pas rétabli le pronom *la*.

2. Dangeau annonce cela le 23 février, veille de l'arrivée de la princesse à Paris (p. 368-369). Le lendemain 24, Mme de Maintenon écrivait au curé de Saint-Sulpice, Languet de Gergy (Geffroy, *Madame de Maintenon d'après sa correspondance*, tome II, p. 362) : « M. le duc d'Orléans est désespéré du retour de Mme des Ursins. Il veut aller à Paris, parce qu'il craint que, s'il la trouvoit sur son chemin, il ne fût pas assez maître de lui pour s'empêcher de lui faire une insulte.... Ce prince est très mal conseillé : il me regarde comme son ennemie mortelle et croit que c'est moi qui ai obtenu que Mme des Ursins vînt ici. Cependant je travaille à empêcher qu'elle ne couche à Versailles, et à la faire sortir de France le plus tôt qu'il se pourra. »

3. Les lettres adressées par Mme de Maintenon à la princesse entre le 8 février et le 14 mai (recueil Bossange, tome III, p. 169-177) sont pleines de consolations assez banales et de protestations d'attachement dont la sincérité semble douteuse. Dès la première nouvelle de sa disgrâce, le 14 janvier 1715, elle avait écrit à Amelot, alors à Rome (vol. *Rome* 542, fol. 306 v°) : « Je crois que vous aurez été bien surpris de l'aventure de Mme la princesse des Ursins. C'est un beau sujet de moraliser; mais nous n'en manquons pas, si nous en voulions faire notre profit et nous détacher du monde. » Évidemment elle ne regrettait pas outre mesure ce qui s'était passé, et elle désirait vivement qu'elle restât en France le moins longtemps possible, ainsi qu'on l'a vu à la fin de la note précédente.

l'inconsidération[1] du Roi, et devint un grand embarras pour la princesse des Ursins. Je n'avois pu trouver que M. le duc d'Orléans eût tort dans cette conduite, qui faisoit retomber à plomb sur les[2] artifices tout ce qu'on avoit voulu lui imputer, et qui se trouvoit très heureusement placée au moment de la liberté rendue à Flotte et à Regnault[3], et de sa réconciliation avec le roi d'Espagne. Mais je lui représentai qu'ayant toujours été ami particulier de Mme des Ursins, laissant à part sa conduite envers lui, et ne mettant point de proportion dans mon attachement pour lui avec mon amitié pour elle, je ne pouvois oublier les marques qu'elle m'en avoit toujours données, particulièrement en ce dernier voyage si triomphant, comme je l'ai expliqué en son temps[4], et qu'il me seroit dur de ne la point voir. Nous capitulâmes donc, et M. et Mme la duchesse d'Orléans me permirent de la voir deux fois: une alors, l'autre quand elle partiroit, avec parole que je n'irois pas à la troisième, et que Mme de Saint-Simon ne la verroit point, à cause d'eux et de Mme la duchesse de Berry, ce que nous digérâmes mal volontiers; mais il en fallut passer par là. Comme je voulus au moins profiter de ma bisque[5], je fis dire à Mme des Ursins les entraves où je me trouvois, et que, voulant au moins la voir à mon aise le très peu que je le pouvois, je lui laisserois passer les premiers jours et son premier voyage à la cour avant de lui demander audience. Mon message fut très bien reçu; elle savoit depuis longues années où j'en étois avec M. le duc d'Orléans; elle ne fut point surprise de ces entraves, et me sut au contraire bon gré de

1. Mot déjà rencontré dans le tome VIII, p. 312.
2. Ce *les* corrige un *ses*, qui aurait été plus compréhensible.
3. Ci-dessus, p. 169.
4. Tome XII, p. 435 et suivantes.
5. L'explication de cette locution a été donnée dans le tome IV, p. 171. Saint-Simon veut dire qu'il voulut au moins profiter de l'avantage que lui concédait, pour une fois, la permission du duc d'Orléans.

ce que j'avois obtenu. Quelques jours donc après qu'elle eut été à Versailles, j'allai chez elle à deux heures après midi. Aussitôt elle ferma sa porte sans exception, et je fus tête à tête avec elle jusqu'après dix heures du soir. On peut juger combien de choses passent en revue dans un aussi loug entretien. Je lui trouvai la même amitié et la même ouverture, beaucoup de sagesse sur M. le duc d'Orléans et les siens, et de franchise sur tout le reste. Elle me conta sa catastrophe sans jamais y mêler le Roi, ni le roi d'Espagne, duquel elle se loua toujours; mais, sans se lâcher sur la reine, elle me prédit ce qu'on a vu depuis. Elle ne me dissimula rien de sa surprise, des mauvais traitements, jusqu'aux grosses injures de propos délibéré, de son départ, de son voyage, de son état, de tout ce qu'elle avoit essuyé. Elle me parla fort naturellement aussi de son voyage de Versailles, de sa désagréable situation à Paris, de la feue reine, du roi d'Espagne, des diverses personnes qui, de son temps, y avoient figuré dans le gouvernement et dehors, enfin des vues incertaines et diverses d'une honnête retraite, dont le lieu étoit combattu dans son esprit. Ces huit heures de conversation avec une personne qui y fournissoit tant de choses curieuses me parurent huit moments. L'heure du souper, même tardive, nous sépara, avec mille protestations vraies et réciproques, et un pareil regret entre elle et Mme de Saint-Simon de ne pouvoir se voir. Elle me promit de m'avertir de son départ à temps de passer encore une journée ensemble.

Court et triste voyage de la princesse des Ursins à Versailles; elle obtient

Son voyage à Versailles se passa peu agréablement. Elle alla, le matin du mercredi 27 mars, dîner à Versailles chez la duchesse du Lude qui y demeuroit toujours[1]. Elle y resta[2] jusqu'à une demi-heure près de celle que le Roi devoit passer chez Mme de Maintenon, où elle

1. Le Roi lui avait conservé son appartement au château après la mort de la duchesse de Bourgogne, dont elle était dame d'honneur.
2. *Resta* est en interligne au-dessus de *demeura,* biffé.

alla l'attendre seule avec elle ; elle n'y demeura guères plus en tiers avec eux[1], et se retira après à la ville, chez Mme Adam, femme d'un premier commis des affaires étrangères[2], qui lui donna à souper et à coucher, et où elle fut très peu visitée. Le lendemain elle dîna chez la duchesse de Ventadour, et s'en retourna à Paris. Elle obtint peu après de remettre sa pension du Roi, moyennant une augmentation en rentes sur[3] l'hôtel de ville, dont elle eut quarante mille livres de rente[4]. Cela étoit, outre l'aug-

40 000# de rente sur la ville au lieu de sa pension de 20 000#.
[Add. StS. 1213]

1. Le récit de Dangeau (tome XV, p. 390) présente de sensibles différences avec ce que dit notre auteur : « L'après-dînée, le Roi entendit le sermon, et puis donna audience dans son cabinet à Mme la princesse des Ursins. L'audience dura deux heures..... Mme des Ursins alla chez Mme de Maintenon, où elle demeura jusqu'à ce que le Roi y entrât. Elle étoit venue ici dès le matin, et avoit dîné chez Mme la duchesse du Lude. » Voyez aux Additions et Corrections.

2. Clair Adam, entré dans les bureaux d'Hugues de Lionne dès 1667, fut d'abord employé au chiffre et devint premier commis vers 1694, après avoir eu en 1690-1691 une mission secrète en Hollande et en Allemagne. En 1691, il avait acheté une charge de secrétaire du Roi. Très avant dans la confiance de M. de Croissy, il fut à sa mort tuteur onéraire de ses enfants mineurs (1696). En 1706, il fut pourvu de la charge de trésorier des appointements des ambassadeurs, qu'il conserva jusqu'à sa suppression en décembre 1716. Il quitta ses fonctions de premier commis en septembre 1715, lors de la suppression des secrétaires d'État ; mais il fut employé jusqu'en 1718 pour les affaires du dedans du Royaume. Il se retira à cette époque et obtint alors une pension de trois mille livres. Il mourut en 1725. Sa femme, Michelle du Rosoir, lui survécut. On ignore quelles relations pouvaient exister entre elle et la princesse des Ursins ; peut-être avait-elle, avant son mariage, appartenu à sa maison. D'après le terrier du Roi (Archives nationales, Q[1] * 1099[6], fol. 135 v°), Adam habitait à Paris à l'angle de la rue Neuve-des-Petits-Champs et de la rue Richelieu. (Communication de M. L. Delavaud.) Voyez ci-après aux Additions et Corrections.

3. La préposition *sur* surcharge *d[e]*.

4. Dangeau explique l'opération d'une façon plus claire (p. 406) : « Mme des Ursins avoit vingt mille francs de pension du Roi, que le Roi convertit en rente sur la maison de ville de même somme, et, comme S. M. est persuadée qu'elle est revenue d'Espagne sans s'y être enrichie et qu'ainsi elle est mal dans ses affaires, le Roi lui donne

mentation du double, plus solide qu'une pension, qu'elle ne doutoit pas de perdre dès que M. le duc d'Orléans en deviendroit le maître Elle songeoit à se retirer en Hollande ; mais les États Généraux ne voulurent point d'elle à la Haye ni à Amsterdam. Elle avoit compté sur la Haye. Elle pensa alors à Utrecht ; mais elle s'en dégoûta bientôt, et tourna ses projets sur l'Italie[1]. Elle ne retourna plus à la cour que pour en prendre congé[2]. M. du Maine, en reconnoissance des grandeurs qu'elle avoit procurées à M. de Vendôme en Espagne, lui valut cette grâce pécuniaire du Roi[3].

Le comte de Lusace et les princes

Le Roi alla de Versailles courre le cerf dans la forêt de Marly, et y fit donner des chevaux au comte de Lusace,

vingt mille livres d'augmentation de rente sur la ville ; par là elle n'aura plus de pension ; mais elle aura quarante mille livres de rente à vie sur la ville. » Cette opération se fit sur la demande de son frère, le duc de Noirmoutier (lettre à Torcy du 29 avril, ci-après p. 450). Madame écrivait à ce propos à la raugrave Louise (*Correspondance*, recueil Brunet, tome I, p. 161-162) : « Je suis aujourd'hui, comme on dit dans notre cher Palatinat, fâcheuse comme une punaise, et j'en ai certes bien sujet.... Le Roi, voulant récompenser la princesse des Ursins, qui s'est horriblement conduite à l'égard de mon fils et qui a cherché à le faire passer pour un empoisonneur, lui a donné quarante mille francs de pension. » La situation financière de la princesse n'était pas brillante à cette époque ; pour parvenir à conclure avec le contrôleur général les arrangements financiers destinés à assurer la régularité du payement de ses rentes et pensions, elle fit intervenir auprès de Desmaretz son frère le duc de Noirmoutier (Archives nationales, G^7 543 et 1051, 29 juin) et le maréchal de Villeroy (G^7 597, juin), et elle lui écrivit elle-même le 6 juin une lettre reproduite en partie dans le *Musée des Archives nationales*, n° 945, où l'original se trouve exposé.

1. C'est ce que dit Dangeau, au 26 avril, p. 408, et au 7 mai, p. 413. La princesse avait à Rome un palais, qui lui venait de son second mari le duc de Bracciano. Comme il fallait qu'elle passât par le Milanais et qu'elle craignait d'y être arrêtée comme espagnole, la paix n'étant pas encore signée entre l'Espagne et l'Empire, elle dut demander un passeport aux autorités impériales.

2. Le 6 août (*Dangeau*, tome XVI, p. 5).

3. Cette dernière phrase a été ajoutée dans le blanc resté à la fin du paragraphe, et en interligne.

c'est-à-dire le prince électoral de Saxe, au palatin son gouverneur, et aux princes d'Anhalt et de Darmstadt[1], et, le lendemain, il convia dans la galerie le comte de Lusace à la volerie, où Sa Majesté alloit[2].

d'Anhalt et de Darmstadt* à la chasse avec le Roi.

Bolingbroke à Paris; sa catastrophe.

Un autre étranger arriva en même temps, qui éprouva le sort ici de la princesse des Ursins. Je parle du lord Saint-Jean, plus connu sous le nom de vicomte de Bolingbroke[3], par les mains duquel avoit passé le traité de Londres qui força les alliés à conclure la paix d'Utrecht, et lequel[4], dans la fin de la négociation de Londres, fut envoyé ici passer huit ou dix jours par la reine Anne, où il fut reçu avec tant de distinction, comme je l'ai marqué en son lieu[5]. Son sort en Angleterre avoit changé comme celui de la princesse des Ursins en Espagne, avec cette différence que notre cour fut bien fâchée de la disgrâce de ce ministre, et de n'oser le voir. Le nouveau roi avoit [Add. StS. 1214] changé tout le ministère, et remis les whigs en place, d'où il avoit chassé les tories[6]. Ces premiers profitèrent de ce

1. Saint-Simon prend cela à Dangeau (tome XV, p. 391, 28 mars), qui n'avait pas parlé de ces deux princes auparavant et qui n'en parle plus dans la suite. Est-ce ceux dont Madame fait, en juillet suivant, un si vilain portrait (*Correspondance*, recueil Brunet, tome I, p. 171 ; on remarquera qu'elle dit « Frise » et non « Darmstadt ») : « Il est arrivé à Paris deux nouveaux princes, un prince d'Anhalt et un de Frise. A dire vrai, ce sont les plus vilains personnages que j'ai vus de ma vie. Le premier est sec comme un morceau de bois ; il est tout mal bâti ; il a une bouche affreuse et les dents toutes gâtées ; il porte une grande perruque blanche crêpée ; il a des yeux rouges comme du feu, un visage tout marqué de la petite vérole, et il est très maigre. L'autre, au contraire, est fort gros, la tête enfoncée dans les épaules, tout le visage plongé dans la graisse, le nez gros et plat. En somme, ils sont tous deux extrêmement laids. »

2. *Dangeau*, p. 391.

3. Henri Saint-John : tome XX, p. 353. — Saint-Simon écrit dans ce passage *Bolingbrocke*, *Bollingbrouke* et *Bolleinbroock*.

4. Ce pronom relatif corrige un *qui*.

5. En 1712 : tome XXIII, p. 127.

6. Déjà dit dans le précédent volume, p. 101.

* Écrit *Darnsadt* dans la manchette et *Darmastat* dans le texte.

retour pour exercer leurs haines particulières. Ils attaquèrent les ministres de la reine Anne, et leur firent un crime d'avoir fait la paix. Prior[1], qui s'en étoit fort mêlé sous ces ministres de la reine Anne, vendit leur secret et ce qu'il put avoir des papiers à leurs persécuteurs, qui étoient aussi les siens, pour se tirer d'oppression par cette infamie. Bolingbroke, le plus noté de tous pour avoir eu la principale part à la paix, se trouva aussi dans le plus grand danger, et en même temps le moins établi. Il lutta un temps, et, lorsqu'il vit qu'il n'y avoit point de ressource, il fit un discours très nerveux en plein Parlement et en même temps très libre et très fort contre la harangue du roi d'Angleterre, et tout de suite passa en France[2]. Il vint demeurer à Paris, mais sans aller à la cour, ni voir publiquement nos ministres et nos personnages. J'aurai ailleurs lieu de parler de lui.

Stair

Il y avoit déjà quelque temps que le lord Stair[3] étoit

1. Mathieu Prior : tome XXV, p. 99.

2. C'est Dangeau qui raconte cela (tome XV, p. 401), en annonçant, le 15 avril, l'arrivée de Bolingbroke à Paris. — La *Gazette d'Amsterdam* de 1715, n° XXXI, est entièrement remplie par le récit de la séance du Parlement anglais, les discours du roi Georges et les réponses des lords et des communes, la discussion de l'adresse, et la mention du discours de Bolingbroke ; la dernière nouvelle est celle de la fuite de cet homme d'État, qui est confirmée en tête de l'Extraordinaire XXXI. Il en est encore parlé dans le n° XXXII, et l'Extraordinaire XXXIII publie une lettre de Bolingbroke à un de ses amis, dans laquelle il se disculpe de l'accusation portée contre lui. La *Gazette* annonça le passage du fugitif en France (p. 201 et 202), mais sans rien dire des événements qui l'y avaient incité.

3. Jean Dalrymple, comte de Stair, né le 20 juillet 1673, avait étudié à l'université de Leyde et avait connu en Hollande Guillaume d'Orange. Lorsque celui-ci parvint au trône d'Angleterre, il créa son ami vicomte Stair, puis lui confia le gouvernement de l'Écosse. La reine Anne le nomma lieutenant-colonel des gardes écossaises. En 1703, il accompagna Marlborough en Flandre comme aide-de-camp, et y resta pendant toute la guerre ; il commandait une brigade d'infanterie à Ramillies et une de cavalerie à Malplaquet, et fut nommé lieutenant-général en 1712. En 1708, il fut chargé d'une mission extraor-

ici de la part du roi d'Angleterre, avec la patente d'ambassadeur[1], dont il fut fort longtemps sans prendre le caractère. C'étoit un Écossois grand et bien fait, qui avoit l'ordre du Chardon ou de Saint-André d'Écosse[2]. Il portoit le nez au vent avec un air insolent, qu'il soutenoit des plus audacieux propos sur les ouvrages de Mardyck, les démolitions de Dunkerque, le commerce, et toutes sortes de querelles et de chicanes[3], en sorte qu'on le ju-

ambassadeur d'Angleterre à Paris; son caractère. [*Add. St-S. 1215*]

dinaire en Suède. A son avènement, Georges Ier le créa lord chambellan, membre du conseil privé, et l'envoya à Paris comme ambassadeur. Dans la suite des *Mémoires*, Saint-Simon reviendra très fréquemment sur ses menées en France, ses liaisons avec le Régent et avec Dubois, son hostilité contre le Prétendant, qu'il chercha à faire assassiner. On prétend qu'il ne fut pas étranger à la découverte de la conspiration de Cellamare. Il fut rappelé en Angleterre en 1720, et reçut alors la sinécure de vice-amiral d'Écosse ; nommé feld-maréchal en 1742, il mourut le 9 mai 1747. — Saint-Simon écrit *Stairs*.

1. Dangeau avait annoncé son arrivée à Paris dès le 27 janvier (tome XV, p. 349).

2. Ordre militaire institué par Jacques V, roi d'Écosse en 1534. Les chevaliers, qui n'étaient primitivement qu'au nombre de douze, s'assemblaient dans l'église de Saint-André à Édimbourg, et portaient un collier composé de chardons et de branches de rue entrelacées, où pendait une médaille du saint. Supprimé lors de la déchéance de Marie Stuart, il fut rétabli par Jacques II en 1687 ; Guillaume III et la reine Anne créèrent encore quelques chevaliers ; mais ils ne furent pas imités par les souverains de la maison de Hanovre. Le ruban de cet ordre était primitivement vert ; mais Jacques II l'avait changé en bleu ondé. Comme cette couleur le faisait confondre avec ceux de la Jarretière et du Saint-Esprit, la reine Anne rétablit la couleur verte, et les chevaliers qui avaient en même temps la Jarretière et le Chardon portèrent un ruban bleu doublé de vert, allant de gauche à droite (*Journal de Dangeau*, tome XV, p. 150, et aussi l'Addition indiquée ci-contre). Il y avait eu naguère un ordre de Saint-André institué par les ducs de Bourbon, et le czar Pierre le Grand créa en Russie un autre ordre du même nom qui existe encore de nos jours.

3. La *Gazette d'Amsterdam* (Extraordinaires XXXI et XXXII) donne le texte d'un mémoire qu'il présenta à Louis XIV le 5 février, à propos du canal de Mardyck, et de la réponse que le Roi y fit. Dans ses lettres à l'ambassadeur de France à Londres, Torcy se plaint souvent de la

geoit moins chargé d'entretenir la paix, et de faire les affaires de son pays, que de causer une rupture. Il poussa si loin la patience et la douceur naturelle de Torcy, que ce ministre ne voulut plus traiter avec lui[1]. Stair même étoit si peu mesuré dans les audiences qu'il demandoit fréquemment, et avec la plus grande hauteur, que le Roi prit le parti de ne le plus entendre. Il tâchoit à se mêler avec ce qu'il pouvoit de meilleure compagnie, qui se lassa bientôt de ses discours, dont il répandoit l'impudence aux promenades publiques, aux spectacles et chez lui, où il cherchoit à s'attirer du monde par sa bonne chère. J'aurai lieu plus d'une fois de parler de ce personnage[2], qui ne sut que trop bien jouer le sien et faire peur, tandis qu'il en mouroit intérieurement lui-même, et avec grande raison. C'étoit un homme d'esprit, de toute espèce d'entreprises, qui étoit dans les troupes, où il avoit servi sous le duc de Marlborough, et qui haïssoit merveilleusement la France. Il parloit aisément, éloquemment et démesurément sur tous chapitres, avec la dernière liberté.

Mariage du fils unique* du comte de Matignon fait duc avec la fille aînée du prince de Monaco, et ses étranges

Le Roi fit à Monsieur le Grand les grâces les plus singulières et les plus sans exemple pour M. de Monaco, son gendre, qui s'étoit raccommodé avec lui depuis la rupture, qui a été racontée[3], du mariage du fils du comte de Roucy avec sa fille, auquel Mme de Monaco et Monsieur le Grand son père ne voulurent jamais consentir, et qui n'avoit pas en effet de quoi remplir par ses biens les vues

hauteur et des exigences de l'ambassadeur anglais ; voyez aussi le *Journal de Dangeau*, tome XV, p. 357, 381, 400 et 434.

1. Ce n'est pas Dangeau qui dit cela, non plus que le refus de Louis XIV de lui donner audience ; mais Saint-Simon a pu savoir ces détails de Torcy lui-même.

2. Il sera en effet fréquemment question de lui à l'époque de la Régence.

3. Tome XXIV, p. 42-48.

* *Unique* surcharge *ais[né]*.

que M. de Monaco s'étoit proposées. Il n'avoit que des filles, et il étoit hors d'espérance d'avoir d'autres enfants ; il étoit mal dans ses affaires; il cherchoit franchement à trafiquer sa dignité avec sa fille aînée. Il n'avoit point de crédit; la paresse italienne l'avoit retenu à Monaco depuis la mort de son père; il n'en sortit même plus ; mais il espéra tout du crédit de Monsieur le Grand, et il ne s'y trompa point. Les grandes barrières de la succession à la couronne étoient franchies[1] ; après celle-là nulles autres ne pouvoient sembler considérables et les grâces en ce genre accordées à M. de la Rochefoucauld[2] ne pouvoient pas être[3] refusées à son rival perpétuel en faveur[4]. Il falloit à M. de Monaco un homme de qualité qui voulût bien quitter à jamais, pour soi et pour sa postérité, son nom, ses armes, ses livrées, pour prendre en seul le nom, les armes et les livrées de Grimaldi[5]. Il étoit nécessaire aussi qu'il fût assez riche pour donner quelque argent à M. de Monaco, se charger de la dot de ses deux filles cadettes[6], et payer outre cela un grand nombre de gros créanciers qui tourmentoient M. de Monaco. Ce n'étoit pas tout encore : il falloit quelque fonds et un ample viager à l'abbé de Monaco son frère[7], lequel y tenoit ferme pour céder ses droits. Il falloit de plus que tout cela fût si net et si

concessions et conditions. [Add. St-S. 1216]

1. Par l'édit qui y appelait les bâtards : tome XXIV, p. 334.

2. Tome XXIII, p. 253.

3. *Estre* a été ajouté en interligne, et *refusées* corrige *refuser*.

4. Il a déjà été parlé bien des fois de la rivalité du comte d'Armagnac et du duc de la Rochefoucauld ; voyez en dernier lieu notre tome XVII, p. 343.

5. Les armes des Grimaldi sont un fuselé d'argent et de gueules. Quant aux livrées, on trouvera aux Additions et Corrections des renseignements que nous devons à l'obligeance de M. Labande, archiviste de la principauté de Monaco.

6. Élisabeth-Charlotte Grimaldi, née le 4 novembre 1698, morte sans alliance, et Marguerite-Camille Grimaldi, née le 1er mai 1700, que nous verrons épouser le prince d'Isenghien le 16 avril 1720, et qui mourut le 27 avril 1758.

7. Honoré-François Grimaldi : tome XXIV, p. 43.

assuré que M. de Monaco fût libéré parfaitement, et à son aise et en repos pour tout le reste de sa vie. Le défaut de moyens avoit rompu l'affaire du fils du comte de Roucy[1]. Matignon, grâces aux trésors qu'il avoit tirés du ministère de Chamillart et à sa[2] propre économie, avoit de quoi satisfaire à tant de grands besoins de M. de Monaco. Il n'avoit pu réussir à se faire duc d'Estouteville[3] ; il n'étoit point en situation d'espérer que le Roi le fît duc et pair de pure grâce ; il se livra donc à une occasion unique d'acheter cette dignité, pour en parler franchement. Son marché fait avec M. de Monaco, il fut question de la seule chose qui le lui avoit fait faire, en laquelle toute impossibilité se trouvoit, si on n'eût pas été dans un temps où le Roi ne vouloit plus rien trouver d'impossible. Valentinois avoit été érigé en duché-pairie, pour mâles uniquement et les femelles exclues[4], en 1642[5], en faveur du grand-père de M. de Monaco[6], lorsqu'il chassa de Monaco la garnison espagnole, qu'il y en reçut une françoise, et qu'il se mit sous la protection de la France[7] : première difficulté pour faire passer la dignité à une femelle. Elle subsistoit en la personne de M. de Monaco ; elle n'étoit

1. Tome XXIV, p. 42 et suivantes.

2. Nos tomes XV, p. 381, et XVI, p. 398.

3. Tome XXI, p. 246-247 et 253.

4. Saint-Simon, qui écrit toujours au masculin *exclus* (et non *exclu*), comme on l'a vu précédemment par de nombreux exemples (notamment tomes II, p. 67, XI, p. 321, et XXV, p. 249), conformément à l'orthographe admise de son temps par l'Académie, qui orthographiait *exclus* et *excluse* comme *inclus* et *incluse*, Saint-Simon, disons-nous, a bien écrit ici *exclües* et non *excluses*, adoptant par conséquent l'orthographe qui a prévalu de nos jours malgré l'illogisme qu'il y a à écrire *exclue* et *incluse*. Nous nous conformons ici à l'orthographe du manuscrit ; mais nous retrouverons dans les *Mémoires* la forme féminine *excluse*, et l'on peut dès maintenant en signaler un exemple dans l'Addition à Dangeau, n° 1216, ci-après, p. 402.

5. Les lettres d'érection du mois de mai 1642 sont dans l'*Histoire généalogique*, tome IV, p. 486-487.

6. Il veut dire arrière grand-père ; c'est Honoré II : tome III, p. 22.

7. Dit déjà dans le tome XXV, p. 267-268.

donc pas éteinte, conséquemment point susceptible d'érection nouvelle. Il est vrai que Henri[1] Gondy, duc de Retz, petit-fils du maréchal-duc de Retz, et par sa mère du duc de Longueville[2], n'ayant que deux filles, obtint en 1634, c'est-à-dire vingt-cinq ans avant sa mort, une érection nouvelle de Retz en faveur de Pierre Gondy, avec rang nouveau, en épousant la fille aînée de Henri Gondy duc de Retz, sa cousine issue de germaine[3], énormité dont jusqu'alors on n'avoit point vu d'exemple, et qui même n'avoit pas été imaginée. Ce Pierre Gondy, nouveau duc de Retz en même temps que son beau-père démis, étoit frère du fameux coadjuteur de Paris, si connu sous le nom de dernier cardinal de Retz, et père de la duchesse de Lesdiguières[4], dernière Gondy en France, mère du duc de Lesdiguières[5], gendre du maréchal-duc de Duras. Tout cela fut accordé à M. de Monaco; mais, comme les énormités n'ont plus de bornes quand les justes barrières sont une fois franchies, en voici d'autres qu'il obtint. Au cas que M. de Monaco pût avoir un fils, tout lui retournoit, et la dignité même de duc et pair de l'ancienneté de 1642; le fils de Matignon demeuroit duc sa vie durant comme un duc et pair démis, et son fils ne pouvoit jamais prétendre d'y revenir ni les siens; mais il reprenoit, mais sans aucun rang ni honneurs[6], son nom, ses armes[7], ses

1. *Henry* est en interligne au-dessus de *Pierre*, biffé.

2. Henri de Gondy (tome XV, p. 128) était petit-fils du maréchal Albert de Gondy (tome V, p. 225), et sa mère, Antoinette d'Orléans-Longueville, mariée à Charles de Gondy, marquis de Belle-Isle et duc de Retz, morte religieuse le 25 avril 1618, était fille de Léonor d'Orléans, duc de Longueville (tome V, p. 200).

3. Tout cela a déjà été dit dans le tome XV, p. 128-129.

4. Paule-Marguerite-Françoise de Gondy : tome II, p. 17.

5. Jean-François-Paul de Bonne de Créquy : *ibidem*.

6. Les six derniers mots ont été ajoutés en interligne.

7. Les armes de Goyon-Matignon étaient écartelées aux 1 et 4 d'argent au lion de gueules couronné d'or, qui est Goyon ; au 2 d'azur à trois fleurs de lys d'or au lambel d'argent et au bâton de même qui est

livrées, ainsi que toute la postérité du fils de Matignon et de la fille de Monaco. Ainsi M. de Monaco vendit sa dignité et sa fille très chèrement, et se réserva de la retenir s'il avoit un fils. Rien de plus monstrueux ne se pouvoit imaginer après l'habilité à la couronne et les grandeurs des bâtards du Roi et de Mme de Montespan. Ce prodige de concession n'eut pas lieu, parce que M. de Monaco n'eut point de fils. Il y eut encore d'autres choses passées entre M. de Monaco et M. de Matignon, touchant la réversion des biens en cas de naissance d'un fils. Comme le mariage ne se pouvoit faire sans aplanir auparavant des difficultés intrinsèques, et qu'il étoit pourtant très nécessaire d'en bien assurer le fondement, toutes ces monstrueuses concessions furent énoncées par un brevet du 24 juillet 1715[1]. Le 20 octobre suivant, six semaines après la mort du Roi, le fils de Matignon épousa à Monaco la fille aînée de M. de Monaco[2]. Au mois de décembre suivant, les lettres d'érection furent expédiées conformément en tout au brevet du 24 juillet précédent[3]; en quoi M. le duc d'Orléans régent, ni le conseil de régence, ne trouvèrent point de difficulté, parce que la concession du

Orléans-Longueville; au 3 d'azur à trois fleurs de lys d'or chargé d'un bâton de gueules péri en bande, qui est Bourbon-Saint-Pol.

1. Le texte de ce brevet est donné dans l'*Histoire généalogique*, tome V, p. 366-368.

2. Dangeau relate la conclusion des accords dès le mois de mars 1715, et en attribue la réussite à l'intervention du comte d'Armagnac (tome XV, p. 385); mais il mentionne aussi au 26 juillet (p. 457) des difficultés entre MM. de Matignon et de Monaco, à propos des exigences financières de ce dernier. Cependant elles furent résolues, puisque le contrat fut signé le 6 septembre par le duc d'Orléans régent (tome XVI, p. 167). Dangeau n'a pas annoncé la célébration du mariage, qui eut lieu, comme le dit Saint-Simon, le 20 octobre à Monaco. Le fils de M. de Matignon était Jacques-François-Éléonor Goyon, titré comte de Torigny: tome XVII, p. 77.

3. Ces lettres sont données dans l'*Histoire généalogique*, tome V, p. 369 et suivantes, ainsi que la formule d'enregistrement au Parlement.

feu Roi avoit été publique, qu'ils en avoient tous connoissance, et que ce brevet, expédié du vivant du Roi, en faisoit foi. Par les mêmes raisons le Parlement enregistra sans difficulté[1] les lettres d'érection, le 2 septembre 1716, dès qu'elles y furent présentées, et le nouveau duc de Valentinois y fut reçu comme pair de France le 14 décembre suivant[2].

500 000 etc. sur le non-complet des troupes donnés au chancelier Voysin.

Le Roi fit présent à Voysin, chancelier et secrétaire d'État ayant le département de la guerre, du revenant-bon du non-complet des troupes[3], qu'il dit aller à cinq cent mille livres[4]. Cette libéralité étoit bien due aux services de cette âme damnée de la Constitution, de Mme de Maintenon et de M. du Maine, et à l'unique dépositaire des manèges et du testament du Roi ; mais il fit étrangement crier le public, dont ce front d'airain eut toute honte bue[5].

Le Camus premier

Sa Majesté accorda à le Camus, encore fort jeune, la place et l'exercice de premier président de la cour des

1. Écrit *difficuté*, par mégarde.

2. *Dangeau*, tome XVI, p. 505. Saint-Simon reviendra sur l'achèvement de cette affaire et sur la réception au Parlement dans la suite des *Mémoires*, tomes XII de 1873, p. 344 et 399, et tome XIII, 120-121 et 198.

3. On appelait *revenant-bon* les deniers restant entre les mains d'un comptable sur un fonds affecté à une dépense spéciale, lorsque cette dépense n'avait pas atteint la totalité des sommes prévues. Dans le cas présent, le revenant-bon du non-complet des troupes c'était ce qui restait de disponible sur les sommes affectées à la solde et à l'entretien de l'armée par suite de ce que les régiments et compagnies ne comptaient qu'un nombre d'hommes inférieur aux effectifs prévus.

4. Dangeau ne mentionne pas cette gratification, sur laquelle Saint-Simon reviendra ci-après, p. 249, et parlera alors de six cent mille francs. Par contre, Saint-Simon ne dira pas que le Roi, moins d'un mois avant sa mort, le 6 août, accorda à Voysin un brevet de retenue de quatre cent mille livres sur sa charge de secrétaire d'État de la guerre (Archives nationales, reg. O[1] 59, fol. 120 v°).

5. « On dit figurément qu'*un homme a le front d'airain* pour dire qu'il est impudent au dernier point » (*Académie*, 1718). Nous avons déjà rencontré la locution *toute honte bue* dans notre tome II, p. 52.

président de la cour des aides, prévôt et grand maître des cérémonies de l'Ordre. Mort de la comtesse d'Acigné, du duc de Richelieu, de la

aides qu'avoit son grand-père[1], et l'agrément de la charge de prévôt et grand maître des cérémonies de l'Ordre, que lui vendit Pontchartrain, en retenant les marques de l'Ordre[2].

La comtesse d'Acigné, dernière, par elle et par son défunt mari, de cette bonne et ancienne maison de Bretagne[3], mourut fort âgée à Paris[4]. Le duc de Richelieu, son gendre, et qui n'avoit de fils que de sa fille[5], la suivit de fort près, à quatre-vingt-six ans[6]. J'en ai suffisamment

1. Nicolas V le Camus, né en 1687, d'abord conseiller à la cour des aides, avait eu en février 1714 la survivance de la charge de premier président que possédait son grand-père Nicolas III (tome XV, p. 272), son père Nicolas IV, qui en était pourvu, étant mort le 15 avril 1712 à la suite de l'opération de la taille. Il prit possession de ses fonctions le 15 mars 1715, son grand-père étant mort le 12 (*Dangeau*, tome XV, p. 380; *Mercure* de mars, p. 222-226); il les conserva jusqu'en avril 1746, époque à laquelle il les résigna, et mourut dix ans plus tard, le 3 mars 1756, à soixante-huit ans.

2. *Dangeau*, p. 393-394. Les preuves qu'il fournit pour être reçu prévôt de l'ordre du Saint-Esprit sont au Cabinet des titres, vol. 150, dossier bleu LE CAMUS, p. 101 et suivantes.

3. Il a été parlé de Mme d'Acigné et de sa maison dans le tome V, p. 330-331 ; son mari était Jean-Léonard d'Acigné, dernier de la branche de Grandbois, comme elle était la dernière de la branche aînée ; il était mort au château de la Motte-Sanzay en Touraine, le 3 mai 1703, à l'âge de quatre-vingt-six ans (*Gazette*, p. 227; *Mercure* de mai, p. 253-260). Il était séparé de biens avec sa femme depuis 1668 (Archives nationales, reg. Y 238, fol. 209 v°).

4. Elle mourut le 2 avril 1715, d'après la *Gazette* (p. 180); mais Dangeau (tome XV, p. 393) annonce sa mort dès le 1er; voyez aussi le *Mercure* de mai, p. 187-189. Elle était âgée de quatre-vingts ans et occupait sans doute encore une maison de la place Royale appartenant à l'Hôtel-Dieu, n° 28, où le terrier du Roi la fait habiter en 1700 (Archives nationales, Q1 1099, reg. 10D).

5. Anne-Marguerite d'Acigné, que nous avons vu mourir en 1698 (tome V, p. 330), était la seconde femme d'Armand-Jean de Vignerot du Plessis, duc de Richelieu, et en avait eu Louis-François-Armand, duc de Fronsac, puis de Richelieu (tome X, p. 113).

6. Il mourut le 10 mai (*Dangeau*, p. 415; *Gazette*, p. 240; *Mercure* de mai, p 280-285). La *Gazette* dit à quatre-vingt-quatre ans, et Dangeau, que copie notre auteur, quatre-vingt-six.

parlé en plusieurs endroits pour le faire connoître, ainsi que de la princesse d'Harcourt, sœur de la duchesse de Brancas[1], qui mourut assez brusquement[2] chez elle à Clermont[3], et qui ne laissa de regrets à personne[4]. Sézanne, frère de père du duc d'Harcourt et de mère de la duchesse d'Harcourt, étoit mort depuis quelque temps d'une longue maladie, dont il avoit rapporté d'Italie les premiers commencements, et à laquelle les médecins ne connurent rien[5]. Le duc de Mantoue avoit un sérail de maîtresses dont il étoit fort jaloux. Sézanne ne s'en contraignit pas, et on crut qu'il en avoit été payé à l'italienne. Il ne laissa point d'enfants. C'étoit un jeune homme bien fait, que la fortune de son frère avoit gâté, qui sans cela eût valu quelque chose, et qui ne se fit point regretter. Son frère lui avoit fait donner la Toison qui lui étoit destinée ; il envoya un de ses fils cadets en reporter le collier en Espagne, dans l'espérance qu'il lui seroit donné, en quoi son espérance ne fut pas trompée[6].

princesse d'Harcourt, de Sézanne, dont la Toison est donnée à un de ses neveux. [Add. StS. 1217]

1. Marie-Françoise de Brancas d'Oise, princesse d'Harcourt (tome I, p. 113), sœur de Marie, duchesse de Brancas (tome II, p. 339). Le dossier de liquidation de rentes venant de la succession de leurs parents est dans les papiers du Contrôle général (Archives nationales, G7 1025, 7 août 1711).

2. Dans la nuit du 12 au 13 avril (*Gazette*, p. 192 ; *Dangeau*, p. 400 ; *Mercure* de mai, p. 191-193).

3. Elle avait acheté pour trois cent quarante mille livres, le 7 mai 1702, le domaine engagé de Clermont-en-Beauvaisis, avec ses appartenances. Le comte de Luçay (*les Comtes engagistes de Clermont*, 1898, p. 57-60) a parlé de cette acquisition, de sa résidence et de sa mort dans le château et des fondations pieuses qu'elle y fit. En 1711, elle avait eu un différend de préséance avec le lieutenant particulier du bailliage (reg. E 1959, fol. 179).

4. Il a parlé d'elle à bien des reprises, et toujours en mal ; voyez notamment dans le tome X, p. 366 et suivantes, et l'Addition indiquée ci-contre.

5. Saint-Simon oublie qu'il a déjà mentionné la mort de Sézanne et sa cause à sa date (tome XXV, p. 117) ; il répète ce qu'il en a dit alors.

6. Tout cela a déjà été dit dans le tome XXV, p. 117-118.

Mort du docteur Burnet, évêque de Salisbury, et de l'abbé d'Estrades. [Add. StS. 1218]

Le fameux docteur Burnet[1], évêque de Salisbury[2], si connu par ses ouvrages, et par le secret qu'il eut de l'entreprise du prince d'Orange sur l'Angleterre, avec lequel il y passa lors de la révolution, whig le plus déclaré pour ce parti malgré son épiscopat, mourut en ce même temps[3]. L'abbé d'Estrades[4] mourut aussi à Chaillot[5], où sa pauvreté lui avoit fait louer une maison depuis bien des années pour y vivre à meilleur marché et en retraite[6]. Il étoit fils du maréchal d'Estrades[7], et avoit très bien réussi à Venise et à Turin, où il avoit été ambassadeur[8]; mais il s'y étoit fort endetté[9]. Il vécut fort exemplairement et fort

1. Gilbert Burnet : tome VII, p. 205.

2. Ville du comté de Wilts, sur l'Avon. — Saint-Simon écrit *Salesbery* dans le texte et *Salisbury* dans la manchette.

3. Le 27 mars, à l'âge de soixante-treize ou soixante-quatorze ans; il était chancelier de la Jarretière. Peu de temps avant sa mort il avait mis la dernière main à l'*Histoire de ce qui s'est passé en Angleterre depuis le commencement du règne du roi Guillaume III jusqu'à la mort de la reine Anne* (*Gazette d'Amsterdam*, n° xxxi).

4. Jean-François, abbé d'Estrades : tome XX, p. 255.

5. Il mourut le 10 mai, à Passy, dit la *Gazette*, p. 240; voyez aussi le *Mercure* de mai, p. 285-286.

6. Saint-Simon copie l'article de Dangeau, tome XV, p. 414.

7. Tome III, p. 241.

8. L'abbé d'Estrades, nommé ambassadeur à Venise en mars 1675, ne fit son entrée solennelle que le 14 avril 1676 (*Gazette*, p. 343), eut sa première audience le 15, et prit congé en septembre 1678. Nommé alors en Savoie, à la place du marquis de Villars, il fit son entrée à Turin le 13 novembre 1679, et prit congé le 13 juillet 1685 (ms. Clairambault 986, p. 549 et 562; Rousset, *Histoire de Louvois*, tome III, p. 101 et suivantes). Il avait été choisi pour ce poste à titre d'ecclésiastique, à cause des difficultés de cérémonial que les femmes d'ambassadeurs éprouvaient avec Madame Royale (Ravaisson, *Archives de la Bastille*, tome V, p. 249, note). Ses instructions sont dans le *Recueil des instructions aux ambassadeurs de France en Savoie*, p. 102 et suivantes. D'après les *Mémoires de Pomponne* (tome Ier, p. 113-115), il avait entamé des négociations secrètes avec Mattioli en 1677.

9. Il n'avait que vingt-quatre mille livres d'appointements à Turin, ce qui était insuffisant pour le train que devaient mener les ambassadeurs de France.

solitairement à Chaillot. Ses dettes étoient presque toutes payées. Il avoit l'abbaye de Moissac[1] et dix mille francs de pension sur les abbayes de l'abbé de Lionne[2]. On auroit pu se servir fort utilement de lui; mais on ne vouloit que des gens qui pussent et voulussent bien se ruiner, et non pas de ceux qui s'étoient déjà ruinés en ambassades.

M. de Lauzun maria Castelmoron[3], son neveu[4], qui n'étoit pas riche, à la fille de Fontanieu[5], qui de laquais

Mariage de Castelmoron avec la

1. Cette abbaye bénédictine fondée au septième siècle par Clotaire II, fut sécularisée sous Louis XIII et transformée en chapitre de chanoines en 1626; le doyen portait le titre d'abbé, et elle rapportait environ vingt mille livres. Son histoire et sa description ont été faites en 1897 par E. Rupin. L'abbé d'Estrades l'avait eue en 1672. Outre cette abbaye, il possédait encore celle de Saint-Melaine de Rennes et le prieuré du Mont-aux-Malades, près de Rouen.

2. Jules-Paul, abbé de Lionne : tome XII, p. 41 et 594, dont Saint-Simon a annoncé par erreur la mort, ci-dessus, p. 92.

3. Charles-Gabriel de Belsunce, marquis de Castelmoron, colonel d'un régiment de cavalerie de son nom, capitaine-lieutenant des gendarmes de Bourgogne en 1713, brigadier en 1719, sénéchal et gouverneur d'Agenais et de Condomois en 1728 à la mort de son père, maréchal de camp en 1734, lieutenant général en 1738, mourut le 4 avril 1739, à cinquante-sept ans.

4. Fils de sa sœur, Anne de Caumont : tome XVII, p. 227.

5. M. de Castelmoron épousa, le 30 avril 1715 (*Mercure* de mai, p. 198-203; voyez aussi *Dangeau*, tome XV, p. 395), Cécile-Geneviève Fontanieu, qui ne mourut que le 3 novembre 1761. Elle était très liée avec le président Hénault, qui a fait son éloge dans ses *Mémoires*, édition Rousseau, p. 168-169. Elle était fille de Moïse-Augustin Fontanieu, qui avait débuté dans les affaires de finances par exercer la charge de payeur des gages des secrétaires du Roi. Il devint en 1690 receveur des tailles de l'élection de Meaux, receveur général des finances à la Rochelle en 1695, acheta en mars 1697 une charge de secrétaire du Roi, et fut tout en même temps trésorier-payeur des gages de la chancellerie. En juin 1701, il acheta pour cinq cent cinquante mille livres, de Neyret de la Ravoye, la charge de trésorier général de la marine et revendit alors à son beau-frère Dodun celle de receveur général des finances. Le 11 octobre 1711, il fut nommé intendant et contrôleur général des meubles de la couronne (brevet dans le registre O[1] 55, fol. 158 v°), et mourut à Paris le 3 février 1725, âgé

fille de Fontanieu; d'Heudicourt avec la fille de Surville; du troisième fils du duc de Rohan avec la comtesse de Jarnac; de

de Crozat étoit devenu son commis, puis son caissier[1], et qui y avoit acquis de grands biens avec lesquels il s'étoit poussé, et étoit devenu, pour son argent, garde-meuble de la couronne[2], qui est l'inspection en détail de tous les meubles faits et à faire pour le Roi, et de l'ameublement et du démeublement de toutes les maisons royales[3]. Heudicourt[4] épousa, pour se recrépir, une fille de Surville[5], et Cayeux, fils de Gamaches[6], épousa la fille de M. de

de soixante-dix ans. C'est son fils qui réunit cette vaste collection de manuscrits et de pièces historiques qui porte son nom et qu'il légua au Roi en 1765.

1. On ne peut affirmer qu'il ait été laquais de Crozat; mais il avait pu débuter dans ses bureaux. Il était originaire de Toulouse et de naissance obscure (*Journal de Barbier*, édition Lescure, tome III, p. 213; *Mémoires de Sourches*, tome XIII, p. 203).

2. *Mémoires de Sourches*, tome XIII, p. 205, 1er octobre 1711: « On apprit la disgrâce de du Metz, auquel le Roi avoit ôté la charge de garde du garde-meubles de la couronne, qu'il avoit donnée à Fontanieu, ci-devant trésorier de la marine, moyennant cent soixante mille livres qu'il devoit donner à du Metz. »

3. D'après l'*État de la France*, édition 1712, tome I, p. 220, le titre officiel de cette charge était « intendant et contrôleur général des meubles de la couronne »; il avait au-dessous de lui un « garde général des meubles », un « garde-meuble des meubles du Roi qui sont dans le gros pavillon du vieux Louvre et des meubles pour les princes étrangers et ambassadeurs extraordinaires », et un certain nombre de « garçons », dont quelques-uns seulement sont énumérés dans l'*État de la France*; il sera parlé d'eux ci-après, p. 243.

4. Pons-Auguste Sublet, marquis d'Heudicourt: tome XIII, p. 261.

5. M. d'Heudicourt épousa, par contrat du 29 avril (reg. Y 293, fol 274 v°), Louise-Julie d'Hautefort, fille de Louis-Charles, marquis de Surville (tome II, p. 178); elle mourut le 3 novembre 1748, à soixante et un ans (*Gazette*, p. 548, où elle est appelée par erreur Julie-Angélique). Sur ce mariage, on peut voir *Dangeau*, tome XV, p. 404-405 et 410, et le *Mercure* de juin, p. 219-222. A cette occasion, Mme de Maintenon écrivit à la mère de la jeune fille, le 4 mai, une lettre qui a été publiée par l'abbé Duclos, *Madame de la Vallière et Marie-Thérèse d'Autriche*, p. 836.

6. Jean-Joachim Rouault, marquis de Cayeux, fils de Claude-Jean-Baptiste Rouault, marquis de Gamaches (tome I, p. 104), fut d'abord capitaine au régiment Royal-Cravates en 1704, et eut l'année suivante

Cayeux avec la fille de Pomponne; de Saint-Sulpice avec la fille du comte d'Estaing.

Pomponne, fils du ministre d'État[1]. Le troisième fils du duc de Rohan[2] épousa aussi sa cousine de même nom, comtesse de Jarnac, veuve sans enfants d'un cadet de Montendre la Rochefoucauld[3], dont elle n'avoit point eu d'enfants[4]. Ce fut une fortune pour ce troisième cadet du duc de Rohan, qu'elle préféra au second[5]; mais elle stipula qu'il quitteroit le service et Paris, et qu'il iroit vivre avec elle à Jarnac, qui est un fort beau lieu en Poitou[6], dont elle ne vouloit point sortir. Elle parloit en héritière très riche à un cadet qui n'avoit rien, et qui se trouva heureux de l'épouser et de se conformer à toutes ses volontés. Le marquis de Saint-Sulpice Crussol[7] épousa

un régiment de cavalerie; il devint brigadier en 1719, maréchal de camp en 1734, prit le titre de marquis de Gamaches en 1736 à la mort de son père, et mourut à Paris le 4 janvier 1751, âgé de soixante-cinq ans.

1. M. de Cayeux épousa le 25 juin (*Dangeau*, tome XV, p. 427; *Mercure* d'août, p. 217-218) Catherine-Constance-Émilie Arnauld, baptisée à Pomponne le 29 septembre 1696 et morte le 18 mars 1745, âgée de quarante-huit ans. Elle était petite-fille du secrétaire d'État des affaires étrangères, et fille de Nicolas-Simon Arnauld, marquis de Pomponne (tome VI, p. 354).

2. Charles-Annibal, titré chevalier de Léon, troisième fils du duc Louis de Rohan-Chabot, né le 14 juin 1687, avait eu un régiment d'infanterie pendant la dernière guerre; il prit le nom de comte de Chabot en se mariant, puis celui de comte de Jarnac lorsque cette terre eut été érigée en comté en sa faveur en septembre 1723, et mourut le 20 mai 1762.

3. Le mariage eut lieu le 19-20 juin (*Dangeau*, p. 437 et 438). Il a été parlé en dernier lieu de Mme de Jarnac, à l'occasion de la mort de son premier mari en 1714, dans notre tome XXV, p. 163.

4. Cette répétition est le résultat d'une inattention de l'auteur.

5. Guy-Auguste, chevalier de Rohan: tome XIV, p. 142.

6. Tome XVII, p. 351.

7. Philippe-Emmanuel de Crussol, marquis de Saint-Sulpice, issu d'une branche cadette de celle des ducs d'Uzès, entra aux mousquetaires en 1702, et eut presque aussitôt le régiment de cavalerie de son frère tué à Kayserswert, quitta le service en 1708 et mourut le 12 août 1761, à soixante-seize ans. Rigaud avait fait son portrait en 1708 pour cinq cents livres.

en même temps la fille du comte d'Estaing[1], qui fut longtemps depuis chevalier de l'Ordre[2].

Éclipse de soleil. Bout-de-l'an de M. le duc de Berry. Le Roi fait quitter le grand deuil avant le temps à Mme la duchesse de Berry et la mène jouer dans le salon à Marly; elle en obtient quatre dames pour la suivre:

Le Roi, étant à Marly, s'arrêta dans ses jardins avant la messe, pour s'y amuser à voir une éclipse de soleil, sur les neuf heures du matin. Toutes[3] les dames y étoient longtemps auparavant. Cassini[4], fameux astronome, y étoit venu de l'Observatoire avec des lunettes pour la faire bien remarquer, le vendredi 3 mai[5]. Le lendemain on fit, à Saint-Denis, le bout-de-l'an de M. le duc de Berry[6], où l'évêque de Séez, Turgot[7], officia, qui avoit été son premier aumônier; M. le duc d'Orléans et quelques princes du sang s'y trouvèrent. Dès le lendemain, le Roi fit quitter le grand deuil à Mme la duchesse de Berry, qui devoit durer encore six semaines, et la mena lui-même dans[8] le salon, où il la fit jouer[9]. On a vu souvent ici combien

1. Marie-Antoinette, fille de François III, comte d'Estaing (tome XIII, p. 43), épousa le marquis de Saint-Sulpice le 5 mai 1715 (*Dangeau*, tome XV, p. 407; *Mercure* du mois, p. 214-218), et mourut le 3 avril 1771, dans sa soixante-dix-septième année.

2. Dans la promotion de 1724.

3. La première lettre de *touttes* surcharge le premier jambage d'un *p*.

4. Jacques Cassini (tome XXIII, p. 117), qui avait succédé à son père en 1712 comme directeur de l'Observatoire.

5. Saint-Simon reproduit l'article de Dangeau du vendredi 3 mai (tome XV, p. 411): « Le Roi se leva un peu de meilleure heure qu'à l'ordinaire, et, avant que d'aller à la messe, il s'arrêta dans le jardin à neuf heures pour voir l'éclipse. Presque toutes les dames étoient dans le jardin dès huit heures, et Cassini y étoit venu de l'Observatoire et avoit apporté des lunettes et tout ce qui est nécessaire pour bien faire voir l'éclipse ». La *Gazette d'Amsterdam* donna quelques précisions astronomiques dans son Extraordinaire XXXIX.

6. *Dangeau*, p. 411; *Gazette*, p. 228.

7. Dominique-Barnabé Turgot: tome XX, p. 82.

8. Le *d* de *dans* corrige un *p*.

9. « Le Roi a fait quitter le grand deuil à Mme la duchesse de Berry et l'a menée dans le salon pour y tenir le jeu. On avoit accoutumé depuis quelques années de porter le grand deuil d'un mari quarante jours après l'an révolu; mais, le Roi s'étant informé à beaucoup de dames

Mmes de Coëtanfao, de Brancas, de Clermont, de Pons. Mmes d'Armentières et de Beauvau succèdent peu après aux deux premières. [*Add. S^t^S. 1219*]

le Roi étoit peiné du grand deuil, et le peu de mesures qu'il y garda dans sa plus proche famille[1]. Mme la duchesse de Berry souhaitoit fort d'avoir des dames depuis la mort de Madame la Dauphine, à l'instar des dames du palais. Il y avoit longtemps que Mme de Saint-Simon avoit obtenu du Roi que Mme de Coëtanfao[2], femme de son chevalier d'honneur[3], pût la suivre quand Mme de Saint-Simon et Mme de la Vieuville ne le pourroient pas[4]. Cette dernière étoit à Paris, hors d'espérance que sa santé se rétablît. Mme la duchesse de Berry obtint donc quatre dames, mais sans titre de dames du palais[5]. Elle proposa Mme de Coëtanfao, la marquise de Brancas[6], dont il a été parlé plus d'une fois[7], Mme de Clermont, dont le mari avoit été capitaine des gardes de M. le duc de Berry, et qui étoit fille de Mme d'O[8], et Mme de Pons, dont le mari avoit été maître de la garde-robe de M. le duc de Berry[9]. Elles furent toutes quatre acceptées par le Roi

de ce qui se faisoit autrefois, elles l'ont assuré qu'on ne portoit le grand deuil qu'un an entier. Il a ordonné à Mme la duchesse de Berry de suivre cet ancien usage. »

1. Notamment lors de la mort du duc et de la duchesse de Bourgogne : tome XXIII, p. 29.

2. Marie-Françoise Bertaut de Fréauville, mariée au marquis de Coëtanfao le 24 juin 1696, nommée dame pour accompagner la duchesse de Berry en mai 1715, mourut le 25 juin suivant.

3. François-Toussaint de Kerhoent-Kergounadec, marquis de Coëtanfao : tome XVIII, p. 188.

4. Dangeau avait annoncé cette permission en mars 1711 (tome XIII, p. 370 ; voyez aussi les *Mémoires de Sourches*, tome XIII, p. 75-76).

5. *Dangeau*, tome XV, p. 421-422, 20 et 21 mai.

6. Dorothée de Cheylus de Saint-Jean : tome XXIV, p. 222.

7. Saint-Simon n'a parlé d'elle que dans le passage cité dans la note précédente, et n'y reviendra plus qu'en 1716, lorsqu'elle fut remplacée par Mme d'Aydie.

8. Gabrielle-Françoise de Villers d'O, mariée à Pierre-Gaspard, marquis de Clermont d'Amboise (tome XX, p. 213, note 6), et fille d'Anne-Louise de Madaillan de Lesparre, marquise d'O (tome XIX, p. 49).

9. Charlotte-Louise d'Hostun de Verdun, d'abord marquise de la

pour accompagner Mme la duchesse de Berry, et deux à deux à Marly, avec quatre mille livres d'appointements. La marquise de Brancas n'en fit jamais de fonction, et s'en alla en Provence, d'où elle ne revint plus[1], et Mme de Coëtanfao mourut fort peu de temps après cette nomination[2]. Quelque temps après, Mmes d'Armentières[3] et de Beauvau[4] eurent leurs places[5].

Mort de Mme de Coëtanfao, qui me donne presque tout son bien, que je rends sans y toucher à M de Coetanfao.

La mort de Mme de Coëtanfao me donna des affaires auxquelles je ne m'attendois pas. Elle étoit peu de chose, fille d'un conseiller au Parlement et d'une fille de cette Mme de Motteville[6], dont nous avons de si bons Mémoires de la régence de la reine Anne d'Autriche[7]. Mme de Coëtanfao n'avoit point d'enfants ni d'héritiers proches. Son mari, qui étoit depuis bien des années extrêmement de mes amis, et que j'avois fait chevalier d'honneur de Mme la duchesse de Berry[8], m'avoit prié, les trois dernières

Baume (tome XII, p. 34, note 3), remariée en 1709 à Renaud-Constant, marquis de Pons (tome XIX, p. 26).

1. Voyez la suite des *Mémoires*, tome XII de 1873, p. 439.

2. Le 25 juin 1715, à Paris (*Dangeau*, p. 442; le *Mercure* de juillet, p. 242-244, dit le 26), et elle fut inhumée aux Jacobins.

3. Diane-Gabrielle de Jussac: tomes III, p. 336, et XXIII, p. 39-41. Elle remplaça Mme de Coëtanfao presque aussitôt (*Dangeau*, p. 443).

4. Marie-Thérèse de Beauvau-Mont-Gaugé, comtesse de Beauvau du Rivau: tome XXI, p. 137.

5. Mme de Beauvau n'eut pas la place de Mme de Brancas, qui fut remplacée en 1716 par Mme d'Aydie; mais elle eut, en septembre 1715, la place de Mme de Pons, nommée dame d'atour de la duchesse de Berry par suite de la mort de Mme de la Vieuville (suite des *Mémoires*, tome XII de 1873, p. 221).

6. Françoise Bertaut, dame de Motteville: tome XV, p. 455. Saint-Simon fait erreur: Mme de Motteville, veuve à vingt ans d'un homme de quatre-vingts, n'eut jamais d'enfants. Le père de Mme de Coëtanfao s'appelait François Bertaut de Fréauville et pouvait être un neveu de Mme de Motteville; il était conseiller au parlement de Paris.

7. Ces Mémoires si connus furent publiés pour la première fois sans nom d'auteur, à Amsterdam, en 1723, cinq volumes in-12.

8. Tomes XX, p. 219, et XXI, p. 16.

campagnes, de lui garder une cassette, en cas de mort de la remettre à sa femme. Elle tomba fort malade, et m'envoya prier, à Marly où j'étois, de lui aller parler à Paris[1]. J'y fus aussitôt; elle se hâta de me remettre la même cassette, sans me rien dire au delà, ni de ce qu'elle contenoit, ni de ce qu'elle vouloit que j'en fisse, et acheva de me parler derrière un paravent, car elle étoit encore debout, fort troublée de ce que sa mère[2], avec qui elle logeoit, entra dans la chambre. J'emportai la cassette chez moi, et retournai à Marly. A huit ou dix jours de là elle mourut. Il fallut articuler[3] cette cassette, et l'envoyer ouvrir chez le lieutenant civil[4]. On y trouva un testament, par lequel elle me donnoit tout ce dont elle pouvoit disposer, qui alloit à plus de cinq cent mille francs. J'entendis aisément, sans que personne m'en ouvrît la bouche, ce que c'étoit que ce grand présent. Je le dis à Coëtanfao et[5] à son frère, évêque d'Avranches[6], et je pris toutes mes mesures pour recueillir cette succession et la remettre sur-le-champ à Coëtanfao. Les héritiers et la mère se préparèrent à me la disputer, moi à me défendre[7]. Je me

1. L'hôtel de Coëtanfao était rue Saint-Nicaise (Piganiol de la Force, *Description de Paris*, tome II, p. 329).

2. Elle se nommait Marie de la Garde, dame de Fréauville.

3. C'est-à-dire, en faire connaître l'existence, la déclarer pour le règlement de la succession.

4. Il a été dit dans les tomes V, p. 325, et VIII, p. 148, en quoi consistaient les fonctions de lieutenant civil.

5. Cet *et*, oublié, est en interligne.

6. Roland-François de Kerhoent de Coëtanfao, docteur de Sorbonne en 1689, fut nommé évêque d'Avranches en remplacement du célèbre Daniel Huet en avril 1699. Il mourut à Paris le 2 octobre 1719, à l'âge de cinquante-six ans et fut inhumé à Saint-Sulpice. Le minutier de l'étude Crémery possède son testament du 1er octobre 1719, et son inventaire après décès, daté du 5.

7. D'après la coutume de Paris, les conjoints ne pouvaient se donner l'un à l'autre par testament la propriété de leurs biens personnels, au détriment de leurs héritiers naturels en ligne directe ou même collatérale, mais seulement l'usufruit. Pour tourner cette difficulté, les

croyois bien fort, parce que, qui que ce soit ne m'ayant parlé de ce legs, encore moins de l'objet de son usage, j'étois en état de jurer là-dessus en plein Parlement; mais il venoit d'y intervenir tout nouvellement un arrêt fort étrange en haine de ces sortes de fidéicommis. Mme d'Isenghien Rhodes[1], morte sans enfants[2], avoit donné tout son bien à l'abbé de Thou[3], homme de la plus grande probité, et fort de ses amis et de M. d'Isenghien. Il n'avoit pas su le moindre mot de ce legs que par l'ouverture du testament, encore moins lui avoit-on insinué l'usage; il étoit donc en mêmes termes où je me trouvois, et en toute liberté de jurer là-dessus en plein Parlement. Mais le Parlement alla plus loin qu'il n'avoit encore fait, et, par une nouveauté qu'il introduisit et dont il n'y avoit point encore eu d'exemple, non-seulement il exigea de l'abbé de Thou le serment accoutumé, qu'il n'avoit eu aucune connoissance du legs à lui fait, ni que ce legs fut en effet un fidéicommis pour le rendre à un autre; mais il exigea son serment de garder le legs à son profit, et de le donner à personne, à faute de quoi le testament seroit cassé et déclaré nul. Je ne sais comment l'abbé de Thou l'entendit; mais, voyant le testament cassé à faute de serment de garder le legs et de le donner à personne, il sauta le bâton, et prêta le serment, au moyen duquel le legs lui fut payé[4]. Pour moi, qui ne voulois du mien que

Précaution nouvelle et extraordinaire du parlement de Paris contre les fidéicommis.

testateurs employèrent le système des fidéicommis; on va voir par le récit qui va suivre quels obstacles les cours de justice apportaient à l'emploi de ce subterfuge considéré comme illégal.

1. Marie-Louise-Charlotte Pot de Rhodes, princesse d'Isenghien: tome XIII, p. 425.

2. On a vu sa mort ci-dessus, p. 67.

3. Jacques-Augustin de Thou reçut l'abbaye de Samer dès le mois de mars 1666; il eut en 1684 celle de Souillac, au diocèse de Cahors, et ne mourut que le 17 avril 1746, dans sa quatre-vingt-douzième année.

4. Le *Journal des audiences du Parlement*, tome VI, deuxième partie, p. 128, a mentionné cette affaire, parce qu'elle faisait jurispru-

pour le remettre à M. de Coëtanfao, parce que je voyois bien qu'il ne pouvoit m'avoir été fait que pour cet usage, je ne voulus pas hasarder le serment que l'abbé de Thou avoit prêté, et, pour l'éviter, j'évoquai l'affaire au parlement de Rouen sur les parentés de ceux qui me disputoient[1], parce que le parlement de Rouen, où il m'étoit resté des amis depuis le procès que j'y avois gagné contre M. de Brissac, la duchesse d'Aumont, etc.[2], ne s'étoit pas encore avisé du serment que le parlement de Paris avoit fait prêter à l'abbé de Thou, et que j'espérois bien qu'il ne me l'imposeroit pas. Pour achever cette affaire tout de suite, elle s'instruisit à Rouen. Mes parties s'y rendirent, et y publièrent que je ne soutenois ce procès que par bienséance, que je ne me souciois point du succès, parce qu'on jugeoit bien que ce n'étoit pas pour moi que je plaidois, et que je le prouvois par mon absence. Coëtanfao et l'évêque d'Avranches, qui étoient à Rouen, m'en avertirent. Je partis deux jours après pour m'y rendre, malgré les affaires dont j'étois alors occupé. Je vis tous les juges et mes anciens amis ; je ne négligeai rien de tout ce qui pouvoit servir au gain du procès, et je demeurai huit à dix jours à montrer que c'étoit très sérieusement et pour moi que je le soutenois, et que je n'oubliois rien pour l'emporter. Ce voyage changea la face de l'affaire ;

dence. C'est par arrêt du 20 septembre 1715 que la première chambre des requêtes du Palais avait adjugé le legs à l'abbé de Thou, sur son affirmation en personne à l'audience que, ni directement ni indirectement, il ne prêtait point son nom au mari, même qu'il n'acceptait point ledit legs universel pour le remettre, ni directement ni indirectement, en tout ni en partie, au prince d'Isenghien. L'affaire étant venue en appel, la sentence fut confirmée par la grand chambre le 24 janvier 1716.

1. C'est-à-dire, à cause des parentés que les héritiers de Mme de Coëtanfao avaient dans le parlement de Paris : on a vu ci-dessus, p. 202, note 6, que son père y avait été conseiller, et sa mère appartenait aussi à une famille de robe.

2. Tome XIII, p. 191 et suivantes.

la mère et les héritiers eurent peur et me firent proposer un accommodement. Je le refusai, et en avertis Coëtanfao et son frère. Je leur dis que, comme ils savoient bien, par ce que je leur en avois déclaré d'abord, que je n'en mettrois pas un sou dans ma poche, m'accommoder ou non, m'accommoder d'une façon ou d'une autre m'étoit chose entièrement indifférente ; que c'étoit à eux à voir ce qui leur convenoit le mieux, et à me faire agir en conséquence. Malgré mon refus, les parties me firent faire encore des propositions, et tant fut procédé que Coëtanfao et son frère réglèrent l'accommodement de manière que la plus grande partie me fut cédée. Alors Coëtanfao et son frère aimèrent mieux cela que l'incertitude d'un arrêt et les longueurs de la chicane. Ils me prièrent d'y passer, et je signai l'accommodement avec les parties, et, le moment d'après, je fis les signatures et tout ce qui étoit nécessaire pour que tout ce qui me revenoit fût mis, sans entrer en mes mains, entre celles de M. de Coëtanfao, qui toucha tout aussitôt. A quatre ou cinq mois de là, lui et son frère firent faire une belle et bonne vaisselle à mes armes, avec un secret profond et fort bien observé jusqu'à deux jours près qu'elle fut apportée chez moi et laissée par des crocheteurs[1], sans dire ce que c'étoit que ces ballots, ni de quelle part. Ils s'enfuirent dès qu'ils les eurent déchargés. Mlle d'Avaise[2], demoiselle de bon lieu

Coëtanfao m'envoie furtivement pour 60 000 # de belle vaisselle, qu'il me force après d'accepter.

1. « *Crocheteur,* portefaix, qui porte des crochets » (*Académie,* 1718).

2. Marie-Anne Darias d'Avaise (dont le nom est défiguré par Dangeau en *Davèze* et *de la Devaize,* et par Sourches en *d'Avèze* et *de la Devèze*) appartenait à une bonne famille du Lyonnais ; elle était « bien damoiselle et avoit beaucoup de mérite », au témoignage de ces derniers *Mémoires* (tome XII, p. 242-243). Dès la constitution de la maison de la duchesse de Chartres, puis d'Orléans, elle fut une de ses dix femmes de chambre, et celle-ci la donna à sa fille la duchesse de Berry en 1710 comme première femme de chambre ; à la mort de sa maîtresse, elle reçut deux mille écus de pension (*Dangeau,* tome XVIII, p. 92).

et de grande vertu, mais pauvre, qui étoit à Mme la duchesse d'Orléans avec distinction, et que j'avois fait faire première femme de chambre de Mme la duchesse de Berry, en avoit découvert quelque chose et nous en avertit. Il y avoit pour plus de vingt mille écus de vaisselle. Nous en parlâmes à Coëtanfao, qui nia tant qu'il put, mais qui [ne] le put jusqu'au bout, et qui ne la voulut jamais reprendre, quelque chose que Mme de Saint-Simon et moi puissions faire. Nous n'en avions que de faïence depuis que tout le monde avoit envoyé la sienne à la Monnoie[1]. Ainsi l'affaire de cette succession finit de la sorte[2] galamment des deux parts. Je sus après que cette cassette que je gardai trois campagnes de suite à Coëtanfao, contenoit cette disposition de sa femme. Il étoit riche de lui; cette augmentation ne lui nuisoit pas: car il vivoit à l'armée et partout fort honorablement. Il étoit lieutenant général distingué par ses actions et par son désintéressement, et adoré et très estimé dans la maison du Roi, où il étoit premier sous-lieutenant des chevau-légers[3] de la garde[4]. Je lui fis donner devant moi parole par M. le duc d'Orléans, régent alors, de le faire chevalier de l'Ordre à la première promotion qu'il y auroit; mais ce prince en avoit tant donné de pareilles qu'il trouva plus court de ne point faire de promotion, et de manquer à toutes plutôt qu'à plusieurs, parce qu'il ne pouvoit excéder le nombre des cent porté par les statuts.

Le Roi partit le mercredi 12[5] juin pour Marly[6]: ce fut Dernier voyage

1. En 1709: tome XVII, p. 401 et suivantes. A cette époque, Saint-Simon avait dit (p. 410-411): « J'en envoyai pour un millier de pistoles à la Monnoie, *et je fis serrer le reste.* » Il n'en était donc pas absolument dépourvu, comme il le dit.

2. *De la sorte* est en interligne, au-dessus d'*ainsy* biffé.

3. La première lettre de *Chevaux* surcharge *Ge*[*ndarmes*].

4. Il a été parlé de cette compagnie dans le tome I, p. 148.

5. Les mots *mercredy 12* sont en interligne, au-dessus de *lundy 10*, biffé.

6. *Dangeau*, p. 434.

du Roi à Marly. La reine d'Angleterre à Plombières. Chamlay en apoplexie va à Bourbon. Effiat à Marly; crayon de ce personnage; étrange trait de lui avec moi.

son dernier voyage, et la reine d'Angleterre partit le lendemain en litière pour aller prendre les eaux de Plombières[1], plus encore pour y voir le roi son fils[2]. Chamlay[3], dont j'ai parlé souvent[4], et qui étoit de tous les voyages de Marly, tomba en apoplexie, et partit aussitôt pour Bourbon[5]. Son logement fut donné au marquis d'Effiat. La santé du Roi diminuoit à vue d'œil[6], et M. du Maine, à qui le marquis d'Effiat étoit vendu de longue main, sans que M. le duc d'Orléans le voulût croire ni rien diminuer de sa confiance en lui, étoit[7] nécessaire à M. du Maine dans un aussi long Marly, où le Roi pouvoit mourir, et où il étoit si important d'être bien informé des mesures de M. le duc d'Orléans, et de lui en faire inspirer de fausses. C'étoit[8] un homme de sac et de corde[9], d'autant plus dangereux qu'il avoit beaucoup d'esprit et de sens, fort avare, fort particulier, fort débauché, mais avec sobriété pour conserver sa santé. Il étoit grand chasseur, et jusqu'à ces derniers temps longtemps chez lui fort seul avec les chiens de M. le duc d'Orléans. Il avoit, comme on l'a vu[10], em-

1. Le *Journal* annonce ce départ le 13 juin (p. 435). Il a été parlé des eaux de Plombières dans le tome VII, p. 241.

2. Le Prétendant avait eu l'autorisation de quitter Bar-le-Duc, où il résidait, pour aller faire une saison dans cette station thermale.

3. Jules-Louis Bolé, marquis de Chamlay : tome I, p. 266.

4. En dernier lieu dans le tome XXIV, p. 267.

5. Dangeau (p. 434) dit *Bourbonne*, et non pas *Bourbon* ; c'est sans doute une erreur de Saint-Simon.

6. Dès le lendemain de son arrivée à Marly, le Roi eut une violente colique et dut prendre des « remèdes d'eau », qui le forcèrent à rester au lit toute la journée ; il ne se leva qu'à neuf heures du soir, pour souper en public suivant son habitude (*Dangeau*, p. 434-435).

7. *Estant* corrigé en *estoit*.

8. Saint-Simon a déjà fait, dans le tome XXII, p. 392, un léger « crayon » de M. d'Effiat, qui est à comparer avec celui qui va suivre.

9. « On dit d'un scélérat, d'un filou, d'un mauvais garnement, que c'est *un homme de sac et de corde* » (*Académie*, 1718).

10. Tome VIII, p. 372 et suivantes.

poisonné la première femme de Monsieur, avec le poison que le chevalier de Lorraine lui avoit envoyé de Rome, duquel il fut toute sa vie intime et du maréchal de Villeroy. Je ne lui avois jamais parlé lorsqu'il vint à Marly. Je n'ignorois pas ses menées avec M. du Maine, même avec Mme de Maintenon, et tout me déplaisoit en lui. Lorsqu'il fut à Marly, et ce fut au bout de quatre jours de l'arrivée, Mme la duchesse d'Orléans me fit de grandes plaintes du délabrement et de la mauvaise administration des biens et revenus de M. le duc d'Orléans, me vanta la capacité et le mérite du marquis d'Effiat, son attachement pour M. le duc d'Orléans, son déplaisir de voir aller ses affaires en décadence, la facilité avec laquelle il les remettroit en bon état et les revenus plus qu'au courant, si on lui en vouloit donner le soin et l'autorité, qu'il ne vouloit pas demander, mais qu'il accepteroit volontiers par amitié, s'ils lui étoient offerts ; qu'elle en avoit raisonné avec lui sur ce pied-là. Elle ajouta qu'elle voudroit fort que je connusse le marquis d'Effiat, avec force louanges pour lui et pour moi, et conclut par me prier de parler à M. le duc d'Orléans du dérangement de ses affaires, du mauvais effet que cela faisoit pour un prince destiné à l'administration publique dans une minorité, et de lui proposer d'en remettre le soin et l'autorité au marquis d'Effiat. Je ne goûtai rien de tout cela. Je me défendis des nouvelles connoissances, et on verra en son lieu que Mme la duchesse d'Orléans étoit bien moins femme que sœur[1]. Je lui dis que j'avois toute ma vie observé de ne parler jamais à M. le duc d'Orléans de ses affaires, ni du Palais-Royal ; que je me trouvois si bien de cette coutume que je ne pouvois la changer. Ma fermeté n'ébranla point la sienne. Elle me pressa ; elle me tourmenta, et me força enfin de représenter à M. le duc d'Orléans le discrédit et les suites de la mauvaise ad-

1. « Cent fois plus bâtarde que ses frères », a-t-il dit dans le tome XXIV, p. 337 ; voyez aussi la suite des *Mémoires*, tome XI de 1873, p. 358.

ministration de ses affaires, de prendre mon temps que le marquis d'Effiat seroit avec lui, qu'il m'appuieroit dans cette conversation, que je viendrois à proposer tout de suite à M. le duc d'Orléans de prier Effiat de s'en mêler avec toute autorité, qu'il ne le refuseroit pas en face, ni d'Effiat d'y entrer pour les rectifier. Deux jours après, sans avoir vu le marquis d'Effiat, je le trouvai chez M. le duc d'Orléans, où je ne serois pas entré en tiers sans la promesse que Mme la duchesse d'Orléans m'avoit arrachée. Nous causâmes quelque temps de choses indifférentes ; enfin je fis ma représentation, et tout de suite ma conclusion. Ils me laissèrent tous deux dire jusques au bout, et, quand j'eus fini, M. le duc d'Orléans me dit qu'il ne savoit pas où je prenois le dérangement de ses affaires, et le mauvais effet qu'il faisoit dans le public ; de là il se mit à en vanter le bon ordre. Je répondis que je croyois pourtant en être bien informé, et par gens qui n'y prenoient d'autre intérêt que le sien ; puis, regardant le marquis d'Effiat, qui avoit gardé là-dessus le plus profond silence, je dis à M. le duc d'Orléans de demander à d'Effiat ce qu'il en savoit et pensoit, qui en pouvoit être mieux informé peut-être que les personnes qui m'avoient parlé. Là-dessus d'Effiat me dit qu'elles étoient sûrement très mal informées, qu'il n'avoit jamais suivi de près les choses qui ne le regardoient point, mais qu'il en savoit pourtant assez pour pouvoir m'assurer que les affaires de M. le duc d'Orléans étoient dans le meilleur ordre du monde, les mieux administrées, et renchérit longuement sur ce que M. le duc d'Orléans m'avoit répondu. Ils se renvoyèrent même la balle[1] l'un à l'autre avec complaisance, tandis que j'étois plongé dans un silence d'admiration et d'indignation. J'en sortis enfin par témoigner que j'étois ravi qu'on se fût mépris là-dessus en me parlant, et peu à peu la conversation se remit sur choses indifférentes ; c'étoit ce que je souhaitois pour lever

1. Locution déjà rencontrée dans le tome XVII, p. 392.

le siège avec bienséance. Je n'en perdis pas le moment, et je passai tout de suite chez Mme la duchesse d'Orléans, à qui je dis d'arrivée de ne me parler de sa vie de son marquis d'Effiat, et lui contai ce qui venoit de se passer. Elle m'en parut fort étonnée, mais point déprise du marquis d'Effiat, qui tenoit à elle par des endroits plus chers; mais j'y gagnai qu'elle n'osa jamais plus me nommer son nom. J'évitai depuis fort aisément de rencontrer Effiat chez M. le duc d'Orléans, et de l'approcher dans le salon, où lui aussi ne me cherchoit pas; mais force politesses[1] de sa part dans ces lieux publics quand l'occasion s'en offroit, sans se rebuter de la froideur des miennes. Il n'est pas temps encore de parler de tout cet intérieur de M. et de Mme la duchesse d'Orléans, et de ce peu de gens qui encore alors approchoient de ce prince.

Mme de Nassau à la Bastille.

A propos d'honnêtes gens, le marquis de Nesle[2] avoit une sœur fort laide, qui avoit épousé un Nassau, de branche très cadette, qui servoit l'Espagne d'officier général et qui avoit eu la Toison[3]. C'étoit la faim et la soif ensemble. Le mari étoit un fort honnête homme et brave, d'ailleurs un fort pauvre homme, qui avoit laissé brelander[4] sa femme à son gré, qui vivoit de ce métier et de l'argent des cartes[5]. Toute laide qu'elle étoit, elle avoit eu des aventures vilaines qui avoient fait du bruit[6]. Le mari

1. Le signe du pluriel a été ajouté après coup à ce mot.

2. Louis III de Mailly: tome XV, p. 135.

3. Il a été parlé de ce mariage de Charlotte de Mailly avec Emmanuel-Ignace, prince de Nassau-Siegen, en 1711 (tome XX, p. 310-311).

4. « *Brelander,* jouer au brelan; en parlant de gens qui jouent continuellement à quelque jeu de cartes que ce soit, on dit qu'*ils ne font que brelander* » (*Académie,* 1718). Le *Littré* ne cite que le présent exemple de notre auteur; mais on trouve *brelandier* dans le *Joueur* de Regnard.

5. C'est-à-dire, de ce que les joueurs laissaient pour la dépense des cartes et qui était généralement abandonné aux domestiques.

6. C'est à elle que s'applique ce couplet d'une chanson de 1716

se fâcha ; elle prit le parti de le plaider ; de part et d'autre il se dit d'étranges choses[1]. Le mari à la fin présenta un placet au Roi, par lequel il lui demandoit, sans toutefois en avoir besoin, la permission d'accuser sa femme d'adultère et d'attaquer en justice ceux qui l'avoient commis avec elle. Il y avoit encore pis : il prétendoit avoir preuve en main qu'elle avoit voulu l'empoisonner et qu'il l'avoit échappé belle[2]. Les Maillis s'effrayèrent de l'échafaud, et obtinrent qu'elle seroit conduite à la Bastille[3] ; elle en est sortie depuis, et a bien fait encore parler d'elle[4]. Elle

(Ém. Raunié, *Chansonnier historique du XVIIIe siècle,* tome I, p. 135-136) :

Sainte Effrontée
Couroit toutes les nuits
Dans les allées,
En cherchant qui lui fît.....

1. Saint-Simon prend tout ceci et ce qui va suivre dans le *Journal de Dangeau,* p. 411, et ce récit est confirmé par les documents publiés par Fr. Ravaisson dans les *Archives de la Bastille,* tome XIII, p. 156-165. La plainte du prince de Nassau et ses lettres contiennent les détails les plus précis sur l'inconduite de sa femme et sur les craintes qu'il a pour sa propre vie.

2. Il est parlé d'un procès criminel intenté par le prince à sa femme et d'un procès civil par celle-ci à son mari dans une lettre de M. d'Argenson à Pontchartrain du 4 mai 1715 (*Archives de la Bastille,* p. 159).

3. Ordre du 3 mai, dans le registre O[1]59, fol. 73.

4. Le 5 août, elle fut transférée de la Bastille au couvent de Rethel (*ibidem,* fol. 131) ; elle obtint de le quitter le 12 juin 1716 (*Dangeau,* tome XVI, p. 400) ; mais le cardinal de Mailly, son oncle, la fit mettre à celui de Poissy, dont elle finit par sortir. En 1730, on la retrouve à Paris, menant la même vie et maîtresse de M. de Longaunay (*Mémoires de Mathieu Marais,* tome IV, p. 147) ; en 1734-35, les scandales qu'elle occasionne sont mentionnés dans les *Lettres du commissaire Dubuisson,* p. 76, et dans les *Nouvelles de la cour et de la ville* publiées par Édouard de Barthélemy, p. 9 et 11. Le volume 482 des Dossiers bleus au Cabinet des titres, fol. 237-283, contient de nombreuses pièces relatives à un enfant, baptisé à Saint-Benoît en 1735, qu'elle voulait faire reconnaître comme fils du prince de Nassau, mort au mois d'août de cette année, quoiqu'il fût séparé judiciairement d'elle depuis 1727 ;

n'a point eu d'enfants[1], et son mari est mort longtemps après cette aventure[2]. On l'a crue mariée depuis à un avocat obscur[3].

Maladie de Mme la duchesse d'Orléans, dont on tâche de profiter

Les mêmes personnes, qui n'avoient rien oublié, par leurs manèges et par leurs émissaires, pour persuader le Roi, Paris, toute la France et les pays[4] étrangers de mettre les malheurs domestiques de la maison royale sur le compte de M. le duc d'Orléans, et qui de temps en temps savoient renouveler et entretenir ces bruits avec art, ne laissèrent pas tomber une maladie de Mme la duchesse d'Orléans, qui fut bizarre, longue, et où les médecins dirent qu'ils n'entendoient rien[5]. Elle étoit pourtant facile à comprendre, et, sans être médecin, je la lui avois prédite. Ces princesses ont toutes des fantaisies que rien ne peut détourner. Celle-ci, non contente d'un magnifique appartement et très complet à Versailles, s'avisa de se faire

il fut enfin déclaré bâtard en 1739. Les années suivantes, elle soutint un long procès contre son frère à propos des biens de leur maison, et le gagna (*Mémoires de Luynes*, tome XI, p. 243 ; factums de 1740-1750 à la Bibliothèque nationale, Fm³ 11846-11851). En 1744, le lieutenant de police fait allusion à un mémoire d'elle fort amusant (*Lettres de Marville*, tome I, p. 177). En 1756, elle gagna encore contre son frère un autre procès : lorsque s'ouvrit la succession de Nassau-Siegen, il prétendit, pour se venger d'elle, que son fils (mort en 1748 : ci-après, note 1, en laissant un fils, qui se trouvait le seul héritier mâle de la branche) était bâtard, et il l'attaqua à ce sujet au Châtelet d'abord, au Parlement ensuite ; il fut débouté, et condamné à cent mille livres de dommages et intérêts (*Mémoires de Luynes*, tomes XIV, p. 408-409, et XV, p. 93).

1. C'est une erreur, ainsi qu'on l'a vu dans la note précédente : elle eut un fils, Maximilien-Guillaume-Adolphe, prince de Nassau-Siegen, né à Paris le 1er novembre 1722, mort le 17 janvier 1748, laissant d'une Monchy, héritière de la branche de Senarpont, un fils et une fille.

2. A Bruxelles, le 11 août 1735, à quarante-sept ans.

3. Nous n'avons pas trouvé ailleurs la confirmation de ce bruit.

4. Saint-Simon avait d'abord écrit *les estrangers* ; il a ajouté *pays* en interligne.

5. Voyez ci-après, p. 214, note 9, les mentions du *Journal de Dangeau* à propos de cette maladie.

un cabinet d'un bouge cul-de-sac[1] à la ruelle de son lit, qui lui servoit d'une garde-robe, où on ne voyoit clair que par le haut d'un vitrage qui donnoit sur la galerie. Elle y fit une cheminée et des ornements tant qu'elle put. Le lieu étoit si petit qu'il contenoit à peine cinq ou six personnes, encore à la faveur d'un grand enfoncement qu'elle fit faire en grattant et cavant[2] un gros mur vis-à-vis la cheminée, où elle pratiqua une niche à se coucher tout de son long. Il la fallut enduire de plâtre pour unir ce qui étoit rompu et raboteux partout; la boiser auroit trop étréci[3]. Elle la meubla donc par-dessus ce plâtre qu'on ne faisoit que mettre, et tout aussitôt elle y passa ses journées. Je l'avertis que rien n'étoit si pernicieux que ce[4] plâtre neuf dans lequel elle étoit couchée ; je lui en citai force exemples; je lui rappelai[5] la mort de cette forte et robuste maréchale d'Estrées[6], qui mourut[7] pour avoir eu les prémices d'une chambre neuve à Marly[8]; rien ne prit. Elle en fut châtiée : des douleurs partout, une fièvre irrégulière, tantôt forte, tantôt foible, une soif continuelle et point d'appétit; c'étoit moins une maladie en forme qu'une langueur insupportable. Elle se lassa enfin des remèdes et des médecins, s'affranchit des uns et des autres, et avec le temps elle guérit parfaitement sans secours[9], au

1. « *Bouge*, espèce de petit cabinet auprès d'une chambre. Il n'a guère d'usage qu'en parlant des maisons où logent des artisans et le bas peuple : *une chambre avec un bouge* » (*Académie*, 1718). Un bouge cul-de-sac est donc un petit cabinet n'ayant pas d'autre issue que la porte d'entrée.

2. C'est-à-dire, en creusant. Ce mot, peu usité, est encore dans la dernière édition du *Dictionnaire de l'Académie*.

3. Nous avons déjà rencontré ce verbe, mais au figuré, dans le tome XVI, p. 248.

4. Le mot *ce* corrige un *se* écrit par mégarde.

5. *Rappelay* corrige *rappelé*.

6. Marie-Marguerite Morin : tome II, p. 130.

7. Les mots *qui mourut* ont été ajoutés en interligne.

8. Il a parlé de cette mort et de sa cause dans le tome XXIV, p. 268.

9. Dangeau dit le 25 avril (tome XV, p. 407) : « Mme la duchesse

grand regret, je pense, de qui en avoit préparé l'affreux paquet à M. le duc d'Orléans, quelques fortes raisons d'ailleurs de toute espèce qu'il pût y avoir de desirer sa conservation.

Paris ouverts en Angleterre sur la mort prochaine du Roi, qui par hasard les voit dans une gazette d'Hollande. [*Add. St-S. 1220*]

Quoiqu'il ne soit pas encore temps de parler de l'état de la santé du Roi, on la voyoit décliner sensiblement, et son appétit, qui étoit fort grand et toujours égal, très considérablement diminué[1]. Si l'attention y étoit grande au milieu de sa cour, où il n'avoit pas néanmoins changé la moindre chose en la manière accoutumée de sa vie ni en[2] l'arrangement divers de ses journées, toujours les mêmes dans leur diversité, les pays étrangers n'y étoient pas moins attentifs et guères moins bien informés. Les paris s'ouvrirent donc en Angleterre que sa vie passeroit ou ne passeroit pas le 1er septembre[3], c'est-à-dire environ trois mois, et, quoique le Roi voulût tout savoir, on peut juger que personne ne fut pressé de lui apprendre ces nouvelles de Londres. Il se faisoit ordinairement lire les gazettes de Hollande en particulier par Torcy, souvent après le conseil d'État. Un jour qu'à cette heure-là Torcy lui faisoit cette lecture, qu'il n'avoit point parcourue au-

d'Orléans a de la fièvre depuis quelques jours; elle n'est ni violente ni réglée; mais les médecins croient que cela pourroit bien durer longtemps. » Il en parle encore le 2 mai (p. 411), annonce que la princesse fut saignée le 5 (p. 412), et relève des alternatives de mieux et de plus mal (p. 413 et 415). Le 15 mai, il dit : « La maladie [de Mme la duchesse d'Orléans] est si extraordinaire que les médecins n'y connoissent rien ; mais ils ne la croient point dangereuse, et elle ne fera plus de remèdes. » En juin, la princesse prend des eaux à Marly (p. 434); puis il n'est plus question de sa maladie dans le *Journal*.

1. Saint-Simon reproduit ici l'Addition au *Journal de Dangeau* indiquée ci-contre, qu'il avait faite à propos de l'incident arrivé à un aide de camp de l'ambassadeur anglais, qui, étant allé en Angleterre, avait dit « beaucoup de sottises » sur la santé du Roi. Saint-Simon va répéter cela ci-après, p. 217.

2. Les mots *ny en* sont en interligne au-dessus d'*et de*, biffé.

3. Nous n'avons trouvé ailleurs nulle trace de ces paris. Saint-Simon devait tenir de Torcy lui-même le récit qui va suivre.

paravant, il rencontra ces paris à l'article de Londres[1] ; il s'arrêta, balbutia et les sauta. Le Roi, qui s'en aperçut aisément, lui demanda la cause de son embarras, ce qu'il passoit et pourquoi ; Torcy rougit jusqu'aux blancs des yeux[2], dit ce qu'il put, enfin que c'étoit quelque impertinence indigne de lui être lue. Le Roi insista ; Torcy aussi, dans le dernier embarras ; enfin il ne put résister aux commandements réitérés ; il lui lut les paris tout du long. Le Roi ne fit pas semblant d'en être touché ; mais il le fut profondément, et au point que, s'étant mis à table incontinent après, il ne put se tenir d'en parler en regardant la compagnie, mais sans faire mention de la gazette[3]. C'étoit à Marly, où quelquefois j'allois faire ma cour au commencement du petit couvert, et le hasard fit que j'y étois ce jour-là. Le Roi me regarda comme les autres, mais comme exigeant quelque réponse. Je me gardai bien d'ouvrir la bouche, et je baissai les yeux. Cheverny[4], homme pourtant fort sage, ne fut pas si discret, et fit une assez longue et mauvaise rapsodie de pareils bruits, venus de Vienne à Copenhague, pendant qu'il y étoit ambassadeur, il y avoit dix-sept ou dix-huit ans[5]. Le Roi le laissa bavarder, et n'y prit point. Il parut touché en homme qui ne le vouloit pas paroître. On vit qu'il fit ce qu'il put pour manger et pour montrer qu'il mangeoit avec appétit;

1. Ce n'est pas dans la *Gazette d'Amsterdam*, ni dans celle *de Leyde* ou *de Rotterdam*, que se trouvait ce récit.

2. Cette locution n'était pas donnée par le *Dictionnaire de l'Académie* de 1718 ; aujourd'hui on met ordinairement *blanc* au singulier, et Saint-Simon va l'employer ainsi au singulier ci-après, p. 270.

3. Buvat, dans son *Journal de la Régence*, tome I, p. 37, précise la date exacte de cet incident et cite les paroles du Roi : « Le 18 juin, S. M., pendant son souper, dit : « Si je continue à manger d'aussi bon « appétit que je fais présentement, je ferai perdre quantité d'Anglois, « qui ont fait de grosses gageures que je dois mourir le premier jour « de septembre prochain. »

4. Louis de Clermont-Monglat : tome VI, p. 358.

5. Il fut ambassadeur en Danemark de 1685 à 1689 ; il n'y avait donc pas dix-sept ou dix-huit ans, mais plus de vingt-cinq.

mais on remarquoit en même temps que les morceaux lui croissoient à la bouche[1]. Cette bagatelle ne laissa pas d'augmenter la circonspection de la cour, surtout de ceux qui, par leur position, avoient lieu d'y être plus attentifs que les autres. Il se répandit[2] qu'un aide de camp de Stair, retourné depuis peu en Angleterre, avoit donné occasion à ces paris, par ce qu'il avoit publié de la santé du Roi. Stair, à qui cela revint, s'en montra fort peiné, et dit que c'étoit un fripon qu'il avoit chassé.

Prince de Dombes visité par les ambassadeurs comme les princes du sang. Adresse là-dessus du duc du Maine. Il obtient la qualité et le titre de prince du sang pour lui et sa postérité et pour son frère* par une

Il parut que cette aventure fut un coup d'éperon pour combler de plus en plus la grandeur des bâtards. M. du Maine[3] sentoit qu'il n'avoit point de temps à perdre, et, secondé de Mme de Maintenon et des manéges du Chancelier, il sut profiter de tous les moments. Rien n'avoit été si long ni plus difficile que de ployer les ambassadeurs à traiter les bâtards du Roi comme les princes du sang[4]. A la fin, ils les visitèrent comme ces princes, et n'y mirent plus de différence. M. du Maine voulut que ses enfants eussent le même honneur que lui à cet égard, puisque comme lui ils étoient déclarés et leur postérité[5] habiles à succéder à la couronne. Il se servit habilement de l'occasion du dernier de tous les ambassadeurs et du frère de sa créature la plus abandonnée. Le bailli de Mesmes avoit

1. Il y a indubitablement *croissoient* au manuscrit, comme dans l'Addition nº 1220 (ci-après, p. 405); mais cette locution n'est donnée par aucun lexique. Saint-Simon veut dire que les morceaux semblaient devenir plus gros, quand le Roi les portait à sa bouche, parce qu'il avait plus de peine à les avaler.

2. *Rependit* corrigé en *repandit.*

3. Les mots *M. du Maine* surchargent *ils sento[ient]*, effacé du doigt.

4. Voyez notre tome II, p. 113; dans le tome XXIV, p. 6, il a dit que le nonce Gualterio avait été blâmé à Rome de l'avoir fait à son départ de France.

5. Après *postérité,* il a biffé un second *déclarés,* répété par mégarde.

* Les quatre derniers mots ont été ajoutés en interligne.

nouvelle et très précise déclaration du Roi, incontinent enregistrée au Parlement. [Add. StS. 1221]

été nommé à l'ambassade de Malte en France, à la sollicitation du Roi[1], séduit par M. du Maine, lequel avoit décoré son entrée de tous ses gens et de tous ses chevaux[2]. L'ordre de Malte est trop sous la main du roi de France pour oser lui déplaire et contester un cérémonial si desiré. Le frère du premier président n'étoit pas non plus pour faire le difficile, tellement que ce fut lui qui, le premier de tous les ambassadeurs, visita en pleine cérémonie le prince de Dombes, comme il avoit visité tous les princes du sang et les deux bâtards. Cette démarche fit grand bruit[3], et déplut également aux ambassadeurs, pour qui la planche étoit faite, et aux princes du sang. Ceux-ci cherchèrent à s'en venger et ne firent qu'approfondir la plaie : à huit jours de là, M. du Maine présenta une requête au Parlement, dans le cours du procès de la succession de Monsieur le Prince, dans laquelle il prenoit la qualité de prince du sang. Il s'y croyoit fondé par l'édit bien enregistré qui le rendoit habile et les siens à succéder à la couronne[4], qui est la qualité distinctive et qui fait l'essence des princes du sang. Monsieur le Duc s'y opposa, et, avec M. le prince de Conti, quoique uni d'intérêt en ce procès avec M. du Maine, demanda[5] juridiquement la radiation de la qualité de prince du sang, mal à propos prise par le duc du Maine. Cela fit grand bruit; mais il fut court ; car, autres huit jours après, il parut une nouvelle déclaration qui enjoignit au Parlement d'admettre en tous actes judiciaires et jugements le titre et la qualité de prince du sang pour le duc du Maine,

[Add. StS. 1222]

1. Tome XXV, p. 119.
2. Voyez la relation imprimée indiquée dans la note 5 de cette même page.
3. Dangeau lui-même, malgré son habituelle prudence, remarque (p. 415) que « c'est la première fois que les enfants des enfants naturels aient reçu pareil honneur. »
4. Édit de juillet 1714 : tome XXIV, p. 334-335.
5. Avant *demanda*, il y a un *en*, biffé, qui avait été ajouté en interligne.

sa postérité, et le comte de Toulouse, et de n'en faire en quoi que ce soit la moindre différence d'avec les princes du sang, toutefois après le dernier de tous[1]. La déclaration témoigne surprise, et quelque chose de plus, de ce que cette qualité et titre avoit pu être contestée et souffrir la moindre difficulté, après la manière dont les précédents édits enregistrés étoient énoncés[2]. Celui-ci fut aussi enregistré tout aussitôt qu'il fut porté au Parlement.

Sainte-Maure conserve les livrées et les voitures de M. le duc de Berry. [*Add. St-S. 1223*]

Sainte-Maure[3], qui avoit été premier écuyer de M. le duc de Berry, s'avisa, en quittant son deuil, de demander permission au Roi de conserver, sa vie durant et à ses dépens, les livrées de ce prince et ses armes à ses voitures. Les dernières étoient pour entrer à ce moyen comme ceux qui ont les honneurs du Louvre[4], l'autre pour user lentement toutes les livrées, qui lui pouvoient durer toute sa vie, et en épargner les habits. Il se trouva que Hautefort, qui avoit été premier écuyer de la Reine, oncle paternel de tous les Hauteforts[5], et que sa charge avoit fait chevalier de l'Ordre, avoit eu la même concession. Sur cet exemple, le Roi l'accorda à Sainte-Maure[6].

Prince électoral de Saxe prend congé

Le comte de Lusace, c'est-à-dire le prince électoral de Saxe[7], maintenant électeur et roi de Pologne[8] après son père, vint prendre congé du Roi dans son cabinet à Marly[9],

1. Déclaration du 23 mai, enregistrée le 24 au Parlement. Dangeau donne le texte du dispositif (p. 428-429).

2. Voir en effet le préambule de la déclaration dans Dangeau.

3. Honoré, comte de Sainte-Maure : tome XVII, p. 298. — Ici l'écriture change dans le manuscrit, indiquant un arrêt, puis une reprise du travail.

4. Tome IX, p. 171.

5. Gilles, comte d'Hautefort : tome II, p. 178, note 4.

6. C'est Dangeau qui mentionne cette permission le 1er juillet ; mais elle ne fut pas consignée dans les registres du secrétariat de la Maison du Roi.

7. Ci-dessus, p. 184.

8. Il avait succédé à son père Auguste II en 1733.

9. Le 28 mai : *Dangeau*, p. 425-426.

du Roi dans son cabinet à Marly; Mme de Maintenon lui fait les honneurs de Saint-Cyr.

qui lui fit beaucoup d'honnêtetés, et au palatin de Livonie, qui étoit[1] le surintendant de sa conduite et de son voyage, et qui s'étoit acquis par la sienne, ici et partout, beaucoup de réputation. Le Roi envoya au comte de Lusace une épée de diamants de quarante mille écus[2], au palatin de Livonie son portrait enrichi de fort beaux diamants, et le même présent, mais moindre en valeur, au baron Hagen[3], gouverneur du prince[4]. Il avoit témoigné souhaiter fort de voir Saint-Cyr, et cela s'étoit toujours différé. Mme de Maintenon lui avoit donné jour au dimanche 2 juin. Elle l'y attendoit, et, après lui avoir fait voir toute la maison, elle lui avoit préparé la comédie d'*Esther*, jouée par les demoiselles ; mais la fièvre prit au prince, qui envoya faire ses excuses, et supplier Mme de Maintenon que la bonté qu'elle avoit ne fût que différée, et cela fut remis au mardi 11 juin[5], qu'il se trouva en état d'y aller[6]. Il partit peu de jours après pour la Saxe[7]. Il se conduisit avec beaucoup de sagesse, de politesse, et pourtant de dignité, et vit fort la meilleure compagnie[8].

1. *Estoit* est en interligne au-dessus d'*esté*, biffé.

2. Madame, dans sa *Correspondance* (recueil Brunet, tome I, p. 167), parle de très beaux diamants, dont un de dix mille écus.

3. Il ne nous a pas été possible de trouver aucun renseignement sur ce personnage. — Saint-Simon écrit *Haagen*.

4. Tout ceci et ce qui va suivre est la copie du *Journal de Dangeau*.

5. Les mots *mardy 11 juin* sont en interligne au-dessus de *jeudy suivant*, biffé.

6. *Dangeau*, p. 427-428 et 431.

7. Le *Journal* ne parle pas du départ, et Saint-Simon, privé de ce guide, se trompe. On lit en effet dans la *Gazette d'Amsterdam*, nº LII, correspondance de Paris du 21 juin « Le prince électoral de Saxe est parti pour aller visiter les principales villes de France, avant que de s'embarquer pour Londres. Il a laissé ici une partie de ses domestiques, qui l'attendront pour passer avec lui en Angleterre. »

8. On trouvera ci-après aux Additions et Corrections, des notes du baron de Breteuil sur le séjour du prince électoral de Saxe ; l'auteur y indique qu'il logeait à l'hôtel d'Hollande, sur le quai des Théatins,

Mort de Ducasse; sa fortune, son caractère.

Ducasse mourut fort âgé[1], et plus cassé encore de fatigues et de blessures. Il étoit fils d'un vendeur de jambons de Bayonne[2], et de ce pays-là, où ils sont assez volontiers gens de mer. Il aima mieux s'embarquer que suivre le métier de son père, et se fit flibustier. Il se fit bientôt remarquer parmi eux[3] par sa valeur, son jugement, son humanité. En peu de temps ses actions l'élevèrent à la qualité d'un de leurs chefs. Ses expéditions furent heureuses, et il y gagna beaucoup. Sa réputation le tira de ce métier pour entrer dans la marine du Roi, où il fut capitaine de vaisseau. Il se signala si bien dans ce nouvel état, qu'il devint promptement chef d'escadre, puis lieutenant général, grades dans lesquels il fit glorieusement parler de lui, et où il eut encore le bonheur de gagner gros sans soupçon de bassesse. Il servit si utilement le roi d'Espagne, même de sa bourse, qu'il eut la Toison, qui n'étoit pas accoutumée à tomber sur de pareilles épaules[4]. La considération générale qu'il s'étoit acquise même du Roi et de ses ministres, ni l'autorité où

et nous n'avions pas mentionné cette particularité dans le tome XXV, p. 114, lorsque Saint-Simon a parlé de son arrivée.

1. Jean-Baptiste Ducasse mourut le 25 juin, à Bourbon, où il était allé prendre les eaux; il n'avait que soixante-neuf ans (*Dangeau*, tome XV, p. 443-444; *Mercure* de juillet, p. 241-242; *Gazette*, p. 336). Un billet d'invitation à des messes célébrées pour le repos de son âme le 13 juillet, est dans le ms. Clairambault 878, fol. 104.

2. Déjà dit plusieurs fois, en dernier lieu dans le tome XXIII, p. 19-20, ainsi que tout ce qui va suivre.

3. Le pronom *eux* surcharge une *l*, effacée du doigt.

4. En 1712 : tome XXIII, p. 19. Il avait déjà été question de lui donner cette récompense en 1708, et, par une lettre du 19 novembre (vol. *Espagne* 186, fol. 234), il avait protesté ne l'avoir jamais ni briguée, ni demandée. Le duc de Luynes, dans ses *Mémoires* (tome V, p. 202), prétend cependant qu'il aurait été jusqu'à ambitionner la grandesse. D'après une lettre du chevalier du Bourk à Chamillart, du 6 novembre 1705 (vol. Guerre 1888, n° 16), c'était un homme plein d'honneur, de raison et de probité, très attaché à Philippe V et plein de franchise avec lui, très estimé des Espagnols, et connaissant l'Espagne mieux que personne.

sa capacité et ses succès[1] l'avoient établi dans la marine ne purent le gâter. C'étoit un grand homme maigre, commandeur de Saint-Louis, qui, avec l'air d'un corsaire et beaucoup de feu et de vivacité, étoit doux, poli, respectueux, affable, et qui ne se méconnut jamais. Il étoit fort obligeant, et avoit beaucoup d'esprit avec une sorte d'éloquence naturelle, et, même hors des choses de son métier, il y avoit plaisir et profit à l'entendre raisonner[2]. Il aimoit l'État et le bien pour le bien, qui est chose devenue bien rare.

[Add. St-S. 1224] Nesmond[3], évêque de Bayeux[4], mourut aussi, doyen de l'épiscopat en France, à quatre-vingt-six ans[5]. C'étoit de ces vrais saints qui attirent, malgré eux, une vénération qu'on ne peut leur refuser, et dont la simplicité donne à tous les moments à rire. Aussi, disoit-on[6] de lui, qu'il disoit la messe tous les matins[7], et qu'il ne savoit plus après ce qu'il disoit du reste de la journée. L'innocence parfaite de ses mœurs, jointe à un esprit très borné, lui laissoit échapper des ordures à tous propos, dont il n'avoit pas le moindre soupçon, et qui rendoient sa compagnie embarrassante aux femmes, jusque-là que la présidente

1. Il avait d'abord écrit *successes* ; il a effacé du doigt les trois dernières lettres et les a surchargées par *l'*.

2. Le volume n° 878 des manuscrits Clairambault à la Bibliothèque nationale renferme beaucoup de lettres de lui et de sa femme.

3. En face de ce paragraphe, il n'y a pas la manchette habituelle ; mais une main qui n'est pas celle de Saint-Simon, mais qui doit être cependant du dix-huitième siècle a écrit sur la marge du manuscrit : *1715, juin 19,* et cette date n'est pas celle de la mort de l'évêque.

4. François-Théodore de Nesmond : tome XV, p. 296; il mourut le 16 juin.

5. Il avait quatre-vingt-cinq ans neuf mois et seize jours et cinquante-deux ans d'épiscopat (*Gazette,* p. 300; *Dangeau,* p. 438). Son portrait, peint par Le Febvre en 1667, fut gravé par Van Schuppen, et on en connaît un autre sans nom de graveur, qui est peut-être de Nanteuil.

6. Le *t'* de *disoit t'on* (sic) surcharge un *d.*

7. Ces trois mots ont été ajoutés en interligne.

Lamoignon, sa nièce [1], renvoyoit sa fille, qui épousa depuis le président Nicolay [2], dès qu'il entroit chez elle. La même cause le rendoit dangereux sur le prochain, dont il parloit très librement. On le lui faisoit remarquer après. Il disoit que c'étoient choses publiques qui n'apprenoient rien à personne. S'il trouvoit qu'il eût blessé les gens, il ne balançoit pas à leur aller demander pardon. Il reprit un jour un de ses curés d'avoir été à une noce. Le curé se [3] défendit sur l'exemple de Notre-Seigneur aux noces de Cana : « Voyez-vous, Monsieur le curé, répliqua-t-il, ce n'est pas là ce qu'il a fait de mieux [4]. » Quel blasphème dans une autre bouche ! Ce bonhomme croyoit fort bien répliquer et d'une manière édifiante, et il est vrai aussi que de lui on le prenoit de même. C'étoit un vrai pasteur, toujours résidant, tout occupé du soin de son diocèse, de ses visites, de ses fonctions jusque tout à la fin de sa vie, et avec plus d'esprit et de sens que Dieu ne lui en avoit donné pour tout le reste [5]. Il étoit riche de patrimoine ; son évêché l'étoit aussi : il eut l'industrie de le doubler sans grever personne. Il vivoit fort honorablement, mais sans délicatesse, fort épiscopalement, avec mo-

1. La présidente Lamoignon dont la fille épousa le président Nicolay était Marie-Jeanne Voysin (tome XVII, p. 452), mariée au président Chrétien-François de Lamoignon ; elle n'était pas nièce de l'évêque de Bayeux, qui n'eut qu'une seule nièce, morte religieuse ; elle ne semble pas même avoir été son alliée à aucun titre.

2. Françoise-Élisabeth de Lamoignon, née le 15 avril 1678 et morte le 27 avril 1733, avait épousé, le 26 novembre 1705, Jean-Aymard Nicolay, baptisé à Paris le 15 mai 1658, d'abord avocat général de la Chambre des comptes par provisions du 27 janvier 1680, puis premier président à la place de son père le 26 février 1686 ; il se démit de ses fonctions en avril 1734 et mourut le 5 octobre 1737.

3. Ce pronom est en interligne au-dessus de *s'en*, biffé.

4. Cette anecdote est aussi racontée dans les *Mémoires secrets de Duclos*, édition Michaud et Poujoulat, p. 502.

5. Ses « Avis pour les confesseurs et les pénitents », parus en 1708, furent fort approuvés par Fénelon (*Correspondance*, tome III, p. 170-174).

destie et avec économie. Au bout de l'année, il ne lui restoit pas un écu, et tout alloit aux pauvres et en bonnes œuvres[1]. Tant que le roi Jacques a vécu en France, il lui donnoit tous les ans dix mille écus, et jamais on ne l'a su qu'après la mort de l'évêque[2], non plus que quantité d'autres œuvres nobles et grandes qui faisoient marier et subsister la pauvre noblesse de son diocèse. Ses gens le tenoient de court tant qu'ils pouvoient sur les aumônes de sa poche, et lui les trompoit tant qu'il pouvoit aussi pour donner. Allant à Paris, quelqu'un lui dit qu'il prieroit quelqu'un de ses gens[3] de se charger de cent louis d'or qu'il avoit à payer à un tel à Paris. L'évêque répondit qu'il s'en vouloit charger lui-même, et n'eut point de patience qu'il ne les eût. Par les chemins il donnoit à tous les pauvres, aux hôpitaux, aux[4] pauvres couvents des lieux par où il passoit. Ses gens n'imaginoient pas d'où il avoit pris de quoi faire des aumônes si abondantes. Elles furent au point qu'il donna la dernière pistole avant d'arriver à Paris. Le lendemain qu'il y fut arrivé, il dit à celui qui avait soin de ses affaires et qu'il savoit avoir de l'argent à lui, d'aller porter cent louis à un tel, et ce fut par là que ses[5] gens surent[6] d'où étoient venues les aumônes du voyage. Le Roi, qui connoissoit sa vertu, le traitoit avec bonté, et une sorte de considération même dans le peu qu'il paroissoit devant lui, et le bon évêque étoit libre avec le Roi, comme s'il l'eût vu tous les jours.

1. Il fonda en 1704 un établissement des Filles de la Charité dans sa ville épiscopale (Archives nationales, carton S 6161).

2. Les *Mémoires secrets de Duclos* racontent la même chose, mais ils l'ont peut-être pris à notre auteur, qui avait déjà fait mention de cette générosité dans une Addition à Dangeau du 4 mars 1707 (notre tome XIV, p. 473).

3. Le mot *gens* surcharge *cl[ercs]*.

4. Cet *aux* est répété deux fois par mégarde.

5. Avec ce mot finit le sixième portefeuille du manuscrit, et commence le septième et la page 1535.

6. *Sceut* a été corrigé en *sceurent*.

C'étoit le meilleur et le plus doux des hommes, avec un air quelquefois grondeur, et le plus éloigné de toute voie de fait et d'autorité. Nul bruit jamais dans son diocèse, qu'il laissa dans la plus profonde paix, et ses affaires en grand ordre. Sa mort fut le désespoir des pauvres et l'affliction amère de tout son diocèse[1]. Il ne laissoit pourtant pas d'être dangereux en vespéries[2]; mais ce n'étoit qu'avec des gens qu'il ne savoit plus par où prendre, et ce trait, entre beaucoup d'autres, montrera le zèle qui l'animoit. Il avoit un procès considérable au parlement de Rouen, qui l'obligea d'y aller. Un des premiers présidents à mortier, et qui, par sa capacité et son autorité, menoit le plus la grand chambre et le reste de la Compagnie, avoit chez lui une femme mariée qu'il entretenoit publiquement, et il avoit forcé la sienne par ses mauvais traitements à se mettre dans un couvent. Le bon évêque alla donc chez ce président, qui étoit un de ses juges, pour l'entretenir de son affaire. Le portier dit qu'il n'y étoit pas. Le prélat insista; le portier l'assura que le président étoit sorti, mais que, s'il vouloit entrer et voir Madame en l'attendant, qu'elle y étoit. « Comment Madame? s'écria l'évêque ; eh ! de bon cœur, ajouta-t-il, je suis ravi de joie ; et depuis quand est-elle revenue chez Monsieur le président ? — Mais ce n'est pas Madame sa femme, répondit le portier, dont je parle, c'est de Madame.... — Fi, fi, fi, répliqua l'évêque avec feu, je ne veux point entrer ; c'est une vilaine, une vilaine, je vous le dis, une vilaine que je ne veux pas voir ; dites-le bien à Monsieur le président de ma part, et que cela est honteux à un magistrat comme lui de maltraiter comme il fait Madame sa femme, une honnête femme et vertueuse comme elle

1. Son oraison funèbre prononcée par un prêtre de son diocèse, Georges Morel, curé de Valognes, fut imprimée à Caen en 1715 en une plaquette in-8° (P. Lelong, *Bibliothèque historique de la France*, tome I, n° 9913).

2. Tome XV, p. 9.

est, et donner ce scandale, et vivre avec cette gueuse, et encore à son âge. Fi, fi, fi, cela est infâme ; dites-le lui bien de ma part, encore une fois, et que je ne reviendrai[1] pas ici. » Voilà la belle sollicitation que fit ce bonhomme. Le rare est qu'il gagna son procès, et que ce président l'y servit à merveilles. Il ne se raccommoda pourtant pas avec lui. Ce conte fit rire toute la ville de Rouen, et vint jusqu'à Paris. J'ai connu si peu d'évêques qui ressemblassent à celui-ci que je n'ai pu me refuser tout cet article.

Mort du cardinal Sala ; son extraction, sa fortune, son caractère.

Le cardinal Sala[2], prélat d'une autre trempe, mourut peu de jours après, allant à Rome prendre son chapeau[3]. C'étoit un Catalan[4] de la lie du peuple, qui se trouva de l'esprit et de l'ambition, et qui, pour se tirer de sa bassesse et tenter la fortune, se fit bénédictin dans le pays. Le hasard fit que, l'Archiduc étant venu à Barcelone, ses écuyers prirent le père de Sala pour son cocher[5]. Le fils chercha à mettre ce hasard à profit, et à se faire connoître à l'Archiduc, et compter par ses ministres. Son esprit étoit tout à fait tourné à l'intrigue et à la sédition. Il la jeta dans tous les monastères de la ville et de la province, et y parut partout comme le chef, le conducteur et le plus séditieux. Il rendit en effet de grands services à l'Archiduc par sa hardiesse et par l'adresse de ses manéges, tellement qu'il parut nécessaire à ce prince d'élever Sala pour le mettre en état de servir plus en grand. Cette considération le fit évêque de Girone[6].

1. Il y a *reviendra*, par mégarde, dans le manuscrit.

2. Il a déjà été parlé de Benoît Sala, lors de sa promotion au cardinalat (tome XXIII, p. 268-269), et Saint-Simon a résumé alors ce qu'il va développer ici.

3. Voyez ci-après, p. 228.

4. La première lettre de *Catalan* surcharge *h*[*omme*].

5. Dans le tome XXIII, p. 269, il avait dit que Sala lui-même avait été cocher, et dans l'Addition n° 1086 (*ibidem*, p. 436) il n'avait pas parlé de son père, mais de son frère, comme cocher de l'Archiduc.

6. Sala ne fut jamais évêque de Girone ; Charles II, et non pas l'Ar-

Ses[1] progrès séditieux furent tels dans cette dignité que l'Archiduc le fit passer à l'évêché de Barcelone, où il se rendit si considérable même à l'Archiduc, qu'il en obtint sa nomination au cardinalat, et de forcer le Pape, malgré sa juste répugnance pour un tel sujet, de le déclarer cardinal, lorsque la prospérité des armes des alliés eut obligé le Pape de reconnoître enfin l'Archiduc comme roi d'Espagne, et de n'oser déplaire en rien à l'Empereur. Le roi d'Espagne se tint fort offensé de cette promotion, et proscrivit Sala sans y avoir égard. Lorsque la Catalogne se trouva hors de moyens de soutenir sa révolte, et que Barcelone se vit menacée d'un siège et des châtiments de sa rébellion, les chefs, pour la plupart, gagnèrent les montagnes, ou sortirent du pays. Sala s'embarqua et gagna Avignon comme il put. Il y fut châtié par des infirmités qui l'y retinrent presque toujours au lit[2], mais sans amortir l'esprit de sédition qui lui étoit passé en nature. Il n'oublia rien pour retourner à Barcelone, malgré le roi d'Espagne. L'Empereur en pressa le Pape de tout son pouvoir, et le Pape, qui redoutoit sa puissance en Italie, et qui n'ignoroit pas[3] l'affection de l'Archiduc, lors empereur, pour Sala, chercha à ébranler le roi d'Espagne par toutes sortes de voies, et ne cessoit de lui représenter la violence de tenir un évêque éloigné de son troupeau, et banni de son diocèse. Le fermeté du roi d'Espagne fit trouver au Pape un tempérament pour trouver du temps, sans offenser les deux monarques. Ce fut d'ordonner à Sala de venir avant toutes choses recevoir son chapeau. Il partit donc là-dessus d'Avignon, enragé de n'avoir pu réussir à retourner

chiduc, l'avait élevé directement à l'archevêché de Barcelone en janvier 1699. Lors de l'ouverture de la succession d'Espagne, il s'était déclaré ouvertement pour l'Archiduc et fut en effet un de ses plus actifs partisans.

1. Il y a *Se* dans le manuscrit.

2. Dangeau, en mai 1714, annonce qu'il a eu à Avignon deux attaques d'apoplexie (tome XV, p. 153).

3. *Pas*, oublié, a été ajouté en interligne.

à Barcelone malgré le roi d'Espagne, et se mit en chemin pour aller à Rome. Il mourut étant fort près d'y arriver[1], et finit ainsi l'embarras du Pape, de l'Empereur et du roi d'Espagne à son occasion. Le roi d'Espagne, maître de la Catalogne et de Barcelone, y nomma sans difficulté un autre évêque[2], à qui le Pape envoya des bulles aussitôt après.

Bissy cardinal; extraction des Bissy.

Cet honnête cardinal fut tout en même temps dignement remplacé dans le sacré collège par un prélat de moins basse étoffe, d'autant de feu et d'ambition, et à qui les moyens ne coûtèrent pas davantage pour arriver à ce but de la dernière fortune ecclésiastique, auquel il travailloit depuis si longtemps par toute espèce de moyens, qui ne furent peut-être pas si ouvertement odieux, puisque les mêmes occasions n'existoient pas pour lui, mais qui en autres genres n'en durent[3] guères à ceux-là en valeur intrinsèque, comme on en [a] vu divers traits répandus ici en divers temps, et comme on en remarquera d'autres tous parfaitement conformes[4] à la prophétie qu'on a vue ici[5], et la parfaite connoissance qu'avoit son père de ce fils[6] lui en avoit fait faire la prophétie. On juge bien à ces[7] derniers mots que je parle de Bissy, évêque de Meaux

1. Il mourut à Rome, où il était depuis quelques jours, et non pas en chemin, dans la nuit du 1er au 2 juillet 1715 (*Gazette*, p. 355; *Dangeau*, p. 455).

2. C'est seulement en juin 1716 que Philippe V nomma au siège de Barcelone Diego de Astorga y Cespedes, inquisiteur du diocèse de Murcie; celui-ci devint grand inquisiteur d'Espagne en mars 1720, reçut l'archevêché de Tolède en août suivant, fut nommé cardinal dans la promotion du 26 novembre 1727, et mourut le 9 février 1734, dans sa soixante-huitième année.

3. Saint-Simon avait d'abord écrit : *qui ne perdirent gueres*; il a biffé *perdirent*, surchargé *ne* en *n'en*, et ajouté en interligne *en autres genres* et *durent*.

4. *Conformes* a été ajouté en interligne.

5. Tome IX, p. 322-323.

6. Les mots *ce fils* surchargent *luy*.

7. Les mots *à ces* sont écrits en surcharge sur *au*.

et abbé de Saint-Germain-des-Prés, qui, par l'autorité du Roi et les intrigues intéressées des jésuites, auxquels de toute sa vie il étoit vendu corps et âme, parvint à faire consentir aux couronnes que sa promotion fût avancée. Elle la fut donc de près de quatre ans, puisqu'il fut fait lui quatrième avec trois italiens, qui étoient : un Caraccioli[1], évêque d'Averse[2], illustre encore plus par la sainteté de sa vie que par sa naissance[3] ; Scotti, gouverneur de Rome[4], et Marini, maître de chambre du Pape[5]. Massei, camérier confident du Pape[6], vint apporter la barrette

Trois autres cardinaux italiens.

Extraction, caractère et

1. Inigo Caraccioli, de la branche des ducs de Martina, né le 9 juillet 1642, fut d'abord inquisiteur à Malte, puis secrétaire de la congrégation des évêques et réguliers en 1690 ; devenu évêque d'Aversa le 23 février 1697, il fut nommé cardinal le 29 mai 1715 au titre de Saint-Thomas in Parione et conserva son évêché jusqu'à sa mort, 6 septembre 1730, à quatre-vingt-huit ans.

2. Aversa, au royaume de Naples, dans la Terre de Labour, avait été fondée par Robert Guiscard au XIe siècle.

3. La famille Caraccioli, très ancienne maison du royaume de Naples, où elle s'était divisée en nombreuses branches, se prétendait originaire de Grèce, d'où elle serait venue, dès le IXe siècle, s'établir en Italie.

4. Bernardin Scotti, né à Milan le 6 octobre 1656, fut d'abord auditeur de rote pour le Milanais et fut nommé gouverneur de Rome le 10 décembre 1711 ; créé cardinal en 1715 du titre de Saint-Pierre in Montorio, il reçut les fonctions de préfet dans plusieurs signatures, entra dans la congrégation de la Propagande en 1719 et dans celle du Saint-Office en 1725 ; il mourut le 16 novembre 1726.

5. Charles Marini, originaire de Gênes, né le 13 mars 1667 et d'abord auditeur de la chambre apostolique, exerçait les fonctions de maître de la chambre du pape Clément XI lorsque celui-ci le choisit comme cardinal en 1715 ; il fut ensuite président du duché d'Urbin, puis préfet de la congrégation des rites et mourut le 16 janvier 1747. En 1700, il avait essayé, avec l'appui de la France, de se faire reconnaître comme fils adoptif du feu duc de Bracciano, ce qui l'aurait fait succéder au titre de prince du *soglio* ; il offrait à la princesse des Ursins, veuve du duc, des avantages pécuniaires importants, si elle consentait à se prêter à cette combinaison, qui d'ailleurs ne réussit pas (Dépôt des affaires étrangères, vol. *Rome* 415, fol. 44 et 68).

6. Barthélemy Massei, né à Montepulciano en Toscane le 2 janvier 1663, s'attacha à Mgr Albano, plus tard le pape Clément XI, lorsque

fortune de Massei.

au nouveau cardinal. Massei étoit fils du trompette de la ville de Florence[1] ; il étoit entré domestique du prélat Albano[2], dès sa jeunesse. C'étoit un homme d'esprit et de sens, qui étoit de bonnes mœurs, sage et mesuré. Ces qualités plurent à son maître, qui peu à peu[3] l'éleva dans sa médiocre maison[4], et lui donna une confiance qui fut toujours constante. Le prélat Albano, devenu cardinal, le fit son maître de chambre, puis camérier, lorsqu'il fut parvenu au souverain pontificat. Je m'étends sur Massei, parce qu'il succéda enfin à Bentivoglio[5] à la nonciature de France, où il se fit autant aimer, estimer et considérer par ses bonnes et droites intentions, et la sagesse et la mesure de sa conduite, que l'autre s'y étoit fait abhorrer

Mœurs et caractère du

celui-ci n'était encore que secrétaire des brefs, et remplit d'abord les fonctions très modestes de son coupier ou échanson (Affaires étrangères, vol. *Rome* 518, fol. 68) ; étant entré dans les ordres lorsque son maître fut élevé au cardinalat, celui-ci lui fit obtenir de petits bénéfices ; puis, étant devenu pape, il lui donna un canonicat à Sainte-Marie-Majeure, puis à Saint-Pierre, et le prit pour camérier ; en 1717, il le nomma maître de sa chambre et prélat domestique, l'envoya comme nonce à Paris en 1720, et lui donna en 1726 le titre d'archevêque d'Athènes. Promu au cardinalat en octobre 1730, il fut nommé presque aussitôt légat de la Romagne, évêque d'Ancône en 1731, et mourut dans cette ville le 20 novembre 1745. Rigaud fit son portrait en 1723. Saint-Simon a cité dans une Addition à Dangeau (notre tome III, p. 344) le bon mot de ce nonce sur l'hôtel de Lassay.

1. Nous n'avons pas trouvé la confirmation de cette assertion.

2. Jean-François Albano, le futur Clément XI.

3. Les mots *à peu*, oubliés, ont été ajoutés en interligne.

4. La famille Albani, originaire d'Urbin dans l'État ecclésiastique, n'avait en effet aucune illustration avant le pape Clément XI.

5. Corneille Bentivoglio, né à Ferrare le 27 mars 1668, fut d'abord gouverneur du château de Montalto (1698), clerc de la chambre apostolique (octobre 1706) et commissaire des armes de l'État ecclésiastique (août 1707) ; nommé nonce en France en octobre 1711, avec le titre d'archevêque de Carthage, il y resta jusqu'en septembre 1719, et fut créé cardinal dans le consistoire du 29 novembre ; légat de la Romagne en mars 1720, protecteur des affaires d'Espagne en 1726, il mourut à Rome le 30 décembre 1732. Saint-Simon parlera encore de lui dans le prochain volume.

comme le plus dangereux fou, le plus séditieux et le plus débauché prêtre[1], et le plus chien enragé qui soit venu d'Italie, peut-être même pendant la Ligue. Longtemps après, Massei fut cardinal et fort regretté en France, qu'il ne quitta qu'avec larmes, et où il auroit voulu passer sa vie, s'il avoit pu y avoir de quoi vivre avec dignité, et que le cardinalat eût pu compatir avec la nonciature. Il n'en sortit pas avec moins d'estime à Rome, où tôt après il eut une des trois grandes légations[2], qu'il exerça avec la même capacité[3]. Il vit encore[4], avec la même capacité à quatre-vingts ans, évêque d'Ancône. Il vint de l'abbaye Saint-Germain-des-Prés[5], dans un carrosse du Roi, à Marly, le jeudi 18 juillet; il y présenta au Roi à la fin de sa messe la barrette dans un bassin de vermeil, qui la mit sur la tête de Bissy, lequel alla aussi prendre l'habit rouge dans la sacristie, vint faire son remerciement au Roi à la porte de son cabinet, et s'en retourna avec Massei à Paris, qu'il logea, voitura et défraya tant qu'il fut à Paris, suivant la coutume. Ces Bissy s'appellent Thiard[6], sont de Bourgogne, ont été petits juges, puis conseillers aux présidiaux du Mâconnois et du Charolois, devinrent lieutenants généraux de ces petites jurisdictions, acquirent Bissy[7], qui n'étoit rien, dont peu à peu ils firent une pe-

nonce Bentivoglio.

1. Les *Mémoires secrets de Duclos* en font aussi peu d'éloges (édition Michaud et Poujoulat, p. 572).

2. On a vu que c'était celle de la Romagne.

3. Le mot *capacité* est en interligne au-dessus de *reputation*, biffé.

4. Comme le cardinal Massei mourut en novembre 1745, on voit que Saint-Simon écrivait ce passage avant cette date. On verra ci-après, p. 358, une indication tout à fait précise sur l'époque de la rédaction de cette partie des *Mémoires*.

5. Tout ce qui va suivre est la copie du récit de Dangeau, p. 454; voyez aussi la *Gazette*, p. 347-348.

6. Il a été parlé de la famille de Thiard de Bissy dans le tome IX, p. 320, et note 6.

7. Cette seigneurie, aujourd'hui Bissy-sur-Fley, département de Saône-et-Loire, canton de Buxy, fut donnée en 1415 par Jean-sans-Peur, duc de Bourgogne, à Claude de Thiard, le premier connu de la famille.

tite terre, et l'accrurent[1] après que leur petite fortune les eut portés dans les parlements de Dijon et de Dôle, où ils furent conseillers, puis présidents, et ont eu enfin un premier président en celui de Dôle[2]. Leur belle date est leur Pontus Thiard[3], né à Bissy en 1521, qui se rendit célèbre par les[4] lettres, et dont le père[5] étoit lieutenant général de ces justices subalternes au bailliage de Mâconnois et Charolois. C'étoit un temps où les savants, ranimés par François Ier, brilloient ; celui ci étoit le premier poëte latin de son temps, et en commerce avec tous les illustres. Cela lui valut l'évêché de Chalon-sur-Saône, qu'il fit passer à son neveu[6]. Ce premier président du parlement de Dôle, dont les enfants quittèrent la robe, étoit le grand-père du père du vieux Bissy, père du cardinal[7].

Jésuites obtiennent un arrêt qui rend leurs religieux renvoyés par leurs upérieurs capables de revenir à

Les jésuites, transportés de voir désormais Bissy en état de figurer à leur gré, eurent en même temps un autre sujet de grande joie. Il le faut[8] expliquer. Ils ont les trois vœux ordinaires à tous les religieux, pauvreté, chasteté, obéissance, dont le dernier est rigoureusement observé chez eux. La plupart en demeurent là, et ne vont pas jusqu'au quatrième[9], où ils n'admettent qu'après un long examen

1. L'élision *l'* surcharge un *a*.

2. Étienne de Thiard, seigneur de Bissy, garde du scel et souverain juge du comté de Charolais, fut nommé en 1502 président du parlement de Dôle par Philippe le Beau, roi de Castille ; il mourut en 1507.

3. Tome IX, p. 321.

4. *Les* surcharge *ses*, et plus loin le *d* de *dont* surcharge un *p*.

5. Jean de Thiard, écuyer, seigneur de Bissy, était, en 1514, lieutenant général au bailliage de Mâconnais ; il avait épousé une Ganay.

6. Cyrus de Thiard, né en 1563, fut évêque de Chalon-sur-Saône par résignation de son oncle en 1594, et ne mourut que le 3 janvier 1642.

7. Le père du cardinal était Claude de Thiard, comte de Bissy : notre tome IX, p. 319. Le père de celui-ci était Pontus de Thiard, seigneur de Bissy, qui avait épousé en 1608 une Bouton de Chamilly. Mais Saint-Simon se trompe en disant que ce premier président était le grand-père de ce dernier ; il était en réalité son trisaïeul.

8. Écrit *faux* par inadvertance.

9. Il a déjà parlé de ce prétendu quatrième vœu des jésuites dans le tome X, p. 200.

de dévouement et de talents; c'est un secret impénétrable. Eux-mêmes ne savent pas qui d'entre eux est du quatrième vœu, et jusqu'à[1] ceux qui y ont été admis ne connoissent pas tous ceux qui l'ont fait. Jusqu'à ce quatrième vœu exclusivement, les jésuites ne sont point liés à leurs religieux : ils les peuvent renvoyer, et, comme le réciproque n'y est pas, cela est d'un grand avantage pour leur Compagnie. Ceux-là seuls qui ont fait le quatrième vœu sont réputés profès ; les autres s'appellent parmi eux coadjuteurs spirituels. Ces derniers ne sont exclus d'aucun des emplois qui ne sont pas importants au gouvernement secret, en sorte qu'il y en [a] de ce degré qui sont même provinciaux. Aucuns de ceux-là ne peuvent quitter la Compagnie, parce qu'ils ont fait les trois vœux solennels ; mais, comme à son égard ils ne sont pas profès, parce qu'ils n'ont pas fait le quatrième, la Compagnie peut les renvoyer sans aucune forme, et simplement par un ordre de se retirer et de quitter l'habit. Ainsi un coadjuteur spirituel vieux, et ayant passé par les emplois, peut toujours être renvoyé, et même sans savoir pourquoi. L'inconvénient étoit de mettre à la mendicité des gens crus engagés par leurs familles et qui avoient fait leurs partages sur ce pied-là, autorisés par les lois qui réputent morts civilement ceux qui ont fait les trois vœux solennels, où que ce puisse être, et qui n'ont[2] point réclamé contre dans les trois ans suivants, juridiquement décidées[3] valables. Les jésuites avoient tenté d'y remédier à l'occasion d'un P. d'Aubercourt[4] qu'ils avoient renvoyé. Cela forma un grand procès où le public étoit fort intéressé dans l'exception que les jésuites tentoient d'usurper, parce qu'un jésuite, renvoyé

partage dans leurs familles jusqu'à l'âge de trente-trois ans. [*Add. S^tS. 1225 et 1226*]

1. *Jusqu'à* a été ajouté en interligne, et après *ceux* Saint-Simon a biffé *mesme*.
2. Il y a *n'a*, par mégarde, dans le manuscrit.
3. Le participe *décidées* est bien au féminin pluriel, se rapportant au substantif *réclamations*, sous-entendu.
4. André le Picard d'Aubercourt : tome X, p. 200.

de la sorte au bout de dix, de vingt, de trente ans quelquefois, auroit ruiné sa famille par le rapport de son partage et de tout ce qui pouvoit être échu depuis de successions et d'augmentations de biens dont il auroit eu sa part et les intérêts, comme s'il n'avoit jamais fait de vœux[1]. Les jésuites, qui n'espéroient obtenir ce renversement dans aucun tribunal, eurent le crédit de faire porter l'affaire devant le Roi, qui, de son autorité et malgré tout ce que purent dire presque[2] tous les juges et le chancelier de Pontchartrain, leur adjugea la plupart de ce qu'ils demandoient. J'en ai parlé dans le temps[3]. Le P. Tellier, voyant le Roi menacer une ruine prochaine, tenta d'obtenir le reste de ce qu'ils n'avoient pu obtenir lors du procès d'Aubercourt. La demande fut, comme l'autre fois, portée devant le Roi, qui, comme l'autre fois, admit quelques conseillers d'État pour être juges avec ses ministres en sa présence. Il y eut en tout douze juges, qui n'imitèrent pas tous les premiers. Crisenoy[4], maître des requêtes fort jeune[5], qui longtemps depuis a été garde des sceaux, désigné chancelier et premier ministre, dont il fit les fonctions sous le cardinal Fleury, qui, à la fin de sa vie, le dépouilla et le chassa, fut rapporteur. Son âge, son ambition, sa qualité de fils de Chauvelin, conseiller d'État[6], et plus encore de frère de Chauvelin, avocat général au Parlement[7], dévoué avec abandon aux jésuites, leur en fit tout espérer. Il fit le plus beau rapport du monde, mais le plus fort contre eux et le plus nerveux, qui lui fit d'autant plus d'honneur, qu'on étoit plus éloigné de s'y

1. Écrit ici *veux*.
2. *Presque* est écrit en surcharge sur *les*.
3. Tome X, p. 200-202.
4. Germain-Louis Chauvelin : tome VI, p. 321. Il portait alors le titre de la terre de Crisenoy, en Brie, près Mormant, que Saint-Simon orthographie *Grisenoire*.
5. Il ne l'était que depuis 1711 et avait trente ans à peine.
6. Louis III Chauvelin : tome XXIII, p. 68.
7. Louis IV Chauvelin : tome XI, p. 207.

attendre[1]. Six furent de son avis, six contre[2]. Le Roi fut pour ces derniers, et l'arrêt passa presque[3] comme le P. Tellier le vouloit, sans nul égard au public ni au renversement des familles. L'unique modération qui fut mise est la fixation[4] de l'âge à trente-trois ans, jusqu'auquel les jésuites renvoyés peuvent désormais hériter, comme si jamais ils n'avoient été engagés; mais, au delà de cet âge, ils n'héritent plus. Il est vrai que cette fixation diminua la joie des bons Pères, qui ne vouloient aucunes bornes à la faculté d'hériter[5].

Majorque etc. soumis au roi d'Espagne par

Le[6] chevalier d'Asfeld, lieutenant général[7], qui longtemps depuis a été maréchal de France, fut chargé de la réduction de l'île de Majorque[8], qui n'a de ville que Ma-

1. Voyez ce qu'en dit le président Hénault dans ses *Mémoires*, édition Rousseau, p. 299.

2. *Dangeau*, tome XV, p. 429, avec l'Addition indiquée ci-dessus.

3. *Presque* a été ajouté en interligne.

4. Avant *fixation*, qui commence une ligne, Saint-Simon a biffé, à la fin de la ligne précédente *fixati*, incomplet faute de place.

5. L'affaire avait été engagée plus d'un an auparavant et avait été longuement étudiée; en septembre 1714, le procureur général et les gens du Roi au Parlement avaient donné leur avis sur la question, et le 8 octobre le Roi avait désigné les commissaires. L'arrêt, rendu le mardi 4 juillet, donna lieu à une déclaration du 16 du même mois, enregistrée au Parlement le 2 août, et qui fut imprimée en plaquette (Archives nationales, collection Rondonneau, AD* 730); la *Gazette d'Amsterdam*, n° LXV, en publia le texte. On trouvera dans le *Mercure* de septembre (p. 5-117) deux mémoires de M. de Sacy sur cette question, qui émut beaucoup le public.

6. Tout ce paragraphe est la copie des deux articles du *Journal de Dangeau* des 23 juin et 12 juillet 1715 (tome XV, p. 441 et 450).

7. Claude-François Bidal: tome X, p. 288.

8. Avant de penser à réduire l'île par la force, Philippe V avait essayé d'en obtenir la reddition par composition, et il avait demandé à son grand-père de se charger des négociations auprès du gouvernement impérial (voyez dans le volume *Espagne* 240, les lettres du duc de Saint-Aignan, fol. 4, 11, 20, etc., les pleins pouvoirs donnés par Philippe V à Louis XIV, fol. 19, et même un projet pour l'évacuation des îles, fol. 146); mais, la voie diplomatique n'ayant pas réussi, il fallut recourir aux armes.

le chevalier d'Asfeld, qui en a la Toison. Prostitution inouïe des Toisons. Rubi chef de la révolte de Catalogne; quel.

jorque, appelée aussi Palma, qui est la capitale[1], et Alcudia[2]. Il débarqua à Puerto-Pedro[3] avec douze bataillons espagnols, autant de françois, et huit cents chevaux, sans y trouver aucune résistance, tandis qu'on préparoit à Barcelone un pareil embarquement pour l'aller joindre[4]. Il alla assiéger Alcudia, où, dès que la tranchée fut ouverte, les bourgeois obligèrent la garnison, qui n'étoit que de quatre cents hommes, à se rendre[5]. Palma n'attendit point d'être attaquée. Le marquis de Rubi[6], principal chef de la révolte de Catalogne, y commandoit et dans toute l'île avec commission de l'Empereur[7]. Il livra une des portes, obtint tous les honneurs de la guerre, et d'être transporté avec ses troupes en Sardaigne, au lieu de Naples qu'il avoit demandé[8]. Il refusa, en se soumettant et acceptant

1. La ville de Palma est située sur la côte sud de l'île, au fond d'une baie qui porte son nom.

2. Alcudia est sur la côte nord, dans l'isthme d'une presqu'île placée entre deux golfes abrités et profonds.

3. Puerto-Pedro (Saint-Simon écrit *Portopedo,* copiant mal Dangeau qui dit *Porto-Pedro*) était un infime village de pêcheurs sur la côte orientale. Selon la *Gazette* (p. 328 et 352), les troupes furent débarquées sur les rades de Calla-Ferrera et de Calla-Longa, et les vivres et l'artillerie, dans la baie de Porras entre Puerto-Pedro et Puerto-Colon.

4. C'est le 10 juin qu'une flotte de trois cents voiles portant le corps expéditionnaire, était partie de Barcelone (*Gazette,* p. 304-305 et 324).

5. Alcudia capitula le 20 juin (*Gazette,* p. 340).

6. Ce seigneur, dont on ignore la famille et qui n'avait que le grade de colonel, passa au service de l'Empereur, comme Saint-Simon va le dire, fut d'abord général d'artillerie, vice-roi de Sardaigne, gouverneur de la citadelle d'Anvers en octobre 1719, maréchal de camp (avril 1724), conseiller privé, feld-maréchal, et vice-roi de Sicile en juin 1734.

7. D'après un passage d'une lettre du duc de Saint-Aignan à Torcy, du 8 mars (vol. *Espagne* 239, fol. 108), il semble que le marquis de Rubi avait essayé dès cette époque de négocier secrètement avec le gouvernement espagnol, par l'intermédiaire d'un officier français du nom de Villars.

8. Sur la reddition complète de l'île, voyez la *Gazette,* p. 348, 352-353, 364-365 et 376, la *Gazette d'Amsterdam,* nos LIV, LVII et LX, *Dangeau,* tome XV, p. 441, 446 et 450-451, les correspondances contenues dans le volume 2501 du Dépôt de la Guerre, et celles conservées

l'amnistie du roi d'Espagne, de se retirer chez lui avec la restitution de ses biens en Catalogne, qui n'étoit[1] pas grand'chose. C'étoit un fort petit gentilhomme, qui n'avoit jamais servi avant cette révolte, et qui fit mieux de demeurer attaché à l'Empereur, qui dans la suite lui donna des commandements considérables[2]. Il avoit dans Palma un régiment des troupes de l'Empereur de douze cents hommes. Il ne tint pas aux instances les plus pressantes d'un capitaine de vaisseau anglois qui s'y trouva et à ses promesses du prompt et puissant secours, d'engager les troupes et les bourgeois à se bien défendre[3]. Les îles Caprera, Dragonera, et Iviça[4], qui avoit une place à cinq bastions[5], se soumirent en même temps. Elles sont fort voisines de celle de Majorque, et se trouvoient sous le même commandement. Le roi d'Espagne, pour une expédition si facile, envoya la Toison au chevalier d'Asfeld, que le Roi lui permit d'accepter[6]. Il étoit fils d'un marchand de drap[7], dont la boutique et l'enseigne sont encore [*Add. St S. 1227*]

dans les volumes *Espagne* 244 et 245 au Dépôt des affaires étrangères. A mesure que la conquête s'avançait, Philippe V et la reine faisaient part à Louis XIV des événements successifs par des lettres autographes des 23 et 30 juin et 8 juillet (vol. *Espagne* 245, fol. 153, 166, 177 et 178).

1. Il y a bien *n'estoit* au singulier dans le manuscrit.

2. Voyez la note 6 de la page précédente.

3. C'est Dangeau qui dit tout cela, p. 450-451.

4. Caprera et Dragonera sont très voisines de l'île de Majorque, Caprera à quelques lieues au sud, et Dragonera, îlot sans importance à la pointe occidentale de Majorque. Quant à Iviça, c'est la troisième et la plus méridionale des îles Baléares, et la plus rapprochée des côtes d'Espagne; sa superficie est presque égale à celle de Minorque.

5. C'est sans doute de la capitale, appelée aussi Iviça, que Saint-Simon veut parler; cette ville était fortifiée et avait un bon port sur la côte orientale.

6. Dangeau, en annonçant cette nouvelle le 5 août (tome XVI, p. 5), ajoute que M. d'Asfeld n'eut que l'expectative, parce qu'il n'y avait point alors de place vacante. En effet une copie de la lettre par laquelle Philippe V lui promettait pour l'avenir cette distinction est dans le volume *Espagne* 245, fol. 186.

7. Pierre Bidal, marchand d'étoffes de soie, de velours, d'or et d'ar-

dans la rue [aux Fers[1]]. On a vu l'extraction de Ducasse[2]; Bay, fils d'un cabaretier de Besançon[3], l'eut aussi. Ces nobles choix furent dans la suite comblés par celui d'un homme de robe et de plume, ce qui n'a jamais été vu dans aucun grand ordre. Morville[4], en qui ce rare exemple fut fait, en témoigna sa reconnoissance par le renvoi de l'in-

gent dans la rue aux Fers, à Paris, était l'agent général de Christine de Suède en France, à laquelle il avait rendu de grands services pécuniaires. Pour les reconnaître, celle-ci l'anoblit par brevet du 12 octobre 1653 (Bibliothèque nationale, Lm³, n° 73) et lui fit don de la terre de Willembruck en Poméranie et de la baronnie d'Asfeld au duché de Brême, qui valait dix-huit mille écus de rente (*Mémoires de Sourches,* tomes I, p. 22-23, note, et VI, p. 100, note; *Muse historique* de Loret, tomes I, p. 433 et 508, et II, p. 410; *Lettres de Gui Patin,* tome II, p. 324 et 347; Faugère, *Journal d'un voyage à Paris,* p. 375; *Catalogue de la collection Monmerqué,* 1884, n° 54). Pendant la Fronde, il avait été du nombre des principaux commerçants qui avaient demandé le renvoi des princes et le retour du Roi (Chéruel, *Histoire de France pendant le ministère de Mazarin,* tome I, p. 198). Ayant fait banqueroute, en 1658, par suite des crédits qu'il faisait aux gens de qualité (*Sourches,* tome I, p. 23, note; *Lettres de Gui Patin,* tome II, p. 386 et 402), il se retira à Hambourg, où il ne tarda pas à acquérir une situation suffisante pour que, avant novembre 1661, Louis XIV le choisît comme son résident dans cette ville (*Gazette,* p. 1294), avec huit mille livres d'appointements Lionne le chargea de diverses missions près des princes de l'Empire, et l'on peut trouver sa correspondance et ses instructions au Dépôt des affaires étrangères, vol. *Hambourg* 3 à 5, et à la Bibliothèque nationale, ms. Nouv. acq. franç. 3103. Il mourut à Hambourg le 16 juillet 1682 (*Gazette,* p. 408), et non pas le 21 janvier 1690, comme l'a dit Potier de Courcy dans son Supplément à l'*Histoire généalogique,* tome IX, deuxième partie, p. 595. Il avait épousé le 25 janvier 1647 Catherine Bâtonneau, fille d'un autre marchand d'étoffes parisien.

1. Saint-Simon a laissé ce nom en blanc. — Cette rue, qui donnait dans la rue Saint-Denis, longeait le côté nord du cimetière des Saints-Innocents; c'est aujourd'hui une partie de la rue Berger.

2. Il en a parlé encore ci-dessus, p. 221.

3. D'un cabaretier de Gray, avait il dit dans nos tomes XIV, p. 282, et XV, p. 287; mais ceci est contredit par les généalogies (notre tome XIV, p. 114, note 6).

4. Charles-Jean-Baptiste Fleuriau, comte de Morville: tome XII, p. 194.

fante[1], qui se fit très indignement un mois après, dont il fut le promoteur, jusqu'à soutenir en plein Conseil que le roi d'Espagne ne pouvoit faire ni bien ni mal en Europe, et que, sans nulle sorte de façons ni de précautions, il falloit lui renvoyer sa fille, même par le coche, pour que cela fût plus tôt fait[2]. Il vouloit plaire à Monsieur le Duc, lors premier ministre.

On a vu[3] la folie qui prit de l'un à l'autre de se promener les nuits au Cours, et d'y donner quelquefois des soupers et des musiques. La même fantaisie continua celle-ci[4]; mais les indécences qui s'y commirent, et quelque chose de pis, malgré les flambeaux que la plupart des carrosses y portoient, firent défendre ces promenades nocturnes[5], et qui cessèrent pour toujours au commencement de juillet[6].

Premier président marie sa seconde fille au fils

Le premier président, qui étoit veuf[7], n'avoit que deux filles. Elles étoient riches, et, pour contenter les fantasques, l'une[8] étoit noire, huileuse et laide à effrayer, sotte et bégueule[9] à l'avenant, dévote à merveilles; l'autre[10]

1. Marie-Anne-Victoire de Bourbon, infante d'Espagne : notre tome IX, p. 177.

2. On n'a pas trouvé la confirmation de ce propos bien invraisemblable. Sur le renvoi de l'infante, on peut voir les *Mémoires de Mathieu Marais*, tome III, p. 158-164, 172-173, 184, 190, 311 et 314, et *Philippe V et la cour de France*, par Mgr Baudrillart, tome III, p. 169-174.

3. Tome XXIV, p. 374.

4. Cette année-ci. — 5. Écrit *noctures*, par mégarde.

6. *Dangeau*, tome XV, p. 448, 7 juillet.

7. Depuis le 29 janvier 1705, de Marie-Thérèse Feydeau de Brou : tome XIII, p. 419.

8. Marie-Anne-Antoinette, qui épousa en 1720, le duc de Lorge beau-frère de notre auteur, et dont il a été parlé dans le tome XXV, p. 21.

9. « *Bégueule*, espèce d'injure basse et populaire, qui se dit d'une femme folle et impertinente » (*Académie*, 1718). — Saint-Simon écrit *bégeule*.

10. Henriette-Antoinette de Mesmes, née le 29 avril 1698, fut mariée au comte de Lautrec le 1er août 1715, et mourut à Paris le 2 janvier 1764.

d'Ambres; succès de ce mariage. Quelles étoient les deux filles du premier président.

rousse comme une vache[1], le teint blanc, de l'esprit et du monde, et le desir de liberté et de primer. Quoique la cadette, elle fut mariée la première à Lautrec[2], fils d'Ambres[3], qui avoit la bonté d'en être amoureux[4]. Il fut mal payé de ses feux; jamais il ne put adoucir sa belle, qui sentit à qui elle avoit affaire, et qui sut s'en avantager. Le pauvre mari en quitta le service et Paris, la vérité est que ce ne fut pas une perte, et se confina en province[5]. Ils n'eurent point d'enfants C'est le frère aîné de Lautrec, aujourd'hui lieutenant général et chevalier de l'Ordre[6], qui a épousé une sœur du duc de Rohan[7].

1. Qualification qu'il a déjà appliquée à la princesse d'Harcourt: tome XII, p. 445.

2. Louis-Hector de Gelas de Voisins, comte de Lautrec, né en 1675, d'abord destiné à l'état ecclésiastique, entra dans les mousquetaires en 1694, eut un régiment de cavalerie en 1704, et en 1705 le régiment de dragons vacant par la mort de son frère, et devint brigadier en 1719; en 1712, il avait eu la charge de lieutenant général de haute Guyenne par démission de son père; il la céda à son frère cadet en 1727; il mourut à Toulouse le 28 décembre 1757, à quatre-vingt-deux ans, ayant pris, à la mort de son père, en 1721, le titre de marquis d'Ambres.

3. François de Gelas de Voisins: tome V, p. 146.

4. Il avait vingt-trois ans de plus qu'elle.

5. A Toulouse, où il mourut.

6. Daniel-François de Gelas de Voisins, chevalier d'Ambres, puis vicomte de Lautrec, né en 1686, chevalier de Malte de minorité, entra aux mousquetaires en 1701, eut une compagnie de dragons en 1705 et un régiment d'infanterie en 1710; il fut nommé colonel du régiment de la Reine en 1711, et brigadier en 1721; il eut en 1727, par démission de son frère, la charge de lieutenant général de haute Guyenne, devint maréchal de camp en 1734, inspecteur général de l'infanterie en 1736, et fut chargé, l'année suivante, d'une mission extraordinaire à Genève; lieutenant général en 1738, il reçut le collier du Saint-Esprit en 1743, fut envoyé comme ambassadeur, la même année, auprès de l'empereur Charles VII, obtint en 1747 le gouvernement du Quesnoy, fut nommé maréchal de France en 1757, et mourut le 14 février 1762.

7. Le vicomte de Lautrec épousa le 4 février 1739 Louise-Armande-Julie de Rohan-Chabot, née le 30 mars 1712, et sœur de Louis-Marie-Bretagne-Dominique, prince de Léon, puis duc de Rohan-Chabot, né

Mariage du duc de la Rocheguyon avec Mlle de Toiras.

Le duc de la Rochefoucauld maria en même temps le duc de la Rocheguyon, son fils[1], aujourd'hui duc de la Rochefoucauld, à Mlle de Toiras[2], riche héritière, née[3] et élevée en Languedoc, auprès de sa mère[4], d'où elle n'étoit jamais sortie[5]. Bâville, intendant ou plutôt roi de cette province, fit ce mariage. Il étoit ami intime de la mère, et on a vu la raison de l'intimité qui s'est entretenue entre MM. de la Rochefoucauld et les Lamoignons, depuis l'adroite et hardie vérification des lettres d'érection de la Rochefoucauld[6]. Cette héritière[7] étoit la dernière de cette maison[8], et ne descendoit point du maréchal de Toiras,

le 17 janvier 1710, colonel du régiment de Vermandois en 1734, brigadier d'infanterie en 1743, mort en 1791.

1. C'est cet Alexandre de la Rochefoucauld dont il a été parlé, sous le nom de comte de Durtal, dans le tome XXIII, p. 19.

2. Élisabeth-Marie-Louise-Nicole de Bermond du Caylar de Saint-Bonnet, demoiselle de Toiras, née le 20 décembre 1691, fille posthume de Jacques-François de Bermond du Caylar, marquis de Toiras, épousa le 30 juillet 1715 le duc de la Rocheguyon et mourut le 30 septembre 1752. Il avait été question auparavant d'un mariage entre elle et le fils du duc de Noailles (lettre de Mme de Maintenon à Bâville, du 21 avril 1713, dans les *Mémoires de la Société d'histoire de Genève*, tome XIX, p. 127 et 129).

3. Il y a *né* au masculin, par inadvertance, dans le manuscrit.

4. Françoise-Louise de Bérard, dame de Bernis, mariée le 19 mars 1691 au marquis de Toiras, perdit son mari à la bataille de Leuze le 18 septembre suivant.

5. *Dangeau*, p. 447 et 460. Il appelle la jeune fille Mlle d'Aubijoux, et non pas, comme Saint-Simon, Mlle de Toiras, et il est en cela d'accord avec toutes les généalogies.

6. Tome XXI, p. 223 et suivantes.

7. Ces deux mots sont en interligne, au-dessus d'*elle*, biffé.

8. La maison du Caylar, en Languedoc, était issue, suivant les généalogies, de celle de Bermond, et possédait une descendance suivie depuis la fin du treizième siècle. Au quatorzième, une de ses branches avait acquis par mariage et substitution la terre de Toiras, à charge de prendre le nom et les armes de Saint-Bonnet. Cette branche s'éteignit à la fin du dix-septième siècle, après avoir produit le rameau des seigneurs de Restinclières, dont la dernière héritière était cette Mlle de Toiras qui se marie en 1715.

qui ne fut point marié[1]. Sa grand mère étoit Élisabeth d'Amboise, comtesse d'Aubijoux[2], qui, par le hasard de son frère[3], qui fut tué en duel[4] par Boisdavid[5], hérita d'une partie de ses biens.

1. Jean du Caylar de Saint-Bonnet, né le 1er mars 1585, attaché d'abord au prince de Condé, eut une compagnie aux gardes françaises en 1620, et fut nommé colonel du régiment de Champagne en 1624; ayant forcé le vicomte de Soubise dans l'île de Ré, il fut nommé en 1625 gouverneur de cette île, puis servit comme maréchal de camp au siège de la Rochelle; Louis XIII le nomma maréchal de France en 1630 et lui donna le gouvernement d'Auvergne et le collier du Saint-Esprit en 1633; il fut tué au siège de Fontanete le 14 juin 1636. Il était arrière-grand-oncle de la nouvelle duchesse.

2. Élisabeth d'Amboise, mariée à Louis de Bermond du Caylar de Saint-Bonnet, marquis de Toiras, le 22 février 1645, morte en 1694. — La seigneurie d'Aubijoux, en Auvergne, élection de Clermont, avait été érigée en marquisat en août 1565 en faveur de Louis d'Amboise; ses possesseurs portèrent plus volontiers le titre de comte.

3. François d'Amboise, comte d'Aubijoux, chambellan de Gaston, duc d'Orléans, lieutenant général au gouvernement de Languedoc et gouverneur de Montpellier (1645), maréchal de camp (1646), lieutenant général des armées (juillet 1650), mort le dernier de sa maison le 9 novembre 1656. Il avait été un des meneurs de la cabale des Importants, grand duelliste, débauché infatigable, amant de Ninon de Lanclos, et protecteur de Molière (*Mémoires de Daniel de Cosnac*, tome I, p. 133 et suivantes; *Mémoires de Nicolas Goulas*, tome II, p. 456-457; *Muse historique* de Loret, tome I, p. 463; *Historiettes de Tallemant des Réaux*, tome III, p. 435 et 463; Duc d'Aumale, *Histoire des princes de Condé*, tome V, p. 38; *Œuvres de Molière*, collection des Grands Écrivains, tome X, p. 113, 155 et 483).

4. Saint-Simon confond le comte d'Aubijoux, de la maison d'Amboise, mort en 1656, avec un autre Aubijoux, neveu du premier, qui fut tué en duel par le marquis de Boisdavid en 1678, à la suite d'une querelle (*Correspondance de Bussy-Rabutin*, tome IV, p. 226-227). Ce dernier s'appelait Simon-François de Bermond du Caylar et était fils aîné de Louis, marquis de Toiras (ci-dessus, note 2), et d'Élisabeth d'Amboise, comtesse d'Aubijoux, il était par conséquent oncle de la nouvelle duchesse de la Rocheguyon; il commandait le régiment de cavalerie de Monsieur et avait été nommé brigadier d'infanterie en 1676 (*Chronologie militaire* de Pinard, tome VIII, p. 25).

5. Antoine-Charles de Simons, chevalier puis marquis de Boisdavid, d'abord capitaine au régiment de Bellefonds (1635), puis colonel d'un

Cellamare, ambassadeur d'Espagne, arrive à Paris, puis à Marly, où il s'établit. Petitesse du Roi sur ...*

Le prince de Cellamare, ambassadeur d'Espagne, arriva à Paris[1]. Quatre jours après, il vint à Marly au lever du Roi, qui lui donna aussitôt après audience dans son cabinet; il alla de là chez M. le duc d'Orléans, à qui il présenta une lettre du roi d'Espagne fort obligeante, en réponse de celle qu'on a vu que ce prince lui avoit écrite[2]. Fort peu après, cet ambassadeur revint faire sa cour à Marly[3]. Le Roi lui promit le premier logement qui y vaqueroit. Ici et en Espagne, l'ambassadeur est de droit de tous les voyages, comme ambassadeur de la maison. Mme de Saint-Simon, qui avoit besoin des eaux de Forges[4], demanda la permission d'y aller peu de temps après. Nous étions logés au premier pavillon en bas[5] du côté de la chapelle[6]. Le jour qu'elle alloit à Paris, nous fûmes surpris de voir arriver Blouin, comme nous allions nous mettre à table, suivi de quelques garçons du garde-meuble[7]. Il me dit que le Roi l'avoit chargé de me prier de

régiment d'infanterie en Savoie (1644), fut colonel du régiment de Champagne en 1675, et eut le grade de brigadier en 1676; après son duel avec Aubijoux, il passa d'abord en Angleterre, puis chez le duc de Zell, qui lui donna un régiment d'infanterie (*Gazette* de 1684, p. 698), puis un de cavalerie (reg. O[1] 42, fol 183 v°, aux Archives nationales); il accompagna son maître en Hongrie en 1687 (*Mémoires de Villars*, tome I, p. 364), défendit Ratzebourg contre les Danois en 1693 (*Gazette*, p. 477), devint général, grand écuyer du duc et gouverneur de la ville de Zell, et mourut en 1708 (*Gazette d'Amsterdam*, 1712, Extraordinaire XCIV).

1. Le 18 juin selon Dangeau (p. 438), le 19 d'après la *Gazette* (p. 312).

2. *Dangeau*, p. 441, 22 juin; *Gazette*, p. 312; ci-dessus, p. 170. On trouvera le texte de la lettre de Philippe V, qui est datée du 15 mai, ci-après, p. 514.

3. Dangeau mentionne sa présence les 26 juin et 6 juillet (p. 443 et 448).

4. Forges-les-Eaux, dans la haute Normandie : tome XV, p. 235.

5. C'est-à-dire dans le bas du premier pavillon.

6. En 1711 (tome XXI, p. 266), il avait dit que son logement était dans le premier pavillon du côté du village de Marly.

7. Il a été parlé de ces garçons ci-dessus, p. 198, note 3.

* Cette manchette est ainsi incomplète dans le manuscrit.

céder ce bas de pavillon au prince de Cellamare, et d'aller dans un logement vis-à-vis de la chapelle, en haut, sans expliquer comment il étoit vuide. Il m'assura que le Roi[1] vouloit que je fusse bien et que j'y serois très commodément. Il[2] ajouta que le Roi desiroit que je déménageasse aussitôt pour m'y établir, et qu'il en avoit tant d'impatience, qu'il lui avoit ordonné d'amener des garçons du garde-meuble pour aider à mes gens à tout transporter promptement. Nous dînâmes; Mme de Saint-Simon partit, et je déménageai aussitôt. Mes gens[3] me dirent que quantité de garçons du garde-meuble étoient venus, et Blouin encore une fois, et que tout avoit été fait en un moment. Je ne savois à quoi attribuer une telle précipitation ; je la[4] sus enfin en m'allant coucher. Mes gens me contèrent que j'étois dans le logement de Courtenvaux, qui, par sa charge de capitaine des cent-suisses, en avoit un fixe auprès de ceux des autres charges de la chambre, garde-robe et chapelle ; que, sur les dix heures, une chaise de poste étoit arrivée. C'étoit Courtenvaux, qui, surpris de voir de la lumière dans sa chambre à travers les vitres, avoit envoyé savoir ce que c'étoit. Son laquais monta tout botté, qui le fut encore plus de trouver là mes gens établis, et qui l'alla dire à son maître. Il renvoya dire que c'étoit son logement et qu'il falloit bien qu'il y couchât. Mes gens contèrent à son valet la façon dont j'avois déménagé, et répondirent qu'ils ne sortiroient point de là, et que son maître n'avoit qu'à aller trouver Blouin, et voir avec lui ce qu'il deviendroit. Courtenvaux n'eut pas d'autre parti à prendre[5]. Blouin lui dit, de la part du Roi, qu'il y avoit

1. Les mots *que le Roi* ont été ajoutés en interligne.
2. Avant *il*, il y a un *et* biffé.
3. Saint-Simon a corrigé *gens* en *Gens*, et, plus loin, *garçons* surcharge *gens*.
4. Il y a bien *la*, et non *le*, dans le manuscrit.
5. La première lettre de ce verbe corrige un *P*.

dix-huit[1] jours qu'il étoit absent sans congé ; que cela lui arrivoit tous les voyages ; que le Roi étoit las de cette liberté, et qu'il avoit exprès rempli son logement avec hâte pour qu'il n'y pût pas rentrer, lui apprendre à vivre, et lui donner le dégoût d'être exclus de Marly pour le reste du voyage[2]. Voilà de ces petitesses dont la couronne n'affranchit point l'humanité.

Boulainvilliers; quel il étoit; son caractère, ses prédictions

Le[3] duc de Noailles étoit fort en liaison avec Boulainvilliers[4], et m'avoit fait faire connoissance avec lui. C'étoit un homme de qualité qui se prétendoit de la maison de Croÿ[5], qui n'étoit pas fort accommodé, qui avoit peu

1. Il semble qu'il y avait primitivement *8* et que Saint-Simon a ajouté un *1* devant, pour faire *18* ; cependant il faut remarquer que Dangeau (voir le texte dans la note suivante) dit seulement huit jours ; d'autre part, ceci se passant le 6 juin et la cour étant à Marly depuis le 12 mai, la version de Saint-Simon n'est pas inacceptable.

2. Dangeau raconte la chose plus simplement (p. 447-448) : « Mme de Saint-Simon, qui étoit ici logée au premier pavillon du côté des hommes, en est partie pour aller prendre les eaux de Forges. Le Roi, qui avoit envie de donner un bon logement au prince de Cellamare, a pris celui-là, et, ne voulant pas que M. de Saint-Simon, qui demeure ici, fût sans logement, il lui a donné celui qu'avoit M. de Courtenvaux, qui est absent depuis huit jours et qui étoit parti sans congé. »

3. Ici l'écriture change dans le manuscrit.

4. Henri de Boulainvilliers (il signait BOULAINVILLER, et il était très jaloux de son nom, disent les *Mémoires de Mathieu Marais*, tome III, p. 384) était né à Saint-Saire en Normandie le 11 octobre 1658 ; après avoir fait ses études au collège de Juilly, il entra dans l'état militaire, mais le quitta peu après, lors de la mort de son père, pour s'occuper du rétablissement de son patrimoine, très compromis par le défunt ; il mourut à soixante-trois ans le 23 janvier 1722. Il est connu comme écrivain économiste, et surtout pour ses études sur la féodalité et pour ses théories sur le rôle de la noblesse et de la royauté dans la constitution de la monarchie française telle qu'elle existait de son temps. Il ne publia aucun de ses ouvrages de son vivant ; mais la plupart parurent après sa mort. Saint-Simon parlera encore de lui dans la suite des *Mémoires*, tome XVIII de 1873, p. 438.

5. Parce qu'il avait les mêmes armes qu'elle : d'argent à trois fasces de gueules. Une généalogie manuscrite des Boulainvilliers est aux Archives nationales, carton M 353, n° 21, et l'économiste avait fait une

vraies et fausses.

servi, et qui avoit de l'esprit et beaucoup de lettres. Il possédoit extrêmement les histoires, celle [de] France surtout, à laquelle il s'étoit fort appliqué, particulièrement à[1] l'ancien génie et à l'ancien gouvernement françois, et aux[2] divers degrés de sa déclinaison[3] à la forme présente. Il avoit aussi creusé les généalogies du royaume, et personne ne lui disputoit sa capacité, et fort peu de gens sa supériorité en ces deux genres, qu'une mémoire parfaite, exacte et nette soutenoit beaucoup. C'étoit[4] un homme simple, doux, humble même par nature, quoique il se sentît fort[5], très éloigné de se targuer de rien, qui expliquoit volontiers ce qu'il savoit sans chercher à rien montrer, et dont la modestie étoit[6] rare en tout genre. Mais il étoit curieux au dernier point, et avoit aussi l'esprit tellement libre, que rien n'étoit capable de retenir sa curiosité. Il s'étoit donc adonné à l'astrologie, et il avoit la réputation d'y avoir très bien réussi. Il étoit fort retenu sur cet article ; il n'y avoit que ses amis particuliers qui pussent lui en parler et à qui il voulût bien répon-

histoire de sa famille, qui n'a pas été publiée. Un de ses ancêtres, Antoine, avait épousé, au seizième siècle, Claude, fille de Guillaume de Saint-Simon, seigneur de Rasse, dont notre auteur descendait en ligne directe par les mâles. Voyez ci-après aux Additions et Corrections.

1. Les mots *particulierem^t à* sont en interligne au-dessus de *surtout*, biffé.

2. Cet *aux* est en interligne au-dessus de *les*, biffé.

3. Il y a dans le manuscrit *diclaison* corrigeant *diclain[aison]*.

4. Comparez au portrait qui va suivre celui que notre auteur avait inséré dans ses *Légères notions... sur les chevaliers du Saint-Esprit*, article du marquis de Gamaches, et qu'on trouvera ci-après, appendice X, et ce que Saint-Simon en dira encore dans la suite des *Mémoires*, tome XVIII de 1873, p. 438, et les lignes que lui consacre le duc de Luynes dans ses *Mémoires*, tome XIII, p. 202.

5. Ce dernier membre de phrase a été ajouté en interligne. — Il était entêté de sa noblesse et méprisait celle des autres, dit Mathieu Marais (*Mémoires*, tome III, p. 472).

6. Il avait d'abord écrit *modesti estoit* ; il a intercalé entre les deux mots l'*e* qui manquait.

dre. Le duc de Noailles étoit avide de cette sorte de curiosité, et y donnoit tant qu'il pouvoit trouver des gens qui[1] passassent pour avoir de quoi la satisfaire. Boulainvilliers, dont la famille et les affaires étoient fort dérangées, se tenoit fort souvent en sa terre de Saint-Saire, vers la mer, au pays de Caux[2], qui n'est pas fort éloigné de Forges. Il y vint voir des gens de sa connoissance, et, je crois, écumer les nouvelles, dont ses calculs le rendoient curieux. Il y fut voir Mme de Saint-Simon, et la tourna tant pour apprendre des nouvelles du Roi, qu'elle n'eut pas peine à comprendre qu'il croyoit en avoir trouvé de plus sûres que celles qui s'en disoient. Elle lui fit connoître sa pensée; il se défendit quelque temps, et à la fin il se rendit. Elle lui demanda donc ce qu'il croyoit de la santé du Roi, qui diminuoit à vue d'œil, mais dont la fin ne paroissoit pas encore prochaine, et qui n'avoit rien changé dans le cours de ses journées, ni dans quoi que ce fût de sa manière accoutumée de vivre. On étoit lors au 15 ou 16 août. Boulainvilliers ne lui dissimula point qu'il ne croyoit pas que le Roi en eût encore pour longtemps, et, après s'être encore laissé presser, il lui dit qu'il croyoit qu'il mourroit le jour de Saint-Louis, mais qu'il n'avoit pas encore pu vérifier ses calculs avec assez d'exactitude pour en répondre ; que néanmoins il étoit assuré que le Roi seroit à l'extrémité ce jour-là, et que, s'il le passoit, il mourroit certainement le 3 septembre suivant. Deux jours après, voyant le Roi s'affoiblir, je mandai à Mme de Saint-Simon de revenir. Elle partit aussitôt, et en arrivant me raconta ce que je viens de rapporter. Il avoit prédit, longtemps avant la mort du roi d'Espagne, que Monseigneur ni aucun de ses trois fils ne régneroient en France.

1. *Qui* corrige l'abréviation de *que*.

2. Non pas dans le pays de Caux, mais dans le pays de Bray, dans le canton actuel de Neufchâtel, entre cette ville et Forges-les-Eaux, par conséquent assez loin de la mer. — Saint-Simon écrit *S. Cère*.

Il prévit de[1] plusieurs années la mort de son fils unique[2] et la sienne à lui[3], que l'événement vérifia ; mais il se trompa lourdement sur beaucoup d'autres, tels que le Roi d'aujourd'hui, qu'il crut devoir mourir bientôt, et, à diverses reprises[4], le cardinal et la maréchale de Noailles, M. le duc de Gramont[5] et M. le Blanc[6] qui devoient être tués dans une sédition à Paris, M. le duc d'Orléans mourir après deux ans de prison et sans en être sorti[7]. Je n'en citerai pas davantage de faux et de vrais ; c'en est assez pour montrer la fausseté, la vanité, le néant de cette prétendue science qui séduit tant de gens d'esprit,

1. Ce *de* surcharge une *l*.

2. Henri-Étienne de Boulainvilliers, capitaine de cavalerie dans le régiment Royal, tué à la bataille de Malplaquet le 11 septembre 1709. Il n'était pas le seul fils de son père, qui en avait eu un autre, Ovide-Henri, destiné à l'Église, mort aussi en 1709 à dix-sept ans.

3. Ceci sera redit au moment de sa mort : suite des *Mémoires*, tome XVIII de 1873, p. 438.

4. *Reprises* surcharge un autre mot, peut-être *mo[rts]*.

5. Antoine-Charles IV : tome III, p. 20.

6. Louis-Claude le Blanc, secrétaire d'État : tome XII, p. 57.

7. Il est intéressant de rapprocher de ce passage ce que le duc de Luynes dit dans ses *Mémoires* (tome XIII, p. 202-203) de la science astrologique de M. de Boulainvilliers : « C'étoit un homme extraordinaire. Il s'étoit occupé toute sa vie à l'astrologie judiciaire, folie contraire à la religion, toujours dangereuse, et beaucoup plus encore lorsque l'on réussit quelquefois... Enfin c'étoit la folie de M. de Boulainvilliers. Un jour qu'il étoit à se promener le soir avec M. l'abbé de Choiseul, aujourd'hui évêque de Mende, il s'arrêta tout d'un coup, paroissant regarder le ciel avec beaucoup d'attention. M. l'abbé de Choiseul en fut étonné et lui en demanda la raison. « Ce que je vois, lui « dit M. de Boulainvilliers, m'afflige ; je crains beaucoup pour Mgr le « duc de Bretagne. » Ce prince n'étoit point malade ; c'étoit en 1705 ; il mourut peu de temps après. Il ne faut qu'un événement aussi considérable pour achever le dérangement d'un cerveau ébranlé sur la certitude de ces calculs astrologiques. N'a-t-on pas prétendu qu'il avoit prédit plusieurs événements, entre autres la mort de sa femme et la sienne même, sur laquelle à la vérité il se trompa de huit jours. Pour le fait que je rapporte, c'est M. l'évêque de Mende qui l'a conté à Mme de Luynes. »

et dont Boulainvilliers lui-même, tout épris qu'il en fût, avoit la bonne foi d'avouer qu'elle n'étoit fondée sur aucun principe.

Voysin obtient 600 000 [#] de gratification sur le non-complet des troupes.

M. du Maine ne fut pas le seul à tirer tout le possible des derniers temps de la vie du Roi. Voysin l'avoit assez bien servi pour en être encore payé, outre les charges dans lesquelles il régnoit, mais qui étoient nécessaires au règne et à l'apothéose du duc du Maine et des siens. Voysin vouloit du bien, n'ayant plus de places ni d'honneurs à prétendre. Il obtint deux cent mille écus sur le revenant-bon du non-complet des troupes, qui excitèrent contre lui un cri universel, qui fut la moindre de ses inquiétudes[1].

Le Roi veut aller faire enregistrer la Constitution en lit de justice sans modification. Curieux entretien là-dessus par ses suites entre

Le P. Tellier, qui n'avoit pu venir à bout de son concile national[2], où lui et Bissy se faisoient fort de faire recevoir la Constitution, voyoit avec désespoir le risque qu'elle couroit si le Roi mouroit avant qu'elle fût reçue. Il y fit donc un dernier effort. Le Roi manda plusieurs fois là-dessus[3] le premier président et le parquet à Marly[4]. Daguesseau[5], procureur général, étoit celui qui tenoit le plus ferme. Mesmes, premier président, nageoit entre la cour

1. Il avait déjà annoncé ce présent ci-dessus, p. 193; mais il avait dit alors qu'il montait à cinq cent mille livres.

2. Tome XXV, p. 133-134. La *Gazette d'Amsterdam* du 6 août (n° LXIII) parle encore de ce concile et dit qu'il se tiendra à Orléans ou à Saint-Germain.

3. Les mots *plusieurs fois là dessus* ont été ajoutés en interligne.

4. Dangeau annonce le 28 juillet (p. 458) : « Le premier président et le procureur général vinrent ici (à Marly) ; le Roi leur donna audience dans son cabinet. On ne dit point sur quelle affaire ils sont venus parler. » C'est à propos de ce passage que Saint-Simon fit l'Addition indiquée ci-contre. Le 8 août, le *Journal* (tome XVI, p. 9) revient sur cette affaire : « Le Roi, après son dîner, donna audience dans son cabinet à M. le premier président et au procureur général. M. le Chancelier les mena dans le cabinet du Roi et y demeura avec eux. Il s'agit d'une déclaration du Roi sur les affaires de la Constitution, et le Parlement fait quelques représentations sur cette déclaration. »

5. Henri-François Daguesseau, le futur chancelier.

M. le duc d'Orléans et moi, mais sans effet, parce que le Roi ne put aller au Parlement. [*Add. StS. 1228*]

et sa Compagnie. Fleury[1], premier avocat général, mettoit tout son esprit et toute sa finesse, et personne n'avoit plus de l'un et de l'autre, à gagner du temps sans trop s'opposer de front. Chauvelin[2], autre avocat général plein d'esprit, de savoir, de lumières, n'avoit de dieu ni de loi que sa fortune. Il étoit vendu aux jésuites, et à tout ce qui la lui pouvoit procurer et avancer. Tellier, sûr de lui, l'avoit mis dans la confiance secrète du Roi, qui le mandoit souvent depuis près d'un an, le faisoit entrer par les derrières, et travailloit secrètement tête à tête avec lui[3]. Blancmesnil[4], fils de[5] Lamoignon[6], valet à tout faire, et comme tous les siens esclave des jésuites, n'étoit pas pour payer d'autre chose que de courbettes. On se doutoit de quelque résolution violente sur quelques mots échappés au Roi, exprès sans doute pour intimider[7]. La femme du procureur général, sœur d'Ormesson[8], exhorta son mari

1. Guillaume-François Joly de Fleury : tome VIII, p. 378.

2. Louis IV Chauvelin, dont il a été question déjà ci-dessus, p. 234, et que nous allons voir mourir ci-après, p. 254. Saint-Simon a écrit ici *Chavelin*, par mégarde.

3. Déjà dit au tome XXIV, p. 124.

4. Guillaume de Lamoignon de Blancmesnil : tome XIV, p. 384.

5. Après *de*, Saint-Simon a biffé une *l*.

6. Chrétien-François, président à mortier : tome V, p. 84.

7. Dangeau ne parle pas de cela, naturellement; mais la *Gazette d'Amsterdam*, n° LXIV, est plus explicite : « Dimanche dernier, le Roi manda M. le premier président et le procureur général pour leur dire qu'il étoit déterminé à convoquer de son autorité un concile national, mais qu'auparavant il vouloit donner une déclaration, qui fût enregistrée au Parlement, pour ordonner aux évêques refusants de se joindre au plus grand nombre, à faute de quoi ils seront poursuivis par les voies canoniques. Ces Messieurs prièrent S. M. de leur donner le temps d'y faire leurs réflexions. Il a couru ici un écrit sur cette matière qui contient dix-sept difficultés sur la convocation et tenue d'un concile national en France dans les circonstances présentes. » Le texte de cet écrit est reproduit dans l'Extraordinaire LXIV.

8. Mme Daguesseau était Anne-Françoise le Fèvre d'Ormesson, née le 15 mars 1678, mariée le 4 octobre 1694 (*Mercure* du mois, p. 272-276); elle mourut le 1er décembre 1735. Elle était sœur de

à être d'autant plus ferme qu'il se trouvoit mal accompagné, et, comme il alloit partir pour Marly, elle le conjura, en l'embrassant, d'oublier qu'il eût femme et enfants, de compter sa charge et sa fortune pour rien, et pour tout son honneur et sa conscience. De si vertueuses paroles eurent leur effet. Il soutint le choc presque seul. Il parla toujours[1] avec tant de respect, de lumière et de force, que les autres n'osèrent l'abandonner, de manière que le Roi, outré d'une telle résistance, s'en prit tellement à lui, qu'il fut au moment de perdre sa charge. Fleury, qui l'avoit le mieux secondé, eut toute la peur pour la sienne[2] ; mais cette violence, qui n'eût fait qu'aigrir les esprits, ne faisoit pas l'affaire du P. Tellier. Quoique très sensible au charme de la vengeance, il ne voulut pas se détourner, et fit tant auprès du Roi, qu'il força toutes ses presque invincibles répugnances, et jusqu'à sa santé, de manière que le Roi déclara qu'au retour de Marly il iroit à Paris tenir un lit de justice, et voir enfin lui-même s'il auroit le crédit de faire enregistrer la Constitution sans modification[3]. Il le manda au Parlement, où la terreur se répandit, mais non si générale, que la chose ne pût être bien balancée, mais surtout à la cour et dans le grand monde, où on ne s'entretenoit plus d'autre chose[4]. M. le duc d'Orléans, qui n'ignoroit pas ce que je

Henri-François-de-Paule le Fèvre d'Ormesson, né le 1er mars 1684, d'abord substitut du procureur général (1701), conseiller au Parlement (1704), maître des requêtes (1707) ; il fut un des membres du nouveau conseil des finances en septembre 1715, eut en 1722 une charge d'intendant des finances, devint conseiller d'État en 1730, et mourut le 19 mars 1756. Le duc de Luynes fit alors son éloge (*Mémoires*, tome XIV, p. 471).

1. *Toujours* est en interligne.

2. La *Gazette d'Amsterdam*, n° LXIX, annonça qu'il avait eu des accès de fièvre ; mais cela venait de ce que sa chaise avait été accrochée par un carrosse en revenant de Versailles.

3. Ces deux mots ont été ajoutés sur la marge. Voyez ci-après aux Additions et Corrections.

4. On peut suppléer sur ce sujet au silence de Dangeau par les nou-

pensois sur la Constitution, et qui m'avoit souvent dit ce qu'il en pensoit lui-même[1], me demanda ce que je ferois en cette occasion. Je lui répondis que le devoir et le serment des pairs est précis sur l'obligation d'assister le roi dans ses hautes et importantes affaires[2] ; qu'on étoit parvenu à rendre telle une friponnerie d'école[3] ; que les pairs seroient invités à ce lit de justice, comme ils le sont toujours de la part du roi par le grand maître des cérémonies ; que je ne balancerois donc pas à m'y trouver ; qu'auparavant je ne laisserois en état d'être trouvé[4] que ce que je voudrois bien qu'il le fût ; que je tiendrois quelque argent prêt et ma chaise de poste ; qu'après cela j'irois au lit de justice, et qu'ayant ma conscience, mon honneur,

velles qu'insère à diverses reprises la *Gazette d'Amsterdam*. Dans le nº LXVI, correspondance du 9 août, on lit : « On ne sait encore rien de certain touchant la convocation d'un concile national. MM. les gens du Roi ont été deux fois à la cour, et ils y doivent encore retourner, au sujet de la déclaration que S. M. veut donner contre les évêques et autres ecclésiastiques qui refusent d'accepter la Constitution. On dit que, tout au moins, leurs biens seront mis en séquestre. On a arrêté plusieurs personnes touchant cette affaire, qui continue à faire beaucoup de bruit. » Nº LXVII, correspondance de Paris du 13 août : « On assure que M. le Chancelier a appuyé fortement auprès du Roi la remontrance de M. le premier président en faveur du cardinal de Noailles, pour éviter la saisie de son temporel. » Enfin la correspondance du 16 (nº LXVIII) dit : « Il n'y a encore rien de nouveau touchant la déclaration dont on a parlé contre les évêques refusants. Hier au soir, M. le premier président, M. le procureur général et M. Joly de Fleury, avocat général, s'assemblèrent chez M. le Chancelier, qui étoit en cette ville. On ne sait point ce qui s'y est passé. On dit que le Roi veut venir au Parlement pour faire enregistrer lui-même la déclaration. »

1. Saint-Simon avait d'abord écrit : *qu'il pensoit co^e^ moy* ; il a ajouté *ce* et *en* en interligne, biffé *co^e^ moy* et écrit *luy mesme* au-dessus.

2. C'était la formule même du serment : tome XXV, p. 259 et 312, note 2.

3. C'est-à-dire qu'on était parvenu à faire de la Constitution, qu'il qualifie de « friponnerie d'école », une haute et importante affaire.

4. Chez lui, à son domicile, en cas de perquisition dans ses papiers.

les lois du royaume, justice et vérité à garder et à en répondre, je me garderois bien d'opiner du bonnet, mais que je parlerois de toute ma force contre la Constitution, son enregistrement, sa réception, avec tout le respect pour le Roi et pour son autorité et toutes les mesures que j'y pourrois mettre, bien persuadé en même temps que je ne retournerois pas de la séance chez moi, et que je m'en tiendrois quitte à bon marché pour l'exil, si je n'allois à la Bastille. A cette prompte réponse, M. le duc d'Orléans, qui me connoissoit trop bien pour douter de la vérité et de la fermeté[1] de ma résolution, me regarda un moment, puis m'embrassa, et me dit qu'il étoit ravi de me savoir ce[2] parti pris; que non-seulement il l'approuvoit, mais qu'il en useroit tout de même, avec cette différence, dont tout le poids ne l'ébranleroit pas, qu'il parleroit d'une place qui n'avoit rien entre le Roi et lui, qui ne perdroit pas un mot de son discours, le regarderoit depuis les pieds jusqu'à la tête, et frémiroit tellement de colère de se voir ainsi résister en face par lui, qu'il ne savoit tout ce qu'il lui en pourroit arriver. Nous nous en reparlâmes plusieurs fois, nous affermissant réciproquement l'[un[3]] l'autre jusqu'à ce que, de retour à Versailles, et le Roi sur le point d'aller au Parlement, sa santé ne le[4] lui permit pas, et le lit de justice tomba, et l'enregistrement qu'il avoit si à cœur. Je ne me serois pas étendu sur une résolution qui ne put avoir lieu, si je n'avois cru également important et curieux de montrer M. le duc d'Orléans tel qu'il se montra lui-même à moi, pour le voir après tel qu'il fut sur cette même matière, toute la même et sans changement, sinon plus développée, plus évidente, et, s'il étoit possible, encore plus odieuse à tous égards.

1. Les mots *et de la fermeté* ont été ajoutés en interligne.
2. Cet adjectif démonstratif surcharge un autre mot illisible, peut-être *av*[*ec*].
3. Cet *un* a été oublié en passant d'une ligne à une autre.
4. *Le* ajouté en interligne.

Mort et caractère de Chauvelin, avocat général; sa dépouille.

Chauvelin, avocat général[1], mourut incontinent après de la petite vérole[2], ainsi que son ami Rothelin[3] et un troisième, qui avoient soupé ensemble la veille que ce mal leur prit, qui les tua le troisième jour[4]. Ce magistrat, qui visoit à la plus haute fortune, décoré, chose sans exemple au parquet, d'une charge de l'ordre du Saint-Esprit, initié dans la plus grande confiance du Roi d'affaires secrètes, et qui, pour ne s'en pas éloigner et se ménager, avoit refusé la commission de Rome qui fut donnée à Amelot[5], avoit une figure agréable, beaucoup d'esprit, d'adresse, d'intrigue, de capacité et de ressources, une éloquence aisée, une grande facilité à concevoir, à travailler, à s'énoncer, à parler sur-le-champ; trop ambitieux pour s'arrêter aux moyens de la satisfaire, trop touché des plaisirs pour y trouver une barrière dans sa santé et son travail. Il étoit encore dans la première jeunesse, et se tua ainsi avant le temps[6]. Il ne laissa qu'une fille, mariée depuis au président Talon[7], et un fils devenu

1. Louis IV : ci-dessus, p. 234 et 250.

2. Il mourut le 2 août, dans sa trente-troisième année (*Dangeau*, tome XVI, p. 1-2; *Gazette*, p. 384). Sa femme Madeleine de Grouchy (tome XXIV, p. 124) mourut le 4 octobre suivant et tous deux furent enterrés dans l'église du couvent des Carmes de la place Maubert (Raunié, *Épitaphier du vieux Paris*, tome II, p. 209; Piganiol de la Force, *Description de Paris*, tome IV, p. 541). Rigaud avait fait son portrait en 1710, pour cinq cents livres.

3. Philippe d'Orléans, marquis de Rothelin, né le 25 septembre 1678, colonel du régiment d'Artois en 1697, mourut en effet le 25 août 1715.

4. Nous ne savons qui est ce « troisième » que Saint-Simon n'a pas nommé. En tout cas, il faut remarquer qu'il dramatise cette triple mort; car M. de Rothelin ne mourut pas le même jour que Chauvelin, mais vingt-trois jours plus tard, comme on vient de le voir dans la note précédente.

5. Lorsqu'il a été parlé de la mission d'Amelot (tome XXIV, p. 133-134), le refus de Chauvelin n'avait pas été signalé.

6. Mathieu Marais (*Mémoires*, tome II, p. 7) assigne à sa mort une cause autre que la petite vérole.

7. Madeleine-Françoise Chauvelin, mariée le 6 avril 1724 à Louis-

président à mortier[1]. Son père[2] eut la permission de vendre la charge de l'Ordre[3], et obtint[4] la charge d'avocat général pour son second fils Crisenoy[5], qu'on vient de voir rapporteur de l'affaire des jésuites[6], qui ne le lui avoient pas pardonné. C'est le même qui a eu les sceaux sous le cardinal de Fleury, et dont l'élévation et la chute ont été proportionnées. Le père, conseiller d'État, étoit un fort bon homme : je ne sais où ses deux fils avoient pris tant d'ambition.

Sédition des troupes sur le pain.

Voysin, dont la dureté et l'incapacité étoient égales, et qui pouvoit avoir ses raisons personnelles de favoriser les munitionnaires, força les troupes, malgré toutes sortes de représentations, de prendre le pain de munition, et à plus haut prix qu'aux marchés. Peu à peu il se fit une traînée d'intelligence de sédition dans les garnisons, depuis Strasbourg jusqu'aux places maritimes de Flandres, qui éclata tout à coup, et où quelques officiers furent tués en voulant imposer à leurs soldats[7]. Heureusement du Bourg, qui commandoit à Strasbourg et en Alsace, et qui fut bien secondé par les officiers de tous rangs, l'étouffa

Denis Talon, né le 2 février 1701, conseiller au Parlement en 1721, avocat général en 1724, président à mortier en 1732, mort le 1er mars 1744.

1. Ce qui précède, depuis *et un fils*, a été ajouté en interligne. — Ce fils est Louis V Chauvelin, seigneur de Crisenoy, né le 23 janvier 1706, avocat du Roi au Châtelet en 1725, conseiller au Parlement en 1728, avocat général en 1729, président à mortier en 1736, qui vivait encore au moment où écrit notre auteur et qui ne mourut que le 29 avril 1754.

2. Louis III : ci-dessus, p. 234.

3. *Dangeau*, tome XVI, p. 10-11.

4. Le mot *obtint* est en interligne.

5. Écrit encore ici *Grisenoire*.

6. Ci-dessus, p. 234.

7. Dangeau en parle sommairement : tome XVI, p. 4, 9 et 10, et il n'est pas question de ces séditions dans la *Correspondance des contrôleurs généraux* ; mais on peut trouver quelques documents dans la correspondance de Voysin, vol. Guerre 2497 et 2498.

dans sa naissance, en faisant distribuer de l'argent aux troupes, mais en les obligeant aussi à prendre le pain, pour n'en avoir pas le démenti. Cet exemple porta coup[1] sur toute la traînée; tout fut apaisé, mais avec de l'argent partout, et peu à peu on ne les força plus à prendre le pain.

Belle fin et mort du maréchal Rosen. [*Add. St S. 1229*]

Le maréchal Rosen[2] mourut à quatre-vingt-huit ans[3], sain de corps et d'esprit jusqu'à cet âge. On l'a fait connoître lors de sa promotion au bâton[4]. Il ne commanda jamais d'armée, et il n'en étoit pas capable, mais souvent des ailes, de gros détachements, et la cavalerie, dont il fut longtemps mestre-de-camp général[5], et tout cela avec capacité. Il étoit ordinairement chargé d'assembler l'armée à l'ouverture des campagnes. Fâcheux souvent à cheval, emporté pour rien, et pour cela évité des officiers principaux; à pied et à table, qu'il tenoit grande et délicate, le meilleur homme du monde, doux, poli, prévenant, généreux, serviable, et fort libre de sa bourse à qui en avoit besoin; toujours singulièrement bien monté[6]. C'étoit un grand homme fort maigre, qui avoit extrêmement l'air d'un homme de guerre[7], et qui parloit un jargon partie françois et allemand. Il avoit de l'esprit et de la finesse: il avoit connu le foible du Roi et de ses ministres pour les étrangers; il reprochoit à son fils[8] de parler trop bien françois, qui d'ailleurs étoit un pauvre homme, mais brave, et qui est mort[9] lieutenant général. Il l'avoit marié

1. Locution déjà relevée dans le tome XX, p. 51.
2. Conrad, marquis de Rosen : tome II, p. 142.
3. Il mourut le 3 août 1715, dans son château de Bollwiller, en Alsace, dans sa quatre-vingt huitième année (*Journal de Dangeau*. tome XVI, p. 5 ; *Gazette*, p. 384 ; *Mercure* du mois, p. 315-327).
4. En 1703 : tome XI, p. 30-34. — 5. De 1690 à 1703.
6. Dans le tome XI, il n'avait pas donné ce détail.
7. « Un grand homme sec, qui sentoit son reître et qui auroit fait peur au coin d'un bois », avait-il dit en 1703.
8. Reinhold-Charles de Rosen : tome XI, p. 33.
9. Le 13 juin 1744, un an à peine avant l'époque où écrit Saint-Simon.

à une Grammont de Franche-Comté [1], qui se trouva une très habile femme pour le dedans et pour le dehors, qui s'attacha fort à lui, et qu'il aima beaucoup ; avec cela sage et vertueuse. Après la paix de Ryswyk, il se retira dans une terre qu'il avoit en haute Alsace [2], dont il avoit fort bien accommodé le château et les jardins. Sa belle-fille tenoit la maison et y avoit toujours bonne compagnie. Le maréchal n'en sortit plus qu'une fois l'année, pour venir voir le Roi, qui le recevoit toujours avec distinction, et passer huit ou dix jours au plus à Paris ou à la cour. Il se bâtit ensuite une petite maison au bout de ses jardins, où il se retira vers quatre-vingts ans, pour ne plus songer qu'à son salut. Il voyoit quelquefois la compagnie au château, et se retiroit promptement chez lui, passant sa journée en exercices de piété, en bonnes œuvres, et à prendre l'air à pied ou à cheval [3]. On ne peut faire une fin plus digne, plus sage ni plus chrétienne ; c'étoit aussi un fort honnête homme.

Duc d'Ormond se sauve

En ce même temps la persécution étoit extrême en Angleterre contre les principaux tories, surtout contre les

1. Marie-Béatrice-Octavie de Grammont, mariée le 13 juillet 1698, morte le 8 octobre 1756. Elle était fille de Jean-Gabriel des Granges, comte de Grammont-Fallon, lieutenant général dans les troupes d'Espagne, tué en 1674 lors de la conquête de la Franche-Comté par Louis XIV. Cette ancienne maison des Granges, seigneurs de Grammont ou Grandmont en Franche-Comté, faisait remonter sa filiation jusqu'à la fin du treizième siècle.

2. La terre de Bollwiller, avec titre de comté, dans l'arrondissement moderne de Colmar, non loin de Guebwiller.

3. Sur cette retraite, on peut voir le *Mercure* d'août 1715, p. 316, et le *Dictionnaire de la noblesse* de la Chenaye des Bois, tome XVII, colonne 700. Les instructions qu'il donna à son petit fils (Conrad de Rosen, mort à seize ans en 1714), lorsque celui-ci allait à Paris pour y parfaire son éducation, sont une preuve des sentiments chrétiens et français qui animaient le vieux maréchal ; cette pièce fut imprimée dans le *Mercure* d'avril 1717, p. 119-129, et les éditeurs du *Journal de Dangeau* l'ont reproduite dans l'Appendice de leur tome XVI, p. 515-519.

d'Angleterre en France.

ministres de la reine Anne et tous ceux qui avoient eu part à sa paix. On en a déjà parlé ailleurs[1]. Le comte d'Oxford[2], qui avoit été grand trésorier et dont la cour vouloit avoir la tête, se défendit si puissamment lui-même à la barre du Parlement, et en même temps si noblement, que, contre toute espérance, il se tira d'affaires[3]. Le duc d'Ormond[4], non moins menacé, se trouva investi dans sa maison de Richmond[5] près de Londres. Il se sauva, passa en France, et arriva en ce temps-ci à Paris[6].

Princesse des Ursins prend congé du Roi à Marly, où je la vois pour la dernière fois. [*Add. S^t^S. 1230*]

L'état du Roi, dont la santé baissoit à vue d'œil, fit peur à la princesse des Ursins de se[7] trouver peut-être tout à coup sous la main de M. le duc d'Orléans. Elle songea donc tout de bon à s'y dérober, sans savoir néanmoins encore où elle fixeroit sa demeure, et fit demander au Roi la permission de venir prendre congé de lui à Marly. Elle y vint de Paris le mardi 6 août[8], mesurée pour arriver à l'heure de la sortie du dîner du Roi, c'est-à-dire sur les deux heures. Elle fut aussitôt admise dans le cabinet du Roi, avec qui elle demeura plus d'une bonne demi-heure tête à tête. Elle passa tout de suite dans celui de Mme de Maintenon, avec qui elle fut une heure, et de là s'en alla monter en carrosse pour s'en retourner à Paris[9]. Je ne sus qu'elle prenoit congé que par son arrivée à

1. Ci-dessus, p. 185-186, à propos de Bolingbroke.
2. Robert Harley, comte d'Oxford : tome XII, p. 156.
3. Il est parlé de son procès dans la *Gazette d'Amsterdam*, n°s LIII, LX, LXXI, LXXIV, LXXVI, LXXIX et LXXX et Extraordinaires LXVII et LXX, et dans la *Gazette*, p. 322, 333, 357-358, 406, 408, 428-429, 451, 466-467, 475 et 621.
4. Jacques Butler : tome X, p. 231.
5. Sur la Tamise, en amont de Londres. — Saint-Simon écrit *Richemond.*
6. *Journal de Dangeau*, tomes XV, p. 444, 448, 453, et XVI, p. 9 ; il arriva à Paris le 7 août.
7. Le pronom *se* est répété deux fois à la fin de la page 1543 du manuscrit et au commencement de la page 1544.
8. Les mots *le mardi 6 aoust* ont été ajoutés en interligne.
9. *Dangeau*, tome XVI, p. 5 : « Aussitôt après son dîner, le Roi

Marly, où j'étois en peine de la pouvoir rencontrer. Le hasard fit que je m'avisai d'aller chercher son carrosse pour m'informer à ses gens de ce qu'elle devenoit dans Marly, et un autre hasard l'y fit arriver en chaise comme je leur parlois. Elle me parut fort aise de me rencontrer, et me fit monter avec elle dans son carrosse, où nous ne demeurâmes guère moins d'une heure à nous entretenir fort librement. Elle ne me dissimula point ses craintes, la froideur qu'elle avoit sentie pour elle dans ses deux audiences, à travers toute la politesse que le Roi et Mme de Maintenon lui avoient témoignée, le vuide qu'elle trouvoit à la cour, et même à Paris, enfin l'incertitude où elle étoit encore sur le choix de sa demeure, tout cela avec détail, et néanmoins sans plainte, sans regrets, sans foiblesse, toujours mesurée, toujours comme s'il se fût agi d'une autre, et supérieure aux événements. Elle toucha légèrement l'Espagne, le crédit et l'ascendant même que la[1] reine y prenoit sur le roi, me faisant entendre que cela ne pouvoit être autrement, coulant légèrement et modestement sur la reine, se louant toujours des bontés du roi d'Espagne. La crainte du spectacle des passants lui fit mettre fin à notre conversation. Elle me fit mille amitiés et son regret de l'abréger, me promit de m'avertir avant son départ, pour me donner encore une journée, me dit mille choses pour Mme de Saint-Simon, et me témoigna être sensible à la marque d'amitié que je lui donnois là, malgré l'engagement où j'étois avec M. le duc d'Orléans. Dès que je l'eus vu[2] partir, j'allois chez M. le duc d'Orléans, à qui je dis ce que je venois de faire ; que ce n'étoit point

donna audience dans son cabinet à Mme la princesse des Ursins, qui prit congé de lui. Elle demeura trois quarts d'heure avec le Roi, et puis passa chez Mme de Maintenon, où elle fut beaucoup plus longtemps. » C'est à cette occasion que Saint-Simon a fait l'Addition indiquée ci-contre.

1. Avant *la*, il y a un *le* biffé, dans le manuscrit, et *la* surcharge le commencement d'une *R* (Roi).

2. Il y a bien *veu*, sans accord, dans le manuscrit, et non *veue*.

une visite, mais une rencontre ; qu'il étoit vrai que je n'avois pu m'empêcher de la[1] chercher, sans préjudice de la visite du départ qu'il m'avoit permise[2]. Lui et Mme la duchesse d'Orléans ne le trouvèrent point mauvais ; ils avoient en plein triomphé d'elle, et ils étoient sur le point de la voir sortir de France pour toujours, et sans espoir en Espagne.

Incertitude de la princesse des Ursins où fixer sa demeure. Elle se hâte de gagner Lyon, puis Chambéry, s'établit à Gênes, enfin à Rome ; sa vie à Rome jusqu'à sa mort.

Jusqu'alors Mme des Ursins, amusée par un reste d'amis ou de connoissances grossi par ceux de M. de Noirmoutier, chez qui elle logeoit et qui en avoit beaucoup, s'étoit lentement occupée à l'arrangement de ses affaires dans un si grand changement, et à retirer ses effets d'Espagne. La frayeur de se pouvoir trouver fort promptement sous la main d'un prince qu'elle avoit si cruellement offensé, et qui lui montroit depuis son arrivée en France qu'il le sentoit, précipita toutes ses mesures. Sa terreur s'augmenta par le changement prodigieux qu'elle trouva dans le Roi en cette dernière audience, depuis celle qu'elle en avoit eue en son arrivée. Elle ne douta plus que sa fin ne fût très prochaine, et toute son attention ne se tourna plus qu'à la prévenir et à être bien avertie sur une santé qu'elle croyoit faire uniquement sa sûreté en France. Effrayée de nouveau par les avis qu'elle en reçut, elle ne se donna plus le temps de rien, et partit précipitamment le 14 d'août[3], accompagnée de ses deux neveux[4] jusqu'à Essonnes[5]. Elle n'eut pas le loisir[6] de penser à m'avertir,

1. Ce *la* est en interligne.
2. Ci-dessus, p. 181.
3. Dangeau écrit ce jour-là dans son *Journal* (tome XVI, p. 95) : « Mme la princesse des Ursins partit de Paris ; elle a pris congé de tous ses amis comme une personne qui ne compte pas de les revoir. Ses deux neveux la conduisent jusqu'à la première couchée, qui est à Essonnes. »
4. Le prince de Chalais et le prince Lanti (tome XXIV, p. 94).
5. Essonnes, à peu de distance de Corbeil, sur la grande route d'Italie par Fontainebleau et la Bourgogne, resta relai de poste aux chevaux jusqu'à la suppression des diligences.
6. *Loisir* corrige *t[emps]*.

de sorte que, depuis notre conversation à Marly dans son carrosse, je ne l'ai plus revue[1]. Elle ne respira que lorsqu'elle fut arrivée à Lyon. Elle avoit abandonné le projet de se retirer en Hollande, où les États Généraux ne la vouloient point. Elle en fut elle-même dégoutée par l'égalité et l'unisson[2] d'une république, qui contre-balança en elle le plaisir de la liberté dont on y jouit. Mais elle ne pouvoit se résoudre à retourner à Rome, théâtre où elle avoit régné autrefois, et de s'y remontrer proscrite, vieille, comme dans un asile. Elle craignoit encore d'y être mal reçue, après la nonciature fermée en Espagne[3] et les démêlés qu'il y avoit eu entre les deux cours. Elle y avoit perdu beaucoup d'amis et de connoissances; tout y étoit renouvelé depuis quinze ans d'absence, et elle sentoit tout l'embarras qu'elle y trouveroit à l'égard des ministres de l'Empereur et des deux couronnes, et de leurs principaux partisans[4]. Turin n'étoit pas une cour digne d'elle; le roi de Sardaigne n'en avoit pas toujours été content, et ils en savoient trop tous deux l'un pour l'autre. A Venise, elle n'eût su que faire ni que[5] devenir. Agitée de la sorte sans avoir pu se déterminer, elle apprit l'extrémité du Roi, toujours grossie par les nouvelles. La peur la saisit de se trouver à sa mort dans le royaume. Elle partit à l'instant, sans savoir où aller, et, uniquement pour en sortir, elle alla à Chambéry comme au lieu de sûreté le plus proche, et y

1. Sur ses relations avec la princesse après cette époque, voyez l'ouvrage de Combes, p. 545-554.

2. C'est-à-dire l'absence de rangs, de distinctions sociales.

3. En 1709 : tome XVII, p. 214.

4. Le Pape d'ailleurs ne se souciait pas de la voir venir dans ses États; il craignait de mécontenter Philippe V; il fallut que Torcy d'une part, et le nonce à Paris d'autre part, intervinssent pour calmer ses inquiétudes (lettre de Torcy au duc de Saint-Aignan, 15 juillet : vol. *Espagne* 241, fol. 110; recueil la Trémoïlle, tome VI, p. 320, 324 et 325); d'ailleurs la princesse renonça d'elle-même à aller à Rome, au moins pour le moment.

5. Ce *que* a été ajouté en interligne.

arriva hors d'haleine[1]. Ce lieu fut sa première station. Elle s'y donna le loisir de choisir où se fixer et de s'arranger pour s'y établir. Tout bien examiné, elle préféra Gênes : la liberté lui en plut ; le commerce d'une riche et nombreuse noblesse, la beauté du lieu et du climat, une manière de centre et de milieu entre Madrid, Paris et Rome, où elle entretenoit toujours du commerce, et étoit affamée de tout ce qui s'y passoit. Le renversement de tant de si grandes réalités et de desseins plus hauts encore n'avoit pu venir à bout de ses espérances, bien moins de ses desirs. Déterminée enfin pour Gênes, elle y passa[2]. Elle y fut bien reçue ; elle espéra y fixer ses tabernacles[3] ; elle y passa quelques années[4] ; mais à la fin l'ennui la gagna, peut-être le dépit de n'y être pas assez comptée. Elle ne pouvoit vivre sans se mêler, et de quoi se mêler à Gênes quand on est femme et surannée[5] ? Elle tourna donc toutes ses pensées vers Rome ; elle en sonda la cour ; elle se rapprocha avec effort de son frère le cardinal de la Tré-

1. *Dangeau*, tome XVI, p. 174 (13 septembre 1715) : « Mme la princesse des Ursins, qui devoit aller à Avignon, ayant appris à Lyon la mort du Roi, a changé tout le projet de son voyage, craignant qu'on ne la fît arrêter en chemin ; c'est à quoi M. le duc d'Orléans ne pensoit point ; et elle a pris la route de Chambéry ; mais on ne sait pas si le roi de Sicile voudra qu'elle demeure dans ses États. » Puis le *Journal* ne parle plus d'elle que pour annoncer, en juin 1719, qu'elle a fait louer à Rome le palais du feu cardinal d'Adda et qu'elle doit s'y rendre sous peu (tome XVIII, p. 68).

2. Elle arriva à Sestri en novembre 1715 (*Gazette d'Amsterdam*, n° XCVIII), et elle était encore dans les faubourgs de Gênes en février 1716 (Geffroy, *Lettres de Mme des Ursins*, p. 435).

3. Locution déjà annotée dans le tome XXI, p. 267.

4. Jal a donné dans son *Dictionnaire critique*, p. 1215 et 1216, des extraits de diverses lettres adressées par la princesse à son ami le maréchal de Tessé en 1717-1718, pendant son séjour dans l'État génois.

5. La première lettre de *surannée* surcharge un *v*, sans doute le commencement de *vieille* ; dans l'Addition à Dangeau (ci-après, p. 412) il avait dit en effet *femme et vieille*. — Mme de Maintenon la trouvait, en 1716, « trop frivole pour son personnage et pour son âge » (*Lettres*, édition 1806, tome VI, p. 73).

moïlle, réchauffa ce qui lui restoit d'ancien commerce, renoua avec qui elle put décemment, tâta le pavé partout, mais sur toutes choses fut attentive à s'assurer du traitement qu'elle recevroit de tout ce qui tenoit à la France et à l'Espagne. Elle quitta donc Gênes et retourna dans son nid[1]. Elle n'y fut pas longtemps sans s'attacher au roi et à la reine d'Angleterre, et ne s'y attacha pas longtemps sans les gouverner, et bientôt à découvert. Quelle triste ressource ! Mais enfin c'étoit une idée de cour et un petit fumet d'affaires pour qui ne s'en pouvoit plus passer. Elle acheva ainsi sa vie dans une grande santé de corps et d'esprit, et dans une prodigieuse opulence[2], qui n'étoit pas inutile aussi à cette déplorable cour. Du reste, médiocrement considérée à Rome, nullement comptée, désertée de ce qui sentoit l'Espagne, médiocrement visitée de ce qui étoit françois, mais sans rien essuyer de la part du Régent, bien payée de la France et de l'Espagne, toujours occupée du monde, de ce qu'elle avoit été, de ce qu'elle n'étoit plus, mais sans bassesse, avec courage et grandeur. La perte qu'elle fit, en janvier 1720, du cardinal de la Trémoïlle[3], ne laissa pas, sans amitié de part ni d'autre, de lui faire un vuide. Elle le survécut de trois ans, conserva toute sa santé, sa force, son esprit jusqu'à la mort, et fut emportée, à plus de quatre-vingts ans, par une fort courte maladie, à Rome, le 5 décembre 1722[4]. Elle eut le plaisir

1. Elle y arriva en avril 1720 (*Dangeau,* tome XVIII, p. 275).

2. Il y a peut-être là quelque exagération ; mais il est certain que ses pensions de France et d'Espagne lui assuraient une aisance appréciable. En outre, elle avait obtenu, le 24 mai 1715, de placer quatre cent mille francs en rente viagère (reg. du Parlement, X1A 8714, fol. 436), et, à l'âge qu'elle avait, ce placement à fonds perdus lui procurait un revenu de quarante mille livres.

3. Il faut remarquer que Mme des Ursins n'arriva à Rome que trois mois après la mort de son frère le cardinal, et qu'elle ne profita pas par conséquent de l'influence que celui-ci pouvait y avoir.

4. Saint-Simon reviendra sur cette mort lorsqu'il parlera des événements de 1722 (suite des *Mémoires,* tome XIX de 1873, p. 84).

de voir Mme de Maintenon oubliée et anéantie dans Saint-Cyr, et celui de la survivre, et la joie de voir arriver l'un après l'autre à Rome ses deux ennemis aussi profondément disgraciés qu'elle, dont l'un tomboit d'aussi haut, les cardinaux del Giudice et Alberoni, et de jouir de la parfaite inconsidération, pour ne pas dire mépris, où ils tombèrent tous deux. Cette mort, qui, quelques années plus tôt, eût retenti par toute l'Europe, ne fit pas la plus légère sensation. La petite cour d'Angleterre la regretta, quelques amis particuliers, dont je fus du nombre et ne m'en cachai point, quoique, à cause de M. le duc d'Orléans, demeuré sans commerce avec elle ; du reste, personne ne sembla s'être aperçu qu'elle fût[1] disparue. Ce fut néanmoins une personne si extraordinaire dans tout le cours de sa longue vie, et qui a partout si grandement et si singulièrement figuré, quoique en diverses manières, dont l'esprit, le courage, l'industrie et les ressources ont été si rares, enfin le règne si absolu en Espagne et si à découvert, et le caractère si soutenu et si unique, que sa vie mériteroit d'être écrite, et tiendroit place entre les plus curieux morceaux de l'histoire des temps où elle a vécu.

Nécessité d'interrompre* un peu le reste si court de la vie du Roi.

Le[2] règne de Louis XIV, conduit jusqu'à sa dernière extrémité, ne laisse plus à rapporter maintenant que ce qui s'est passé dans le dernier mois de sa vie, encore au plus. Ces derniers événements, si curieux et si importants à exposer dans la plus exacte vérité et netteté[3], et dans leur ordre le plus exact, sont tellement liés avec ceux qui suivent immédiatement la mort de ce monarque,

1. Il y a *fut*, à l'indicatif dans le manuscrit.

2. Ici l'écriture du manuscrit change, ce qui indique un arrêt dans le travail, et Saint-Simon a commencé ce paragraphe à une distance beaucoup plus grande de la marge que d'habitude.

3. Écrit ici *netté* dans le manuscrit ; plus bas, p. 266, dernière ligne, il y a bien *netteté*.

* Le d' qui précède ce mot a été répété deux fois à la fin de la première ligne de la manchette et au commencement de la seconde.

qu'il n'est pas possible de les séparer. Il n'est pas moins curieux et nécessaire aussi d'exposer les projets, les pensées, les difficultés, les différents partis qui roulèrent dans la tête du prince qui alloit nécessairement être à la tête du royaume pendant la minorité, quelques mesures que Mme de Maintenon[1] et le duc du Maine eussent pu prendre pour ne lui laisser que le nom de régent, et ce qu'ils n'avoient pu lui ôter, et quelle sorte d'administration il voulut établir. C'est donc ici le lieu d'expliquer tant de choses, après quoi on reprendra la narration du dernier mois de la vie du feu Roi, et des choses qui l'ont suivie. Mais, avant d'entrer dans cette épineuse carrière, il est à propos de faire bien connoître, si l'on peut, celui qui en est le premier personnage, ses entraves intérieures et extérieures, et tout ce qui lui appartient personnellement[2]. Je dis si l'on peut, parce que je n'ai de ma vie rien connu de si éminemment contradictoire et si parfaitement en tout que M. le duc d'Orléans[3]. On s'apercevra aisément qu'encore que je le visse à nu depuis tant d'années, qu'il ne se cachât pas à moi, que j'aie[4] été dans ces dernières années-ci le seul homme qui le voulût voir, et l'unique avec lequel il pût s'ouvrir et s'ouvrît en effet à cœur ouvert et par confiance et par nécessité, on sentira, dis-je, que je ne le connoissois pas encore, et que lui-même aussi ne se connoissoit pas parfaitement. Pour le tableau de la cour, des personnages, des desseins, des brigues, des partis, il se trouve tout fait par tout ce qui a

1. Après ce nom il a biffé un premier *eussent pu prendre*.

2. Il faut comparer au portrait qui va suivre celui que notre auteur avait déjà donné du duc d'Orléans dans la *Notice sur la maison de Saint-Simon*, tome XXI et complémentaire de l'édition des *Mémoires* de 1873, p. 163 et suivantes.

3. « Il n'y eut peut-être jamais de prince si difficile à rendre, et tout ce qui vit et qui l'a connu un peu particulièrement n'en sauroit disconvenir » (*Notice* indiquée dans la note précédente, p. 163).

4. Le mot *j'ay* a été corrigé en *j'aye*.

été raconté et expliqué[1] jusqu'ici. En se le rappelant on verra d'un coup d'œil quelle étoit la cour de Louis XIV en ces derniers temps de sa vie, et le détail mis au jour de toutes les différentes parties de tout le groupe de ce spectacle.

Première partie du caractère de M. le duc d'Orléans.

M. le duc d'Orléans étoit de taille médiocre au plus, fort plein sans être gros, l'air et le port aisé et fort noble, le visage large, agréable, fort haut en couleur, le poil noir et la perruque de même[2]. Quoiqu'il[3] eût fort mal dansé, et médiocrement réussi à l'académie[4], il avoit dans le visage, dans le geste, dans toutes ses manières une grâce infinie, et si naturelle qu'elle ornoit jusqu'à ses moindres actions, et[5] les plus communes. Avec beaucoup d'aisance quand rien ne le contraignoit, il étoit doux, accueillant, ouvert, d'un[6] accès facile et charmant, le son de la voix agréable, et un don de la parole qui lui étoit tout particulier en quelque genre que ce pût être, avec une facilité et une netteté que rien ne surprenoit, et qui surprenoit

1. *Expliquée* corrigé en *expliqué*, dans le manuscrit.

2. Voici le portrait que Madame, mère du Régent, faisait de son fils (*Correspondance*, recueil Brunet, tome I, p. 294), qui s'accorde bien avec ce que dit Saint-Simon : « Quand mon fils n'avait que quatorze ou quinze ans, il n'était pas laid ; mais depuis le soleil d'Italie et d'Espagne l'a si fort bruni, que son teint est devenu d'un rouge foncé. Il n'est pas grand et cependant il est gros ; ses mauvais yeux font qu'il louche parfois, et il a une mauvaise démarche. Je l'aime du fond de mon âme ; mais je ne puis comprendre que des femmes soient éprises de lui ; car il n'a nullement les manières de la galanterie, et il n'est pas discret. » Et, plus loin, p. 307 du même recueil : « Mon fils n'est pas beau : il a de grosses joues ; il est petit, gras et fort rouge ; mais il me semble qu'il n'est pas désagréable. Lorsqu'il danse ou qu'il est à cheval, il a fort bonne mine ; mais, lorsqu'il va comme à son ordinaire, il ne paraît pas à son avantage. »

3. *Quoy* a été ajouté en interligne.

4. Ces académies pour l'éducation des jeunes gens dont il a été parlé dans le tome I, p. 27.

5. Cet *et* est en interligne.

6. Il y a ici *d'une* dans le manuscrit, par une inadvertance que nous avons déjà signalée.

toujours[1]. Son éloquence étoit naturelle jusque dans les discours les plus communs et les plus journaliers, dont la justesse étoit égale sur les sciences les plus abstraites, qu'il rendoit claires, sur les affaires de gouvernement, de politique, de finance, de justice, de guerre, de cour, de conversation ordinaire, et de toutes sortes d'arts et de mécanique. Il ne se[2] servoit pas moins utilement des Histoires et des Mémoires, et connoissoit fort les maisons. Les personnages de tous les temps et leurs vies lui étoient présentes, et les intrigues des anciennes cours comme celles de son temps. A l'entendre, on lui auroit cru une vaste lecture. Rien moins : il parcouroit légèrement ; mais sa mémoire étoit si singulière qu'il n'oublioit ni choses, ni noms, ni dates, qu'il rendoit avec précision, et son appréhension[3] étoit si forte, qu'en parcourant ainsi c'étoit en lui comme s'il eût tout lu fort exactement. Il excelloit à parler sur-le-champ, et en justesse et en vivacité, soit de bons mots, soit de reparties. Il m'a souvent reproché, et d'autres plus que lui, que je ne le gâtois pas ; mais je lui ai souvent aussi donné une louange qui est méritée par bien peu de gens, et qui n'appartenoit à personne si justement qu'à lui : c'est qu'outre qu'il avoit infiniment d'esprit et de plusieurs sortes, la perspicacité singulière du sien se trouvoit jointe à une si grande justesse, qu'il ne se seroit jamais trompé en aucune affaire s'il avoit suivi la première appréhension de son esprit sur chacune. Il prenoit quelquefois cette louange de moi pour un reproche, et il n'avoit pas toujours tort ; mais elle n'en étoit pas moins vraie[4]. Avec cela nulle présomption, nulle

1. Il répétera cela dans la suite des *Mémoires*, tome XVI de 1873, p. 141.

2. Ce pronom, oublié, a été ajouté en interligne.

3. « *Appréhension*, en termes de logique, c'est la première opération de l'entendement, l'idée qu'on prend d'une chose sans en porter alors aucun jugement » (*Académie*, 1718) : notre tome VI, p. 286.

4. Après *vraye*, Saint-Simon a biffé les mots *Monsieur avoit*, qui se retrouveront plus loin.

trace de supériorité d'esprit ni de connoissance, raisonnant comme d'égal à égal avec tous, et donnant toujours de la surprise aux plus habiles. Rien de contraignant ni d'imposant dans la société, et, quoiqu'il sentît bien ce qu'il étoit, et de façon même de[1] ne le pouvoir oublier en sa présence, il mettoit tout le monde à l'aise, et lui-même comme au niveau des autres. Il gardoit fort son rang en tout genre avec les princes du sang, et personne n'avoit l'air, le discours, ni les manières plus respectueuses que lui, ni plus nobles[2], avec le Roi et avec les fils de France. Monsieur avoit hérité en plein de la valeur des Rois ses père et grand père, et l'avoit transmise tout entière à son fils. Quoiqu'il n'eût aucun penchant à la médisance, beaucoup moins à ce qu'on appelle être méchant, il étoit dangereux sur la valeur des autres. Il ne cherchoit jamais à en parler, modeste et silencieux même à cet égard sur ce qui lui étoit personnel, et racontoit toujours les choses de cette nature où il avoit eu le plus de part, donnant avec équité toute louange aux autres et ne parlant jamais de soi ; mais il se passoit difficilement de pincer[3] ceux qu'il ne trouvoit pas ce qu'il appeloit francs du collier[4], et on lui sentoit un mépris et une répugnance naturelle à l'égard de ceux qu'il avoit lieu de croire tels. Aussi avoit-il le foible de croire ressembler en tout à Henri IV, de l'affecter dans ses façons, dans ses reparties, de se le persuader jusque dans sa taille et la forme de son visage, et de n'être touché d'aucune autre louange ni flatterie comme

1. Ce *de* a été ajouté en interligne.

2. Il y a *noble*, au singulier, par mégarde, dans le manuscrit.

3. Au sens de « reprocher quelque chose à quelqu'un par manière de raillerie » : notre tome VII, p. 167.

4. « On dit qu'*un cheval est franc du collier* pour dire qu'il tire bien, surtout en montant, et proverbialement qu'*un homme est franc du collier*, pour dire qu'il est toujours prêt à faire les choses que ses amis desirent de lui. On dit aussi d'un homme de courage et prêt à tirer l'épée et aller au combat toutes les fois que l'ocasion s'en présente, que c'est *un homme franc du collier* » (*Académie* 1718).

de celle-là, qui lui alloit au cœur. C'est une complaisance à laquelle je n'ai jamais pu me ployer. Je sentois trop qu'il ne[1] recherchoit pas moins cette ressemblance dans les vices de ce grand prince que dans ses vertus, et que les uns ne faisoient pas moins son admiration que les autres. Comme Henri IV, il étoit naturellement bon, humain, compatissant, et, cet homme si cruellement accusé du crime le plus noir et le plus inhumain, je n'en ai point connu de plus naturellement opposé au crime de la destruction des autres, ni plus singulièrement éloigné de faire peine même à personne, jusque-là qu'il se peut dire que sa douceur, son humanité, sa facilité avoient tourné en défaut, et je ne craindrai pas de dire qu'il tourna[2] en vice la suprême vertu du pardon des ennemis, dont la prodigalité sans cause ni choix tenoit trop près de l'insensible, et lui a causé bien des inconvénients fâcheux et des maux dont la suite fournira des exemples et des preuves.

Débonnaireté * et son histoire. [*Add. St-S. 1231*]

Je me souviens[3] qu'un an peut-être avant la mort du Roi[4], étant monté de bonne heure après dîné chez Mme la duchesse d'Orléans à Marly, je la trouvai au lit pour quelque migraine, et M. le duc d'Orléans seul dans la chambre, assis dans le fauteuil du chevet du lit. A peine fus-je assis que Mme la duchesse d'Orléans se mit à me raconter un fait du prince et du cardinal de Rohan, arrivé

1. Avant ce *ne*, Saint-Simon a biffé *cherchoit* et un autre *ne* ajouté en interligne.

2. Les mots *qu'il tourna* sont en interligne.

3. L'anecdote qui va suivre avait déjà été racontée par Saint-Simon dans l'Addition indiquée ci-contre et dans la *Notice de la maison de Saint-Simon* (tome XXI de 1873, p. 174). Madame confirme la vérité du fait dans sa *Correspondance* (recueil Brunet, tome II, p. 126) : « Le duc de Saint-Simon s'impatienta une fois de la bonté de mon fils et lui dit en colère : « Ah ! vous voilà bien débonnaire ; depuis « Louis le Débonnaire, on n'a rien vu d'aussi débonnaire que vous. » Mon fils faillit se rendre malade à force de rire. »

4. Dans la *Notice*, il dit « deux ans ».

* « *Débonnaireté*, bonté, douceur ; il est de peu d'usage » (*Académie*, 1718).

depuis peu de jours, et prouvé avec la plus claire évidence. Il rouloit sur des mesures contre M. le duc d'Orléans pour le présent et l'avenir, et sur le fondement de ces exécrables imputations si à la mode par le crédit et le cours que Mme de Maintenon et M. du Maine s'appliquoient sans cesse à leur donner. Je me récriai d'autant plus que M. le duc d'Orléans avoit toujours distingué et recherché, je ne sais pourquoi, ces deux frères, et qu'il croyoit pouvoir compter sur eux : « Et que dites-vous de M. le duc d'Orléans, ajouta-t-elle ensuite, qui, depuis qu'il le sait, qu'il n'en doute pas, et qu'il n'en peut douter, leur fait tout aussi bien qu'à l'ordinaire ? » A l'instant je regardai M. le duc d'Orléans, qui n'avoit dit que quelques mots [1] pour confirmer le récit de la chose à mesure qu'il se faisoit, et qui étoit couché négligemment dans sa chaise, et je lui dis avec feu : « Pour cela, Monsieur, il faut dire la vérité : c'est que depuis Louis le Débonnaire [2] il n'y en eut jamais un si débonnaire [3] que vous. » A ces mots, il se releva dans sa chaise, rouge de colère jusqu'au blanc des yeux [4], balbutiant de dépit contre moi qui lui disois, prétendoit-il, des choses fâcheuses, et contre Mme la duchesse d'Orléans qui les lui avoit procurées, et qui rioit. « Courage, Monsieur, ajoutai-je, traitez bien vos ennemis, et fâchez-vous contre vos serviteurs. Je suis ravi de vous voir en colère ; c'est signe que j'ai mis le doigt sur l'apostume ; quand on la [5] presse, le malade crie. Je voudrois en faire sortir tout le pus, et après cela

1. Avant *mots*, il y a dans le manuscrit une *f* effacée du doigt.

2. Louis Ier le Pieux ou le Débonnaire, fils de Charlemagne, né en 778, roi de France et empereur d'Occident à la mort de son père en janvier 814, mourut le 20 juin 840.

3. Dans le tome XXII, p. 16, Saint-Simon avait déjà appliqué ce qualificatif, mais en bonne part, au duc de Bourgogne.

4. Ci-dessus, p. 216.

5. On a vu dans le tome XVIII, p. 1, que Saint-Simon fait *apostume* du féminin.

vous seriez tout un autre homme et tout autrement compté. » Il grommela encore un peu et puis s'apaisa. C'est là une des deux occasions seules où il se soit jamais mis en vraie colère contre moi. Je rapporterai l'autre en son temps[1]. Deux ou trois ans après la mort du Roi, je causois à un coin de la longue et grande pièce de l'appartement des Tuileries, comme le conseil de régence alloit commencer dans cette même pièce, où il se tenoit toujours, tandis que M. le duc d'Orléans étoit tout à l'autre bout, parlant à quelqu'un dans une fenêtre. Je m'entendis appeler comme de main en main ; on me dit que M. le duc d'Orléans me vouloit parler. Cela arrivoit souvent en se mettant au Conseil. J'allai donc à cette fenêtre où il étoit demeuré. Je trouvai un maintien sérieux, un air concentré, un visage fâché, qui me surprit beaucoup. « Monsieur, me dit-il d'abordée, j'ai fort à me plaindre de vous, que j'ai toute ma vie compté pour le meilleur de mes amis. — Moi, Monsieur ! plus étonné encore, qu'y a-t-il donc, lui[2] dis-je, s'il vous plaît ? — Ce qu'il y[3] a ? répondit-il avec une mine encore plus colère, chose que vous ne sauriez nier, des vers que vous avez faits contre moi. — Moi, des vers ! répliquai-je ; hé ! qui diable vous conte de ces sottises-là ? et depuis près de quarante ans[4] que vous me connoissez, est-ce que vous ne savez pas que de ma vie je n'ai pu faire, non pas deux vers, mais un seul ? — Hon, par... ! reprit-il, vous ne pouvez nier ceux-là », et tout de suite me chante un pont-neuf[5] à sa louange dont le refrain étoit : *Notre régent est débonnaire, la la,*

1. Voyez la *Notice sur la maison de Saint-Simon* dans le tome XXI et supplémentaire de l'édition des *Mémoires* de 1873, p. 175, où il raconte cette seconde occasion.
2. Avant *luy*, Saint-Simon a biffé *s'il v^e^*.
3. Cet *y* a été intercalé après coup.
4. Le mot *ans*, oublié, a été ajouté en interligne.
5. On a déjà expliqué dans le tome XVI, p. 238, note 3, comment s'était créée la dénomination générique de *pont-neuf* pour désigner les vers et les chansons satiriques nés de la verve populaire.

il est débonnaire[1], avec un grand éclat de rire. — « Comment ! lui dis-je, vous vous en souvenez encore ? et en riant aussi, pour la vengeance que vous en prenez, souvenez-vous-en du moins à bon escient. » Il demeura à rire longtemps, à ne s'en pouvoir empêcher avant de se mettre au Conseil. Je n'ai pas craint d'écrire cette bagatelle, parce qu'il me semble qu'elle peint.

Il aimoit fort la liberté, et autant pour les autres que pour lui-même. Il me vantoit un jour l'Angleterre sur ce point, où il n'y a point d'exils ni de lettres de cachet, et où le roi ne peut défendre que l'entrée de son palais ni tenir personne en prison, et sur cela me conta en se délectant, car tous nos princes vivoient lors[2], qu'outre la duchesse de Portsmouth, Charles II avoit bien eu de petites maîtresses ; que le grand prieur[3], jeune et aimable en ce temps-là, qui s'étoit fait chasser pour quelque sottise, étoit aller passer son exil en Angleterre, où il avoit été fort bien reçu du roi. Pour le remerciement, il lui débaucha une de ces petites maîtresses, dont le roi étoit si passionné alors, qu'il lui fit demander grâces, lui offrit de l'argent, et s'engagea de le raccommoder en France. Le grand prieur tint bon. Charles lui fit défendre le palais. Il s'en moqua, et alloit tous les jours à la comédie avec sa conquête, et s'y plaçoit vis-à-vis du roi. Enfin le roi d'Angleterre, ne sachant plus que faire pour s'en délivrer, pria tellement le Roi de le rappeler en France, qu'il le fut. Mais le grand prieur tint bon, dit qu'il se trouvoit bien en Angleterre, et continua son manége. Charles, outré, en vint jusqu'à faire confidence au Roi de l'état où le mettoit le grand prieur, et obtint un commandement si absolu et si prompt, qu'il le fit repasser incontinent en France.

1. Nous n'avons pas retrouvé cette pièce dans les recueils de chansons de l'époque.

2. On ne saisit pas la relation de cette parenthèse avec le participe qui précède.

3. Le grand prieur de Vendôme : tome I, p. 303.

M. le duc d'Orléans admiroit cela, et je ne sais s'il n'auroit pas voulu être le grand prieur. Je lui répondis que j'admirois moi-même que le petit-fils d'un roi de France se pût complaire dans un si insolent procédé, que moi sujet, et qui, comme lui, n'avois aucun trait au trône, je trouvois plus que scandaleux et extrêmement punissable. Il n'en relâcha rien, et faisoit toujours cette histoire avec volupté. Aussi d'ambition de régner ni de gouverner, n'en avoit-il aucune. S'il fit une pointe tout à fait insensée pour l'Espagne[1], c'est qu'on la lui avoit mise dans la tête. Il ne songea même, comme on le verra, tout de bon à gouverner que lorsque force fut d'être perdu et déshonoré, ou d'exercer les droits de sa naissance, et, quant à régner, je ne craindrai pas de répondre que jamais il ne le désira[2], et que, le cas forcé arrivé, il s'en seroit trouvé également importuné et embarrassé. Que vouloit-il donc ? me demandera-t-on. Commander les armées tant que la guerre auroit duré, et se divertir le reste du temps sans contrainte ni à lui ni à autrui. C'étoit en effet à quoi il étoit extrêmement propre[3]. Une valeur naturelle, tranquille, qui lui laissoit tout voir, tout prévoir, et porter les remèdes, une grande étendue d'esprit pour les échets[4] d'une campagne, pour les projets, pour se munir de tout ce qui convenoit à l'exécution, pour s'en aider à point

1. En 1709 : tome XVIII, p. 45 et suivantes.

2. Saint-Simon répétera cela dans la suite des *Mémoires*, tomes XII de 1873, p. 458-459, et XIII, p. 177.

3. Sa mère lui reconnaissait aussi des talents militaires (*Correspondance de Madame*, recueil Jæglé, tome I, p. 115). Mme de Maintenon disait qu'il était « brave comme un lion », mais que, comme il avait la vue très basse, il était capable de se faire tuer (lettre à la princesse des Ursins, recueil Bossange, tome I, p. 36).

4. Il y a bien ici *échets* dans le manuscrit, et l'on a vu dans le tome XXIV, p. 165, que Saint-Simon écrivait ainsi le nom du jeu d'échecs. Est-ce ici l'emploi au figuré du nom de ce jeu, ou bien est-ce un mot forgé par Saint-Simon dans le sens de ce qui peut échoir, ce qui peut arriver ?

nommé, pour s'établir d'avance des ressources et savoir en profiter bout à bout, et user aussi avec une sage diligence et vigueur de tous les avantages que lui pouvoit présenter le sort des armes. On peut dire qu'il étoit capitaine, ingénieur, intendant d'armée, qu'il connoissoit la force des troupes, le nom et la capacité des officiers, et les plus distingués de chaque corps, s'en faire adorer[1], les tenir néanmoins en discipline, exécuter, en manquant de tout, les choses les plus difficiles. C'est ce qui a été admiré en Espagne, et pleuré en Italie, quand il y prévit tout, et que Marcin lui arrêta les bras sur tout[2]. Ses combinaisons étoient justes et solides tant sur les matières de guerre que sur celles d'État; il est étonnant jusqu'à quel détail il en embrassoit toutes les parties sans confusion, les avantages et les désavantages des partis qui se présentoient à prendre, la netteté avec laquelle il les comprenoit et savoit les exposer, enfin la variété infinie et la justesse de toutes ses connoissances sans en montrer jamais, ni en avoir en effet[3] meilleure opinion de soi.

Quel homme aussi au-dessus des autres, et en tout genre connu, et quel homme plus expressément formé pour faire le bonheur de la France, lorsqu'il eut à la gouverner! Ajoutons-y une qualité essentielle, c'est qu'il avoit plus de trente-six ans[4] à la mort des Dauphins et près de[5] trente-huit à celle de M. le duc de Berry, qu'il avoit passés particulier, éloigné entièrement de toute idée de pouvoir arriver au timon; courtisan battu des orages et des tempêtes, et qui avoit vécu de façon à connoître tous les personnages, et la plupart de ce qui ne l'étoit

1. Qu'il savait s'en faire adorer.

2. En 1706, lors du siège de Turin: tome XIV, p. 37, 42 et suivantes.

3. Saint-Simon a répété ici le verbe *avoir*.

4. Il avait d'abord écrit *36 ans passés*; il a biffé *passés* et corrigé *36* en *37*, qu'il a ensuite corrigé à nouveau en *36*, en ajoutant auparavant *plus de* en interligne.

5. Les mots *près de* ont été ajoutés en interligne.

pas ; en un mot l'avantage[1] d'avoir mené une vie privée avec les hommes, et acquis toutes les connoissances, qui, sans cela, ne se suppléent point d'ailleurs. Voilà le beau, le très beau sans doute et le très rare. Malheureusement il y a une contre-partie qu'il faut maintenant exposer, et ne craindre pas quelque légère répétition, pour le mieux faire, de ce qu'on a pu voir ailleurs.

Malheur de l'éducation et de la jeunesse de M. le duc d'Orléans.

Ce prince, si heureusement né pour être l'honneur et le chef-d'œuvre d'une éducation, n'y fut pas heureux. Saint-Laurent[2], homme de peu, qui n'étoit même chez Monsieur que sous-introducteur des ambassadeurs, fut le premier à qui il fut confié. C'étoit un homme à choisir par préférence[3] dans toute l'Europe pour l'éducation des rois. Il mourut avant que son élève fût hors de sous la férule, et, par le plus grand des malheurs, sa mort fut telle et si prompte[4] qu'il n'eut pas le temps de penser en quelles mains[5] il le laissoit, ni d'imaginer qu'il s'y ancreroit en titre. On a vu p. 5 et 6[6] que ce fut l'abbé Dubois, comment il y parvint, combien il s'introduisit avant dans l'amitié et la confiance d'un enfant qui ne connoissoit personne, et l'énorme usage qu'il en sut faire pour espérer fortune et acquérir du pain. Le précepteur sentoit qu'il ne tiendroit pas longtemps par cette place, et tout le poids d'avoir été l'instrument du consentement qu'il surprit au jeune prince pour son mariage[7], lequel ne lui avoit pas rendu ce qu'il en avoit espéré, et qui l'avoit même perdu auprès du Roi par la folie qu'il eut, dans une audience secrète qu'il en obtint, de lui demander pour prix de son service la nomination au chapeau. Il se[8] vit donc réduit

Folie de l'abbé Dubois qui le perd auprès du Roi pour toujours.

1. *L'avantage* a été encore écrit après coup en interligne.
2. Nicolas Parisot de Saint-Laurent : tome I, p. 62.
3. Après ce mot il y a un second *à choisir*, biffé.
4. Tome I, p. 65.
5. Il y a *quelle mains* dans le manuscrit.
6. Ces pages du manuscrit correspondent aux pages 63 et suivantes de notre tome Ier.
7. Tome I, p. 67 et suivantes. — 8. Le mot *se* surcharge un *v*.

à M. de Chartres, et ne pensa plus qu'à le gouverner. Il a fait un si grand personnage depuis[1] la mort du Roi, qu'il est nécessaire de le faire connoître. On y reviendra bientôt[2].

Monsieur, qui étoit fort glorieux, et gâté encore par avoir eu un gouverneur devenu[3] duc et pair dans sa maison[4], et dont la postérité successive, décorée de la même dignité, étoit demeurée dans la charge de premier gentilhomme de sa chambre[5], et par celle de dame d'honneur de Madame remplie par la duchesse de Ventadour, voulut des gens titrés pour gouverneurs de Monsieur son fils. Cela n'étoit pas aisé ; mais il en trouva, et ne considéra guères autre chose. M. de Navailles[6] fut le premier qui accepta. Il étoit duc à brevet et maréchal de France, plein de vertu, d'honneur et de valeur, et avoit figuré autrefois; mais ce n'étoit pas[7] un homme à élever un prince. Il y fut peu et mourut en février 1684, à soixante-cinq ans. Le maréchal d'Estrades[8] lui succéda, qui en auroit été fort capable ; mais il étoit fort vieux, et mourut en février 1686, à soixante-dix-neuf ans. M. de la Vieuville[9], duc à brevet[10], le fut après, qui mourut en février 1689, un mois après avoir été fait chevalier de l'Ordre. Il n'avoit

1. Avant ce mot, Saint-Simon a biffé les mots *par là*, au-dessus desquels il a écrit un autre *depuis* inutile.

2. Au-dessus de cette dernière phrase, notre auteur a biffé en interligne *avant d'aller plus loin sur M. le duc d'Orleans.*

3. Avant *devenu*, Saint-Simon a biffé *Du[c]*.

4. Le maréchal du Plessis-Praslin : tome III, p. 12, note 1.

5. Notre auteur veut parler du petit-fils du maréchal, César-Auguste de Choiseul, duc du Plessis-Praslin (tome III, p. 12, note 4), qui lui succéda comme premier gentilhomme de la chambre de Monsieur.

6. Philippe de Montault : tome IV, p. 257.

7. Ce mot *pas* semble avoir été oublié par Saint-Simon en passant de la page 1544 du manuscrit à la page 1545, et avoir été ajouté après coup au bout de la dernière ligne de la page 1544.

8. Godefroy, maréchal d'Estrades : tome III, p. 241.

9. Charles II, duc de la Vieuville : tome XVIII, p. 410.

10. Ces trois mots sont en interligne.

rien de ce qu'il falloit pour cet emploi ; mais ce fut une perte pour Monsieur, qui ne trouva plus de gens titrés qui en voulussent. Saint-Laurent, qui avoit toute sa confiance, avoit aussi toute l'autorité effective, et suppléoit à ces Messieurs, qui n'étoient qu'*ad honores*. Les deux sous-gouverneurs étoient la Bertière, brave et honnête gentilhomme[1], mais dont le prince ne s'embarrassoit guères, quoiqu'il l'estimât, et Fontenay[2], qui en[3] étoit extrêmement capable, mais qui avoit au moins quatre-vingts ans[4]. Il avoit élevé le comte de Saint-Pol tué au passage du

1. On sait peu de chose sur ce M. de la Bertière : les *Mémoires de Sourches* (tome IV, p. 106, note) disent qu'il avait été capitaine de cavalerie « fort sage » ; en avril 1686, il avait fait les fonctions de maréchal des logis dans le camp que commandait M. de Monthron en Artois (*Dangeau*, tome I, p. 324) ; il mourut en septembre 1694 (*ibidem*, tome V, p. 283). Piganiol de la Force, *Description de Paris*, édition 1742, tome II, p. 189, dit que c'était un homme sans naissance, mais de grande réputation militaire et qui en acquit autant à la cour.

2. Claude de Nocé, seigneur de Fontenay en basse Normandie, et père de Nocé dont il a été parlé dans le tome XIV, avait servi aux gardes françaises, où il avait une enseigne lorsque Louis XIV lui donna en 1666 le gouvernement de Cherbourg (*Œuvres de Louis XIV*, tome V, p. 373). Après avoir été gouverneur des fils du duc de Longueville, comme Saint-Simon va le dire, il fut choisi en décembre 1685 pour sous-gouverneur du duc de Chartres (*Dangeau*, tome I, p. 176 ; Gazettes du P. Léonard, ms. Fr. 10265, fol. 95 v°). Il mourut le 4 mars 1704, à quatre-vingt-sept ans, et fut inhumé dans l'église de l'Oratoire de la rue Saint-Honoré : Piganiol de la Force (*Description de Paris*, édition 1742, tome II, p. 188-189) a rapporté l'épitaphe du tombeau que lui fit élever sa veuve, Marie le Roy de Gomberville, fille de l'académicien, qui mourut elle-même le 21 octobre 1714. Il a une notice élogieuse dans le *Moréri* ; et une lettre inédite de la marquise d'Huxelles (ms. Avignon 1449) du 13 mars 1704 le qualifie d'homme « tout plein d'esprit et de mérite très solide ». On a de lui neuf *Lettres sur l'éducation des princes*, qui ont été imprimées en 1746, sous la rubrique d'Édimbourg.

3. Le mot *en* a été répété deux fois, à la fin d'une ligne et au commencement de la suivante.

4. En 1685, lorsqu'il fut choisi, il n'avait guère que soixante-huit ans.

Rhin[1] sur le point d'être élu roi de Pologne, dont le fameux Sobieski profita. Le marquis d'Arcy[2] fut le dernier gouverneur. Il avoit passé par des ambassades avec réputation, et servi de même. C'étoit un homme de qualité, qui le sentoit fort, chevalier de l'Ordre de 1688. Son frère aîné[3] l'avoit été en 1661. D'Arcy étoit aussi conseiller d'État d'épée. On a vu ailleurs comment il se conduisit dans cet emploi, surtout à la guerre[4]. Sa mort, arrivée à Maubeuge[5] en juin 1694, fut le plus grand malheur qui pût arriver à son élève, sur qui il avoit pris non-seulement toute autorité, mais toute confiance, et à qui toutes ses manières et sa conduite plaisoient et lui inspiroient une grande estime, qui en ce genre ne va point sans déférence. Le prince n'ayant plus ce sage mentor, qu'on a vu qu'il a toujours regretté, ainsi que le maréchal d'Estrades, et qu'il l'a toute sa vie marqué à tout ce qui est resté d'eux, tomba[6] tout à fait entre les mains de l'abbé Dubois et des jeunes débauchés qui l'obsédèrent. Les exemples domestiques de la cour de Monsieur, et ce que de jeunes gens sans réflexions, las du joug, tous neufs, sans expérience, regardent comme le bel air, dont ils sont[7] les esclaves, et souvent jusque malgré eux, effacèrent bientôt ce que Saint-Laurent et le marquis d'Arcy[8] lui avoient appris de bon. Il se laissa entraîner à la débauche et à la mauvaise compagnie, parce que la bonne, même de

1. Charles-Paris d'Orléans-Longueville, comte de Saint-Pol (Saint-Simon écrit *S. Paul*) : tome II, p. 124.

2. René Martel : tome I, p. 91.

3. Ce frère aîné était Charles Martel, comte de Clére : tome XXIII, p. 13.

4. Comparez l'éloge qu'il a fait du marquis d'Arcy à deux reprises : tomes I, p. 91, et II, p. 295-296.

5. Après ce mot, Saint-Simon a biffé un second *arrivée*.

6. Avant *tomba*, il y a un *il* biffé.

7. Ce verbe *sont* est en interligne, au-dessus d'un premier *sont*, biffé.

8. Les mots *d'Arcy* semblent avoir été ajoutés sur la marge à la fin d'une ligne.

ce genre, craignoit le Roi et l'évitoit. Marié par force et avec toute l'inégalité qu'il sentit trop tard, il se laissa aller à écouter des plaisanteries de gens obscurs qui, pour le gouverner, le vouloient à Paris ; il en fit à son tour, et, se croyant autorisé par le dépit que Monsieur témoignoit de ne pouvoir obtenir pour lui ni gouvernement qui lui avoit été promis, ni commandement d'armée, il ne mit plus de bornes à ses discours ni à ses débauches, partie facilité, partie ennui de la cour, vivant comme il faisoit avec Madame sa femme, partie chagrin de voir Monsieur le Duc, et bien plus M. le prince de Conti, en possession de ce qu'il y avoit de plus brillante compagnie, enfin dans le ruineux dessein de se moquer du Roi, de lui échapper, de le piquer à son tour, et de se venger ainsi de n'avoir ni gouvernement ni armée à commander. Il vivoit donc avec des comédiennes et leurs entours, dans une obscurité honteuse, et à la cour tout le moins qu'il pouvoit. L'étrange est que Monsieur le laissoit faire par ce même dépit contre le Roi, et que Madame, qui ne pouvoit pardonner au Roi ni à Madame sa[1] belle-fille son mariage, désapprouvant la vie que menoit Monsieur son fils, ne lui en parloit presque point, intérieurement ravie des déplaisirs de Madame sa belle-fille, et du chagrin qu'en avoit le Roi. La mort si prompte et si subite de Monsieur changea les choses. On a vu tout ce qui arriva[2]. M. le duc d'Orléans, content et n'ayant plus Monsieur pour bouclier, vécut quelque temps d'une façon plus convenable, et avec assiduité à la cour, mieux avec Madame sa femme par les mêmes raisons, mais toujours avec un éloignement secret[3] qui ne finit que quand je les raccommodai, lorsque je le séparai de Mme d'Argenton[4]. L'amour et l'oisiveté l'attachèrent à cette maîtresse, qui

1. *La* corrigé en *sa*, et, plus loin, *marige* corrigé en *mariage*.
2. Dans le tome VIII, p. 357 et suivantes.
3. Écrit *serct* dans le manuscrit.
4. Tome XVIII, p. 305 et suivantes.

l'éloigna de la cour. Il voyoit chez elle des compagnies qui le vouloient tenir, de concert avec elle, dont l'abbé Dubois étoit le grand conducteur. En voilà assez pour marquer les tristes routes qui ont gâté un si beau naturel. Venons maintenant aux effets qu'a produits ce long et pernicieux poison, ce qui ne se peut bien entendre qu'après avoir fait connoître celui à qui il le dut presque en entier.

Caractère de l'abbé, depuis cardinal Dubois.

L'abbé Dubois[1] étoit un petit homme maigre, effilé[2], chafouin[3], à perruque blonde, à mine de fouine, à physionomie d'esprit, qui étoit en plein ce qu'un mauvais françois appelle un sacre[4], mais qui ne se peut guères exprimer autrement[5]. Tous les vices combattoient en lui à qui en demeureroit le maître. Ils y faisoient un bruit et un com-

1. Comparez le portrait qui va suivre avec celui que Saint-Simon donnera à nouveau lors de la mort du cardinal (tome XIX de 1873, p. 138 et suivantes).

2. « On dit *avoir la taille effilée* pour dire avoir une taille trop menue et trop déliée » (*Académie*, 1718).

3. « Qui est maigre, de petite taille et a la mine basse ; il est du style familier » (*Académie*, 1718). Saint-Simon écrit *chaffouin*.

4. On a vu dans le tome XVII, p. 62, Fagon attribuer cette qualification au P. le Tellier, et nous avons expliqué alors ce qu'elle signifiait.

5. Le *Journal de P. Narbonne* (p. 76) parle de sa figure petite, mais pleine de feu ; Madame (*Correspondance*, recueil Brunet, tome II, p. 4) le compare à un renard qui s'accroupit sur la terre et qui guette une poule ; Saint-Simon parlera encore, dans la suite des *Mémoires* (tome XIX de 1873, p. 14), de son « crâne étroit d'incapable ». Rigaud fit son portrait en 1723, pour trois mille livres, et il fut gravé par P. Drevet l'année suivante. En 1764, l'original du tableau de Rigaud fut recherché partout, à la demande du Dauphin ; on le trouva enfin entre les mains de Mlle de Violat, à qui M. de Marigny, surintendant des menus plaisirs, en fit demander la communication par l'intermédiaire de l'abbé d'Espagnac (Archives nationales, reg. O[1] 1111, p. 442 et 469). Armand Baschet a cité (*Le duc de Saint-Simon et son cabinet*, p. 63-64) ce curieux passage de l'inventaire fait après le décès de notre auteur : « Dans une petite chambre servant de garde-robe, chaise percée à dossier de velours cramoisi et un tableau en estampe sous verre blanc représentant le cardinal Dubois. »

bat continuel entre eux. L'avarice, la débauche, l'ambition étoient ses dieux ; la perfidie, la flatterie, les servages[1], ses moyens ; l'impiété parfaite son repos, et l'opinion que la probité et l'honnêteté sont des chimères dont on se pare, et qui n'ont de réalité dans personne, son[2] principe, en conséquence duquel tous moyens lui étoient bons. Il excelloit en basses intrigues ; il en vivoit ; il ne pouvoit s'en passer, mais toujours avec un but où toutes ses démarches tendoient, avec une patience qui n'avoit de terme que le succès ou la démonstration réitérée de n'y pouvoir arriver, à moins que, cheminant ainsi dans la profondeur et les ténèbres, il ne vît jour à mieux en ouvrant un autre boyau. Il passoit ainsi sa vie dans les sapes. Le mensonge le plus hardi lui étoit tourné en nature, avec un air simple, droit, sincère, souvent honteux[3]. Il auroit parlé avec grâce et facilité, si le[4] dessein de pénétrer les autres en parlant, et la crainte de s'avancer plus qu'il ne vouloit, ne l'avoit accoutumé à un bégaiement factice[5] qui le déparoit, et qui, redoublé quand il fut arrivé à se mêler de choses importantes, devint insupportable, et quelquefois inintelligible. Sans ses contours et le peu de naturel qui perçoit malgré ses soins, sa conversation auroit été aimable. Il avoit de l'esprit, assez de lettres, d'histoire et de lecture, beaucoup de monde, force envie de plaire et de s'insinuer, mais tout cela gâté

1. C'est-à-dire, les manières basses et humbles d'un valet.

2. Avant *son principe*, Saint-Simon a biffé *sa maxime*.

3. Madame (*Correspondance*, recueil Brunet, tome II, p. 183-184, et recueil Jægle, tome II. p. 202 et 203) le traite de « chien perfide », de débauché, d'homme n'ayant « ni foi, ni fidélité, ni honnêteté », « le plus grand fourbe et le plus grand hypocrite de Paris », n'ayant pas « son pareil en fourberie ».

4. Avant *le*, il y a dans le manuscrit un *dans* inutile qui rend la phrase incorrecte.

5. Saint-Simon parlera encore de son balbutiement voulu dans la suite des *Mémoires* (tomes XVI de 1873, p. 142, et XIX, p. 139 et 463).

par une fumée de fausseté qui sortoit malgré lui de tous ses pores, et jusque de sa gaieté, qui attristoit par là[1]. Méchant d'ailleurs avec réflexion, et par nature et par raisonnement, traître et ingrat, maître expert aux compositions des plus grandes noirceurs, effronté à faire peur étant pris sur le fait, desirant tout, enviant tout, et voulant toutes les dépouilles. On connut après, dès qu'il osa ne se plus contraindre, à quel point il étoit interéssé, débauché, inconséquent, ignorant en toute affaire, passionné toujours, emporté blasphémateur et fou, et jusqu'à quel point il méprisa publiquement son maître et l'État, le monde sans exception et les affaires, pour les sacrifier à soi tous[2] et toutes, à son crédit, à sa puissance, à son autorité absolue, à sa grandeur, à son avarice, à ses frayeurs, à ses vengeances. Tel fut le sage à qui Monsieur confia les mœurs de son fils unique à former, par le conseil de deux hommes[3] qui ne les avoient pas meilleures, et qui en avoient bien fait leurs preuves.

Seconde partie du caractère de M. le duc d'Orléans.

Un si bon maître ne perdit pas son temps auprès d'un disciple tout neuf encore, et en qui les excellents principes de Saint-Laurent n'avoient pas eu le temps de prendre de fortes racines, quelque estime et quelque affection qu'il ait conservé[4] toute sa vie pour cet excellent homme. Je l'avouerai ici avec amertume, parce que tout doit être sacrifié à la vérité : M. le duc d'Orléans apporta au monde une facilité, appelons les choses par leur nom,

1. Le marquis d'Argenson, dans ses *Mémoires* (édition Janet, tome I, p. 29 et suivantes), disait du cardinal Dubois : « C'étoit un de ces hommes dont on peut dire bien du mal en toute sûreté de conscience, et dont cependant il y auroit quelque bien à dire. »

2. Ce *tous* corrige *touttes*.

3. Le chevalier de Lorraine et le marquis d'Effiat.

4. Ce participe est bien ainsi sans accord dans le manuscrit, suivant l'usage assez fréquent de Saint-Simon ; nous conservons pour tous les cas analogues l'orthographe du manuscrit ; mais nous n'avons pu jusqu'à présent discerner d'après quels principes notre auteur applique parfois la règle de l'accord et d'autres fois ne l'applique pas.

une foiblesse qui gâta sans cesse tous ses talents, et qui fut à son précepteur d'un merveilleux usage toute sa vie. Hors de toute espérance du côté du Roi depuis la folie d'avoir osé lui demander sa nomination au cardinalat[1], il ne songea plus qu'à posséder son jeune maître par la conformité à soi. Il le flatta du côté des mœurs pour le jeter dans la débauche, et lui en faire un principe pour se bien mettre dans le monde, jusqu'à mépriser tous devoirs et toutes bienséances, ce qui le feroit bien plus ménager par le Roi qu'une conduite mesurée ; il le flatta du côté de l'esprit, dont il le persuada [qu']il[2] en avoit trop et trop bon pour être la dupe de la religion, qui n'étoit, à son avis, qu'une[3] invention de politique, et de tous les temps, pour faire peur aux esprits ordinaires, et retenir les peuples dans la soumission. Il l'infatua encore de son principe favori que la probité dans les hommes[4] et la vertu dans les femmes ne sont que des chimères sans réalité dans personne, sinon dans quelques sots en plus grand nombre qui se sont laissé imposer ces entraves comme celle de la religion, qui en sont des dépendances, et qui pour la politique sont du même usage, et fort peu d'autres qui, ayant de l'esprit et de la capacité, se sont laissé raccourcir l'un et l'autre par les préjugés de l'éducation. Voilà le fonds de la doctrine de ce bon ecclésiastique, d'où suivoit la licence de la fausseté, du mensonge, des artifices, de l'infidélité, de la perfidie, de toute espèce de moyens, en un mot, tout crime et toute scélératesse tournés en habileté, en capacité, en grandeur, liberté et pro-

1. Ci-dessus, p. 275.

2. Saint-Simon avait d'abord écrit *dont il avoit trop* ; il a ajouté un *il* après *dont*, à la fin d'une ligne, écrit *le persuada* au commencement de la ligne suivante et *en* en interligne, mais en oubliant d'ajouter le *qu'* nécessaire après *persuada*.

3. *Un invention,* dans le manuscrit ; lapsus relevé déjà bien des fois, de même que le lapsus contraire, ci-dessus, p. 266, note 6.

4. Le duc de Luynes (*Mémoires,* tome IX, p. 221) dit aussi que le Régent ne croyait à aucun honnête homme.

fondeur d'esprit, de lumière et de conduite, pourvu qu'[on] sût se cacher et marcher à couvert des soupçons et des préjugés communs. Malheureusement tout concourut en M. le duc d'Orléans à lui ouvrir le cœur et l'esprit à cet exécrable poison : une neuve et première jeunesse, beaucoup de force et de santé, les élans de la première sortie du joug et du dépit de son mariage et de son oisiveté, l'ennui qui suit la dernière, cet amour, si fatal en ce premier âge, de ce bel air qu'on admire aveuglément dans les autres, et qu'on veut imiter et surpasser, l'entraînement des passions, des exemples et des jeunes gens qui y[1] trouvoient leur vanité et leur commodité, quelques-uns leurs vues à le faire vivre comme eux et avec eux. Ainsi il s'accoutuma à la débauche, plus encore au bruit de la débauche, jusqu'à n'avoir pu s'en passer, et qu'il ne s'y divertissoit qu'à force de bruit, de tumulte et d'excès. C'est ce qui le jeta à en faire souvent de si étranges et de si scandaleuses, et, comme il vouloit l'emporter sur tous les débauchés, à mêler dans ses parties les discours les plus impies et à trouver un raffinement précieux à faire les débauches les plus outrées aux jours les plus saints, comme il lui arriva pendant sa régence plusieurs fois le vendredi saint de choix et les jours les plus respectables. Plus on étoit suivi, ancien, outré en impiété et en débauche, plus il considéroit cette sorte de débauchés, et je l'ai vu sans cesse dans l'admiration poussée jusqu'à la vénération pour le grand prieur, parce qu'il y avoit quarante ans qu'il ne s'étoit couché qu'ivre, et qu'il n'avoit cessé d'entretenir publiquement des maîtresses et de tenir[2] des propos continuels d'impiété et d'irréligion. Avec de tels principes et la conduite en conséquence, il n'est pas surprenant qu'il ait été faux jusqu'à l'indiscrétion de se vanter de l'être, et de se piquer

1. Cet *y* est en interligne, ajouté après coup.

2. Les mots *et de tenir* sont en interligne au-dessus d'*avec* biffé, et *des* corrige *les*.

d'être le plus raffiné trompeur[1]. Lui et Mme la duchesse de Berry disputoient quelquefois qui des deux en savoit là-dessus davantage, et quelquefois à sa toilette devant Mme de Saint-Simon et ce qui y étoit avant le public, et M. le duc de Berry même, qui étoit fort vrai et qui en avoit horreur, et sans que Mme de Saint-Simon, qui n'en souffroit pas moins et pour la chose et pour l'effet, pût la tourner[2] en plaisanterie, ni leur faire sentir la porte pour sortir[3] d'une telle indiscrétion. M. le duc d'Orléans en avoit une[4] infinie dans tout ce qui regardoit la vie ordinaire et sur ce qui le regardoit lui-même. Ce n'étoit pas injustement qu'il étoit accusé de n'avoir point de secret. La vérité est[5] qu'élevé dans les tracasseries du Palais-Royal, dans les rapports, dans les redits[6] dont Monsieur vivoit et dont sa cour étoit remplie, M. le duc d'Orléans en avoit pris le détestable goût et l'habitude, jusqu'à s'en être fait une sorte de maxime de brouiller tout le monde ensemble, et d'en profiter pour n'avoir rien à craindre des liaisons[7], soit pour apprendre par les aveux, les délations et les piques, et par la facilité encore de faire parler les uns contre les autres. Ce fut une de ses principales occupations pendant tout le temps qu'il fut à la tête des affaires, et dont il se sut le plus de gré, mais qui, tôt découverte, le rendit odieux et le jeta en mille fâcheux inconvénients. Comme il n'étoit pas méchant, qu'il étoit même fort éloigné de l'être, il demeura dans l'impiété et la débauche où Dubois l'avoit premièrement jeté, et que

1. Il aimait les choses extraordinaires hors du droit chemin, avait-il dit dans une Addition à Dangeau (*Journal*, tome XII, p. 407).

2. Il avait d'abord écrit *pust tourner la chose*; il a biffé *la chose* et écrit *la* en interligne avant *tourner*.

3. Voyez aux Additions et Corrections.

4. Une indiscrétion.

5. Cet *est*, oublié, a été ajouté en interligne.

6. On a eu *redire* au sens de rapporter dans le tome XX, p. 309.

7. Le *Journal de P. Narbonne* dit aussi que sa maxime était: *Divide ut imperes*.

tout confirma[1] toujours en lui par l'habitude, dans la fausseté, dans la tracasserie des uns aux autres, dont qui que ce soit ne fut exempt, et dans la plus singulière défiance, qui n'excluoit pas, en même temps et pour les mêmes personnes, la[2] plus grande confiance ; mais il en demeura là sans avoir rien pris du surplus des crimes familiers à son précepteur. Revenu plus assidûment à la cour à la mort de Monsieur, l'ennui l'y gagna et le jeta dans les curiosités de chimie dont j'ai parlé ailleurs[3], et dont on sut faire contre lui un si cruel usage. On a peine à comprendre à quel point ce prince étoit incapable de se rassembler du monde, je dis avant que l'art infernal de Mme de Maintenon et du duc du Maine l'en eût totalement séparé ; combien peu il étoit en lui de tenir une cour ; combien avec un air désinvolte il se trouvoit embarrassé et importuné du grand monde[4], et combien dans son particulier, et depuis dans sa solitude au milieu de la cour, quand tout le monde l'eut déserté, il se trouva destitué de toute espèce de ressource avec tant de talents, qui en devoient être une inépuisable d'amusements pour lui[5]. Il étoit né ennuyé, et il étoit si accoutumé à vivre hors de lui-même, qu'il lui étoit insupportable d'y rentrer, sans être capable de chercher même à s'occuper. Il ne pouvoit vivre que dans le mouvement et le torrent des affaires, comme à la tête d'une armée, ou dans les soins d'y avoir tout ce dont il auroit besoin pour les exécutions de la campagne, ou dans le bruit et la vivacité de la débauche.

1. Avant *confirma*, Saint-Simon a biffé un premier *en luy*.
2. Avant ce *la*, il y a en interligne un *de* inutile.
3. Tome XXII, p. 384-385.
4. Sa mère écrivait de lui (*Correspondance*, recueil Jæglé, tome I, p. 217) : « Je voudrais que mon fils frayât plus volontiers avec les gens de qualité qu'avec les comédiens, les peintres et les médecins. Quand il est avec eux, il sait causer ; mais, quand des gens de qualité le viennent voir, il baisse la tête, ronge ses ongles, ne dit mot, et les visiteurs s'en vont mécontents. »
5. Les mots *p^r luy* ont été ajoutés en interligne.

Il y[1] languissoit dès qu'elle étoit sans bruit et sans une sorte d'excès et de tumulte, tellement[2] que son temps lui étoit pénible à passer. Il se jeta dans la peinture après que le grand goût de la chimie fut[3] passé ou amorti par tout ce qui s'en étoit si cruellement publié. Il peignoit presque toute l'après-dînée à Versailles et à Marly[4]. Il se connoissoit fort en tableaux; il[5] les aimoit; il en ramassoit, et il en fit une collection qui en nombre et en perfection ne le cédoit pas aux tableaux de la couronne[6]. Il s'amusa après à faire des compositions de pierres et de cachets à la merci du charbon[7], qui me chassoit souvent d'avec lui, et des compositions de parfums les plus forts, qu'il aima toute sa vie, et dont je le détournois, parce que

1. Ces deux mots surchargent d'autres lettres illisibles.

2. *Tellem*t est en interligne au-dessus de *de sorte*, biffé.

3. Il y a *fust*, au subjonctif, par mégarde dans le manuscrit.

4. C'est encore Madame (*Correspondance*, recueil Jæglé, tome I, p. 219) qui vient corroborer les dires de Saint-Simon : « Mon fils a un si fort génie pour tout ce qui touche à la peinture... que Coypel, qui a été son maître, dit que tous les peintres doivent s'estimer heureux qu'il soit un si grand seigneur; car, s'il était un homme du commun, il les surpasserait tous. » Mme de Caylus rapporte (*Souvenirs*, édition Michaud et Poujoulat, p. 513) qu'il avait fait le portrait de sa fille la duchesse de Berry toute nue; mais cela n'est pas confirmé. Il grava aussi des planches pour une édition du roman grec de Daphnis et Chloé (*Correspondance de Madame*, recueil Brunet, tome II, p. 36), et l'exemplaire de cet ouvrage venant de sa bibliothèque personnelle a été payé douze mille cinq cents francs lors de la vente des livres du comte de Mosbourg en 1893.

5. Cet *il* surcharge un *et*.

6. C'est ainsi qu'il avait acheté au comte de Nancré pour soixante mille livres de tableaux (*Mémoires de Sourches*, tome IX, p. 182, note 4; notre tome XII, p. 427, note 3). M. Stryienski vient de publier en 1913 une notice sur *la Galerie du Régent Philippe, duc d'Orléans*.

7. C'est-à-dire probablement, au hasard de ce que l'effet du feu pourrait produire. Les *Philosophical transactions* de la Société royale de Londres, 1709, tome XXVI, p. 374-386, mentionnent des expériences faites sur des métaux avec le « burning glass » du duc d'Orléans, et Saint-Simon a déjà parlé de « ses amusements de physique et de chimie » dans le tome XVIII, p. 64-65.

le Roi les craignoit fort, et qu'il sentoit presque toujours[1]. Enfin jamais homme né avec tant de talents de toutes les sortes, tant d'ouverture et de facilité pour s'en servir, et jamais vie de particulier si désœuvrée ni si livrée au néant et à l'ennui. Aussi Madame ne le peignit-elle[2] pas moins heureusement qu'avoit fait le Roi par l'apophthegme qu'il répondit sur lui à Mareschal, et que j'ai rapporté[3]. Madame étoit pleine de contes et de petits romans de fées : elle disoit qu'elles avoient toutes été conviées à ses couches, que toutes y étoient venues, et que chacune avoit doué son fils d'un talent, de sorte qu'il les avoit tous ; mais que par malheur on avoit oublié une vieille fée disparue depuis si longtemps qu'on ne se souvenoit plus d'elle, qui, piquée de l'oubli, vint appuyée sur son petit bâton, et n'arriva qu'après que toutes les fées eurent fait chacune[4] leur don à l'enfant ; que, dépitée de plus en plus, elle se vengea en le douant de rendre absolument inutiles tous les talents qu'il avoit reçus de toutes les autres fées, d'aucun desquels, en les conservant tous, il n'avoit jamais pu se servir[5]. Il faut avouer qu'à prendre la chose en gros le portrait est parlant.

M. le duc d'Orléans excellemment peint par Madame.

1. Saint-Simon veut dire que le duc répandait presque toujours l'odeur de ces parfums autour de lui.

2. Ce pronom *elle* a été ajouté en interligne.

3. Tome XXV, p. 155-156.

4. Il y a *chacun*, par mégarde, dans le manuscrit.

5. Madame, dans sa correspondance (recueil Jæglé, tome II, p. 169), confirme elle-même en quelque sorte ce récit : « Mon fils, dit-elle, est comme l'enfant de ce comte au baptême duquel on invita les fées : l'une lui souhaite une belle taille, l'autre l'éloquence, la troisième qu'il apprenne tous les arts, la quatrième qu'il apprenne tous les exercices, à savoir l'escrime, l'équitation, la danse, la cinquième qu'il devienne habile dans l'art de la guerre, la sixième qu'il ait plus de courage que tout autre. Mais la septième fée, on avoit oublié de l'inviter. « Je ne « peux pas reprendre à l'enfant, dit-elle, ce que mes sœurs lui ont « donné ; mais, sa vie durant, je lui serai contraire, de telle façon que « toutes les faveurs qu'on lui a accordées ne lui servent à rien. Ainsi « lui donnerai-je une démarche si vilaine qu'on le croira bancal et

Un des malheurs de ce prince étoit d'être incapable de suite dans rien, jusqu'à ne pouvoir comprendre qu'on en pût avoir. Un autre, dont j'ai déjà parlé, fut une espèce d'insensibilité qui le rendoit sans fiel dans les plus mortelles offenses et les plus dangereuses[1] ; et, comme le nerf et le principe de la haine et de l'amitié, de la reconnoissance et de la vengeance est le même, et qu'il manquoit de ce ressort, les suites en étoient infinies et pernicieuses. Il étoit timide à l'excès ; il le sentoit, et il en[2] avoit tant de honte qu'il affectoit tout le contraire, jusqu'à s'en piquer. Mais la vérité étoit, comme on le sentit enfin dans son autorité par une expérience plus développée, qu'on n'obtenoit rien de lui, ni grâce ni justice, qu'en l'arrachant par crainte, dont il étoit infiniment susceptible, ou par une[3] extrême importunité. Il tâchoit de s'en délivrer par des paroles, puis par des promesses, dont sa facilité le rendoit prodigue, mais que qui avoit de meilleures serres lui faisoit tenir. De là tant de manquements de paroles, qu'on ne[4] comptoit plus les plus positives pour rien, et tant de paroles encore données à tant de gens pour la même chose qui ne pouvoit s'accorder qu'à un seul, ce qui étoit une source féconde de discrédit et de mécontents. Rien ne le trompa et ne lui nuisit davantage que cette opinion qu'il s'étoit faite de savoir tromper tout le

« bossu ; je lui ferai tellement pousser sa barbe noire d'un jour à « l'autre, et lui ferai faire en outre des grimaces d'homme rêveur, « qu'il en sera tout défiguré ; je le dégoûterai de tous les exercices du « corps ; je le plongerai dans un tel ennui qu'il prendra en aversion « tous les arts qu'il cultive, la musique, la peinture, le dessin ; je lui « inspirerai le goût de la solitude et l'horreur de la société des hon- « nêtes gens. »

1. Il était sans fiel comme la colombe, sera-t-il dit dans la suite des *Mémoires*, tome XVI de 1873, p. 107-108, et Saint-Simon a parlé de son apathie, même dans les moments les plus critiques (notre tome XIX, p. 196) ; voyez ci-dessus, p. 269, l'anecdote du Débonnaire.

2. Cet *en* a été ajouté en interligne.

3. Encore ici *un* devant une voyelle.

4. Ce *ne* surcharge *les*.

monde. On ne le croyoit plus, lors même qu'il parloit de la meilleure foi, et sa facilité diminua fort en lui le prix de toutes choses. Enfin la compagnie obscure, et pour la plupart scélérate, dont il avoit fait sa société ordinaire de débauche, et que lui-même ne feignoit pas de nommer publiquement ses roués[1], chassa la bonne, jusque dans sa puissance, et lui fit un tort infini. Sa défiance sans exception étoit encore une chose infiniment dégoûtante avec lui, surtout lorsqu'il fut à la tête des affaires, et le monstrueux unisson[2] à ceux[3] de sa familiarité hors de débauche[4]. Ce défaut, qui le mena loin, venoit tout à la fois de sa timidité, qui lui faisoit craindre ses ennemis les plus certains, et les traiter avec plus de distinctions que ses amis, de sa facilité naturelle, d'une fausse imitation d'Henri IV, dont cela même n'est ni le plus beau ni le meilleur endroit, et de cette opinion malheureuse que la probité étoit une parure fausse[5], sans réalité, d'où lui venoit cette défiance universelle. Il étoit néanmoins très persuadé de la mienne, jusque-là qu'il me l'a souvent reproché comme un défaut et un préjugé d'éducation qui m'avoit resserré l'esprit et accourci les lumières, et il m'en a dit autant de Mme de Saint-Simon, parce qu'il la croyoit vertueuse. Je lui avois aussi donné des preuves d'attachement trop fortes, trop fréquentes, trop continuelles dans

1. Au sens d'homme dévergondé, digne du supplice de la roue. Ce mot, dans ce sens figuré, n'était pas admis par le *Dictionnaire de l'Académie*. Saint-Simon l'écrit ici pour la première fois ; mais nous le retrouverons souvent, et surtout dans le récit des temps de la Régence, et nous dirons alors quels étaient les principaux de ces « roués du Régent ».

2. Ce mot, employé au figuré, n'était pas donné par le *Dictionnaire de l'Académie* de 1718 ; nous l'avons déjà rencontré ci-dessus, p. 261, dans une acception analogue.

3. Les mots *à ceux* ont été ajoutés en interligne.

4. Il veut dire que, par une égalité monstrueuse, il se défiait autant que des autres de ceux de ses familiers qui n'étaient pas ses compagnons de débauche.

5. Ci-dessus, p. 283.

les temps les plus dangereux, pour qu'il en pût douter, et néanmoins voici ce qui m'arriva dans la seconde ou troisième année de la Régence, et je le rapporte comme un des plus forts coups de pinceau[1], et si[2], dès lors, mon désintéressement lui[3] avoit été mis en évidence par les plus fortes coupelles[4], comme on le verra par la suite. On[5] étoit en automne[6]. M. le duc d'Orléans avoit congédié les Conseils pour une quinzaine. J'en profitois pour aller passer ce temps à la Ferté; je venois de passer une heure seul avec lui; j'en avois pris congé, et j'étois revenu chez moi, où, pour être en repos, j'avois fermé ma porte. Au bout d'une heure au plus, on me vint dire que Biron[7] étoit à la porte, qu'il ne se vouloit point laisser renvoyer, et qu'il disoit qu'il avoit ordre de M. le duc d'Orléans, qui l'envoyoit, de me parler de sa part. Il faut ajouter que mes deux fils[8] avoient chacun un régiment de cavalerie[9], et que tous les colonels étoient lors par ordre à leurs corps. Je fis entrer Biron avec d'autant plus de surprise, que je ne faisois que de quitter M. le duc d'Orléans. Je demandai donc avec empressement ce qu'il y avoit de si nouveau.

Aventure du faux marquis de Ruffec.

1. Pour le portrait qu'il est en train de tracer.
2. Au sens de cependant.
3. Le mot *luy* surcharge *a[voit]*.
4. « *Coupelle*, certain vase dans lequel les orfèvres mettent de l'or ou de l'argent en petite quantité pour l'éprouver. On dit figurément *mettre à la coupelle, passer à la coupelle*, pour dire, mettre à une rigoureuse épreuve, passer un examen sévère » (*Académie*, 1718).
5. Un premier récit de cette anecdote est intercalé dans la *Notice sur la maison de Saint-Simon*, tome XXI et supplémentaire de l'édition des *Mémoires* de 1873, p. 176-178.
6. Saint-Simon écrit *autonne*.
7. Charles-Armand de Gontaut, marquis de Biron (tome III, p. 57), premier écuyer du Régent.
8. Jacques-Louis de Rouvroy-Saint-Simon, titré vidame de Chartres jusqu'en 1722 (tome V, p. 317), et son frère cadet Armand-Jean, marquis de Ruffec (tome VI, p. 220).
9. Nous verrons leur père leur acheter à chacun en même temps ces régiments en 1717 (suite des *Mémoires*, tome XIV de 1873, p. 123).

Biron fut embarrassé, et à son tour s'informa[1] où étoit le marquis de Ruffec. Ma surprise fut encore plus grande ; je lui demandai ce que cela vouloit dire. Biron, de plus en plus empêtré[2], m'avoua que M. le duc d'Orléans en étoit inquiet, et l'envoyoit à moi pour le savoir. Je lui dis qu'il étoit à son régiment comme tous les autres, et logé dans Besançon chez M. de Levis[3], qui commandoit en Franche-Comté. « Mais, me dit Biron, je le sais bien ; n'auriez[4]-vous point quelque lettre de lui ? — Pourquoi faire ? répondis-je. — C'est que franchement, puisqu'il vous faut tout dire, M. le duc d'Orléans, me répondit-il[5], voudroit voir de son écriture. » Il m'ajouta que, peu après que je l'eus quitté, il étoit descendu dans le petit jardin de Mme[6] la duchesse d'Orléans, laquelle étoit à Montmartre[7] ; que la compagnie ordinaire, c'est-à-dire les roués et les p.....[8], s'y promenoient avec lui ; qu'il étoit venu un commis de la poste avec des lettres, à qui il avoit parlé quelque temps en particulier ; qu'après cela il avoit appelé lui Biron, lui avoit montré une lettre datée de Madrid du marquis de Ruffec à sa mère, et que là-dessus il lui avoit donné sa commission de me venir trouver. A ce récit je sentis un mélange de colère et de compassion, et je ne m'en contraignis pas avec Biron. Je n'avois point de lettres de mon fils, parce que je les brûlois à mesure comme

1. Les mots *s'informa* sont en interligne au-dessus de *me demanda*, biffé.
2. Le *Dictionnaire de l'Académie* de 1718 disait qu'*empestré*, au figuré, au sens d'embarrassé, était du style familier.
3. Charles-Eugène, marquis de Levis : tome III, p. 224 ; il était gendre du duc de Chevreuse, et Saint-Simon était extrêmement lié avec lui et avec sa femme.
4. Avant *n'auriés*, Saint-Simon a biffé *mais*.
5. Ces trois mots ont été ajoutés en interligne.
6. Les mots *de M^e* surchargent *du P[alais Royal]*.
7. Sans doute à l'abbaye, dont l'abbesse était depuis 1717 Marguerite de Rochechouart, de la branche de Montpipeau, parente de Mme de Montespan.
8. Ainsi dans le manuscrit, et *promenoient* est bien au pluriel.

tous papiers inutiles. Je chargeai Biron de dire à M. le duc d'Orléans une partie de ce que je sentois ; que[1] je n'avois pas la plus légère connoissance avec qui que ce fût en Espagne, et le lieu où mon fils étoit ; que je le priois instamment de dépêcher sur-le-champ un courrier à Besançon, pour le mettre en repos par ce qu'il lui rapporteroit. Biron, haussant les épaules, me dit que tout cela étoit bel et bon, mais que, si je retrouvois quelque lettre du marquis de Ruffec, il me prioit de la lui envoyer sur-le-champ, et qu'il mettroit ordre qu'elle lui parvînt même à table, malgré l'exacte clôture de leurs soupers[2]. Je ne voulus pas retourner au Palais-Royal pour y faire une scène, et je renvoyai Biron. Heureusement Mme de Saint-Simon rentra quelque temps après ; je lui contai l'aventure. Elle trouva une dernière lettre du marquis de Ruffec, que nous envoyâmes à Biron. Elle perça jusqu'à table, comme il me l'avoit dit. M. le duc d'Orléans se jeta dessus avec empressement. L'admirable est qu'il ne connoissoit point son écriture. Non-seulement il la regarda, mais il la lut, et, comme il la trouva plaisante, il en régala tout haut sa compagnie, dont elle devint l'entretien, et lui tout à coup affranchi de ses soupçons. A mon retour de la Ferté, je le trouvai honteux avec moi, et je le[3] rendis encore davantage par ce que je lui dis là-dessus. Il revint encore d'autres lettres de ce prétendu marquis de Ruffec. Il fut arrêté longtemps après à Bayonne, à table chez d'Adoncourt[4], qui y commandoit, et[5] qui en prit tout à coup la résolution sur ce qu'il lui vit prendre des olives avec une fourchette[6]. Il avoua au cachot qui il étoit, et ses

1. L'abréviation de *que* surcharge *au* ou *ou*.
2. Saint-Simon écrit ici *soupés*.
3. Ce *le*, oublié, a été ajouté en interligne.
4. Dominique Suart d'Adoncourt : tome XXIV, p. 224.
5. Cet *et* a été mis en interligne.
6. C'était en effet la marque d'une mauvaise éducation, indigne d'un grand seigneur tel qu'aurait dû être le marquis de Ruffec. Antoine de Courtin, dans son *Nouveau traité de la civilité qui se pra-*

papiers décelèrent le libertinage du jeune homme qui court le pays, et qui, pour être bien reçu et avoir de l'argent, prit le nom de marquis de Ruffec, se disoit brouillé avec moi, écrivoit à Mme de Saint-Simon pour se raccommoder par elle et la prier de payer ce qu'on lui prêtoit, le tout pour qu'on vît ses lettres, et que cela, joint à ce qu'il disoit de la famille, le fît croire mon fils et lui en procurât les avantages. C'étoit un grand garçon bien fait, avec de l'esprit, de l'adresse et de l'effronterie, qui étoit fils d'un huissier de Madame, qui connoissoit toute la cour, et qui, dans le dessein qu'il avoit pris de passer pour mon fils, s'étoit bien informé de la famille pour en parler juste et n'être point surpris. On le fit enfermer pour quelque temps. Il avoit auparavant couru le monde sous d'autres noms; il crut que[1] celui de mon fils, de l'âge duquel il se trouvoit à peu près, lui rendroit davantage[2].

Quel étoit M. le duc d'Orléans sur la religion.

La curiosité d'esprit de M. le duc d'Orléans, jointe à une fausse idée de fermeté et de courage, l'avoit occupé de bonne heure à chercher à voir le diable, et à pouvoir le faire parler[3]. Il n'oublioit rien, jusqu'aux plus folles lectures, pour se persuader qu'il n'y a point de Dieu, et il croyoit le diable[4] jusqu'à espérer de le voir et de l'entretenir. Ce contraste ne se peut comprendre, et cependant il est extrêmement commun. Il y travailla avec toutes

tique en France parmi les honnestes gens (1695), disait : « Il faut se souvenir de ne pas prendre les olives avec la fourchette, mais avec sa cuillère; car il s'en fait quelquefois un sujet de risée quand cela arrive » (Alfred Franklin, *La vie privée d'autrefois : les Repas*, p. 229). Voyez aussi *les Règles de la bienséance et de la civilité chrétienne*, par le bienheureux Jean-Baptiste de la Salle (*ibidem*, p. 264).

1. Avant *que*, il y a *aparem*[t], biffé, dans le manuscrit.

2. Saint-Simon ne donnant pas le vrai nom de ce personnage, nous n'avons pu retrouver de renseignements sur cette affaire.

3. Sur ce sujet spécial, on peut voir le livre du comte de Seilhac sur *l'Abbé Dubois*, tome I, p. 55 et suivantes.

4. *Il croyoit au diable* serait plus correct.

sortes de gens obscurs, et beaucoup avec Mirepoix, mort en 1699 sous-lieutenant des mousquetaires noirs[1], frère aîné du père de Mirepoix, aujourd'hui lieutenant général et chevalier de l'Ordre[2]. Ils passoient les nuits dans les carrières de Vanves[3] et de Vaugirard[4] à faire des invocations. M. le duc d'Orléans m'a avoué qu'il n'avoit jamais pu venir à bout de rien voir ni entendre, et se déprit enfin de cette folie. Ce ne fut d'abord que par complaisance pour Mme d'Argenton, mais après par un réveil de curiosité, qu'il s'adonna à faire regarder dans un verre d'eau le présent et le futur, dont j'ai rapporté sur son récit des choses singulières[5], et il n'étoit pas menteur. Faux[6] et menteur, quoique fort voisins, ne sont pas même chose, et, quand il lui arrivoit de mentir, ce n'étoit jamais que, lorsque, pressé sur quelque promesse ou sur quelque affaire, il y[7] avoit recours malgré lui pour sortir d'un mauvais pas. Quoique nous nous soyons souvent parlé sur la religion, où, tant que j'ai pu me flatter de quelque espérance de le ramener, je me tournois de tout sens avec lui pour traiter cet important chapitre sans le rebuter, je n'ai jamais pu démêler le système qu'il pouvoit s'être forgé,

1. Gaston-Jean-Baptiste de Levis, marquis de Mirepoix : tome VI, p. 234.

2. Pierre-Charles et Gaston-Charles-Pierre-François de Levis : *ibidem*, p. 235.

3. Ce village du sud-ouest de Paris appartenait en grande partie à l'abbaye de Sainte-Geneviève. En 1698, le financier le Bas de Montargis y avait fait bâtir par Hardouin-Mansart un beau château que Monsieur le Duc acheta en 1718. Saint-Simon écrit *Vanvres*, comme on le faisait parfois de son temps.

4. Le village de Vaugirard, qui appartenait à l'abbaye de Saint-Germain-des-Prés, ne s'appela ainsi qu'à partir du treizième siècle, du nom de l'abbé Gérard de Moret ; il fut érigé en paroisse au quatorzième, et ne consista longtemps qu'en une très longue rue. Son territoire, comme ceux de Vanves, Clamart, Issy, Montrouge, Bagneux, etc., était rempli de carrières de pierres.

5. Voyez tome XIII, p. 458 et suivantes.

6. Avant *faux*, il y a un *et*, biffé.

7. Cet *y* surcharge *en*.

et j'ai fini par demeurer persuadé qu'il flottoit sans cesse sans s'en être jamais pu former. Son desir passionné, comme celui de ses pareils en mœurs, étoit qu'il n'y eût point de Dieu ; mais il avoit trop de lumière pour être athée, qui sont une espèce particulière d'insensés bien plus rare qu'on ne croit. Cette lumière l'importunoit; il cherchoit à l'éteindre et n'en put venir à bout. Une âme mortelle lui eût été une ressource ; il ne réussit pas mieux dans les longs efforts qu'il fit pour se la persuader. Un Dieu existant et une âme immortelle le jetoient en un fâcheux détroit, et il ne se pouvoit aveugler sur la vérité de l'un et de l'autre. Le déisme lui parut un refuge ; mais ce déisme trouva en lui tant de combats, que je ne trouvai pas grand peine à le ramener dans le bon chemin, après que je l'eus fait rompre avec Mme d'Argenton. On a vu avec quelle bonne foi de sa part[1] par ce qui en a été raconté[2]. Elle s'accordoit avec ses lumières dans cet inter-

1. Le *p* de *part* surcharge un *b*.

2. Ce n'est pas dans les *Mémoires* que Saint-Simon a raconté cette conversion passagère du duc d'Orléans, mais dans sa *Notice sur la maison de Saint-Simon*, p. 169-170, et ce récit est assez curieux pour qu'il soit intéressant de le reproduire ici : « Pour la religion, il tâcha toujours de s'en défaire et ne le put jamais. Après qu'il eut rompu avec Mme d'Argenton et qu'il se fut raccommodé avec Mme la duchesse d'Orléans, Saint-Simon saisit ce vuide pour essayer de rappeler la religion dans son cœur; il fut surpris d'y trouver si peu de peine; mais il le fut bien davantage de la sincérité et de la lumière qu'il y trouva. Il se prépara plus de deux mois à faire ses pâques par une confession générale, qui lui coûta tant, qu'il en fut, sur la fin, deux jours malade. Le surprenant c'est qu'à la Pentecôte il voulut encore communier. Mme la duchesse d'Orléans et M. de Saint-Simon furent ses directeurs. Il étoit vrai qu'il avoit mené une vie exacte, et qu'il s'étoit fort appliqué à d'excellentes lectures ; mais tant d'étranges années avoient précédé que M. de Saint-Simon ni Mme la duchesse d'Orléans ne furent pas de l'avis du P. du Trévou, jésuite, son confesseur en titre, et qui venoit de le devenir d'effet. Ils trouvèrent que le devoir pascal, l'exemple, le divorce avec sa maîtresse qui lui avoit infiniment coûté, avoient dû le faire approcher de la sainte table ; mais que s'en approcher encore six semaines après c'étoit trop pour un pécheur de

valle de suspension de débauche. Mais le malheur de son retour vers elle le rejeta d'où il étoit parti. Il n'entendit plus que le bruit des passions, qui s'accompagna, pour l'étourdir encore, des mêmes propos d'impiété et de la folle affectation de l'impiété. Je ne puis donc que savoir que[1] ce qu'il n'étoit pas, sans pouvoir dire ce qu'il étoit sur la religion. Mais je ne puis ignorer son extrême malaise sur ce grand point, et n'être pas persuadé qu'il ne se fût jeté de lui-même entre les mains de tous les prêtres et de tous les capucins de la ville, qu'il faisoit trophée de tant mépriser[2], s'il étoit tombé dans une maladie périlleuse qui lui en auroit donné le temps. Son grand foible en ce genre étoit de se piquer d'impiété et d'y vouloir surpasser les plus hardis. Je me souviens qu'une nuit de Noël à Versailles, où il accompagna le Roi à matines et aux trois messes de minuit, il surprit la cour par sa continuelle application à lire dans le livre qu'il avoit apporté, et qui parut un livre de prière. La première femme de chambre de Mme la duchesse d'Orléans[3], ancienne dans la maison, fort attachée et fort libre, comme le sont tous les vieux

sa sorte, à qui la pénitence et la séparation convenoient si fort, et qui par ses desirs, par ses œuvres, par son humilité et ses autres dispositions devoit entretenir une faim si sainte, pour mériter dans les suites d'être admis à la rassasier plus dignement. Le prince s'y soumit par persuasion, mais avec douleur. La vérité est qu'elle ne dura guères, non plus que sa conversion. Il revit ses pernicieuses compagnies ; il ne put soutenir leurs propos, ni peut-être l'ennui de la vie qu'il s'étoit proposée, car il s'ennuyoit de tout, et il se replongea dans toutes ses débauches, qui le conduisirent promptement à sa première impiété. »

1. Ce second *que* a été ajouté en interligne.

2. *Mépriser* corrige *méprisé*.

3. Elle s'appelait Henriette Prieur, et était femme de Pierre Imbert, apothicaire en chef de la maison du duc d'Orléans ; elle avait été nommée en février 1697 aux fonctions de première femme de chambre de la jeune duchesse de Chartres, dont la première titulaire, Mme Dulac, venait de mourir subitement (*Dangeau*, tome VI, p. 68 ; *Sourches*, tome V, p. 237) ; il y a à la Bibliothèque nationale, dans le recueil Cangé, vol. 74, n° 45, fol. 213, un factum rédigé à cette époque sur les fonctions de première femme de chambre.

bons domestiques, transportée de joie de cette lecture, lui en fit compliment chez Mme la duchesse d'Orléans le lendemain, où il y avoit du monde. M. le duc d'Orléans se plut quelque temps à la faire danser[1], puis lui dit : « Vous êtes bien sotte, Madame Imbert; savez-vous donc ce que je lisois? C'étoit Rabelais[2], que j'avois porté de peur de m'ennuyer. » On peut juger de l'effet de cette réponse. La chose n'étoit que trop vraie, et c'étoit pure fanfaronnade. Sans comparaison des lieux ni des choses, la musique[3] de la chapelle étoit fort au-dessus de celle de l'Opéra et de toutes les musiques de l'Europe, et, comme les matines, laudes et les trois messes basses de la nuit de Noël duroient longtemps, cette musique s'y surpassoit encore. Il n'y avoit rien de si magnifique que l'ornement de la chapelle et que la manière dont elle étoit éclairée. Tout y étoit plein, les travées de la tribune remplies de toutes les dames de la cour en déshabillé, mais sous les armes[4]. Il n'y avoit donc rien de si surprenant que la beauté du spectacle, et les oreilles y étoient charmées. M. le duc d'Orléans aimoit extrêmement la musique[5]; il la savoit

1. Locution déjà relevée dans le tome V, p. 362.

2. François Rabelais, d'abord cordelier puis bénédictin, enfin médecin, et pourvu de la cure de Meudon, mourut en 1553. Son roman de *Pantagruel* parut en 1532. L'édition dont se servait le duc d'Orléans était peut-être celle en cinq volumes in-8° ornés de gravures en taille-douce que Le Duchat avait fait paraître en Hollande en 1711.

3. Après *musique*, Saint-Simon a biffé *du Roy*.

4. Nous lui avons déjà vu employer cette locution dans le tome XVIII, p. 123.

5. Il était même fort bon musicien, et il aimait surtout la musique italienne; ses musiciens italiens étaient renommés et, en 1709, il leur avait adjoint ceux qu'entretenait l'archevêque de Rouen qui venait de mourir; en 1704, on joua devant le Roi un *Miserere* qu'il avait fait composer à Venise par le maître de chapelle de Saint-Marc (*Correspondance de Madame*, recueil Jæglé, tome I, p. 110-111; Geffroy, *Correspondance de Mme des Ursins*, p. 287; *Journal de Dangeau*, tomes IX, p. 247, et X, p. 122, 245 et 462; *Mémoires de Sourches*, tome XII, p. 120). Il s'était occupé aussi de musique ancienne (*Dangeau*, tome IX, p. 247), et il avait découvert que l'air du cantique allemand *Vor Gott*

jusqu'à composer, et il s'est même amusé à faire lui-même un espèce de petit opéra, dont la Fare[1] fit les vers, et qui fut chanté devant le Roi[2]; cette musique de la chapelle étoit donc de quoi l'occuper le plus agréablement du monde, indépendamment de l'accompagnement d'un spectacle si éclatant, sans avoir recours à Rabelais; mais il falloit faire l'impie et le bon compagnon[3].

Caractère de Mme la duchesse d'Orléans.

Mme la duchesse d'Orléans étoit une autre sorte de personne. Elle étoit grande et de tous points majestueuse; le teint, la gorge, les bras admirables, les yeux aussi; la bouche assez bien, avec de belles dents, un peu longues; des joues trop larges et trop pendantes qui la gâtoient[4], mais qui n'empêchoient pas la beauté; ce qui la déparoit le plus étoient les places de ses sourcils, qui étoient comme pelées et rouges, avec fort peu de poils; de belles paupières et des cheveux châtains bien plantés[5]. Sans être bossue ni contrefaite, elle avoit un côté plus gros que

ich will nicht lassen était celui d'une entrée de ballet du temps de Charles VII (*Correspondance de Madame*, recueil Brunet, tome I, p. 79, et recueil Jæglé, tome II, p. 26).

1. Tome XXIII, p. 76.

2. Non pas un seul, mais deux ou trois, dont la Fare avait écrit les paroles, si l'on en croit Madame (*Correspondance*, recueil Brunet, tome I, p. 317); l'un d'eux s'appelait *Penthée*. La même Madame mentionne un opéra de lui joué en août 1704 (recueil Jæglé, tome II, p. 7) et les *Mémoires de Sourches* (tome X, p. 76) parlent d'un autre en mai 1706. Dangeau raconte aussi, les 2 et 3 mai 1700, qu'on chanta chez Mme de Maintenon un motet qu'il avait composé (tome VII, p. 302).

3. Le sens en mauvaise part de cette locution a déjà été indiqué dans le tome XXV, p. 73.

4. Sur le nez et les joues de la princesse, on peut lire dans le *Nouveau siècle de Louis XIV*, tome IV, p. 150, les deux vers de Madame la Duchesse, qu'il est impossible de citer ici.

5. Voyez, à propos de ce portrait, notre tome I, page 97, note 1, et ce que dit Madame de sa belle-fille (recueil Brunet, tome I, p. 242). Mme de Caylus (*Souvenirs*, édition Michaud et Poujoulat, p. 484) écrivait: « Elle ne laissoit pas d'avoir de la beauté, une belle peau, une belle gorge, de beaux bras et de belles mains, mais peu de proportions dans ses traits », et cela concorde bien avec le portrait de Saint-Simon.

l'autre, une marche de côté, et cette contrainte de taille en annonçoit une autre, qui étoit plus incommode dans la société et qui la gênoit elle-même[1]. Elle[2] n'avoit pas moins d'esprit que M. le duc d'Orléans, et de plus que lui une grande suite dans l'esprit; avec cela[3] une éloquence naturelle, une justesse d'expression, une singularité dans le choix des termes qui couloit de source et qui surprenoit toujours, avec ce tour particulier à Mme de Montespan et à ses sœurs, et qui n'a passé qu'aux personnes de sa familiarité ou qu'elle avoit élevées[4]. Mme la duchesse d'Orléans disoit tout ce qu'elle vouloit, et comme elle le vouloit, avec force, délicatesse et agrément; elle disoit même jusqu'à ce qu'elle ne disoit pas, et faisoit tout entendre selon la mesure et la précision qu'elle y vouloit mettre; mais elle avoit un parler gras si lent, si embarrassé[5], si difficile aux oreilles qui n'y étoient pas fort accoutumées, que ce défaut, qu'elle ne paroissoit pourtant pas trouver[6] [Add. St-S. 1232] tel, déparoit extrêmement ce qu'elle disoit. La mesure et toute espèce de décence et de bienséance étoient chez elle dans leur centre, et la plus exquise superbe dans

1. On saisit difficilement ce que l'auteur veut dire. Mme de Caylus (*ibidem*), faisant allusion à l'époque de sa naissance qui fut la conséquence du raccommodement survenu entre le Roi et Mme de Montespan après la rupture que nécessita le jubilé de 1675, disait: « On voit dans le caractère, dans la physionomie et dans toute la personne de Mme la duchesse d'Orléans des traces de ce combat de l'amour et du jubilé ». On trouvera un essai d'explication aux Addittions et Corrections.

2. Au portrait moral et intellectuel qui va suivre, il est intéressant de comparer celui qu'en traçait, à peu près à la même époque mais pour des temps assez postérieurs, le marquis d'Argenson dans ses *Mémoires*, édition de la Société de l'histoire de France, tome III, p. 319-320; on le trouvera reproduit ci-après aux Additions et Corrections.

3. Tout ce qui précède, depuis *et de plus*, a été ajouté, partie dans la marge de droite du manuscrit, partie dans celle de gauche.

4. Il a déjà fait ressortir son talent de parole et sa forte et juste manière d'écrire dans nos tomes XVIII, p. 402, et XIX, p. 79.

5. « Sa voix lente et tremblante », a-t-il dit dans le tome II, p. 370.

6. *Trouver* est en interligne au-dessus de *trover*, biffé.

son trône. On sera étonné de ce que je vais dire, et toutefois rien n'est plus exactement véritable : c'est qu'au fond de son âme elle croyoit avoir fort honoré M. le duc d'Orléans en l'épousant. Il lui en échappoit des traits fort souvent qui s'énonçoient dans leur imperceptible[1]. Elle avoit trop d'esprit pour ne pas sentir que cela n'eût pu se supporter, trop d'orgueil aussi pour l'étouffer, impitoyable avec cela jusqu'avec ses frères sur le rang qu'elle avoit épousé, et petite-fille de France jusque sur sa chaise percée. M. le duc d'Orléans, qui en rioit souvent, l'appeloit *Madame Lucifer* en parlant à elle[2], et elle convenoit que ce nom ne lui déplaisoit pas. Elle ne sentoit pas moins tous les avantages et toutes les distinctions que son mariage avoit valu à M. le duc d'Orléans à la mort de Monsieur, et ses déplaisirs de la conduite de M. le duc d'Orléans avec elle, où toutefois l'air extérieur étoit demeuré convenable, ne venoient point de jalousie, mais du dépit de n'en être pas adorée et servie comme une divinité, sans que de sa part elle eût voulu faire un seul pas vers lui, ni quoi que ce fût qui pût lui plaire et l'attacher, ni se contraindre en quoi que ce soit qui le pouvoit éloigner et qu'elle voyoit distinctement qui l'éloignoit. Jamais de sa part en aucun temps rien d'accueillant, de prévenant pour lui, de familier, de cette liberté d'une femme qui vit bien avec son mari, et toujours recevant ses avances avec froid et une sorte de supériorité de grandeur. C'est une des choses qui avoit[3] le plus éloigné M. le duc d'Orléans d'elle, et dont tout ce que M. le duc d'Orléans y mit de son côté après leur vrai accommodement put moins que la politique[4], que les besoins d'une

1. Qui, bien qu'imperceptibles, se laissaient voir néanmoins.
2. Déjà dit dans le tome XXI, p. 79.
3. Ce verbe est bien au singulier dans le manuscrit.
4. Tel est bien le texte du manuscrit. Saint-Simon veut dire que toutes les avances de son mari eurent moins de pouvoir sur elle pour la faire bien vivre avec lui que les besoins et les vues de la politique.

part, les vues de l'autre amenèrent, laquelle encore ne réussit qu'à demi. Pour sa cour, car c'est ainsi qu'il falloit parler de sa maison et de tout ce qui alloit chez elle, c'étoit moins une cour qu'elle vouloit qu'un culte, et je crois pouvoir dire avec vérité qu'elle n'a jamais trouvé en sa vie que la duchesse de Villeroy et moi qui ne[1] lui en ayons jamais rendu, et qui lui ayons[2] toujours dit et fait ordinairement faire tout ce qu'il nous paroissoit à propos. La duchesse de Villeroy étoit haute, franche, libre, sûre, et le lien, comme on l'a vu[3], entre Mme la duchesse de Bourgogne et elle, et moi le lien entre elle et Monsieur son mari ; cela pouvoit bien entrer pour beaucoup dans une pareille exception. Mme de Saint-Simon, qui ne la gâtoit pas non plus, n'avoit pas les mêmes occasions avec elle, jusqu'au mariage de Mme la duchesse de Berry. La timidité de Mme la duchesse d'Orléans étoit en même temps extrême. Le Roi l'eût fait trouver mal d'un[4] seul regard un peu sévère, et Mme de Maintenon peut-être aussi ; du moins trembloit-elle devant elle, et, sur les choses les plus communes et en public, elle ne leur répondoit jamais qu'en balbutiant et la frayeur sur le visage[5]. Je dis répondoit ; car de prendre la parole, avec le Roi surtout[6], cela étoit plus fort qu'elle. Sa vie, au reste, étoit fort languissante[7] dans une très ferme santé : solitude et lecture jusqu'au dîner seule, ouvrage le reste de la jour-

1. Après ce *ne*, Saint-Simon a ajouté en interligne un *le* inutile.
2. Il y a ici *ayent* dans le manuscrit au lieu d'*ayons*.
3. Dans le tome XIX, p. 199, il a parlé de l'influence de la duchesse de Villeroy.
4. Le *d'* surcharge une autre lettre.
5. Tome I, p. 72.
6. Les mots *le Roy surtout* sont en interligne au-dessus de *luy* biffé.
7. Cela tenait à une extrême paresse et à une indolence naturelle (*Correspondance de Madame*, recueil Brunet, tome I, p. 242 et 393, et II, p. 29 ; *Correspondance générale de Mme Maintenon*, tome III, p. 385 ; nos tomes I, p. 72, XVI, p. 264, XVIII, p. 76, XIX, p. 249-250).

née, et du monde depuis cinq heures du soir, qui n'y trouvoit ni amusement ni liberté, parce qu'elle n'a jamais su mettre personne à son aise. Ses deux frères furent tour à tour ses favoris. Jamais de commerce que de rare et sérieuse bienséance avec Mme la duchesse du Maine ; avec ses sœurs, on a vu ailleurs comme elles étoient ensemble[1], c'est-à-dire point du tout. Lorsque je commençai à la voir, le favori étoit son petit frère : c'est ainsi que par amitié et âge elle appeloit le comte de Toulouse. Il la voyoit tous les jours avec la compagnie, assez souvent seul dans son cabinet avec elle. M. du Maine, ce n'étoit alors que par visites peu fréquentes, et encore moins avec la compagnie. Ses vues l'en rapprochèrent après[2] le mariage de M. le duc de Berry, et, depuis la mort de ce prince, il la ménageoit, mais pour s'en faire ménager, et de M. le duc d'Orléans par elle, avec un manège merveilleux. Pour moi je ne la voyois jamais quand la compagnie avoit commencé. C'étoit presque toujours tête à tête, souvent avec M. le duc d'Orléans, quelquefois, mais rarement, surtout avant la mort du Roi, avec M. le comte de Toulouse, jamais avec M. du Maine. Ni l'un ni l'autre ne mettoient jamais le pied chez M. le duc d'Orléans qu'aux occasions ; ni l'un ni l'autre ne l'aimoient. Le duc du Maine avoit peu de disposition, intérêt à part, à aimer personne. Il épousa ensuite les sentiments de Mme de Maintenon, et on a vu après ce qu'il sut faire pour éloigner M. le duc d'Orléans des droits de sa naissance, et se saisir du souverain pouvoir[3]. Le comte de Toulouse, froid, menant une vie toute différente, et n'approuvant pas celle[4] de M. le duc

1. Tomes XV, p. 117, XVIII, p. 369 et 403, et surtout dans le tome XIX à propos du mariage de la duchesse de Berry.

2. Après ce mot, à la fin d'une ligne, il y a un *la* que Saint-Simon a oublié de biffer lorsqu'il a écrit *le mariage* au commencement de la ligne suivante.

3. Allusion à l'affaire du testament du Roi racontée dans notre précédent volume.

4. Le mot *celle* est en interligne.

d'Orléans, touché des déplaisirs de sa sœur, et retenu par les mécontentements du Roi. Je n'ai remarqué depuis en lui dans tous les temps que vérité, honneur, conduite sage, et devoirs de lui à M. le duc d'Orléans, sans que ces choses se soient poussées jusqu'à liaison et amitié.

Saint-Pierre et sa femme; leur caractère.

Mme la duchesse d'Orléans avoit une maison[1] dont elle ne faisoit d'usage que pour leurs fonctions et grossir sa cour. Elle n'en faisoit pas[2] davantage de ce qui la remplissoit le plus souvent[3]. Ainsi je ne m'arrêterai qu'à ce très peu de personnes qui avoient pris du crédit sur son esprit. Celui de Saint-Pierre[4], son premier écuyer, lui avoit imposé par un flegme de sénateur et un impérieux[5] silence, qu'il ne rompoit guères que pour prononcer des sentences et des maximes. C'étoit un intrigant d'un esprit fort dangereux, duquel elle se devoit d'autant plus défier que, pour son coup d'essai, ce sage l'avoit brouillée avec M. le duc d'Orléans sur la compagnie de ses cent-suisses qu'eut Nancré, et qu'il voulut emporter de haute lutte, jusqu'à commettre ainsi Mme la duchesse d'Orléans[6], qui l'en dédommagea, non de la promesse mais de la prétention, par la charge de son premier écuyer, que la mort de Fontaine-Martel fit vaquer peu après[7]. M. le duc d'Orléans avoit défendu à Saint-Pierre de mettre le pied chez lui. Saint-Pierre s'en moquoit, et parloit de lui avec la dernière insolence, traitant la chose de couronne à

1. On a vu la constitution de cette maison lors de son mariage, dans le tome I, p. 76.

2. Ce *pas* est en interligne, au-dessus d'un premier *pas*, biffé, qui surchargeait *dav*[*antage*].

3. Il veut dire qu'elle ne faisait pas plus d'usage, à cause de sa vie retirée, de ce qui remplissait ordinairement sa cour.

4. Louis-Hyacinthe de Castel, comte de Saint-Pierre : tome VIII, p. 321.

5. Avant *imperieux*, il a biffé *imerieux*, mal écrit.

6. Tout cela a été raconté en détail en 1705; tome XII, p. 425-428.

7. Tome XIII, p. 449-450.

couronne. Il ne daigna en aucun temps faire un seul pas vers ce prince, dont la foiblesse trouva plus commode de le mépriser. Ce fut un pernicieux ouvrier entre le mari et la femme, et en tout ce qu'il put au dehors contre M. le duc d'Orléans. Sa femme[1], bonne demoiselle de Bretagne[2], qui avoit été fort jolie et fort aventurière, l'air et le jeu fort étourdi, mais avec de l'esprit et de l'art[3], apaisoit M. le duc d'Orléans à force de badinages et de manèges. C'étoit elle qui avoit introduit son mari, lequel[4] avoit été cassé de capitaine de vaisseau pour avoir mis la sédition dans la marine, lorsque le Roi y voulut établir l'école du petit Renau[5]. Comme cela est ancien et chétif, je n'ai jamais su comment Mme de Saint-Pierre s'étoit introduite elle-même ; mais, en peu de temps, Mme la duchesse d'Orléans ne s'en put passer ni lui rien refuser; cela[6] a duré bien des années, et l'amitié et la familiarité toujours. Elle étoit gaie, libre, plaisante, savoit toutes les galanteries de la cour, et la meilleure créature du monde. Marly les tenta ; Mme la duchesse d'Orléans y fit l'impossible, et ne se rebuta point pendant plusieurs années[7]. Elle y échoua toujours. Saint-Pierre étoit un très petit gentilhomme de basse Normandie[8], si tant est qu'il le fût bien, et le Roi, qui s'en informa, n'en voulut pas ouïr parler pour Marly, pour manger ni pour entrer dans les carrosses. Ce fut le ver rongeur des Saint-Pierre qui, non contents de s'être enrichis et placés, vouloient faire les seigneurs.

1. Jeanne de Kerven-Kerfily; tome XII, p. 425.
2. Ces quatre mots ont été ajoutés en interligne. — La famille de Kerven, originaire de l'évêché de Léon, pouvait prouver une noblesse de chevalerie depuis le commencement du quinzième siècle.
3. Saint-Simon avait d'abord écrit *du manege*; il a biffé *u manège* et écrit *e l'art* en interligne, sans toucher au *d*.
4. *Lequel* est en interligne au-dessus de *qui*, biffé.
5. Déjà dit dans le tome XII, p. 425.
6. Avant *cela*, il y a un *et*, biffé.
7. Raconté déjà en 1706; tome XIII, p. 451. — 8. *Ibidem*, p. 450.

J'ai dit ailleurs un mot de Mme de Jussac[1], qui étoit une femme du premier mérite[2] en tout genre et du plus aimable ; ainsi je n'en redirai rien ici.

Duchesse Sforze. Courte disgression sur les Sforzes. [Add. StS. 1233]

La duchesse Sforze[3] étoit celle qui possédoit le plus le cœur et l'esprit de Mme la duchesse d'Orléans. C'étoit sa cousine germaine, seconde fille de Mme de Thiange, sœur de Mme de Montespan, qui l'avoit mariée fort jeune à Rome au duc Sforze[4] en 1678, qui mourut sans enfants en 1685 à soixante-sept ans[5], veuf en premières noces d'une Colonne, fille du prince de Carbognano[6]. Il étoit chevalier de l'Ordre, qu'il avoit reçu en septembre 1675 par les mains du duc de Nevers à Rome, avec le duc de Bracciano[7]. Sa mère étoit fille du duc de Mayenne, chef de la Ligue[8], et il étoit le neuvième descendant de père en fils de ce fameux Attendulo[9], qui de laboureur de Cottignolo[10] devint un des plus grands capitaines de l'Europe, seigneur et comte de sa patrie[11], avec d'autres

1. En dernier lieu dans le tome XXIII, p. 38.

2. Ce mot est en interligne, au-dessus d'un premier *mérite*, qui surchargeait *et du*.

3. Louise-Adélaïde de Damas-Thiange : tome V, p. 43.

4. Louis-François-Marie Sforza : *ibidem*, p. 42.

5. Il avait fort avantagé sa femme par son testament (*Dangeau*, tome I, p. 145), et il y a au Cabinet des titres, Pièces originales, vol. 2701, dossier Sforce, fol. 67 et suivants, une transaction qu'elle passa à ce propos pour régler ses affaires.

6. Artémise Colonna (*ibidem*, p. 43), fille de Jules-César Colonna, prince de Carbognano, mort le 17 janvier 1681, à soixante dix-neuf ans.

7. Tout cela a été dit dans le tome V, p. 41-42.

8. Renée de Lorraine, fille de Charles, duc de Mayenne, avait épousé en 1613, Mario II Sforza, duc d'Ognano, et mourut à Rome le 22 septembre 1638.

9. Ce nom a été ajouté en interligne. — Ce Jacomuzio Attendulo, dont l'origine est quelque peu légendaire et incertaine, naquit, prétend-on, en 1369 et mourut en 1424 ; il avait pris le surnom de Sforza et le laissa comme nom patronymique à ses descendants.

10. Cottignolo est un petit bourg de la Romagne entre Imola et Faenza.

11. Il fut créé comte de Cottignolo par le pape Jean XXIII.

grands États, gonfalonier[1] de l'Église et connétable de Naples sous la reine Jeanne[2], et qui établit une puissante maison. Il prit le nom de Sforza d'un sobriquet sur sa force de corps, sur ce que, résistant avec insolence à son général Albéric Balbiano sur le partage du butin, Balbiano[3] lui demanda s'il vouloit *usar meco forza,* et qu'il feroit bien de prendre le nom de *Sforza,* qu'il prit en effet, et le fit passer à sa postérité. De Bosio[4], son puîné, est venu le duc Sforze qui donne lieu à cette remarque, dont le frère aîné[5] fut duc de Milan, par son mariage avec l'héritière fille du duc Philippe-Marie Visconti[6]. Son fils Galéas-Marie[7], successivement gendre du marquis de Mantoue et du duc de Savoie[8], fut tué jeune, et laissa le duché de Milan à son fils Jean-Galéas[9] tout enfant sous la tutelle de son frère Ludovic, si connu par le surnom de More[10],

1. Le gonfalonier était celui qui portait le gonfanon ou bannière de l'Église ; ce titre n'était donné qu'à des seigneurs de grande noblesse ou à des capitaines très distingués.

2. Tome XV, p. 289.

3. Il écrit ici *Balbiane* et plus haut *Balbiano.*

4. Ce Bosio, tige des comtes de Santa-Fiore, naquit en 1411 et mourut en 1477.

5. François Sforza, dont certaines généalogies font un bâtard né avant le mariage de son père, naquit en 1401, devint duc de Milan en 1447 et mourut en 1466.

6. François Sforza, veuf d'une Ruffo, épousa en 1441 Blanche-Marie Visconti, qui mourut en 1468 ; elle était fille de Philippe-Marie Visconti, duc de Milan en 1412, mort en 1447.

7. Avant *Galeas,* il a biffé un *J.* et ajouté une *M.* en interligne après *Galeas.* — Galéas-Marie, né en 1444, duc de Milan en 1466, fut assassiné le 26 décembre 1476.

8. Il avait épousé en 1466, Dorothée, fille de Louis de Gonzague, marquis de Mantoue, qu'il fit empoisonner en 1468 ; il se remaria la même année à Bonne de Savoie, fille du duc Louis, morte en 1485.

9. Jean-Galéas-Marie Sforza, duc de Milan en 1476, mourut le 21 octobre 1494.

10. Louis-Marie Sforza, dit le More, né en 1451, se fit proclamer duc de Milan au détriment de son petit-neveu en octobre 1494, fut vaincu et fait prisonnier par Louis XII et mourut à Loches en 1510.

qui le maria à la fille d'Alphonse[1], duc de Calabre, depuis roi de Naples[2], l'empoisonna après, et usurpa le duché de Milan sur son petit-neveu François, qui ne fut point marié, et tous deux moururent en France : celui-ci abbé de Marmoutier[3], Louis le Maure[4] à Loches, dans une cage où il vécut plusieurs années, et où Louis XII l'avoit fait enfermer, après l'avoir fait prisonnier ; son fils aîné[5], rentré ensuite dans le duché de Milan, en[6] fut encore dépouillé, et vint achever sa vie à Paris sans alliance. Son frère François[7] fut plus heureux : il fut rétabli à Milan, et mourut sans enfants de la fille de ce Christierne, roi de Danemark[8], fameux par ses insignes

1. Les mots *d'Alph.* corrigent *du.*

2. Isabelle d'Aragon, fille d'Alphonse II, roi de Naples en 1494, qui abdiqua en 1495, avait épousé le 2 février 1489 Jean-Galéas ; après la mort de son mari, elle se retira à Bari, où elle mourut le 11 février 1524.

3. François II Sforza, né en 1490, envoyé en France par sa mère auprès de Louis XII pour le soustraire à la haine de Ludovic, fut instruit à Marmoutier, dont il devint abbé en 1504, et mourut d'une chute de cheval en 1511. — L'abbaye de Marmoutier, située en face de Tours sur la rive droite de la Loire, avait été fondée par saint Martin ; elle devint abbaye de l'ordre de Saint-Benoit au septième siècle. Sous Louis XIV, elle ne valait que quinze ou seize mille livres à son titulaire ; mais celui-ci nommait à plus de cinq cent mille livres de bénéfices dépendant de son monastère.

4. Saint-Simon écrit ici *Louis le Maure,* tandis que plus haut il avait mis *Ludovic* et *More.*

5. Maximilien Sforza, fils de Ludovic le More, né en 1491, fut reconnu comme duc de Milan en 1512 ; mais il dut céder le duché en 1515 au roi François Ier, et se retira en France ; il mourut en juin 1530.

6. Avant cet *en,* il y a dans le manuscrit un *et* inutile.

7. François III Sforza, duc de Milan en 1522, en fut chassé bientôt après ; mais l'empereur Charles-Quint le rétablit en 1529 ; il mourut le 24 octobre 1535.

8. Il avait épousé en 1534 Christine de Danemark, née en 1523, et qui se remaria en 1540 au duc François de Lorraine. Elle était fille de Christian II, né en 1481, roi de Danemark en 1512, chassé en 1523, et mort en prison en 1559.

cruautés et sa catastrophe[1], et d'une sœur de Charles V[2]. Il y a eu d'autres branches, tant légitimes que bâtardes, de ces Sforzes, qui ont eu en Italie des établissements et des alliances considérables[3]. Je n'ai pu refuser ce petit écart de curiosité avant d'en venir à la duchesse Sforze.

Caractère de la duchesse Sforze.

Elle étoit belle, sage et spirituelle, et plut assez au Roi à son retour pour donner lieu[4] à Mme de Maintenon de l'écarter[5]. C'étoit encore assez qu'elle fût nièce de Mme de Montespan, et qu'elle en eût ce langage singulier dont j'ai

1. Les biographies racontent surtout les cruautés inouïes qu'il exerça en Suède après avoir conquis ce pays, et qui le firent chasser de son propre royaume, où étant revenu il fut vaincu et enfermé jusqu'à sa mort dans la forteresse de Calmar.

2. Isabelle d'Autriche, fille de l'archiduc Philippe le Beau et de Jeanne la Folle, mariée en 1515 et morte en 1525.

3. Comme branches légitimes des Sforza, il ne restait au dix-huitième siècle que celle des comtes de Santa-Fiore, à laquelle appartenait le mari de la duchesse Sforze, et celle des marquis de Proceno, qui en était issue. Les branches bâtardes étaient plus nombreuses : on peut citer celles des marquis de Caravaggio, des seigneurs de Pesaro, des comtes de Burgo-Novo, et des comtes de Malzo, toutes éteintes.

4. *Lieu* corrige *liu*, mal écrit.

5. Lors de ce retour, en février 1687, après la mort de son mari, les avis furent partagés sur son compte : tandis que Dangeau (tome II, p. 19) la trouvait « plus belle que jamais », l'auteur des *Mémoires de Sourches* écrivait (tome II, p. 24) : « Il y avoit des gens qui la trouvoient encore belle ; mais la vérité étoit que sa beauté étoit infiniment diminuée, » et l'annotateur ajoute qu'elle n'avait jamais été si belle que sa sœur la duchesse de Nevers. A la même époque, Mme de Caylus (*Souvenirs*, p. 488) ne lui reconnaissait « que de la blancheur, d'assez beaux yeux et un nez tombant dans une bouche fort vermeille, qui fit dire à M. de Vendôme qu'elle ressembloit à un perroquet qui mange une cerise. » Justement, elle figure, caressant un perroquet, dans les gravures de modes de Trouvain en 1695 (Archives nationales, carton M 815). Avant son mariage, Mme de Sévigné, tout en reconnaissant quelle était « fort belle », et même « plus régulièrement belle que sa sœur », ajoutait ce correctif : « elle est grande ; elle a tout ce qui compose une grande fille » (*Lettres*, tomes IV, p. 536 et 549, et V, p. 246). Aucun contemporain ne parle de ce goût trop marqué du Roi.

parlé plus d'une fois[1]. Il se forma dans les suites une liaison de convenance entre elle et Mme la duchesse d'Orléans, qui parvint au dernier point d'intimité et de confiance, jusqu'à ne pouvoir se passer l'une de l'autre, qui a duré tant que la duchesse Sforze a vécu[2], dont Mme de Castries, leur cousine germaine, fille de M. de Vivonne[3] et dame d'atour de Mme la duchesse d'Orléans, qui avoit bien plus d'esprit et le même tour que Mme Sforze[4], mouroit de jalousie. Mme Sforze avoit de l'esprit, comme il a été remarqué, mais sage, sensé, avisé, réfléchi ; bonne et honnête par nature, éloignée de tout mal et se portant à tout bien[5], et cette intimité avec Mme la duchesse d'Orléans fut un bonheur pour cette princesse, pour M. le duc d'Orléans, et pour toute cette branche royale. Elles passoient leur vie ensemble, et dînoient presque tous les jours tête à tête[6]. Son extérieur droit, sec, froid et haut, avoit du rebutant ; elle aimoit à gouverner ; tout montroit en elle une rinçure[7] de la prin-

1. En dernier lieu à propos de la duchesse d'Orléans : ci-dessus, p. 300.

2. Dans une lettre du 8 décembre 1727 au cardinal Gualterio (*Annuaire-Bulletin de la Société de l'histoire de France*, 1888, p. 278), Saint-Simon parlera encore de l'empire qu'elle avait sur la duchesse d'Orléans.

3. Marie-Élisabeth de Rochechouart-Vivonne, marquise de Castries : tome III, p. 325.

4. *Me* surcharge *elle*, à la fin d'une ligne, et *Sforzze* a été ajouté sur la marge.

5. D'après la lettre au cardinal Gualterio indiquée ci-dessus, il semble qu'il ne fut pas toujours de cet avis.

6. Elle était généralement logée à Versailles non loin de la princesse (suite des *Mémoires*, tome XIX de 1873, p. 204), et celle-ci lui avait fait donner en novembre 1711 une petite maison au bout des jardins de Saint-Cloud, qu'elle échangea en mai 1718 contre le petit château du Tillet, situé aussi dans le parc et que la mort de Mme de Castries laissait vacant (*Dangeau*, tomes XIV, p. 31, et XVII, p. 309).

7. Au propre, la rinçure, c'est l'eau avec laquelle on a rincé un verre ou une bouteille, et par extension, un vin très étendu d'eau ; le *Dictionnaire de l'Académie* de 1718 ne donnait pas ce mot au figuré

cesse des Ursins; mais, perçant cet épiderme, vous ne trouviez que sagesse, mesure, bonté, politesse, raison[1], desir d'obliger, de concilier, surtout vérité, sincérité, droiture, sûreté entière, secret inviolable[2]; assemblage si précieux et si rare, surtout à la cour, et dans une femme. Elle étoit glorieuse sans orgueil et sans bassesse, c'est-à-dire qu'elle se sentoit fort, et qu'elle se conduisoit avec réserve et dignité loin de toute prostitution de cour, où avec cela elle se faisoit compter, quoique en[3] [y] allant fort peu. La parenté que j'avois avec elle par sa mère, sœur de Mme de Montespan[4], m'en attira des honnêtetés, rares parce que nous ne nous rencontrions guères, plus ordinaires à Mme de Saint-Simon, qu'elle voyoit souvent chez Mme la duchesse d'Orléans. Aussitôt qu'après le congé donné à Mme d'Argenton, je fus en commerce particulier avec Mme la duchesse d'Orléans, Mme Sforze me fit des avances[5] de liaison auxquelles je répondis à son gré. Je ne la connoissois point assez pour être prévenu de tout son mérite; mais, sur ce que j'en avois appris, et sur ce que je savois de son intimité avec Mme la duchesse d'Orléans et sans partage, je crus utile au maintien du raccommodement que je venois de faire avec tant de peine, et à tout ce qui pourroit survenir de vues et d'affaires à M. le duc d'Orléans, de vivre dans l'intelligence qui m'étoit offerte. Bientôt après nous être un peu con-

au sens de diminutif, de mauvaise imitation; on en trouve un exemple dans la *Correspondance de Madame*, recueil Brunet, tome I, p. 79. — Saint-Simon écrit *reinsure* et l'*Académie* orthographiait *rinseure* et *rinceure*.

1. *Raison* a été ajouté en interligne.

2. *Inviolable* est au pluriel, par mégarde, dans le manuscrit.

3. Tout ce qui précède, depuis *ou avec cela*, a été ajouté en interligne, et Saint-Simon a oublié *y*.

4. Il a été expliqué dans le tome XV, p. 100, note 8, comment Saint-Simon était parent des Rochechouart par sa grand'mère maternelle Éléonore de Volvire.

5. *Avances* corrige *li*[*aisons*].

nus, et Mme de Saint-Simon quelquefois en tiers, ou seule avec elle, quoique rarement depuis cette époque, elle nous plut tant et nous à elle, que l'amitié et la confiance suivirent bientôt, que rien depuis n'a pu affoiblir. Je ne parle point de la duchesse de Villeroy, dont j'ai fait suffisamment[1] mention ailleurs[2], et qui mourut peu de jours avant Monseigneur[3]. Ainsi, au temps où nous sommes, il n'étoit plus question que de la regretter il y avoit longtemps.

Vie ordinaire de M. et de Mme la duchesse d'Orléans.

L'abandon total qui faisoit de la cour la plus parfaite solitude pour M. le duc d'Orléans, la paresse de Mme la duchesse d'Orléans, qui ne croyoit pas devoir faire un pas vers personne, et en qui l'orgueil et la paresse étoient au dernier point, et parfaitement d'accord pour attendre tout sur son trône sans se donner la moindre peine, rendoit leur vie languissante, honteuse, indécente et méprisée. Ce fut une des premières choses à quoi il fallut remédier. Tous deux le sentirent, et il faut pourtant dire que Mme la duchesse d'Orléans, une fois convaincue et résolue, s'y porta avec plus de courage et de suite que M. le duc d'Orléans. Je dis de courage, par les mortifications continuelles que son orgueil eut à essuyer dans de longs essais pour sortir de cet état. Marly, où se passoit presque la moitié de l'année, et où les dames ne mangeoient plus depuis longtemps avec le Roi qu'à souper, et où la table de Mme la duchesse de Bourgogne, et les fréquents retours de chasse de Monseigneur et des deux princes ses fils étoient disparus avec eux, donna moyen à Mme la duchesse d'Orléans de rechercher du monde pour ses dîners. C'est ce qu'elle entreprit dès avant la
[Add. S^tS. 1234] mort de M. le duc de Berry, avec peu de succès[4]. Les

1. Après *suffisam^t*, il a ajouté en interligne un second *fait*, inutile.
2. Voyez notamment tomes X, p. 413, XVII, p. 161, XVIII, p. 372 et 401, etc.
3. Tome VIII, p. 129-132.
4. Le 27 juillet 1713, la cour étant à Marly, Dangeau écrivait (tome

dames qu'elle invitoit, ou par les siennes ou le plus souvent par elle-même, étoient fertiles en excuses. On redoutoit la compagnie de M. le duc d'Orléans[1]. Les plus avisées épioient ses tours à Paris pour dîner chez Madame sa femme, et s'en tenir quittes après pour longtemps. On craignoit le Roi, c'est-à-dire Mme de Maintenon, et les plus au fait M. du Maine, et ces refus se soutinrent longtemps comme à la mode, jusque-là qu'on cherchoit à se disculper de s'y[2] être laissé entraîner par la presse qu'on en avoit essuyée et qui ne pouvoit plus donner lieu à de plus longs refus. Les hommes étoient encore plus embarrassants que les femmes, parce que le rang de petite-fille de France n'en permettoit à leur table que de titrés[3]. Mme la duchesse d'Orléans, qui sentit enfin l'importance de rompre une si indécente barrière, qui la séparoit du monde, à cause de Monsieur son mari, et qu'elle ne pouvoit rapprivoiser avec elle sans le rapprocher de lui, ne se rebuta point, et prit les manières les plus convenables autant qu'il fut en elle pour fondre ces glaces et faire fleurir sa table et son appartement. Le travail fut également dégoûtant[4] et opiniâtre ; mais enfin il réussit. On s'enhardit enfin, les uns à l'exemple des autres, et le nombre, qui s'augmenta peu à peu, s'appuya sur le nombre même pour s'appuyer et s'augmenter de plus en plus.

XIV, p. 450) : « M. le duc d'Orléans et Mme la duchesse d'Orléans donnent depuis quelques jours à dîner aux principaux courtisans comme aux dames, et font une chère magnifique et excellente. » C'est à ce propos que Saint-Simon a fait l'Addition indiquée ci-contre.

1. A cause de la liberté de ses discours, comme il va le dire quelques lignes plus loin.

2. Il y a *et d'y être laissé*, dans le manuscrit.

3. Dans l'Addition ci-contre, il avait remarqué qu'il n'était admis dans ces repas que les gens « dont les femmes sont assises et les maréchaux de France, parce que ceux-là seuls mangent avec les petites-filles de France ». Ci-dessus, p. 301, il a dit que la duchesse d'Orléans était « petite-fille de France jusque sur sa chaise percée. »

4. Au sens de rebutant.

La table étoit exquise, et la contrainte à la fin, tout respect et décence gardée[1], y devint peu perceptible. M. le duc d'Orléans y contint la liberté de ses discours ; il s'y mit peu à peu à converser, quand il n'y trouvoit point de véritable contrebande[2], mais de choses publiques, générales, convenables, incapables d'embarrasser personne ni lui-même. Souvent des tables de jeu suivoient le repas, et retenoient la compagnie avec celle qui survenoit jusqu'à l'heure du salon. On se loua enfin beaucoup de ces dîners ; on s'étonna de la répugnance qu'on y avoit eue ; on se trouva à l'aise de ce que le Roi ni[3] Mme de Maintenon y paroissoient indifférents ; on eut honte d'avoir mal à propos appréhendé de leur déplaire. Mais le salon, pour tout cela, n'en devint pas plus favorable à M. le duc d'Orléans. A ces dîners, c'étoit chez une bâtarde du Roi ; on n'y étoit avec M. le duc d'Orléans que par occasion ; on étoit[4] invité ; rien de tout cela dans le salon, où le très grand nombre en hommes, qui n'étoit point de ces dîners, étoit demeuré dans la même réserve avec lui, où il étoit même évité de presque tous ceux qui sortoient de sa table, sans que cela ait pu changer à son égard, jusqu'à l'extrémité de la maladie du Roi.

Son ennui le menoit souvent à Paris faire des soupers[5] et des parties de débauche. On tâchoit de les éloigner par d'autres parties avec Mme la duchesse d'Orléans à Saint-Cloud et à l'Étoile[6], la plus gentille petite maison, que le Roi avoit donnée il y avoit longtemps à Mme la duchesse d'Orléans, dans le parc de Versailles[7], qu'elle avoit accom-

1. Il y a bien *gardée* au féminin singulier dans le manuscrit.

2. C'est-à-dire des gens qui auraient pu l'embarrasser, dont il se défiait : voyez notre tome XIII, p. 219, note 2.

3. Il y a bien *ny*, pour *et*, dans le manuscrit.

4. Avant *estoit*, il y a un *y*, biffé.

5. Il écrit encore ici *soupés*.

6. Tome XIX, p. 265.

7. Ces cinq mots ont été ajoutés sur la marge, à la fin d'une ligne.

modée le mieux du monde, en quoi elle avoit le goût fort bon. Elle aimoit la table ; les conviés l'aimoient tous, et à table c'étoit toute une autre personne, libre, gaie, excitante, charmante. M. le duc d'Orléans n'aimoit que le bruit, et, comme il se mettoit en pleine liberté dans ces sortes de parties, on étoit fort contraint sur le choix des convives, dont les oreilles et la politique auroient été également embarrassées du peu de mesure de ses propos, et leurs yeux fort étonnés de le voir s'enivrer tout seul dès les commencements du repas au milieu de tous gens qui ne songeoient qu'à l'amuser et[1] à se réjouir honnêtement, et dont pas un n'y approcha jamais de l'ivresse. Parmi cette vie, qui fut la même jusqu'à la fin du Roi, les attentions et les embarras ne manquoient pas ; c'est [ce] qu'on tâchera de développer après que, pour le mieux entendre, on aura exposé l'état intérieur de la famille de M. le duc d'Orléans, qui alors ne consistoit qu'en Mme la duchesse de Berry et Madame.

Caractère de Mme la duchesse de Berry.

On[2] a pu sentir[3] quelle étoit Mme la duchesse de Berry en plusieurs endroits de ces[4] *Mémoires* ; mais on la verra bientôt faire un personnage si singulier en soi, et par rapport à Monsieur son père, devenu régent du royaume, que je ne craindrai point quelque légère répétition pour la faire connoître autant qu'il est nécessaire. Cette princesse étoit grande, belle, bien faite[5], avec toutefois assez peu de grâce, et quelque chose dans les yeux qui faisoit

1. Cet *et* est en interligne.

2. Comparer le portrait qui va suivre avec le « crayon » déjà donné dans le tome XXI, p. 79 et suivantes.

3. *Sentir* est en interligne à la suite de *connoistre*, biffé, et au-dessus de *voir*, aussi biffé.

4. *Ses* corrigé en *ces*.

5. Ceci est tout à fait en opposition avec le portrait que fait de la princesse sa grand'mère Madame (*Correspondance*, recueil Jæglé, tome II, p. 156), qui la peint épaisse, ramassée, mal tournée, etc. Elle était beaucoup mieux au moment de son mariage (notre tome XIX, p. 220, note 1).

craindre ce qu'elle a tenu. Elle n'avoit pas moins[1] que père et mère le don de la parole, d'une facilité qui couloit[2] de source, comme en eux, pour dire tout ce qu'elle vouloit et comme elle le vouloit dire, avec une netteté, une précision, une justesse, un choix de termes et une singularité de tour qui surprenoit toujours[3]. Timide d'un côté en bagatelles, hardie d'un autre jusqu'à effrayer, haute jusqu'à la folie, basse aussi jusqu'à la dernière indécence, il se peut dire qu'à l'avarice près, elle étoit un modèle de tous les vices, qui étoient d'autant plus dangereux qu'on ne pouvoit pas avoir plus d'art ni plus d'esprit. Je n'ai pas accoutumé de charger les tableaux que je suis obligé de présenter pour l'intelligence des choses, et on s'apercevra aisément combien je suis étroitement réservé sur les dames, et sur toute galanterie qui n'a pas une relation indispensable à ce qui doit s'appeler important. Je le serois ici plus que sur qui que ce soit, par amour-propre, quand ce ne seroit pas par[4] respect du sexe et dignité de la personne. La part si considérable que j'ai eue au mariage de Mme la duchesse de Berry, et la place que Mme de Saint-Simon, quoique[5] bien malgré elle et malgré moi, a occupée et conservée auprès d'elle jusqu'à la mort de cette princesse, seroient pour moi de trop fortes raisons de silence, si ce silence ne jetoit pas des ténèbres sur toute la suite de ce qui fait l'histoire de ce temps, dont l'obscurité couvriroit la vérité. C'est donc à la vérité que je sacrifie ce qu'il en va coûter à l'amour-propre, et avec la même vérité aussi que je dirai que, si j'avois connu ou seulement soupçonné dans cette princesse une partie dont le tout ne tarda guères à

1. Après *moins*, il a biffé *d'esprit*.
2. *Couloit* corrige *col*[*oit*], effacé du doigt.
3. Il a rapporté un exemple de cette facilité et de cette justesse de parole dans le tome XIX, p. 289.
4. *Par* est en interligne.
5. Avant *quoique*, Saint-Simon a biffé un *a*.

se développer après son mariage, et toujours de plus en plus depuis, jamais elle n'eût été duchesse de Berry[1].

Il est ici nécessaire de se souvenir de ce souper de Saint-Cloud si immédiat après ses noces, p. 1037[2], et de ce qui est légèrement, mais intelligiblement touché du voyage de Marly qui le suivit de si près[3]; de cet emportement contre l'huissier qui, par ignorance, avoit chez elle, p. 1101[4], ouvert les deux battants de la porte à Madame sa mère; de son désespoir[5] et de sa cause à la mort de Monseigneur[6]; des fols et[7] effrayants aveux qu'elle en fit à Mme de Saint-Simon[8]; de[9] sa haine pour Mgr et surtout pour Mme la duchesse de Bourgogne, et de sa conduite avec elle, à qui elle devoit tout et[10] qui ne se lassa jamais d'aller au-devant de tout avec elle[11]; du désespoir de lui donner la chemise et le service lorsqu'elle fut devenue Dauphine, de tout ce qu'il fallut employer pour l'y résoudre, et tout ce qu'elle avoit fait pour en empêcher M. le duc de Berry malgré lui, et pour le brouiller contre son cœur et tout devoir avec Mgr et Mme la duchesse de Bourgogne, pp. 1102, 1103[12]; des causes de l'orage qu'elle essuya du Roi et de Mme de Maintenon, p. 1103[13],

1. Il a déjà développé cette réflexion et l'expression de ses remords, dans le tome XIX, p. 358-359.

2. Cette page du manuscrit correspond aux pages 98-99 de notre tome XX.

3. Saint-Simon n'en a pas parlé dans les *Mémoires*.

4. Les mots *p. 1101* ont été ajoutés sur la marge. — Tome XXI, p. 101-102.

5. Écrit *despoir*, comme Saint-Simon le fait fréquemment.

6. Tome XXI, p. 79 et suivantes.

7. Avant *des*, il a biffé un *et*, et il a ajouté *fols et* en interligne.

8. Tome XXI, p. 105-106.

9. Ce *de* surcharge *et*, et un *de* ajouté en interligne a été biffé.

10. Cet *et* est répété deux fois.

11. Tome XXI, p. 82-83.

12. *Ibidem*, p. 108-110.

13. *Ibidem*, p. 103-105.

et qui ne fut pas le dernier ; de la matière et du succès de l'avis que la persécution de Mme la duchesse d'Orléans et le cri public, tout indigne qu'il étoit, me força de donner à M. le duc d'Orléans sur elle, p. 1181[1] ; de l'étrange éclat arrivé entre elle et Madame sa mère sur le procédé des perles de la Reine mère, et sur une pernicieuse femme de chambre qu'on lui chassa, p. 1218[2] ; de celui qu'elle eut sur les places de premier écuyer de M. le duc de Berry, et de future gouvernante de ses enfants, pp. 1225, 1239[3] ; enfin de ce qui a été touché p. 1377[4], le plus succinctement qu'il a été possible, de la façon dont elle étoit avec M. le duc de Berry, et des sentiments de ce prince pour elle, lorsqu'il mourut, p. 1377, etc.[5] ; de toutes lesquelles choses Mme de Saint-Simon a vu se passer d'étranges scènes en sa présence, et reçu et calmé d'étranges confidences de M. le duc de Berry ; enfin de ce qu'on a vu p. 1546[6], combien elle se piquoit d'une fausseté parfaite, et de savoir merveilleusement tromper, en quoi elle excelloit même sans aucune occasion. Elle fit ce qu'elle put pour ôter toute religion à M. le duc de Berry, qui en avoit un véritable fonds et une grande droiture. Elle le persécutoit sur le maigre et sur le jeûne, qu'il n'aimoit point, mais qu'il observoit exactement. Elle s'en moquoit jusqu'à lui en avoir fait rompre, quoique rarement, à force d'amour, de complaisance, et d'embarras de ses aigres plaisanteries, et, comme cela n'arrivoit point sans combat et sans qu'on ne vît avec quelle peine et quel scrupule il se laissoit aller, c'étoit encore sur cela même un redoublement de railleries qui le

1. Tome XXII, p. 49-52.
2. *Ibidem*, p. 237-240.
3. Il faut lire *p. 1223-1224 et 1293* du manuscrit, qui correspondent à nos tomes XXII, p. 264-266, et XXIII, p. 219-221.
4. Tome XXIV, p. 257-259.
5. Les mots *p. 1377, etc.* ont été ajoutés en interligne, Saint-Simon ne s'étant pas aperçu qu'il avait déjà indiqué cette référence.
6. Ci-dessus, p. 285.

désoloient[1]. Son équité naturelle n'avoit pas moins à souffrir des emportements avec lesquels elle exigeoit des injustices criantes dans sa maison à lui ; car pour la sienne il n'eût osé rien dire. D'autres sujets plus intéressants mettoient sans cesse sa patience à bout, et plus d'une fois sur le dernier bord du plus affreux éclat[2]. Elle ne faisoit guères de repas libres, et ils étoient fréquents, qu'elle ne s'enivrât à perdre connoissance, et à rendre partout ce qu'elle avoit pris[3], et, si rarement elle demeuroit en pointe[4], c'étoit marché donné[5]. La présence de M. le duc de Berry, de M. et de Mme la duchesse d'Orléans, ni des dames avec qui elle n'avoit aucune familiarité, ne la retenoit[6] pas le moins du monde. Elle trouvoit même mauvais que M. le duc de Berry n'en fît pas autant. Elle traitoit souvent Monsieur son père avec une hauteur qui effrayoit sur toutes sortes de chapitres. La crainte du Roi l'empêchoit de s'échapper si directement avec Madame sa mère ; mais ses manières avec elle y suppléoient, de manière que pas un des trois n'osoit hasarder la moindre contrariété, beaucoup moins le moindre avis, et, si quelquefois quelque raison forte et pressante les y forçoit, c'étoit des scènes étranges, et le père et le mari en venoient aux soumissions et au pardon, qu'ils achetoient chèrement.

Les galanteries, difficiles dans sa place, n'avoient pas laissé d'avoir plusieurs objets, et avec assez peu de contrainte. A la fin elle se rabattit sur la Haye[7], qui de page

1. Tome XXIV, p. 257.

2. Il en a cité un exemple dans le même volume, p. 258.

3. *Correspondance de Madame,* recueil Jægié, tome II, p. 134 et 255 ; *Mémoires de Sourches,* tome XII, p. 275.

4. En pointe de vin : tome XVIII, p. 148 ; c'est-à-dire, seulement égayée.

5. C'est-à-dire, cela ne valait pas la peine d'en parler ; voyez notre tome XVI, p. 363.

6. Il y a *retenoient,* au pluriel, par mégarde, dans le manuscrit.

7. Louis Bérault de la Haye : tome XX, p. 215, où il a déjà fait le portrait du personnage à peu près dans les mêmes termes

du Roi étoit devenu écuyer particulier de M. le duc de Berry. C'étoit un grand homme sec, à taille contrainte, à visage écorché, l'air sot et fat, peu d'esprit, et bon homme de cheval, à qui elle fit faire, pour son état, une rapide fortune en charges par son maître. Les lorgneries[1] dans le salon de Marly étoient aperçues de tout ce qui y étoit, et nulle présence ne les contenoit. Enfin il faut le dire, parce que ce[2] trait renferme tout: elle voulut se faire enlever dans Versailles par la Haye, M. le duc de Berry et le Roi pleins de vie, et gagner avec lui les Pays-Bas[3]. La Haye pensa mourir d'effroi de la proposition qu'elle lui en fit elle-même, et elle de la fureur où la mirent ses représentations. Des conjurations les plus pressantes elle en vint à toutes les injures que la rage lui put suggérer, et que les torrents de larmes lui purent laisser prononcer. La Haye n'en fut pas quitte pour une attaque, tantôt tendre, tantôt furieuse. Il étoit dans le plus mortel embarras. Enfin la terreur de ce que pouvoit enfanter une folie si démesurée força sagement sa discrétion, pour que rien ne lui fût imputé si elle se portoit à quelque extravagance. Le secret fut fidèlement gardé, et on prit les mesures nécessaires. La Haye cependant n'avoit osé disparoître, à cause de M. le duc de Berry d'une part et du monde de l'autre, qui, sans être au fait de cette incroyable folie, y étoit de la passion. Quant à la fin Mme la duchesse de Berry, ou rentrée en quelque sens, ou hors de toute espérance de persuader la Haye, vit bien clairement que cette persécution n'alloit qu'à se tourmenter tous deux, elle cessa ses poursuites; mais la passion continua jusqu'à la mort de M. le duc de Berry et quelque temps après. Voilà quelle fut la dépositaire du cœur et de

1. Ce mot n'était pas admis par le *Dictionnaire de l'Académie*. On peut en citer des exemples de Mme de la Fayette (*Mémoires*, p. 258), et du maréchal de Tessé (*Lettres*, recueil Rambuteau, p. 67).

2. Ce pronom démonstratif, oublié, a été ajouté en interligne.

3. Déjà dit dans le tome XXIV, p. 258.

l'âme de M. le duc d'Orléans, qui sut pleinement toute cette histoire, qui en fut dans les transes les plus extrêmes, non d'un enlèvement impossible, et auquel la Haye n'avoit garde de se commettre, mais des éclats et des aventures dont tout étoit à craindre de cet esprit hors de soi, et qui devant et après n'en fut pas moins la dépositaire des secrets de Monsieur son père tant qu'elle vécut, et qui lui en donna d'autres[1] encore, qui se trouveront en leur temps.

Jamais elle n'avoit reçu que douceur, amitié, présents de Mme la duchesse d'Orléans. Elle n'avoit d'ailleurs presque jamais été auprès d'elle[2]. Elle n'avoit donc point été à portée de ces petites choses qui fâchent quelquefois les enfants. Mais son orgueil étoit si extrême, qu'elle regardoit en soi comme une tache qu'elle en avoit reçue d'être fille d'une bâtarde, et en avoit conçu pour elle une aversion et un mépris qu'elle ne contraignit plus après son mariage, et que devant et après elle prit sans cesse à tâche d'attiser dans le cœur et dans l'esprit de M. le duc d'Orléans. L'orgueil de Madame sa mère n'étoit rien en comparaison du sien[3]. Elle se figura devant et depuis son mariage qu'il n'y avoit qu'elle en Europe que M. le duc de Berry pût épouser, et qu'ils étoient tous deux but à but[4]. On a vu en son temps que M. le duc d'Orléans lui con-

1. D'autres transes.

2. D'après Madame, son éducation avait été déplorable; sa mère, molle et languissante, ne s'occupait pas de ses filles; elle avait été presque toujours avec des femmes de chambre, qui lui laissaient faire toutes ses volontés. Il n'était donc pas étonnant qu'elle fût « comme un cheval fougueux ».

3. Il a dit dans le tome XXI, p. 79, que la duchesse d'Orléans aurait été un prodige d'orgueil si elle n'avait eu une fille.

4. Locution empruntée au vocabulaire du jeu de paume. « On dit abverbialement *but à but* pour dire également, sans aucun avantage de part ni d'autre, et, lorsque deux personnes se marient sans que l'un fasse aucun avantage à l'autre, on dit qu'*ils se sont mariés but à but* » (*Académie*, 1718).

fioit à mesure tout ce qui se passoit sur son mariage, parce qu'il ne pouvoit lui rien cacher, qu'elle m'en raconta mille choses à Saint-Cloud lorsqu'il fut déclaré, pour que je ne pusse ignorer cette dangereuse confiance, qu'elle ne put donc douter de tout ce qu'il y avoit eu à surmonter, et tout ce qu'elle me témoigna de sa reconnoissance[1]. Elle ne fut pas trois mois mariée qu'elle montra sa parfaite ingratitude à tout ce qui y avoit eu part, et que, lors de la scène qu'elle eut avec Mme de Levis, qu'elle avoit si cruellement trompée et jouée, de propos délibéré, sur la charge de premier écuyer de M. le duc de Berry, elle ne[2] put se tenir de lui dire qu'elle étoit indignée de sentir qu'une personne comme elle pût avoir obligation à quelqu'un, qu'aussi elle haïssoit de tout son cœur tout ce qui avoit eu part à son mariage jusqu'à ne le leur pouvoir pardonner; sur quoi Mme de Levis, perdant tout respect et toutes mesures, la traita comme elle le méritoit, et vécut depuis avec elle en conséquence, et en public, dont Mme la duchesse de Berry, timide en petites choses, comme on l'a dit[3], et glorieuse au suprême, étoit dans le dernier embarras, et lui fit faire mille avances inutiles pour se délivrer de ce dont elle n'osoit se plaindre[4]. Sa conduite rebuta enfin le Roi et Mme de Maintenon de s'en soucier après tant de réprimandes et de menaces si fortes et si inutiles, surtout depuis la mort de M. le duc de Berry, et Madame la Dauphine, longtemps avant la sienne, ne s'en mêloit plus. Le Roi, à l'extérieur, vivoit honnêtement, mais fort froidement, avec elle; lui et Mme de Maintenon la méprisoient. Le Roi la souffroit par nécessité; pour Mme de Maintenon, elle ne la voyoit plus, et, avec toute cette conduite, elle les craignoit tous deux comme le feu, muette et embarrassée au dernier point

1. Tome XIX, p. 289-290.
2. Ce *ne* a été ajouté en interligne.
3. Ci-dessus, p. 316.
4. Tome XXII, p. 264-266.

avec eux, même en public avec le Roi. Tous [1] ces mécontentements de l'un et de l'autre retomboient à plomb sur M. le duc d'Orléans, qu'ils comptoient qui les avoit trompés en leur donnant sa fille qu'il devoit connoître, et qu'ils haïssoient et méprisoient de la [2] foiblesse qu'il avoit pour elle, et de ce que cette amitié si suivie n'étoit bonne à rien pour opérer aucun changement en elle.

Caractère de la Mouchy et de son mari.

L'unique personne de son entière confiance étoit Mme de Mouchy [3], dont il a été parlé p. 1294 [4], et dont les mœurs et le caractère en étoit parfaitement digne [5]. Outre la galanterie et la licence de la table, elle avoit un talent et des ressources d'inventions toutes entières de la plus horrible noirceur, une effronterie sans pareille et une avidité d'intérêt à lui faire tout entreprendre, avec tout l'esprit, l'art et le manége propre à réussir ; toujours un but, et ne disant et ne faisant jamais rien [6] sans un dessein, pour léger et indifférent que parût ce qu'elle disoit ou faisoit. Son mari [7], qui avoit de la naissance, n'étoit pas moins bassement intéressé, et trouvoit tout bon d'elle, pourvu que cela lui rapportât ; de ces officiers [8] d'ailleurs, quoique mort lieutenant général de la Régence, bons au plus à placer quelque part capitaines des portes [9].

Caractère de Madame.

Madame [10] étoit une princesse de l'ancien temps, attachée

1. *Tous* corrige *touttes*. — 2. Ce *la* corrige *sa*.
3. Marie-Catherine Forcadel, marquise de Mouchy, dont on a vu le mariage dans le tome XXIII, p. 222-224.
4. Avant *1294*, il a biffé, *29* corrigé en *129*.
5. Il y a bien *estoit* et *digne*, au singulier, dans le manuscrit.
6. *Rien* surcharge *de*.
7. Jean-Charles de Bournel de Namps : tome XX, p. 246.
8. Écrit *offiers*, par inadvertance.
9. « Franc bœuf à embâter », avait-il dit dans le tome XXIII, p. 223.
10. Du portrait qui va suivre, et dont Saint-Simon, à bien des reprises, a déjà noté la plupart des éléments, on peut rapprocher celui qu'en fit Spanheim (ci-après, aux Additions et Corrections), les relations des

à l'honneur[1], à la vertu, au rang, à la grandeur, inexorable sur les bienséances[2]. Elle ne manquoit point d'esprit, et ce qu'elle voyoit elle le voyoit très bien[3]. Bonne et fidèle amie[4], sûre, vraie, droite, aisée à prévenir et à choquer, fort difficile à ramener[5]; grossière[6], dangereuse à faire des sorties publiques, fort Allemande dans toutes ses mœurs[7], et franche, ignorant toute commodité et toute délicatesse pour soi et pour les autres[8], sobre, sauvage et ayant ses fantaisies. Elle aimoit les chiens et les chevaux, passionnément la chasse[9] et les spec-

ambassadeurs vénitiens Sébastien Foscarini et P. Venier (*Relazioni*, série *Françia*, tome III, p. 368 et 538), ce qu'en a dit Walckenaer dans ses *Mémoires sur Mme de Sévigné*, tome V, p. 293-294, et l'ouvrage récent d'Arvède Barine, *Madame, mère du Régent*.

1. C'était le plus honnête homme du monde, disait Baudelot, garde de ses médailles (*Histoire de l'Académie*, tome V, p. 410).

2. Très attentive à distinguer la naissance, les dignités ou le mérite personnel (*Mémoires du maréchal de Villars*, tome IV, p. 242).

3. Elle était opiniâtre et très résolue, et avait un esprit, non pas agréable, mais très sensé, selon Mme de la Fayette (*Lettres de Mme de Sévigné*, tome III, p. 180-181).

4. « Madame avoit un très bon cœur et très tendre ; elle aimoit véritablement ses amis » (*Mémoires de Sourches*, tome XI, p. 199, note).

5. « Madame étoit la droiture et la franchise mêmes, avec de grands défauts, dont un étoit de pousser sans mesure cette droiture et cette franchise » (Addition de Saint-Simon au *Journal de Dangeau*, tome XVIII, p. 123, et suite des *Mémoires*, tome XVI de 1873, p. 349). Dans notre tome VIII, p. 336, il a parlé de « son humeur dure et farouche » ; voyez aussi tome XII, p. 9.

6. Il n'y a qu'à lire de nombreux passages de la correspondance de Madame pour voir que Saint-Simon n'exagère pas en la qualifiant ainsi.

7. C'est ainsi qu'elle ne put jamais s'habituer à la cuisine française et préféra toujours les mets allemands (*Correspondance*, recueil Brunet, tomes I, p. 82-83, 135, 146 et 153 et II, p. 172).

8. Elle se vantait, par exemple, de ne s'être jamais servie pour manger que de son couteau et de ses doigts (recueil Jæglé, tome II, p. 191).

9. Elle chassait volontiers depuis le matin jusqu'à neuf heures du soir, et, en 1709, elle racontait qu'elle avait vu prendre au moins mille cerfs, et qu'elle était tombée vingt-six fois de cheval ; elle prétendait

tacles[1], n'étoit jamais qu'en grand habit[2], ou en perruque d'homme et en habit de cheval, et avoit plus de soixante ans que, saine ou malade, et elle ne l'étoit guères, elle[3] n'avoit pas connu une robe de chambre. Elle aimoit passionnément Monsieur son fils, on peut dire follement le duc de Lorraine et ses enfants, parce que cela avoit trait à l'Allemagne[4], et singulièrement sa nation et tous ses parents, qu'elle n'avoit jamais vus. On a vu, à l'occasion de la mort de Monsieur, qu'elle passoit sa vie à leur[5] écrire et ce qu'il lui en pensa coûter[6]. Elle s'étoit à la fin apprivoisée, non avec la naissance de Madame sa belle-fille, mais avec sa personne, qu'elle traitoit fort bien dès avant le renvoi de Mme d'Argenton[7]; elle estimoit, elle[8] plaignoit, elle aimoit presque Mme la duchesse d'Orléans. Elle blâmoit fort la vie désordonnée que M. le duc d'Orléans avoit menée ; elle étoit suprêmement indignée de celle de Mme la duchesse de Berry, et s'en ouvroit quelquefois avec la dernière amertume et toute confiance à

que la chasse et les exercices violents étaient excellents pour guérir la fièvre et les douleurs de rate (*Correspondance*, recueil Brunet, tome I, p. 23, 88 et 122; recueil Jæglé, tome I, p. 113). A partir de 1702, elle ne suivit plus guère les chasses qu'en calèche (notre tome XV, p. 45).

1. Notre tome X, p. 4, et note 4 ; elle affectionnait surtout l'Opéra (*Dangeau*, tome XVI, p. 390).

2. Lors de la mort de Monseigneur, il l'a montrée arrivant en grand habit, au milieu de la nuit, parmi toutes les dames en robe de chambre (tome XXI, p. 35-36 et 503).

3. Avant *elle*, Saint-Simon a répété un *qu'* inutile.

4. Elle se vantait d'avoir gardé le cœur tout allemand (recueil Brunet, tome I, p. 21-22). Saint-Simon reparlera de son inclination toute allemande pour la maison de Lorraine, dans la suite des *Mémoires*, tomes XIV de 1873, p. 335, et XIX, p. 82.

5. Ce *leur* a été ajouté en interligne.

6. Tome VIII, p. 336-337 et 349-355.

7. Il avait pourtant dit dans le tome VIII, p. 333, que Madame n'épargnait à sa belle-fille ni les mépris ni les humeurs, et sa correspondance est pleine d'appréciations défavorables sur elle, à tous égards.

8. Avant *plaignoit*, il a ajouté *elle* en interligne.

Mme de Saint-Simon, qui, dès les premiers temps qu'elle fut à la cour, avoit trouvé grâce dans son estime et dans son amitié, qui demeurèrent constantes[1]. Elle n'avoit donc de sympathie avec Mme la duchesse de Berry que la haine parfaite de M. du Maine, des bâtards et de leur grandeur, et elle étoit blessée de ce que Monsieur son fils n'avoit point de vivacité là-dessus. Avec ces qualités elle avoit des foiblesses, des petitesses, toujours en garde qu'on ne lui manquât. Je me souviens que, s'étant mise dans un petit appartement, au Palais-Royal, pendant un hiver de la Régence, où elle n'étoit guères, car elle haïssoit Paris et étoit toujours à Saint-Cloud, M. le duc d'Orléans me dit un jour qu'il avoit un plaisir et une complaisance à me demander ; c'étoit d'aller quelquefois chez Madame, qui lui avoit fait ses plaintes qu'elle ne me voyoit jamais et que je la méprisois : on peut juger de mes réponses. Le dernier étoit, comme on peut penser, sans aucune apparence, et ce n'étoit pas un sentiment que personne pût avoir pour Madame ; l'autre étoit vrai : je ne[2] lui faisois ma cour à Versailles qu'aux occasions, et j'avois alors, quand il n'y en avoit point d'aller chez elle, toute autre chose à faire. Depuis cela, j'allois à sa toilette une fois en quinze jours ou trois semaines, quand elle étoit à Paris, et j'y étois toujours fort bien reçu.

M. le duc d'Orléans étoit le meilleur père, le meilleur fils et, depuis sa rupture avec Mme d'Argenton, le meilleur mari du monde. Il aimoit fort Madame, et lui rendoit de grands et de continuels devoirs[3]. Il la craignoit aussi, n'avoit pas grande idée de ses ressources. Ainsi

1. Déjà dit tome XIX, p. 332.

2. Ce *ne* est en interligne.

3. « Quoique mon fils soit régent, écrivait Madame (*Correspondance*, recueil Brunet, tome II, p. 172), il ne paraît jamais devant moi et ne me quitte jamais sans venir me baiser la main avant que je ne l'embrasse ; il ne prend point de chaise devant moi ; mais d'ailleurs il ne fait pas de façons et il bavarde rondement avec moi ; nous rions et plaisantons comme de bons amis. »

son ouverture pour elle et sa confiance étoient médiocres[1], et, quoiqu'on fût sûr du secret avec elle, il s'en falloit tout qu'il lui fît part des siens ; il se contentoit de lui rendre compte en gros des choses de famille, comme sur le mariage de ses enfants, et, quand il fut le maître, de ce qui alloit être public, le moins qu'il pouvoit auparavant. Elle influa donc fort peu dans sa conduite privée et publique, se mêla peu de lui rien demander, quoique point refusée sur les grâces, et ne fut de rien du tout sur aucune affaire. Cela me dispensera de faire mention du peu de personnes qui pouvoient le plus sur elle. J'ajouterai seulement que Madame fut toujours d'avec le Roi et d'avec Mme la duchesse d'Orléans contre la conduite de Mme la duchesse de Berry, à qui elle faisoit quelquefois d'étranges sorties, que le Roi lui en parloit avec confiance, qu'il la mit un temps sous sa direction[2], qu'elle s'en lassa bientôt comme le Roi avoit fait, et qu'elle ne trouvoit pas meilleur que lui cet attachement et ce particulier continuel de M. le duc d'Orléans avec Mme la duchesse de Berry, si inutile au changement de sa conduite.

Embarras domestiques de M. le duc d'Orléans.

Avant d'entrer dans les embarras du dehors, il faut expliquer les domestiques. Il n'y avoit sans doute personne dont les intérêts dussent être si fort les mêmes que les siens, personne encore de meilleur conseil, et dont il fût plus à portée à tous les instants, que Mme la duchesse d'Orléans. Il étoit vrai aussi[3] qu'à un article près, leurs intérêts étoient effectivement les mêmes, et qu'elle le

1. « Madame étoit nulle de tout temps à la cour et dans sa famille » (notre tome XXI, p. 100).

2. Saint-Simon n'a pas parlé de cela dans les *Mémoires* ; mais plusieurs lettres de Madame à sa tante de Hanovre, datées de l'année 1711 (recueil Rolland, p. 315-321), montrent que le Roi lui avait en effet donné alors la « commission » de morigéner sa petite fille et qu'elle s'en acquitta au mieux qu'elle put ; voyez aussi le recueil Jæglé, tome II, p. 186.

3. *Aussy* est en interligne, au-dessus d'*encore*, biffé.

pensoit et le sentoit ainsi. Mais cet article étoit tel qu'il influoit très nécessairement sur tout autre, et qu'il opéroit la plus embarrassante séparation. On entend bien, sans qu'il soit besoin de l'expliquer, que cet article fatal regardoit M. du Maine ; mais ce qu'on ne peut entendre sans le dernier étonnement, c'est que l'intérêt de M. du Maine effaçoit tout autre dans son cœur et dans son esprit, et ce qui va jusqu'à l'incroyable en même temps qu'il est dans la plus étroite vérité, c'est que la béatitude anticipée de l'autre monde eût été pour elle en celui-ci, si elle avoit pu voir le duc du Maine établi roi de France au préjudice de son mari et de son fils, beaucoup plus si elle avoit pu y contribuer[1]. Que si[2] on y ajoute qu'elle connoissoit très bien le duc du Maine, qu'elle en éprouvoit des artifices et des tromperies qu'elle ressentoit beaucoup, qu'elle ne l'aimoit point du tout et l'estimoit beaucoup moins encore, que ce que j'en avance ici, elle me l'a dit à moi-même sans colère, mais en parlant et en raisonnant avec poids et avec réflexion, on sentira jusqu'à quel point elle étoit possédée du démon de la bâtardise, et que la superbe, poussée jusqu'au fanatisme, étoit devenue sa suprême divinité. De là suivoit que tout ce qui non-seulement alloit, mais pouvoit tourner aux avantages, à l'élévation, à la puissance du duc du Maine, elle n'y étoit pas moins ardente que lui ; que tous moyens de l'exalter et de l'affermir, je dis seulement ceux qui se peuvent proférer, lui étoient bons, et que cet aveuglement la portoit à être de moitié de tout avec le duc du Maine pour tout ce qu'il pouvoit desirer de M. le duc d'Orléans

1. Il a remarqué plusieurs fois la préférence inouïe de la duchesse d'Orléans pour ses frères, et qu'elle était toute bâtarde de cœur et d'affection ; voyez notamment notre tome XIX, p. 91 et 230-231. « Son amour pour ses frères et pour la bâtardise passe toute imagination », disait la duchesse de Lorraine (*Lettres à la marquise d'Aulède*, publiées par A. de Bonneval, p. 88).

2. La conjonction *si* surcharge une *l'*.

pour sa solide grandeur contre la sienne, et que les panneaux qu'il lui tendoit sans cesse pour le tromper et l'écraser sous ses pieds, elle les trouvoit des propositions raisonnables, sensées, pour le moins très plausibles, qui méritoient d'être examinées, et dont l'examen alloit toujours à tout ce [que] le duc du Maine pouvoit souhaiter. Ce que M. du Maine n'osoit par lui-même, il le faisoit insinuer par Saint-Pierre[1], qui, ayant reconnu de bonne[2] heure jusqu'à quel point la bâtardise étoit le point capital par lequel il pouvoit gouverner cette princesse, s'étoit dévoué à eux sans y paroître, et étoit en intime liaison avec d'O, et celui-ci, qui étoit au comte de Toulouse, et qui ne paroissoit pas avoir grande liaison avec le duc du Maine, étoit tout à lui là-dessus, et se maintint par là dans la faveur et la confiance du Roi et de Mme de Maintenon, à quoi la conduite du comte de Toulouse ne pouvoit plus servir de nourriture, après qu'il fut parvenu à un certain âge[3]. Mme la duchesse d'Orléans ainsi conduite, et sans cesse recordée[4] et pressée sur des choses qu'elle-même ne souhaitoit pas moins, étoit donc une épine[5] fort dangereuse dans le sein de M. le duc d'Orléans. Il falloit bien vivre avec elle, ne lui montrer aucun soupçon, et pour cela l'écouter, raisonner et discuter avec elle, sans rien montrer qui la pût mettre[6] en garde sur les gardes continuelles où on devoit être avec elle, et très souvent l'amuser d'espérances, de prétextes et de délais sur des choses positives qu'il auroit été périlleux de rejeter et pernicieux au dernier point d'accepter. Tout cela étoit

1. Ci-dessus, p. 304.
2. Avant *bonne*, il y a *bonheur*, biffé.
3. C'est-à-dire que, le comte de Toulouse étant parvenu à l'âge d'homme, la surveillance de sa conduite n'était plus une raison suffisante pour que le Roi et Mme de Maintenon conservassent au marquis d'O, son ancien gouverneur, leur faveur et leur confiance.
4. Adjectif déjà rencontré dans le tome XVII, p. 247.
5. Encore ici *un espine*.
6. *Mettre* surcharge un mot illisible, peut-être un second *pust*.

mêlé d'avis fréquents, donnés à Mme la duchesse d'Orléans, de bagatelles vraies ou fausses de l'intérieur du Roi et de Mme de Maintenon sur M. le duc d'Orléans, de conseils là-dessus, et des services que M. du Maine lui rendoit en ces occasions, que Mme la duchesse d'Orléans faisoit valoir à merveilles, et qui ne tendoient qu'à persuader M. le duc d'Orléans de l'attachement du duc du Maine pour lui, et de la confiance qu'il y devoit mettre, en même temps de payer ces services par un concert et une union solidement prouvés[1] pour entretenir un secours si nécessaire. J'étois le plastron de ces sortes d'entretiens[2], qui me faisoient suer à trouver des défaites, et qui coûtoient au delà de toute expression à mon naturel franc et droit. C'étoit après, entre M. le duc d'Orléans et moi, à nous rendre compte l'un à l'autre de ces conversations que nous avions eues chacun en particulier, à[3] nous diriger, et à convenir des propos que nous aurions à tenir chacun à part à Mme la duchesse d'Orléans. « Nous sommes dans un bois, me disoit souvent ce prince ; nous ne saurions trop prendre garde à nous. » Quoique Mme la duchesse d'Orléans ne pût ignorer mes sentiments sur la bâtardise et tout ce qu'elle avoit obtenu[4], elle ne laissoit pas de me parler sur toutes ces choses, parce qu'elles ne regardoient pas le rang, mais la liaison avec M. du Maine et ce qui y étoit nécessaire, fondée selon elle[5] sur le besoin qu'en avoit M. le duc d'Orléans, et l'attachement

1. Il y a *prouvées*, au féminin pluriel, dans le manuscrit.

2. Le *Dictionnaire de l'Académie* de 1718 définissait ainsi cette locution : « On dit figurément qu'*un homme est le plastron des railleries de tout le monde*, pour dire qu'il est en butte aux railleries, aux brocards de tout le monde. » Saint-Simon veut donc dire qu'il se trouvait fréquemment exposé de la part de la duchesse d'Orléans à des conversations sur ce sujet.

3. Avant cet *à* il y a un *et* biffé.

4. Il veut dire : et sur tous les avantages que les bâtards du Roi avaient obtenus.

5. Ces deux mots ont été ajoutés en interligne.

pour lui du duc du Maine, continuellement marqué par les avis qu'elle en recevoit et les services qu'il rendoit, choses dont nul autre que lui n'étoit à portée. Ce qui nous donna le plus de peine fut le mariage du prince de Dombes avec Mlle de Chartres[1], que M. du Maine vouloit ardemment, et que Mme la duchesse d'Orléans ne s'étoit pas mis moins avant dans la tête, tout aussitôt que le Roi eut accordé au duc du Maine et au comte de Toulouse[2] tous les mêmes rangs et honneurs qu'ils avoient à[3] leur postérité[4]. On aperçoit du premier coup d'œil tout l'avantage que le duc du Maine tiroit, pour la solidité des prodiges qu'il avoit entassés, de faire son fils gendre et beau-frère du seul petit-fils et du seul fils de France et frère du Dauphin[5], et de les forcer par cette alliance à en devenir les protecteurs et les boucliers. Je n'y trouvai d'issue que dans une approbation qui me donnât créance pour les délais ; car le refus eût été la perte de M. le duc d'Orléans. Je montrai donc à Mme la duchesse d'Orléans, qui m'en parla avant de l'oser proposer à Monsieur son mari, que je goûtois cette pensée, mais que je n'en pouvois approuver la précipitation[6]. J'insistai sur l'âge des parties; je m'étendis sur l'effroi que les princes du sang et[7] toute la cabale de Meudon prendroient de cette union si fort à découvert, et tous les ennemis et les jaloux de M. le duc d'Orléans et de M. du Maine. On peut juger que

1. Louis-Auguste de Bourbon et Louise-Adélaïde d'Orléans.

2. Les mots *et au C. de Tolose* ont été ajoutés en interligne, et plus loin *il avoit* a été corrigé incomplètement en *ils avoie* (sic).

3. Avant cet *à*, il y a un *et* biffé.

4. Cela a déjà été raconté en 1711 : tome XXII, p. 53-56.

5. Pour comprendre ce que veut dire Saint-Simon, il faut se reporter à l'époque à laquelle il se place : en 1711, si le prince de Dombes avait épousé Mlle de Chartres, il aurait été gendre du duc d'Orléans, seul petit-fils de France, et beau-frère du duc de Berry, seul fils de France et frère du duc de Bourgogne, alors Dauphin.

6. Dans le tome XXII, il ne s'était pas autant étendu sur le rôle qu'il s'attribue maintenant.

7. Cet *et* a été ajouté en interligne.

Mme la duchesse d'Orléans ne se rendit pas, et que cette matière fut souvent débattue entre nous. Je ne[1] me cachai pas à elle, dès la première fois qu'elle m'en parla, que j'en dirois mon avis à M. le duc d'Orléans, s'il me le demandoit[2], et ce que j'eus de plus pressé fut de lui en rendre promptement compte. Il approuva fort ce que j'avois répondu; il s'expliqua lui-même dans le même sens, et nous coulâmes le temps de la sorte jusqu'à la mort de Monseigneur. Alors, la cabale de Meudon n'étant plus à craindre, les instances qui s'étoient un peu ralenties reprirent de nouveau. L'âge des parties et les autres inconvénients déjà allégués furent le[3] bouclier dont nous parâmes, avec grand travail, jusqu'à la mort de Monsieur[4] et de Madame la Dauphine. L'intérêt alors du duc du Maine devint bien plus grand. Le Roi vieillissoit et changeoit; la régence regardoit de plein droit M. le duc [de] Berry; l'avoir contraire et M. le duc d'Orléans, ou pour protecteurs nécessaires comme beau-frère et gendre, quelle immense différence! par conséquent, quels manèges et quelles presses ne furent-ils pas employés! Je soutins tous les assauts avec les mêmes armes dont je m'étois déjà servi, car toujours j'étois le premier et le plus vivement attaqué, et M. le duc d'Orléans y tint bon de son côté; mais c'étoit des recharges continuelles. La mort de M. le duc de Berry fit une telle augmentation d'intérêt qu'elle causa aussi les instances les plus violentes. M. du Maine sentoit le poids de ses crimes, du moins à l'égard de M. le duc d'Orléans qui vivoit, et ce prince étoit sur le point d'être régent, et en plein état de se venger. Le duc du Maine en trembloit, et cela n'étoit pas difficile à imaginer par tout ce que la peur des ducs lui fit faire pour les met-

1. La négation *ne*, oubliée, a été ajoutée en interligne.
2. Les mots *me le demandoit* sont écrits dans l'interligne, au-dessus de *m'en parloit*, biffé.
3. *Le* corrige *n*[e] (notre).
4. Monsieur le Dauphin, duc de Bourgogne.

tre aux mains, comme on l'a vu, avec le Parlement[1], et, comme on le verra en son lieu[2], avec tout le monde. Il ne s'agissoit pas encore du testament ni des mesures qui ont été racontées[3]. Il ne voyoit donc que ce mariage qui pût les rassurer. Aussi, dès qu'il eut mis la dernière main à sa grandeur héréditaire par s'être fait déclarer lui, son frère et leur postérité, capables de succéder à la couronne, il se servit de ce dernier comble comme d'une nouvelle raison pour la prompte conclusion du mariage. Je fus encore attaqué là-dessus le premier par Mme la duchesse d'Orléans, qui comprenoit apparemment qu'il falloit me persuader, sans quoi elle n'arriveroit point à faire ce mariage. Mes premières armes étoient usées ; les parties à marier avoient pris des années depuis que cette affaire étoit sur le tapis. Les princes du sang étoient des enfants, et Madame la Duchesse tombée depuis la mort de Monseigneur. Les ennemis, les jaloux, le monde, c'étoit des mots et non des choses, et cela, qui étoit vrai, m'avoit été souvent répondu. Je m'avisai donc d'une autre barrière, derrière laquelle je me retranchai. Je dis à Mme la duchesse d'Orléans que j'étois surpris comment, avec tout son esprit, et M. du Maine avec tout le sien, et les connoissances qu'ils avoient du caractère du Roi l'un et l'autre, ils[4] pouvoient songer à faire alors ce mariage, qui étoit le moyen sûr et prompt de perdre M. du Maine auprès du Roi, jusqu'à un point dont personne ne pouvoit prévoir jusqu'où les suites en pourroient être portées. Ce début parut à Mme la duchesse d'Orléans infiniment étrange ; elle m'interrompit pour me le témoigner modestement. Je m'expliquai ensuite, et lui dis que, pour M. le duc d'Orléans, il n'auroit guères à y perdre à la façon dont

1. Dans les premières pages du présent volume.
2. Suite des *Mémoires*, tome XI de 1873, p. 405 et suivantes.
3. Tome XXV, p. 1 et suivantes.
4. Les mots *l'un et l'autre ils* ont été ajoutés en interligne.

malheureusement[1] il étoit avec le Roi, et à couvert de tout par sa naissance, qui lui assuroit la régence sans qu'il fût possible de l'empêcher[2], et que l'âge du Roi laissoit apercevoir d'assez près ; que ce n'étoit donc pas par rapport à lui que j'allois lui exposer ce que je pensois du mariage, mais par rapport à M. du Maine. Je la priai de bien considérer comment le Roi étoit fait, combien il étoit jaloux, jusqu'où il portoit la délicatesse sur son autorité, à quel point il étoit susceptible d'indignation contre toute pensée, et plus encore contre toutes mesures pour après lui ; que faire actuellement le mariage attaquoit jusqu'au vif toutes ces dispositions du Roi, lequel, plus il avoit fait pour M. du Maine, et plus grièvement se trouveroit-il offensé, et qu'il ne lui pardonneroit jamais que le premier pas qu'il feroit après le comble de l'habilité à la couronne, qui[3] ne faisoit que d'éclore, fût de lui faire sentir qu'il comptoit peu son autorité et sa puissance, s'il ne la soutenoit par celui qui y alloit succéder, en conséquence de quoi il n'avoit rien de si pressé que de s'unir à ce successeur par les liens les plus étroits et les plus publics ; que c'étoit lui déclarer une[4] persuasion entière de sa mort prochaine, et, en l'attendant, le vouloir tenir dans la dépendance, établi comme il étoit par cette union avec le soleil levant. Je paraphrasai ces propos avec tant de force que Mme la duchesse d'Orléans en demeura étourdie, et convint que ces considérations méritoient des réflexions. Au sortir de cet entretien, qui fut long, je me hâtai d'en aller rendre compte à M. le duc d'Orléans, qui fut charmé de l'invention, qui l'adopta, et qui, non sans rire un peu de l'adresse, résolut de ne point sortir de ce retranchement. J'eus encore des combats à essuyer tête à

1. Les premières lettres de *malheureusem^t* surchargent *ils*.
2. Il avait d'abord écrit *d'empescher* ; il a corrigé *d'* en *l'*, et ajouté *de* en interligne.
3. Ce *qui* est en interligne, au-dessus de *qu'il*, biffé.
4. *Une* surcharge l'abréviation de *que*.

tête, et avec M. le duc d'Orléans en tiers, qui avoit la bonté de m'y laisser la parole, dont je prenois la liberté de le bien quereller après, et que cela n'en corrigeoit point, parce qu'il lui étoit plus commode d'applaudir à ce que je disois que de parler et de produire. Mme la duchesse d'Orléans, qui avoit eu le temps de reprendre ses sens, et peut être aussi d'être recordée[1], entra en quelque débat sur l'impression que le Roi recevroit de ce mariage. Comme tout ce que j'y répondis ne pouvoit être que le même thème en plusieurs façons, auquel j'ajoutois ce que la crainte et la jalousie lui feroit ressentir après coup et revenir même par les rapports du dehors, je n'allongerai point cette matière par les dits et redits de nos fréquentes conversations. J'ajouterai seulement que je la maintins toujours dans la croyance que je trouvois le mariage très bon à faire aussitôt après la mort du Roi, et que, si nous différions, elle et moi, de sentiment, ce n'étoit que sur le temps, et non sur la chose[2]. Ce ne fut pas tout. Voyant qu'ils ne pouvoient nous rassurer sur le crédit de M. du Maine, qui se chargeoit sans cesse de faire goûter au Roi ce mariage, et qui répondoit de tout, et ce n'étoit pas là aussi de quoi nous doutions, mais dont [nous] voulions[3] absolument douter et demeurer incapables d'être rassurés sur nos craintes, ils se rejetèrent à proposer un engagement et des articles de mariage[4] signés. Ce fut encore à moi à qui Mme la duchesse d'Orléans en parla, avant d'en avoir rien dit à M. le duc d'Orléans. Le piège étoit grossier ; mais il étoit difficile de ne se pas découvrir en l'éludant. Toutefois je ne perdis pas la présence d'esprit. Je m'écriai que ce seroit pis que faire le mariage

1. Ci-dessus, p. 329.
2. Tout ce qui précède, depuis *et moy*, c'est-à-dire les seize derniers mots, a été ajouté en interligne, et cette correction ferait croire que Saint-Simon recopiait une première rédaction.
3. Le sujet manque avant *voulions*, dans le manuscrit.
4. Il y a *mariages* au pluriel.

si le Roi venoit à découvrir l'engagement, et qu'il y auroit de la folie à l'hasarder dans la sécurité qu'il lui demeurât caché à la longue ; qu'elle se souvînt de ce qui lui étoit arrivé à elle-même, depuis si peu, de l'engagement pris entre elle et Mme la princesse de Conti pour le mariage de leurs enfants[1]; qu'encore que personne n'eût ici l'intérêt personnel qu'avoit eu Mlle de Conti à la trahison qu'elle avoit faite, il étoit vrai pourtant que tout bon sens répugnoit à se persuader que la connoissance de l'engagement pris et signé entre M. le duc d'Orléans et M. du Maine pût demeurer caché au Roi, si curieux, si attentif, si jaloux d'être instruit de ce qui se passoit de plus indifférent dans sa cour, dans Paris, et parmi tout ce qui pouvoit être connu de lui ou même l'amuser, à plus forte raison de ce qui pouvoit se passer d'important et d'intéressant dans[2] sa plus intime famille ; que d'ailleurs c'étoit là une précaution tout à fait inutile dans un mariage où la dot et les conventions n'étoient d'aucune considération pour le faire ou pour le rompre, et que quand le temps de liberté seroit venu, qu'il n'y auroit ni plus de difficulté ni plus de longueur à le faire tout de suite qu'à achever alors ce qui auroit été commencé aujourd'hui. Ce fut un retranchement souvent attaqué, mais où je fis si belle défense, et M. le duc d'Orléans aussi, que rien ne le put forcer. Vint après l'affaire du bonnet, après laquelle Mme la duchesse d'Orléans sentit bien apparemment qu'il ne me falloit plus parler sur ce mariage, et qui cessa en même temps aussi d'en plus rien dire à M. le duc d'Orléans. D'entrer dans le détail journalier des panneaux tendus par le duc du Maine, et de l'occupation de Mme la duchesse d'Orléans à faire valoir l'importance de cultiver par toute sorte de complaisance l'amitié du duc du Maine et ses soins pour M. le duc d'Orléans, cela seroit infini, et il suffit de dire une fois

1. Tome XXIV, p. 31 et suivantes.
2. Le *d* de *dans* surcharge un *p*.

pour toutes que ce fut le fléau domestique qui occupa M. le duc d'Orléans et moi, jusqu'à la mort du Roi, avec Mme la duchesse d'Orléans. De cette adoration pour[1] M. du Maine vint le danger extrême de rien communiquer à Mme la duchesse d'Orléans sur le présent et sur l'avenir, et ce secret continuel n'étoit pas un petit embarras. Le prince le secouoit; mais je n'avois pas la même ressource. Mme la duchesse d'Orléans étoit bien persuadée que M. le duc d'Orléans me confioit tout sans réserve, et que j'influois[2] fort dans tout ce qu'il pensoit et pouvoit pour le présent et pour le futur. Elle en avoit l'entière expérience, et elle voyoit, plus distinctement encore que le dehors, que j'étois l'unique avec qui il pût s'ouvrir sur des matières si importantes, quoique le dehors ne le vît aussi que trop clairement. Elle n'étoit pas moins persuadée que je n'étois pas sans réflexion et sans projets sur ce qui devoit suivre le présent règne. Elle étoit donc fort attentive à découvrir ce que je pensois, et à me promener dans nos fréquents tête-à-tête, quelquefois la duchesse Sforze en tiers, quoique rarement, sur les personnes et les choses. J'étois également en garde sur les unes et sur les autres, moins exactement fermé sur les personnes, quoique fort circonspect, parce qu'elle n'ignoroit pas mes sentiments sur plusieurs[3], et, pour les choses, je me sauvois par des généralités. Je me jetai aussi, à mesure que le terme se découvroit de plus près, sur l'incurie, la légèreté, la paresse de M. le duc d'Orléans, qui vivoit comme si le temps présent devoit toujours durer, et, quoique j'exagérasse fort ces plaintes, qui me servoient encore à protester que de dépit je ne pensois plus à rien moi-même dans l'inutilité où il étoit de penser tout seul, il n'étoit que trop vrai, comme on le verra dans son temps, que ces plaintes n'étoient que trop fondées.

1. L'abréviation p^r surcharge *de*.
2. Il a écrit par mégarde *influoit*.
3. Les premières lettres de *plusieurs* surchargent *le*.

Singulier manège du maréchal de Villeroy avec moi.

Mme la duchesse d'Orléans n'étoit pas la seule qui fût dans la curiosité et dans l'inquiétude là-dessus. On a pu voir en différents endroits que mon intime amitié avec la maréchale et la duchesse de Villeroy jusqu'à leur mort[1], ni ma liaison particulière avec le duc de Villeroy jusqu'à l'époque de ma préséance sur le duc de la Rochefoucauld[2], n'avoit pu vaincre mon éloignement pour le maréchal de Villeroy, jusque-là que je ne m'en cachois pas avec elles[3], et qu'elles se sont quelquefois[4] diverties à m'enfermer dans un recoin par la compagnie pour m'empêcher de sortir quand il entroit chez sa femme, et de la mine qu'elles me voyoient faire. Je n'avois pas changé depuis, et, hors de me faire écrire aux occasions chez le maréchal[5], ce qui ne s'omet qu'en brouillerie ouverte, jamais il n'entendoit parler de moi, et jamais je ne l'abordois dans les lieux où je le rencontrois. Nous en étions donc là ensemble, lorsque, aussitôt après la mort de Monsieur et de Madame la Dauphine, Mme de Maintenon le tira de la plus profonde disgrâce, et le fit subitement paroître à Marly en favori[6]. Ses amis, ceux[7] qui lui avoient été le plus contraires, et le très grand nombre, qui étoit les plus indifférents, s'empressèrent à l'envi auprès[8] de lui. Pour moi, je ne m'en émus pas le moins du monde, et je laissai bouillonner la cour autour de lui. Ma surprise fut grande lorsqu'au bout d'une quinzaine je reçus de lui les avances de politesse qu'il auroit pu attendre de moi, et qu'incontinent après je ne

1. Il a parlé à bien des reprises de son intimité avec la maréchale et avec le duc et la duchesse de Villeroy ; voyez notamment nos tomes X, 413-414, XVI, p. 392-393, et ci-dessus, p. 302.

2. Tome XXI, p. 256.

3. Cela a déjà été expliqué dans le tome X, p. 413-414.

4. La première lettre de *quelquefois* surcharge un *d*.

5. C'est-à-dire, qu'aux occasions de félicitations ou de condoléances, il n'avait jamais manqué à faire inscrire son nom à l'hôtel de Villeroy.

6. Tome XXII, p. 364-365. — 7. Avant *ceux*, il y a un *et*, biffé.

8. *Envi* semble surcharger *aut[our]*, et *auprès* est en interligne au-dessus d'*autour*, biffé.

pus[1] paroître en aucun lieu où il fût, comme les lieux de cour et d'autres par hasard, qu'il ne m'accostât et qu'il ne liât conversation. Je le laissois toujours venir à moi le premier; souvent même je l'évitois adroitement. Je répondois avec civilité aux siennes[2], mais avec une mesure qui tenoit fort de la sécheresse. Rien ne le rebuta. Il cherchoit à la messe du Roi à Marly[3] à partager mon carreau, ou à me faire partager le sien, à mettre le sien auprès du mien, à m'en faire apporter un par le suisse de la chapelle qui étoit chargé de ce soin-là[4], surtout de m'entretenir pendant toute la messe, et, suivant sa manière, de me faire des questions. Ce manége ne dura pas longtemps sans me jeter sur les affaires et sur les personnages en effleurant, à quoi il avoit beau jeu avec moi qui me gardois de lui, et qui me tenois nageant sur les superficies. Peu à peu il se mit, comme à l'impromptu, à pousser plus avant, avec sa façon de conversation sans suite et rompue, et, de là, se rendant de plus en plus familier, je le vis venir me demander à dîner comme nous nous mettions à table, et bientôt après venir dîner ou souper très ordinairement, et quelquefois même arriver à la fin du premier service ou après. J'en étois désolé. J'ai toujours eu partout un très gros ordinaire pour un nombre d'amis et de connoissances familières qui y venoient sans prier; j'aimois, et eux aussi, à y être libres; le maréchal de Villeroy nous pesoit cruellement. J'en étois extrêmement importuné, parce que je voyois clairement qu'il ne venoit que pour me pomper[5], et, comme son esprit étoit court sans être pourtant[6] bête, et qu'il étoit plein de vent[7], il me disoit

1. La seconde lettre de *pus* corrige une *l* effacée du doigt.
2. A ses civilités. — 3. *Marly* surcharge *par*[*tager*].
4. On sait que, dans la chapelle royale, il n'y avait pas de prie-Dieu ni de chaises; les suisses de service apportaient des carreaux ou coussins aux dames et aux gens titrés.
5. Tome XVII, p. 162.
6. *Pourtant* a été ajouté sur la marge.
7. Voyez ci-après son portrait plus détaillé.

des riens du Roi et de Mme de Maintenon pour me faire parler, parmi lesquels il ne s'apercevoit pas qu'il y avoit quelquefois des choses qui me manifestoient sa mission et ce qu'il se proposoit de découvrir. Quelquefois il me louoit M. le duc d'Orléans, beaucoup plus souvent le blâmoit, se lâchoit là-dessus à des confidences sur le Roi et Mme de Maintenon, et ne se contraignoit point de me faire les questions les plus fortes et les plus redoublées, et retournées en cent façons, sur les projets de M. le duc d'Orléans pour l'avenir, et sur ce que j'en pensois moi-même ; toujours s'interrompant, me regardant entre deux yeux, raisonnant lui-même, et se portant sur l'avenir avec une liberté qui me surprenoit, quoique au métier qu'il faisoit avec moi il n'avoit rien à craindre, quand j'aurois voulu abuser de cette confiance qu'il me vouloit persuader qui s'établissoit entre nous. Il passoit de la sorte des heures entières, et souvent plus, dans ma chambre, à toutes sortes d'heures, tête à tête, parce que, tout en entrant, il me prioit que nous ne fussions point interrompus, et avec cela me prenoit très souvent en particulier chez le Roi ou dans les jardins à sa suite. C'étoit un homme qui croyoit toujours vous circonvenir et vous découvrir[1]. Je profitois du peu de suite et des ressauts ordinaires à sa conversation ; force crainte et respect du Roi, parfaite inutilité de penser à rien pour après lui, chose de soi peu décente et peu[2] permise, et matière si dépendante de tant de circonstances qui ne se pouvoient ni prévoir ni peut-être imaginer, que bâtir des projets pour ces temps, c'étoit bâtir des châteaux en Espagne[3]. C'étoient là mes réponses, avec

1. Cette dernière phrase, depuis *c'estoit*, a été ajoutée en interligne.

2. Ce second *peu* a été ajouté après coup sur la marge avant *permise*.

3. « On dit proverbialement et figurément *faire des châteaux en Espagne*, pour dire, faire des desseins, des projets en l'air » (*Académie*, 1718) ; voyez notre tome VI, p. 275.

force louanges[1] du Roi, et le cercle de généralités et défaites tournées en tous les sens dont je ne me laissois point tirer. Jamais je n'allois chez lui ; jamais je ne l'attaquois ; jamais il ne parut s'en apercevoir. Nous riions[2], M. le duc d'Orléans et moi, d'un tel personnage. Ce commerce forcé dura jusqu'à la querelle du duc d'Estrées et du comte d'Harcourt, que je me lâchai fortement contre tout ce qui se passa de sa part sur la prétention des maréchaux de France de soumettre les ducs à leur tribunal, où je ne l'épargnai pas[3]. Cela nous brouilla ouvertement. Je ne me contraignis de là en avant ni sur les propos ni sur les procédés. Quelque temps après, il s'en alla à Lyon[4], d'où il arriva triomphant successeur des places de M. de Beauvillier dans le Conseil[5], et plus brillant que jamais. Ce veau d'or[6] n'eut point mon encens ni aucun compliment de ma part, et nous en demeurâmes en ces termes jusqu'après la mort du Roi.

Le maréchal de Villeroy a tant figuré, devant et depuis, qu'il est nécessaire de le faire connoître[7]. C'étoit un grand Caractère du maréchal

1. Il y a *forces* au pluriel dans le manuscrit, et *loüanges* corrige *loüages*.

2. *Rions* corrigé en *riions*, et, plus loin, *et moy*, est en interligne.

3. Tome XXIV, p. 18 et suivantes.

4. Lors de la sédition qui éclata en 1714 : *ibidem*, p. 279-280.

5. Tome XXV, p. 80-81.

6. Allusion à l'idole que les Israélites adorèrent pendant que Moïse était sur le mont Sinaï (*Exode*, chap. 32).

7. On peut comparer au portrait qui va suivre ceux qui ont été donnés dans les recueils de portraits et caractères publiés, pour 1706, par le comte Édouard de Barthélemy dans la *Revue française* en 1863, et, pour 1703, par M. A. de Boislisle en 1896 dans l'*Annuaire-Bulletin de la Société de l'histoire de France*. Il y a du maréchal un portrait peu flatteur à la suite de la *Relation de Spanheim*, édition Schefer, p. 400-401 ; au contraire Voltaire a fait son éloge dans le chapitre XVIII du *Siècle de Louis XIV*. Dans la liste de gens de la cour désignés sous des noms de personnages de théâtre, il est appelé CRISPIN des *Folies amoureuses*. Saint-Simon fera de lui un portrait encore plus chargé lors de sa disgrâce de 1722.

de Villeroy. homme bien fait, avec un visage fort agréable[1], fort vigoureux, sain, qui, sans s'incommoder, faisoit tout ce qu'il vouloit de son corps. Quinze et seize heures à cheval ne lui étoient rien, les veilles pas davantage. Toute sa vie nourri et[2] vivant dans le plus grand monde ; fils du gouverneur du Roi[3], élevé avec lui, dans sa familiarité dès leur première jeunesse, galand de profession, parfaitement au fait des intrigues galantes de la cour et de la ville, dont il savoit amuser le Roi[4], qu'il connoissoit à fond, et des foiblesses duquel il sut profiter, et se maintenir en osier de cour[5] dans les contretemps qu'il essuya avant que je fusse dans le monde[6]. Il étoit magnifique en tout[7], fort noble dans toutes ses manières, grand et beau joueur sans se soucier du jeu[8], point méchant gratuitement, tout le langage et les façons d'un grand seigneur et d'un homme pétri[9] de la cour; glorieux à l'excès par nature, bas aussi à l'excès pour peu qu'il en eût besoin, et à l'égard du Roi et de Mme de Maintenon valet à tout faire. On a vu pp. 1243 et 1244[10] un crayon de lui à propos de son subit passage de la disgrâce à la faveur. Il avoit cet esprit de cour et du monde que le grand usage donne[11], et que les intrigues et

1. Rigaud avait fait son portrait en 1698, qui avait été gravé par Simonneau ; il y a d'ailleurs au Cabinet des estampes de nombreux portraits gravés de lui. Il avait été longtemps appelé *le Petit marquis* et *le Charmant* (*Lettres de Mme de Sévigné*, tome X, p. 471, note 6).

2. Cet *et* est en interligne, au-dessus d'un premier *et*, biffé.

3. Nicolas, premier maréchal de Villeroy : tome II, p. 236.

4. Déjà dit dans le tome XXII, p. 365-366.

5. Locution qui peint bien le caractère flexible habituel aux courtisans; voyez aux Additions et Corrections.

6. *Dans le monde* est en interligne, au-dessus d'*à la cour*, biffé.

7. Dans nos tomes IX, p. 38, et XI, p. 50, il l'a dit très désintéressé au point de vue de l'argent.

8. Tout ce membre de phrase, depuis *grd*, a été ajouté en interligne.

9. Il écrit *pestri*.

10. Ces pages du manuscrit correspondent aux pages 365 et 366 de notre tome XXII.

11. Avant *donne*, il a biffé *en*.

les vues aiguisent, avec ce jargon qu'on y apprend, qui n'a que le tuf, mais qui éblouit les sots, et que l'habitude de la familiarité du Roi, de la faveur, des distinctions, du commandement rendoit plus brillant, et dont[1] la fatuité suprême faisoit tout le fonds[2]. C'étoit un homme fait exprès pour présider à un bal[3], pour être le juge d'un carrousel, et, s'il avoit eu de la voix, pour chanter à l'Opéra les rôles de roi et de héros[4]; fort propre encore à donner les modes, et à rien du tout au delà[5]. Il ne se connoissoit ni en gens ni en choses, pas même en celles de plaisir, et parloit et agissoit sur parole; grand admirateur de qui lui imposoit, et conséquemment dupe parfaite, comme il le fut toute sa vie de Vaudémont, de Mme des Ursins et des personnages éclatants; incapable de bon conseil, comme on l'a vu p. [370[6]] sur celui que lui donna le chevalier de Lorraine; incapable encore de toute affaire, même d'en rien comprendre par delà l'écorce, au point que, lorsqu'il fut dans le Conseil, le Roi étoit peiné de cette ineptie, au point d'en baisser la tête, d'en rougir et de perdre sa peine à le redresser et à tâcher de lui faire comprendre le point dont il s'agissoit. C'est ce que j'ai su longtemps après de Torcy, qui étoit étonné au dernier point de la sottise en affaires d'un homme de cet âge, si rompu à la cour[7]. Il y étoit en effet si rompu qu'il en étoit corrompu. Il se piquoit néanmoins d'être fort honnête homme; mais, comme il n'avoit

1. Les mots *et dont* sont en interligne au-dessus de *mais*, biffé; plus loin, il a également biffé *en* avant *faisoit* et ajouté *tout* en interligne.

2. Primi Visconti (*Mémoires*, p. 173) le traitait de fat et de cloaque vivant.

3. Dans sa jeunesse, on vantait sa danse (*Muse historique* de Loret, tome II, p. 98).

4. Il répétera cela dans la suite des *Mémoires*, tome XVI, p. 419.

5. Ce dernier membre de phrase, depuis *et à rien*, a été ajouté en interligne.

6. Saint-Simon a laissé ce chiffre en blanc; il correspond aux pages 377-378 de notre tome X.

7. Il a déjà dit cela dans le tome XXV, p. 102-103.

point de sens, il montroit la corde fort aisément, aux occasions, même peu délicates, où son peu de cervelle le trahissoit, peu retenu d'ailleurs quand ses vues, ses espérances et son intérêt, même l'envie de plaire et de flatter, ne s'accordoient pas avec la probité. C'étoit toujours, hors des choses communes, un embarras et une confiance dont le mélange devenoit ridicule. On distinguoit l'un d'avec l'autre; on voyoit qu'il ne savoit où il en étoit; quelque *sproposito* prononcé avec autorité, étayé de ses grands airs[1], étoit ordinairement sa ressource. Il étoit brave de sa personne; pour la capacité militaire, on en [a] vu les funestes fruits[2]. Sa politesse avoit une hauteur qui repoussoit, et ses manières étoient par elles-mêmes insultantes quand il se croyoit affranchi de la politesse par le caractère des gens. Aussi étoit-ce l'homme du monde le moins aimé, et dont le commerce étoit le plus insupportable, parce qu'on [n']y trouvoit qu'un tissu de fatuité, de recherche et d'applaudissement de soi, de montre de fa-

1. Il l'a représenté déjà baigné dans sa pompe, piaffant, secouant sa perruque d'un air d'importance, pompant l'air de partout comme une machine pneumatique (nos tomes IX, p. 56, X, p. 414, XIV, p. 17, et suite des *Mémoires*, tome XII de 1873, p. 440).

2. Quoique l'opinion générale fût défavorable à la capacité militaire du maréchal, on lit cependant cette note de B. Remy inscrite sur la p. 526 du Chansonnier (ms. Fr. 12694) : « Il est difficile de comprendre pourquoi les auteurs des satires en veulent toujours à son épée, et attaquent par là sa valeur. C'est sans doute sa meilleure qualité. Pourquoi n'attaquent-ils pas son esprit, sa capacité, son savoir? Ils y trouveroient mieux leur compte? » Comme notre auteur, Saint-Hilaire a dit de lui (*Mémoires*, tome II, p. 408-409) que c'était « un grand faiseur de projets qu'on a toujours vus manquer au point de l'exécution ». Les *Caractères de 1706* publiés par Éd. de Barthélemy sont encore plus durs à son égard : c'est, d'après leur rédacteur, le général le plus pitoyable de nos jours ; il n'a d'autre endroit qui le fasse ressembler à un héros que de se faire servir en grand homme ; avait-il besoin d'être prisonnier pour devenir bon général? Les lauriers qu'il a cueillis en Flandre, unis à ceux d'Italie et des Lignes, donneront bien de l'embarras pour son oraison funèbre. Feuquières proclamait aussi son incapacité (*Mémoires*, tome I, p. 122).

veur et de grandeur de fortune, un tissu de questions qui en interrompoient les réponses, qui souvent ne les attendoient pas, et qui toujours étoient sans aucun rapport ensemble. D'ailleurs nulle chose que des contes de cour, d'aventures, de galanteries ; nulle lecture, nulle instruction, ignorance crasse sur tout, plates plaisanteries[1], force vent et parfait vuide[2]. Il traitoit avec l'empire le plus dur les personnes de sa dépendance[3]. Il est incroyable les traitements continuels que, jusqu'à sa mort, il a faits continuellement à son fils, qui lui rendoit des soins infinis et une soumission sans réplique[4], et j'ai su par des amis de Tallard, dont il étoit fort proche, et l'a toujours[5] protégé, qu'il le mettoit sans cesse au désespoir, même parvenu[6] à la tête de l'armée. Enfin la fausseté, et la plus grande, et la plus pleine opinion de soi en tout genre mettent la dernière main à la perfection de ce trop véritable tableau.

Quels, à l'égard de M. le duc d'Orléans, étoient le maréchal de Villeroy, Tallard, le cardinal et le prince de

Monsieur avoit passé toute sa vie, depuis son enfance jusqu'à sa mort, dans l'amitié et la confiance pour le maréchal de Villeroy. L'habitude, dès la plus tendre jeunesse jamais interrompue, et soutenue par le chevalier de Lorraine et par Effiat, ses amis intimes, l'avoit mis à portée de tout avec lui. Il étoit l'entremetteur de toutes les petites querelles qui arrivoient entre le Roi et Monsieur,

1. Les mots *plattes plaisanteries* ont été ajoutés en interligne.

2. Le portrait fait par les *Caractères inédits du Musée Britannique* (*Annuaire-Bulletin de la Société de l'histoire de France*, 1896, p. 235-236), tout en n'étant pas très élogieux, est cependant moins sévère que celui de Saint-Simon.

3. Les officiers surtout (*ibidem*, p. 236) ; mais, pour ses valets, il était « passablement bon maître, n'étant point grondeur » (*Caractères de 1706*, par Éd. de Barthélemy).

4. Il était « accoutumé à trembler devant lui comme un enfant » (tome XIV, p. 310).

5. Les mots *l'a toujours* sont en interligne, au-dessus de *fort*, biffé.

6. *Parvenu* est en interligne.

Rohan, la duchesse de Ventadour, Vaudémont, ses nièces.

dont il m'a conté des aventures étranges sur le vilain goût de Monsieur, que le Roi ne pouvoit souffrir, dont il lui faisoit porter des romancines[1] par le maréchal, jusqu'à ne vouloir pas que la Carte[2], devenu capitaine de ses gardes, fût avec lui des voyages de Marly, et à charger le maréchal de dire à Monsieur que, s'il l'amenoit, il le feroit jeter par les fenêtres ; et les peines que le maréchal avoit entre eux deux sur ce fâcheux chapitre qui recommençoit souvent, et tantôt à empêcher Monsieur de mener cet homme, tantôt d'obtenir du Roi qu'il accompagnât Monsieur à Marly. Je rapporte ces détails pour faire voir[3] que M. le duc d'Orléans étoit accoutumé, depuis qu'il étoit au monde, à considérer et à compter le maréchal de Villeroy, et que le maréchal de Villeroy, en ayant été toujours traité avec toute sorte de distinction, lui devoit, par rapport à feu Monsieur et à lui-même, beaucoup d'attachement. Ce ne fut pas là sa conduite. Le bel air et la mode, dont il étoit esclave, ne lui permirent pas d'abord de suivre à cet égard ce que le devoir, l'honneur et la reconnoissance demandoient de lui. Bientôt après, il n'eut garde de ne s'éloigner pas de plus en plus d'un prince dont le Roi n'étoit pas content[4], et qui en étoit encore moins content lui-même. Enfin, dès que Mme de Maintenon l'eut pris en aversion, il étoit trop vil courtisan pour ne se pas piquer d'en épouser tous les sentiments. Il étoit de plus lié en dupe avec les Rohans, les Tallards, qui se moquèrent de lui quand ils n'en eurent plus besoin, M. de Vaudémont et ses nièces, qui, tous unis à Madame la Duchesse, avoient eu grand soin d'entretenir Monseigneur dans sa haine, et depuis sa mort n'avoient pu pardonner

1. Mot déjà rencontré dans les tomes XI, p. 332, et XIII, p. 331.

2. François-Gabriel Thibault, dit le marquis de la Carte : tome V, p. 300-304, où Saint-Simon a déjà raconté la honteuse passion de Monsieur pour ce personnage.

3. *Voir* est en interligne.

4. Après *content*, il y a les mots *du Roy*, écrits par mégarde et biffés.

à M. le duc d'Orléans tout ce qu'ils avoient fait contre lui, et trouvoient en même temps à plaire à Mme de Maintenon. Je mets ici Tallard avec les autres, parce que, depuis le mariage de son fils, il n'étoit qu'un avec les Rohans[1], et qu'auparavant il suivoit le gros et le torrent. Ils avoient entraîné la duchesse de Ventadour, qui, comblée par Monsieur et par Madame de tout ce qui peut témoigner l'amitié et la plus grande considération, et qui, ayant toujours été traitée avec les mêmes égards par M. le duc d'Orléans, ne devoit pas devenir son ennemie, et qui toutefois s'y laissa emporter. Il y avoit plus de cinquante ans que le maréchal de Villeroy et elle se faisoient fort publiquement l'amour, sans toutefois s'en contraindre de part et d'autre pour ce qu'ils trouvoient à leur gré, et sans que cette liberté réciproque altérât le moins du monde leur commerce, sur lequel la plus intime amitié et confiance s'étoit entée[2]. Mme de Ventadour avoit été charmante[3]; elle conserva toujours un grand air et un air de beauté, et parfaitement bien faite. Nul esprit[4], de la bonté[5], mais gouvernée toute sa vie, et faite pour l'être; d'ailleurs esclave de la cour par ses aventures[6] et

1. Tome XXIII, p. 314-315.

2. Déjà dit dans nos tomes XII, p. 42, et XXIII, p. 314, mais moins crûment.

3. Une gravure qui la représente dans les gravures de mode de Bonnart en 1694 (Archives nationales, M 815) n'est sans doute qu'un portrait bien peu fidèle.

4. Peu d'esprit et radoteuse comme sa fille (Addition n° 538 dans notre tome XII, p. 477).

5. Ces trois mots sont en interligne, au-dessus d'un premier *de la bonté,* biffé. — Mme des Ursins parle aussi de « sa bonté naturelle » (*Lettres,* recueil Geffroy, p. 271).

6. Il a parlé déjà de ses galanteries dans le tome XVIII, p. 380, et Louis XIV lui-même l'avait quelque peu courtisée alors qu'elle n'était encore que Mlle de Toucy. Bussy-Rabutin (*Histoire amoureuse des Gaules,* tome II, p. 438-440) lui prête une aventure avec Tilladet, et M. Mesnard a cru que ce fut une des passions du marquis de Sévigné et qu'elle lui coûta cher (*Lettres de Mme de Sévigné,* notice, tome I,

ses[1] besoins domestiques, et, quand elle en fut à l'abri[2], par habitude et par rage de place et d'être[3]. Il falloit donc suivre les impressions des Rohans, qui en faisoient tout ce qu'ils vouloient, et celles de son ancien galand, surtout se conformer à ce qu'on lui montroit du Roi et de Mme de Maintenon.

Harcourt, Tresmes, le duc de Villeroy, Liancourt, la Rochefoucauld, Charost, Antin, Guiche, Aumont, le premier écuyer, Monsieur de Metz, Huxelles, le maréchal et l'abbé d'Estrées.

Harcourt étoit trop avant entré avec elle[4] et avec Mme des Ursins, trop fin courtisan d'ailleurs, et trop habile politique pour prendre d'autres brisées que les siennes, et le duc de Tresmes, trop plat pour ne pas suivre la mode et la grande volée[5] de la cour à l'égard de M. le duc d'Orléans. Le duc de Villeroy, accoutumé au joug de son père[6], ne pouvoit penser autrement que lui ; lié d'ailleurs de toute sa vie et le plus intimement avec M. de Luxembourg, M. de la Rochefoucauld et le marquis de Liancourt, son frère[7], qui avoit de l'esprit et du sens pour eux tous, ils ne s'étoient pu défaire de cet éloignement de M. le duc d'Orléans, pour en parler modérément, qu'ils avoient puisé[8] dans la société intime de M. le prince de Conti, dont ils avoient à la fin comme hérité. La probité singulière du maréchal de Boufflers l'avoit soutenu contre ce torrent ; mais il ne vivoit plus, et Charost, qui avoit eu sa charge, étoit tout à moi ; mais ce n'étoit pas un homme à exister,

p. 215-216). Mme de Maintenon avouait que sa réputation n'était pas sans tache (Geffroy, *Madame de Maintenon d'après sa correspondance,* tome I, p. 273).

1. Les mots *aventures et ses* ont été ajoutés sur la marge à la fin d'une ligne.

2. Quand elle fut à l'abri du besoin.

3. Elle était très joueuse et folle du monde, avait-il dit dans la *Notice sur la maison de Saint-Simon* (tome XXI et supplémentaire de l'édition des *Mémoires* de 1873, p. 206).

4. C'est-à-dire, avec Mme de Maintenon ; on a vu combien elle le protégeait.

5. Nous avons eu « la première volée » dans le tome XVII, p. 406.

6. Ci-dessus, p. 345.

7. Henri-Roger de la Rochefoucauld : tome II, p. 212.

8. *Puisée,* au féminin, a été corrigé en *puisé.*

par conséquent à compter. D'Antin, tout à Madame la Duchesse, et qui, établi dans l'intérieur des cabinets, ne pouvoit ignorer les sentiments du Roi et de Mme de Maintenon, se tenoit à l'écart, dans la douleur, sur l'avenir, de ne pouvoir se partager. Villars, moins empêtré, plus frivole en apparence, ne prenoit point parti, se[1] tenoit habilement entre deux, et gardoit toutes sortes de mesures, qu'il prétextoit même de la place de chevalier d'honneur de Mme la duchesse d'Orléans, dans laquelle son père[2] étoit mort. Berwick, rarement fixé en place, habitant Saint-Germain, quoique fort avant dans la cour, imitoit cette conduite, et gardoit tout à fait celle d'un homme qui avoit[3] commandé en Espagne sous M. le duc d'Orléans[4], et qui en avoit été content. Huxelles, vil esclave de la faveur, qu'on a vu se déshonorer publiquement à l'apothéose des bâtards[5], et valet du premier président, ainsi que son cousin le premier écuyer[6], avec qui il n'étoit qu'un, étoit au duc du Maine et à tous les ennemis de M. le duc d'Orléans, mais en tapinois[7], et, dans le doute de l'avenir, le plus sourdement qu'il lui étoit possible, sans se rapprocher jamais de ce prince, mais se faisant vanter à lui par Maisons. Le duc d'Aumont, beau-frère du premier écuyer et lié à lui, conduits tous deux par Mme de Beringhen[8], méchante, intrigante, avec beaucoup d'esprit, fausse, basse et dangereuse au dernier point[9]. On a

1. Avant *se*, il y a un *ct* biffé.
2. Pierre, marquis de Villars : tome I, p. 76-77.
3. *Avoit* est en interligne, au-dessus d'*a*, biffé.
4. Pendant la campagne de 1706.
5. Tome XXIV, p. 369-370.
6. Jacques-Louis, marquis de Beringhen : tome III, p. 68.
7. « *En tapinois*, façon de parler adverbiale : en allant tout doucement de peur d'être aperçu. On s'en sert plus ordinairement en parlant d'un homme fin et dissimulé qui va adroitement à ses fins par des voies sourdes et détournées » (*Académie*, 1718).
8. Marie-Madeleine-Élisabeth-Fare d'Aumont : tome IV, p. 303.
9. Il fera d'elle un portrait plus complet, et non moins défavorable,

vu, à l'occasion du bonnet[1], quel étoit cet homme qui vouloit être de tous les côtés, et qui devint bientôt le mépris de tous. Le maréchal d'Estrées et l'abbé son frère[2] étoient honnêtes gens, et tout à fait portés à M. le duc d'Orléans, mais si foibles, si courtisans, si timides, qu'il y avoit à rire de leurs frayeurs. Pour le duc de Guiche[3], c'étoit un homme sans consistance, sans esprit, qui n'avoit que des airs et une charge importante[4], qui étoit gueux, avare, dépensier, qui seroit à qui lui donneroit davantage[5], et qui étoit gouverné par Contades, major du régiment des gardes[6], et par un aide-major appelé Villars[7], qui faisoit l'important[8], et qui n'étoit qu'un avec Con-

dans la suite des *Mémoires*, tome XII de 1873, p. 309. — Cette phrase est incomplète.

1. Ci-dessus, p. 27 et suivantes, etc.

2. Victor-Marie, maréchal d'Estrées, et son frère Jean.

3. Antoine V de Gramont.

4. Celle de colonel des gardes françaises, qu'il s'était fait céder par ruse par son beau-frère Boufflers : tome XII, p. 301 et suivantes.

5. Il complétera ce portrait dans la suite des *Mémoires*, tome XII de 1873, p. 235.

6. Georges-Gaspard de Contades : tome XIII, p. 413.

7. C'est en 1706 que ce Villars, sur lequel nous n'avons trouvé que peu de renseignements et qui n'avait aucune relation de parenté avec le maréchal, fut nommé aide-major du régiment des gardes ; auparavant, il avait été cornette de dragons, puis avait eu une enseigne aux gardes en 1692 ; il passa sous-lieutenant en 1702, capitaine en 1720, en quittant l'aide-majorité ; il avoit eu un brevet de colonel en 1712, et quitta le service en 1726 ; il appartenait à une famille du Poitou (*Mémoires de Sourches*, tomes IV, p. 120, VII, p. 300, X, p. 120, XII, p. 32, et XIII, p. 341 et 462 ; État du régiment des gardes françaises, aux Archives Nationales, MM 528). Après Denain, c'est lui qui avait apporté à la cour les drapeaux pris à la bataille, et c'est par erreur que dans le tome XXIII, p. 101, note 3, nous l'avons appelé Villars-Chandieu. Ce dernier est un tout autre personnage, qui appartenait aux gardes suisses et ne fut jamais aux gardes françaises.

8. Le manuscrit porte *faisoit de l'important*, sans doute par inadvertance. Le *Dictionnaire de l'Académie* de 1718 donnait la locution *faire l'important* au sens de se faire trop valoir, se faire passer pour un homme de valeur, de capacité, de conséquence ; ci-dessus, p. 123.

tades. Je différerai peu à parler du duc de Noailles[1]. En attendant, voilà le principal des gens qui méritoient d'être comptés. On ne finiroit pas à traiter de ce qui figuroit moins, et des subdivisions des femmes.

Les ministres, les secrétaires d'État, le P. Tellier.

Pour les ministres, la discussion en sera bientôt faite par rapport à M. le duc d'Orléans. On a déjà vu Voysin âme damnée de Mme de Maintenon et de M. du Maine[2], et le maréchal de Villeroy[3]. Desmaretz, gendre de Béchameil[4] mort surintendant de Monsieur, et beau-frère[5] de Nointel[6] que Monsieur, avant le retour de[7] Desmaretz, avoit fait faire conseiller d'État, sembloit devoir un attachement marqué pour M. le duc d'Orléans. Son ami intime le maréchal de Villeroy étoit son guide sur la politique de la cour, et Desmaretz compta pour tout le Roi et Mme de Maintenon, et qu'ils ne finiroient point, tout[8] le reste pour rien, et se conduisoit en conséquence. Torcy, dont la sœur Bouzols[9] avoit grand crédit sur lui par confiance en son esprit, dont elle avoit comme un démon, et de laideur et de méchanceté espèce de démon elle-même[10], et toute à Madame la Duchesse de tous les temps[11], auroit[12] volontiers tourné de ce côté-là. Il avoit une égale[13] horreur

1. Ci-après, p. 355.
2. A diverses reprises, et en dernier lieu dans le tome XXV, p. 12-13.
3. Ci-dessus, p. 341. — 4. Louis Béchameil : tome II, p. 203.
5. Le commencement de *beau* surcharge *de*.
6. Louis Béchameil, marquis de Nointel : tome VI, p. 62.
7. Avant *de*, Saint-Simon a biffé *en place*.
8. Avant *tout*, Saint-Simon a biffé *et*.
9. Marie-Françoise Colbert de Croissy, marquise de Bouzols : tome III, p. 35.
10. « Avec une figure hideuse, elle étoit charmante dans le commerce, avec de l'esprit comme dix démons », a-t-il dit dans le tome XVIII, p. 18.
11. Tome XII, p. 234.
12. Avant *auroit*, Saint-Simon a intercalé après coup un *l'*, qui rend la phrase incorrecte.
13. Encore *un* devant *égale*, dans le manuscrit.

de M. du Maine, et de ce qui se disoit de M. le duc d'Orléans. Il connoissoit bien le Roi, et n'aimoit point Mme de Maintenon, qui aussi lui étoit fort contraire; mais il étoit assez ami du maréchal de Villeroy et des Estrées. C'étoit en ce genre les deux contraires. Il l'étoit, mais intimement, de Castries et de sa femme[1], tous deux à Mme la duchesse d'Orléans, et il l'étoit aussi de Monsieur de Metz[2], qui, sans savoir pourquoi, étoit fort contraire à M. le duc d'Orléans. De tant de contrastes rien ne résultoit. Torcy, enveloppé dans sa sagesse et dans ses fonctions, ne montra rien, et ne fit aucun pas d'un côté ni d'un autre. Voilà tous les ministres. Restoient deux secrétaires d'État qui ne l'étoient point : Pontchartrain fort contraire à M. le duc d'Orléans, pour se faire de fête[3] auprès de Mme de Maintenon et des Importants[4], et la Vrillière, dont la charge et l'emploi étoit la cinquième roue d'un chariot[5]. Je remets à faire connoître plus particulièrement ceux des[6] personnages sur qui je ne me suis pas encore étendu à mesure qu'on les verra arriver aux places, ou qu'il sera question d'eux pour cela entre M. le duc d'Orléans et moi.

Inquiétude et manège du

Le P. Tellier ne doit pas être oublié. On a vu p. [777-778[7]] son caractère, et, depuis, qu'il servit fort utilement

1. Il a été parlé ci-dessus, p. 113 et 310, de M. et de Mme de Castries.

2. Henri-Charles du Cambout, dit le duc de Coislin.

3. Locution déjà rencontrée dans le tome XXII, p. 126.

4. C'est la première fois que Saint-Simon applique cette qualification, souvenir d'une coterie du temps d'Anne d'Autriche, aux personnages de l'intimité de Mme de Maintenon.

5. Cette locution, que nous avons déjà vu Saint-Simon employer (tome VII, p. 142) pour Châteauneuf, père et prédécesseur de M. de la Vrillière dans sa charge, n'était pas donnée par le *Dictionnaire de l'Académie* de 1718. Littré n'en cite que deux exemples de notre auteur.

6. *Ceux* a été ajouté en interligne, et *des* corrige *les*.

7. Ce chiffre a été laissé en blanc par Saint-Simon ; il correspond aux pages 57 à 62 de notre tome XVII.

P. Tellier avec moi.

M. le duc d'Orléans pour le mariage de M. le duc de Berry[1]. Quoiqu'il ait eu la discrétion de ne jamais rien dire sur l'odieux chapitre du poison, je suis persuadé qu'il n'y servit pas moins bien M. le duc d'Orléans. Il vouloit le repos[2] du Roi ; il haïssoit Mme de Maintenon, qui ne[3] le haïssoit pas moins ; il vouloit trouver le Roi tranquille et de bonne humeur pour toutes les choses qu'il vouloit insinuer ou obtenir, et, au peu qu'il m'a dit, j'ai soupçonné qu'il connoissoit M. du Maine. Il ne s'est trouvé de contrebande[4] en rien sur M. le duc d'Orléans, et il n'a paru par rien qu'il ait eu nulle part au testament du Roi ni aux dispositions qu'il a faites outre celles de son testament, comme les grandeurs des bâtards, quoique je croie aussi qu'il ne s'y est pas opposé si le Roi l'a consulté. Il en vouloit et en attendoit trop pour le contredire sur un point si chéri, moins encore à se mettre au hasard d'être congédié. On a vu en plus d'un endroit à quel point lui et moi en étions ensemble[5] ; cela dura jusqu'à la mort du Roi. Pendant la dernière année de sa vie, surtout vers les fins, ce Père me promenoit sur tous les personnages[6], et me pressoit de lui dire ce que j'en pensois, enfin de les lui dépeindre. Je me mettois à rire, et je lui disois qu'il les connoissoit mieux que moi. Il insistoit encore davantage, et me disoit qu'il n'avoit[7] pu connoître que ses livres, occupé dans l'intérieur comme il l'avoit toujours été avant d'être appelé à la cour, et que, depuis qu'il y étoit, les affaires que lui donnoit[8] sa place ne lui avoient pas donné

1. Tome XIX, p. 206-210.

2. Saint-Simon avait d'abord écrit *la tranquilité* ; il a corrigé *la* en *le*, biffé *tranquilité* et ajouté *repos* en interligne.

3. Ce *ne* corrige un *le*. — 4. Ci-dessus, p. 314.

5. En dernier lieu dans les tomes XXIV, p. 112 et suivantes, et XXV, p. 135-136.

6. La locution *promener quelqu'un sur quelque chose* a déjà été relevée dans le tome XVII, p. 162.

7. Le verbe *n'avoit* corrige par surcharge *ne po[uvoit]*.

8. Il y a *donnoient* au pluriel, dans le manuscrit.

un moment de loisir pour pouvoir être informé des personnes ni des choses qui n'étoient pas de son ministère; puis, en m'accablant de cajoleries et de louanges, il me disoit qu'il n'y avoit que moi avec qui il pût s'ouvrir avec confiance, et avoir celle que je voudrois bien répondre à la sienne en répondant à ses questions et le mettant au fait des personnes. Il n'y en eut aucune sur qui il m'en fît et réitérât tant, et me pressât davantage, que sur Mme de Maintenon, M. du Maine et Madame la Duchesse. J'étois d'autant plus embarrassé que je n'étois pas persuadé de son ignorance, et que néanmoins je l'avois vu souvent et le voyois encore tomber, et vraiment, dans des lourdises[1] là-dessus d'un paysan de basse Normandie qu'il étoit, qui n'en seroit jamais sorti. Outre que je ne me fiois à lui que de bonne sorte, je craignois que le Roi ne se servît de lui, d'autant plus que cela redoubla depuis que j'eus cessé tout commerce avec le maréchal de Villeroy. Je n'avois rien à perdre du côté de Mme de Maintenon, de M. du Maine, de Madame la Duchesse, du maréchal de Villeroy, de Pontchartrain, et de quelques autres. Ceux-là me servirent à satisfaire sa vraie ou feinte confiance, et à me donner moyen de réserve sur qui je ne voulus pas m'expliquer avec lui.

Le duc de Noailles, auquel il en faut enfin venir, est un homme dont la description et ses[2] suites coûteront encore plus à mon amour-propre que n'a fait le tableau de Mme la duchesse de Berry[3]. Quand je n'avouerois pas[4] que je ne le connoissois point au temps dont j'écris, et que je croyois le connoître, qu'on ne se trompa jamais plus lourdement que je fis, et qu'on ne peut pas être plus complètement sa dupe et en tous points, on le verroit clairement par le récit de ce qui s'est passé depuis en tous genres[5], de cour,

1. Tome XV, p. 203.
2. *Ses* est en interligne, au-dessus de *leurs*, biffé.
3. Ci-dessus, p. 316. — 4. Ce *pas* a été ajouté en interligne.
5. Il y a *tous genre* dans le manuscrit.

d'affaires, d'État, de mon particulier. Je ne chercherai point à diminuer ma sottise, ni à charger le tableau. La vérité la plus pure et la plus exacte sera ici, comme partout, mon guide unique et ma maîtresse. Je demande seulement grâce pour quelque répétition de ce qui se trouve peut-être répandu sur lui à propos de ses premières recherches pour moi ; mais la vue d'un tout ensemble mérite ici cette indulgence[1].

Caractère du duc de Noailles.

Le serpent qui tenta Ève, qui renversa Adam par elle, et qui perdit le genre humain, est l'original dont le duc de Noailles est la copie la plus exacte, la plus fidèle, la plus parfaite, autant qu'un homme peut approcher des qualités d'un esprit de ce premier ordre, et du chef de tous les anges précipités du ciel. La plus vaste et la plus insatiable ambition, l'orgueil le plus suprême, l'opinion de soi la plus confiante, et le mépris de tout ce qui n'est point soi le plus complet ; la soif des richesses, la parade de tout savoir, la passion d'entrer dans tout, surtout de tout gouverner ; l'envie la plus générale, en même temps la plus attachée aux objets particuliers, et[2] la plus brûlante, la plus poignante ; la rapine hardie jusqu'à effrayer, de faire sien tout le bon, l'utile, l'illustrant[3] d'autrui ; la jalousie générale, particulière et s'étendant à tout ; la passion de dominer tout la plus ardente ; une vie ténébreuse, enfermée, ennemie de la lumière, toute occupée de projets et de recherches de moyens d'arriver à ses fins, tous bons, pour exécrables, pour horribles qu'ils puissent être, pouvu qu'ils le fassent arriver[4] à ce qu'il

1. Saint-Simon a déjà fait un assez long portrait du duc de Noailles en 1711 dans notre tome XXII, p. 192-199 ; on pourra en rapprocher celui qui va suivre, plus détaillé et plus précis, mais encore plus poussé au noir que le premier. Pour le commentaire, on pourra se reporter au tome XXII.

2. Cet *et* est en interligne, au-dessus d'*en mesme temps*, biffé.

3. Adjectif verbal que ne donnaient pas les lexiques de l'époque.

4. Au-dessus d'*arriver*, on lit en interligne, d'une main qui n'est peut-être pas celle de Saint-Simon, un mot difficile à lire, qui semble

se propose ; une profondeur sans fonds : c'est le dedans de M. de Noailles. Le dehors, comme il vit et qu'il figure encore, on sait comme il est fait pour le corps : des pieds, des mains, une corpulence de paysan, et la pesanteur de sa marche, promettoient la taille où il est parvenu ; le visage tout dissemblable : toute sa physionomie est esprit, affluence de pensées, finesse et fausseté, et n'est pas sans grâces[1] ; une éloquence naturelle, une élocution facile, une expression telle qu'il la veut ; un homme toujours maître de soi, qui sait parler toute une journée et avec agrément sans jamais rien dire, qui en conversation est tout à celui à qui il veut plaire, et qui pense et sent si naturellement comme lui que c'est merveille qu'une fortuite conformité si semblable ; jamais d'humeur, égalité parfaite, insinuation enchanteresse[2], langage de courtisan, jargon des femmes, bon convive, sans aucun goût quand il le faut, revêtu sur-le-champ des goûts de chacun ; égale facilité à louer et à blâmer le même homme ou la même chose, suivant la personne qui lui parle ; grand flatteur, avec un air de conviction et de vérité qui l'empêche d'y être prodigue, et une complaisance de persuasion factice qui l'entraîne à propos malgré lui dans votre opinion, ou une persuasion intime toute aussi fausse, mais toute aussi parée, quand il lui convient de vous résister, ou de tâcher, comme malgré lui, de vous entraîner où il est entraîné lui-même ; toujours à la mode, dévot, débauché, mesuré, impie tour à tour, selon qu'il convient ; mais ce qui ne varie point, simple, détaché, ne se souciant que de faire le bien, amoureux de l'État, et citoyen comme on l'étoit à Sparte ; le front serein, l'air tranquille, la conversation aisée et gaie, lorsqu'il est le plus agité et le plus occupé ;

être *pour* en toutes lettres, mais qui ne signifie rien dans la phrase.

1. En 1711, il n'avait pas fait un portrait aussi complet de la physionomie du duc de Noailles.

2. Les sept mots qui précèdent, depuis *jamais*, ont été ajoutés en interligne.

aimable, complaisant, entrant avec vous quand il médite de vous accabler des inventions les plus infernales, et, quelque long délai qui arrive entre l'arrangement de ses machines et leur effet, il ne lui coûte pas la plus légère contrainte de vivre avec vous en liaison, en commerce continuel d'affaires et de choses de concert, enfin en apparences les plus entières de l'amitié la plus vraie[1] et de la confiance la plus sûre; infiniment d'esprit et toutes sortes de ressources dans l'esprit, mais toutes pour le mal, pour ses desirs, pour les plus profondes horreurs et les noirceurs les plus longuement excogitées[2], et pourpensées[3] de toutes ses réflexions pour leur succès. Voilà le démon; voici l'homme. Il est surprenant qu'avec tant d'esprit, de grâces, de talents, tant de desir d'en faire le plus énorme usage, tant d'application à y parvenir, et tant de moyens par sa position particulière, de charges, d'emplois, de famille, d'alliances et de fortune, il n'eût pas su faire un ami, non pas même parmi ses plus proches. Il n'y ménagea jamais que sa sœur la duchesse de Guiche, par le goût déterminé de Mme de Maintenon pour elle, et le duc de Guiche, à cause de sa charge[4], pour avoir crédit sur lui, qui de son côté étoit en respect devant l'esprit du duc [de] Noailles[5]. Il n'est pas moins étonnant encore que cet homme si enfermé, et en apparence si appliqué, qui se piquoit de tout savoir, de se connoître en livres, et d'amasser une nombreuse bibliothèque, qui caressoit les gens de lettres et les savants pour en tirer, pour s'en faire honneur, pour s'en faire préconiser[6], n'ait jamais passé l'écorce de chaque matière, et que le peu de suite

1. *Vraye* est en interligne, au-dessus d'*entiere*, biffé.
2. Ce verbe n'était pas dans le *Dictionnaire de l'Académie*; nous avons eu le substantif *excogitation* dans le tome XV, p. 57.
3. Tome III, p. 232, et ci-dessus, p. 59.
4. Ci-dessus, p. 350.
5. Le *de* a été oublié avant *Noailles*.
6. Tome XIX, p. 15.

de son esprit, excepté pour l'intrigue, ne lui ait pu permettre[1] d'approfondir rien, ni de suivre jamais quinze jours le même objet, pour lequel tour à tour il avoit abandonné tous les autres. Ce fut la même légèreté en affaires, par conséquent la même incapacité. Jamais il n'a pu faire un mémoire sur rien ; jamais il n'a pu être content de ceux qu'il a fait faire ; toujours corriger, toujours refondre, c'étoit son terme favori ; on l'a vu dans la surprise que nous lui fîmes à Fontainebleau[2]. Ce n'est pas tout : il n'a jamais pu tirer de soi une lettre d'affaires. Ses changements d'idées désoloient ceux qu'il employoit, et les accabloient d'un travail toujours le même, toujours à recommencer. C'est une maladie incurable en lui, et qui éclate encore par le désordre qu'elle a mis dans les expéditions, les amas en divers lieux, les ordres réitérés et changés[3] dix, douze, quinze fois dans le même jour, et tous contradictoires, aux troupes qu'il a commandées dans ces derniers temps, et à son armée entière pour marcher ou demeurer, qui l'a rendu le fléau des troupes et des bureaux. Je ne parlerai point de sa capacité militaire, dont il vante volontiers les hauts faits ; je me tairai pareillement sur sa valeur personnelle : j'en laisse le public juge ; je m'en rapporte à lui, et même aux[4] armées ennemies opposées à la sienne en Italie, en Allemagne et en Flandres, et aux événements qui en ont résulté jusqu'en cette année 1745, en septembre[5]. Si cette partie a

1. Les mots *pu permettre* sont en interligne au-dessus de *jamais*, biffé.

2. Tome XXIII, p. 132 et suivantes.

3. Les mots *et changés* ont été ajoutés en interligne.

4. Cet *aux* est en interligne, au-dessus de *les*, biffé.

5. Saint-Simon indique clairement qu'il écrit le présent passage en septembre 1745. — Le maréchal de Noailles commanda l'armée d'Italie en 1735, celle d'Allemagne en 1743, et celle de Flandre en 1744 ; en 1745, il avait accompagné Louis XV à la campagne de Fontenoy. Son rôle militaire et sa capacité comme général sont diversement appréciés par les historiens ; Voltaire faisait son éloge dans son *Poëme de Fon-*

été si complètement dévoilée, je puis[1] m'assurer que le reste ne le sera pas moins clairement par les faits publics que j'ai à rapporter dans ce qui a accompagné et suivi la mort du Roi, si j'ai le temps d'achever ces *Mémoires*, et que ceux que ce[2] portrait aura épouvantés jusqu'à être tentés de le croire imaginaire se trouveront saisis[3] d'horreur et d'effroi quand les faits auront prouvé, et des faits clairs, et quant à leur vérité manifestes, que les paroles n'ont pu atteindre la force de ce qu'elles ont voulu annoncer ; et quelle surprise, de plus, de n'y pouvoir méconnoître un coin très déclaré de folie !

Inquiétude du duc de Noailles sur les desseins de M. le duc d'Orléans.

M. de Noailles, jeté à moi par les raisons qui ont été expliquées alors, et reçu par celles que j'ai exposées[4], n'oublia rien pour m'enchaîner à lui. Il fit sa cour à ceux de mes amis qu'il crut les plus intimes, et en qui il jugea que j'avois le plus de confiance ; il fit sa cour à Mme de Saint-Simon avec le plus grand soin. Point de semaines qu'il ne mangeât plusieurs fois chez moi, quelquefois nous chez lui. Il n'y eut recherche, soins, industrie oubliée[5]. Tous mes sentiments avoient toujours été les siens, jusqu'à mes goûts et pour gens et pour choses ; l'identité ne pouvoit être plus parfaite. Je n'ai peut-être que trop répété de choses qui[6] se trouvent pp. 1208,

tenoy et le maréchal de Saxe lui écrivait justement le 11 septembre 1745, au moment même où Saint-Simon rédigeait le présent passage : « C'est à vous que les succès sont dus, n'ayant fait que suivre vos conseils » (*Mémoires de Noailles*, édition Michaud et Poujoulat, p. 346). Cependant on le tient en général pour un piètre homme de guerre.

1. Le verbe *puis* surcharge une *m*.
2. Les mots *que ceux que ce* sont en interligne, au-dessus de *que ce*, biffé.
3. Avant *se* Saint-Simon a biffé *on* ; il a corrigé *trouvera* en *trouveront*, et ajouté le signe du pluriel à *saisi*.
4. En 1711 : tome XXII, p. 199 et suivantes.
5. Il y a bien ainsi *oubliée* au féminin singulier, dans le manuscrit, s'accordant seulement avec le dernier mot.
6. Ce *qui* corrige un *que*.

1209, 1210, 1211, [1212], 1213, 1214 et 1215[1], du contenu entier desquelles il est nécessaire de se souvenir distinctement. Le commerce étroit, continuel, plein de confiance, établi comme on l'a vu, et soutenu entre le duc de Noailles et moi, lui donnoit beau jeu à me sonder sur le futur. C'étoit sur ces temps, qui désormais sembloient prochains, qu'il déployoit tous ses raisonnements, et qu'il ne cessoit de me donner des attaques pour découvrir mes pensées et celles de M. le duc d'Orléans. Mon plan étoit fait il y avoit longtemps, et je n'en étois pas à avoir bien tout discuté avec ce prince ; mais, outre que ce qui se passoit entre lui et moi étoit son secret plus que le mien, j'étois bien éloigné de m'ouvrir de rien à personne. Cette réserve, colorée comme je le pus, ne rebuta point le duc de Noailles ; mais il languit longtemps dans son impatience et dans son inquiétude là-dessus. Son agitation ne s'étoit pas bornée à moi seul par rapport à M. le duc d'Orléans. Il s'étoit d'ailleurs, et pour des vues différentes et plus anciennes, attaché Contades, qui étoit, comme je l'ai dit[2], major du régiment des gardes, qui gouvernoit le duc de Guiche, et qu'on a vu en plus d'une occasion ici dans toute la confiance du maréchal de Villars, et dépêché plusieurs fois par lui de l'armée[3], et après, de Rastadt[4], pour traiter directement avec le Roi des choses de confiance. Contades étoit un gentilhomme d'Anjou[5], qui avoit été beau et bien fait, qui[6] avoit été fort à la mode en galanteries nombreuses et distinguées[7], qui s'en mêloit

Contades ; sa fortune, son caractère.

1. Ces pages du manuscrit correspondent aux pages 182 et suivantes de notre tome XXII.
2. Ci-dessus, p. 350. — Saint-Simon écrit *Contade*.
3. Notamment en 1711 et 1713 : tomes XXII, p. 127-128, et XXIV, p. 128.
4. Tome XXIV, p. 182 et 184.
5. Il a déjà dit presque tout ce qui va suivre dans le tome XIII, p. 413 et 414.
6. Avant *qui*, il y a un *et*, biffé.
7. Les chansons de l'époque y font des allusions.

encore, qui, par d'excellentes chiennes couchantes que son père[1] et lui donnoient au Roi de temps en temps, s'en étoit fait connoître, puis goûter dans le détail de son emploi, qui l'approchoit souvent de lui. Il étoit aimé et considéré à la cour de ce qu'il y avoit de meilleur et de plus distingué ; il avoit pris tout le soin possible de l'être aussi du régiment des gardes, de toute l'infanterie, dont il faisoit le détail à l'armée, et de ce qui y servoit de plus marqué[2] en naissance, entours ou grades, surtout en mérite pour les officiers particuliers. Il avoit peu d'esprit, mais tout tourné à la conduite, du sens, du secret, du jugement, une modestie qui le tenoit plus qu'à[3] sa place, et dont on lui savoit gré, beaucoup de sagesse[4], et une discrétion qui lui avoit dévoué les dames, en sorte que d'amant heureux il étoit devenu ami de confiance. Il l'étoit de Mme de Maisons[5], et Maisons, qui le voyoit un personnage en son genre, et qui ne négligeoit rien, en avoit fait le sien. Contades fut donc employé pour la liaison de Noailles et de Maisons, et elle étoit déjà étroite lors de la scène dont j'ai parlé[6], qui se passa chez Maisons entre lui, le duc de Noailles et moi, qu'il avoit envoyé chercher à Marly, le jour de la déclaration de l'habilité des bâtards à la couronne. Maisons, qui, tout courtisan qu'il étoit, n'étoit pas au fait toujours de l'intrinsèque, étoit ravi de s'accrocher au duc de Noailles par vanité, et plus encore par intérêt, dans la position présente du duc, dont il ignoroit l'état avec le Roi et Mme de Maintenon, et pour le futur encore, où il comptoit qu'un homme aussi établi, et avec autant d'esprit, figureroit grandement. Noailles, de son côté, qui vouloit

Liaison du duc de Noailles et de Maisons.

1. Érasme de Contades : tome XIII, p. 414.
2. *Marqué* corrige *dis*[*tingué*].
3. Cet *à*, oublié, a été remis en interligne.
4. Après *sagesse*, il y a *du secret*, biffé.
5. Tome XXII, p. 128 ; elle était sœur de la maréchale de Villars.
6. Tome XXIV, p. 334-336.

gouverner le Parlement et s'en servir à ses usages, ne pouvoit s'associer mieux que de Maisons pour cette vue, parce qu'il comptoit tout persuader. Il n'ignoroit pas peut-être ses liaisons avec M. du Maine, et il étoit instruit de toutes celles qu'il prenoit avec M. le duc d'Orléans. Il se flattoit d'enchanter assez Maisons, non seulement pour se faire préconiser [1] par lui à M. le duc d'Orléans, mais pour le persuader qu'il étoit de son intérêt de le faire pour le gouverner ensemble, et savoir tout ce que Maisons pourroit découvrir des desseins de gouvernement, sur lesquels M. le duc d'Orléans pourroit s'ouvrir à lui, soit par confiance, soit par consultation. De cette façon, sûr de moi, à mon insu concerté avec Maisons, et s'assurant du Parlement par ce magistrat, on peut juger quel essor prit son ambitieuse imagination. Mais tant de cordes ne lui suffirent pas : il y en avoit une autre plus délicate à toucher pour lui que pour personne, et je ne démêlai tout cela que longtemps après. Cette corde étoit le marquis de Canillac [2], qui paroîtra tant, et en tant de façons, dans la Régence, que c'est un homme qui, dès à présent, doit être connu.

Caractère de Canillac.

C'étoit [3] un grand homme bien fait, maigre, châtain, d'une physionomie assez agréable, qui promettoit beaucoup d'esprit et qui n'étoit pas trompeuse. L'esprit étoit orné ; beaucoup de lecture et de mémoire, le débit éloquent, naturel, choisi, facile, l'air ouvert et noble, de la grâce au maintien, et à la parole toujours assaisonnée d'un sel fin, souvent piquant, et d'expressions mordantes qui frappoient par leur singularité, souvent par leur justesse. Sa gloire, sa vanité, car ce sont deux choses, la bonne opinion de soi, l'envie et le mépris des autres, étoient en

1. Ci-dessus, p. 357.
2. Philippe de Montboissier-Beaufort, marquis de Canillac : tome V, p. 370.
3. Aucun contemporain n'a donné du marquis de Canillac un portrait qu'on puisse comparer à celui que va faire Saint-Simon.

lui au plus haut point. Sa politesse étoit extrême, mais pour s'en faire rendre autant, et il étoit plus fort que lui de le cacher; paresseux, voluptueux en tout genre, et dans un goût étrange aussi ; d'une santé délicate qu'il ménageoit ; particulier, et par hauteur difficile à apprivoiser ; avare aussi, mais sans se refuser ce qu'il y avoit de meilleur goût dans ce qu'il se permettoit ; toujours sur les échasses[1] pour la morale, l'honneur, la plus rigide probité, le débit des sentences et des maximes ; toujours le maître de la conversation, et souvent des compagnies, qu'il voyoit choisies, relevées, et les meilleures ; comptant faire honneur partout. Il parloit beaucoup, et beaucoup trop, mais si agréablement qu'on le lui passoit. Il savoit toutes les histoires de la cour, où il n'alloit plus, et de la ville, les anciennes, les modernes, les courantes de toutes les sortes. Il contoit[2] à ravir, et il étoit le premier homme du monde pour saisir le ridicule et pour le rendre comme sans y toucher ; méchant et, comme on le verra, un des plus malhonnêtes hommes du monde. Il discutoit volontiers les nouvelles, volontiers tournoit tout en mauvaise part, n'approuvoit guères, blâmoit cruellement, et grand frondeur. Il avoit eu assez longtemps le régiment de Rouergue[3], avoit servi assez négligemment, fait sa cour de même, et comme plus du tout depuis longtemps qu'il avoit quitté le service. Il haïssoit le Roi, Mme de Maintenon, les ministres en perfection, et ravissant en liberté sur tous ces chapitres, dont autrefois j'étois souvent témoin chez un ami commun dont il étoit intime et moi aussi[4]. Ils rompirent au commencement de 1710 une ami-

1. « On dit proverbialement et figurément d'un homme qui a l'esprit guindé et qui veut toujours parler d'une manière élevée, qu'*il est toujours monté sur des échasses* » (*Académie*, 1718). Ici c'est plutôt le sens de prôner quelque chose avec affectation.

2. *Contoit* est en interligne au-dessus de *comptoit*, biffé.

3. Tome V, p. 370.

4. Nous n'avons pu découvrir de qui il s'agissait.

tié de toute leur vie, à ne s'être jamais revus depuis, sans que jamais personne en ait pénétré[1] la cause, ni la manière d'une rupture si brusque et si nette. Je voyois déjà beaucoup moins Canillac dès lors chez notre ami par le peu[2] que j'allois à Paris, et je le perdis tout à fait de vue depuis cette brouillerie, parce que je ne le[3] voyois que chez cet ami, avec lequel je suis toujours demeuré en la même intimité jusqu'à aujourd'hui. Cela n'empêcha pas, que, rencontrant bien rarement Canillac depuis, lui et moi ne nous fissions non-seulement politesse, mais même conversation particulière qui me divertissoit. Son ambition étoit si peu éteinte par sa retraite de la guerre et de la cour, qu'il ne prît en aversion quiconque y faisoit fortune. Il étoit occupé de tout savoir, et de se lier avec des gens de la cour et de Paris considérables. Il étoit souvent à l'hôtel de la Rochefoucauld[4], et ami de tous les temps intime de la Feuillade, qui s'en laissoit maîtriser par habitude et par complaisance, et il étoit presque tous les jours chez M. et Mme de Maisons, avec lesquels il politiquoit[5] sur le futur, avec toute liberté de part et d'autre, et une liaison de plusieurs années. Canillac étoit un homme qui se prenoit aux louanges et aux déférences avec la dernière foiblesse, qui alloit à la duperie. Il faisoit profession ouverte de haïr les Noailles, dont il disoit pis que pendre, surtout du duc de Noailles, comme neveu de Mme de Maintenon, quoique assez bien avec le duc de Guiche. De tout temps il avoit vu M. le duc d'Orléans à Paris. Il y étoit souvent de ses parties, mais sobrement pour sa part, et presque toujours de sens froid. Le sel de ses blâmes et de ses plaisanteries amusoit[6] un prince mé-

1. Avant *pénétré*, il a biffé un second *jamais*.
2. Le mot *peu* surcharge *rar[e]*.
3. Ce *le* a été ajouté en interligne. — 4. Tome V, p. 86.
5. « *Politiquer*, raisonner sur les affaires publiques ; il n'a guère d'usage que dans le style familier » (*Académie*, 1718).
6. Il y a *amusoient*, au pluriel, dans le manuscrit.

content, et dans les suites ennuyé, puis embarrassé de sa personne. Sa morale mondaine, débitée avec autorité, lui avoit imposé ; son esprit et l'ornement qui y étoit avoit achevé l'opinion que M. le duc d'Orléans en avoit prise, en sorte qu'il en [étoit] résulté[1] une considération qui[2] alloit même à quelque chose de plus. L'amitié de ce prince avoit été jalouse des liaisons que Canillac avoit eues autrefois avec M. le prince de Conti, auxquelles, malgré cela, il avoit tenu bon jusqu'à sa mort, et y étoit demeuré avec les amis particuliers de ce prince. Sa mort avoit terminé la jalousie et la pique de M. le duc d'Orléans. La liberté ensuite lui avoit plu, et l'estime et la considération en étoit augmentée, et se nourrissoit[3] par tous ses voyages de Paris, où il voyait toujours Canillac, qu'il en faisoit avertir. Au caractère de celui-ci, on peut juger qu'il ne s'en cachoit pas, qu'il[4] bâtissoit de grandes espérances sur la régence de ce prince, et qu'en attendant il ne manquoit pas à se faire valoir[5].

Liaison du duc de Noailles avec Canillac par Maisons.

Le duc de Noailles étoit trop attentif et trop instruit pour ignorer cette position de Canillac, et pour être tranquille sur l'aversion qu'il lui portoit. Les brocards les plus cruels et les mieux assenés couloient sur lui comme sur toile cirée, pour peu qu'il crût avoir intérêt à les secouer. Canillac ne les lui avoit pas épargnés : il s'en piquoit même, et s'en faisoit un jeu et un divertissement aux compagnies qu'il fréquentoit. Cette habitude lui duroit encore alors, et ne fut pas capable de rebuter Noailles de captiver Canillac et d'en faire sa conquête. Il n'ignoroit pas son foible ; les bassesses et les prostitutions ne lui

1. *Résulté* est en interligne, au-dessus d'*esté*, biffé, et Saint-Simon a oublié *estoit* auparavant.
2. Ce *qui* corrige l'abréviation de *que*.
3. Ces deux verbes sont bien au singulier.
4. Avant *qu'il*, il y a un *et*, biffé.
5. Après *valoir*, Saint-Simon a fermé une parenthèse qu'il n'avait point ouverte.

coûtoient rien ; il espéra tout de cette voie et ne s'y trompa point. Mais l'affaire étoit d'approcher Canillac, et de le réduire à se laisser apprivoiser. Maisons fut celui à qui il s'adressa par Contades, qui lui fit goûter l'avantage d'être leur lien et leur modérateur. Maisons ne travailla pas [en] vain[1]. Il lui fit comprendre de quelle force seroit leur triumvirat bien uni sur un prince foible et timide ; car Canillac, qui le connoissoit bien, l'avoit bien détaillé à Maisons. Il fallut quelque temps et quelques cérémonies pour accorder l'orgueil de Canillac avec un changement trop subit ; mais sa déférence pour Maisons abrégea tout. Il le regardoit comme l'oracle du Parlement, qui le deviendroit de la cour, où il se conduiroit d'autant mieux qu'il ne se gouverneroit que par ses conseils, et il se considéroit[2] ainsi comme l'âme et le moteur du triumvirat qui s'alloit former. Maisons, qui le regardoit comme une linotte[3] qui parloit bien et beaucoup, et qui ne faisoit nul cas[4] de son jugement, ainsi qu'il s'en est maintes fois expliqué avec moi, comptoit de son côté le jouer sous jambe[5], et gouverner le duc de Noailles, qu'il n'estimoit guères davantage et dont il connoissoit fort bien, je ne dis pas la scélératesse, mais les défauts, et celui-ci, rempli de ses talents et perché sur ses établissements et ses alliances, content de m'avoir gagné, ne doutoit pas de mener deux hommes qui ne connoissoient pas la cour comme lui, qui n'en étoient point, à qui il feroit perdre terre toutes les fois que cela lui conviendroit, et qu'il les[6] auroit cepen-

1. *En* a été oublié en passant de la page 1563 du manuscrit à la page 1564, et, plus loin, *fit* est en interligne.

2. Ce verbe est en interligne, au-dessus de *regardoit,* biffé.

3. « On dit d'une personne qui a peu de sens et beaucoup de légèreté d'esprit, que *c'est une tête de linotte* » (*Académie,* 1718).

4. Le mot *cas* est en interligne, au-dessus de *compte,* biffé.

5. Cette locution, empruntée au vocabulaire du jeu de paume, avec le sens d'amuser quelqu'un dans l'intention de le tromper, n'était pas donnée par le *Dictionnaire de l'Académie.*

6. *Les* est en interligne.

dant en main pour les machines qu'il voudroit faire jouer auprès de M. le duc d'Orléans. Une affaire où chacun se persuade de trouver si bien son compte ne tarde pas à se conclure. Canillac s'excusa de n'avoir pu résister aux recherches du duc de Noailles et aux personnes qu'il avoit su y employer. Il s'éventa[1] là-dessus tant qu'il lui plut, et Noailles et Maisons n'en firent que rire. Noailles n'épargna point les moyens qu'il avoit projetés ; il écouta parler Canillac tant qu'il voulut, l'admira, l'encensa, le pria de le redresser, de le conduire. Canillac trouva que ce garçon-là avoit bien du bon et bien de l'esprit, et, moyennant un air de déférence, pour ne pas dire de respect, Noailles en fit tout ce qu'il voulut.

Noailles et l'abbé Dubois anciennement liés.

Il avoit saisi une autre avenue : c'était l'abbé Dubois. Les scélérats du premier ordre se sentent de loin, homogènes jusqu'à un certain point, se connoissent, se lient jusqu'à ce qu'à la fin le plus adroit étrangle l'autre ; c'est ce qui arriva à ceux-ci. Je fus surpris, lorsque la maison de Mme la duchesse de Berry se fit pièce à pièce[2], que le duc de Noailles me pressa[3] avec les plus vives instances et les plus réitérées de faire obtenir à l'abbé Dubois la charge de secrétaire des commandements de Mme la duchesse de Berry[4]. Le Roi n'en voulut point ; M. du Maine et Mme la duchesse d'Orléans y mirent Longepierre ; j'en ai parlé ailleurs[5]. Noailles et Dubois se cultivèrent l'un l'autre, et je crois, car ce n'est qu'opinion, que ce fut par Dubois que Noailles se lia avec Effiat; car je n'ai pu découvrir d'autre point de réunion. Dubois avoit toujours

Liaison de Noailles

1. Au sens de se flatter, se complimenter, par une application figurée de l'expression jouer de l'éventail. Ce verbe, dans ce sens, n'est donné par aucun lexique, et Littré ne l'a point relevé. Nous en trouverons un autre exemple dans la suite des *Mémoires*, tome XVII de 1873, p. 253.

2. En 1711 : tome XX, p. 211 et suivantes.

3. Ce verbe est bien à l'indicatif, comme s'il y avait *de ce que*.

4. Les mots *de Me la Duch. de Berry* sont en interligne, et Saint-Simon a oublié de corriger *de ses* en *des* avant *comandemts*.

5. Tome XXIII, p. 295.

et d'Effiat.

cultivé avec une grande dépendance le chevalier de Lorraine tant qu'il avoit vécu, et son ami d'Effiat, ses anciens protecteurs, à qui, en tant de choses principales, il étoit homogène, et je me suis toujours persuadé qu'il avoit été l'instrument dont Noailles s'étoit servi pour se lier avec Effiat, liaison qui demeura longtemps dans les ténèbres.

Extraction et caractère d'Effiat; ses liaisons.

On a vu, p. 1250[1], quel étoit le marquis d'Effiat et en lui-même et à l'égard de M. le duc d'Orléans, à quoi j'aurai peu de chose à ajouter. Son nom étoit Coiffier[2], son origine d'Auvergne, l'illustration, d'avoir été contrôleurs de la maison de MM. de Montpensier[3], enfin receveur des tailles du bas Limousin[4]; les alliances à l'avenant[5]. Ces emplois n'appauvrissent pas. Ce receveur des tailles fit son fils[6] général des finances, trésorier et maître des comptes en Piémont, Savoie et Dauphiné. Tous les vilains n'ont pas toujours peur : il se fourra aux premiers rangs à la bataille de Cérisoles[7], et fut fait chevalier le lendemain par le comte d'Enghien, prince du sang[8], déjà héros à

1. Tome XXII, p. 392-393.

2. Les généalogistes font remonter la famille Coeffier ou Coiffier jusqu'à la fin du quatorzième siècle. Saint-Simon se sert, pour tout ce qu'il va dire ci-après, de l'*Histoire généalogique*, tome VII, p. 492 et suivantes.

3. C'est le premier connu des Coiffier, Guillaume, qui était, en 1387, contrôleur de la maison du comte de Montpensier.

4. Antoine Coiffier, arrière-petit-fils de Guillaume, était en effet en 1554 receveur des tailles dans cette province.

5. Les femmes des premiers Coiffier s'appellent Gilberte Goy, Agnès Jayot, Denise Morin.

6. Gilbert Ier Coiffier, seigneur de la Bussière, de Chazelles et d'Effiat, occupa les fonctions dont va parler notre auteur, et fut en outre en 1564 maître d'hôtel de Marguerite de France, fille de François Ier, duchesse de Savoie.

7. Bourg de Piémont près de Carmagnole, où le comte d'Enghien gagna une sanglante bataille sur les Impériaux le 14 avril 1544.

8. François de Bourbon, comte d'Enghien, fils de Charles, duc de Vendôme, naquit le 23 septembre 1519, et mourut le 23 février 1545. Brantôme lui a consacré une notice dans ses « Grands capitaines françois » (*Œuvres*, édition Lalanne, tome III, p. 215-220).

son âge[1], que les Guises, déjà pointants et projetants, assommèrent d'un coffre[2] en se jouant avec lui à la Rocheguyon[3]; il étoit frère d'Antoine, roi de Navarre, père d'Henri IV, et du prince de Condé[4] tué à Jarnac, etc. Ce beau chevalier s'enrichit, acheta Effiat[5] d'Antoine de Neufville, frère du père de M. de Villeroy secrétaire d'État[6], lequel[7] vécut et mourut secrétaire du Roi, sans s'être marié. Coiffier épousa Bonne Ruzé, fille du receveur de Touraine[8] et sœur de Beaulieu qui devint secrétaire d'État[9], et qui[10], se trouvant sans postérité, fit son héritier Antoine Coiffier, fils du fils de cette sœur[11], à la rare condition

1. Il n'avait que vingt-quatre ans.

2. Du Bellay, dans ses *Mémoires*, raconte cet événement, que les uns attribuèrent à la malveillance, les autres à un pur accident

3. Il a été parlé du château et de la terre de la Rocheguyon dans le tome XXIII, p. 235.

4. Louis Ier : tome IV, p. 49.

5. Cette terre, sise en Bourbonnais, élection de Gannat, mais du diocèse de Clermont en Auvergne, appartient aujourd'hui à l'arrondissement de Riom ; c'est en 1553 que Gilbert Coiffier l'acheta.

6. Antoine de Neufville, qui était secrétaire du Roi en 1546 et qui mourut sans alliance, était frère de Nicolas II de Neufville, seigneur de Villeroy, secrétaire des finances en 1539, trésorier de l'extraordinaire des guerres, lieutenant général au gouvernement de l'Ile-de-France, prévôt des marchands en 1568, trésorier de l'ordre du Saint-Esprit, mort en 1594, et celui-là était père du secrétaire d'État, Nicolas III de Neufville : tome VI, p. 414.

7. Ce *lequel* a été ajouté en marge à la fin de la ligne, à la suite de *qui*, biffé, et Saint-Simon a aussi biffé un *et* qu'il avait ajouté en interligne.

8. Bonne Ruzé épousa en 1545 Gilbert Coiffier d'Effiat ; elle était fille de Guillaume Ruzé, receveur de Touraine, et de Marie Testu.

9. Martin Ruzé, seigneur de Beaulieu, de Chilly et de Longjumeau, fut secrétaire des commandements de Henri de France, duc d'Anjou, et l'accompagna en Pologne ; lors de son avènement au trône de France, Henri fit Ruzé secrétaire des finances, puis secrétaire d'État en 1588 ; il devint trésorier des ordres du roi en 1592, et grand-maître des mines de France ; il mourut le 16 novembre 1613.

10. Ce *qui* surcharge un premier *ce*.

11. Le fils de Bonne Ruzé était Gilbert II Coiffier d'Effiat, gentil-

pour un homme de cette espèce de prendre son nom et ses armes[1], condition aussi aisée à accepter par un autre homme de même sorte tel qu'étoit ce petit-neveu, qui par là se trouva fort riche. Ce même petit-neveu est le maréchal d'Effiat, dont la fortune est connue et qui n'est pas de mon sujet. Il eut de Marie de Fourcy, sa femme[2], trois fils et deux filles. L'aîné fut gendre de Sourdis, chevalier de l'Ordre[3], vécut obscur et pas longtemps, et ne laissa que le marquis d'Effiat qui cause cette petite disgression ; le second fut le grand écuyer Cinq-Mars[4], dont la fortune et la catastrophe sont aussi bien connues ; le troisième, l'abbé d'Effiat, mort aveugle, de qui on a parlé en son lieu[5]. L'aînée des filles, mariée et démariée d'avec d'Alègre, sieur de Beauvoir, épousa le maréchal de la Meilleraye et fut mère du duc Mazarin[6] ; l'autre[7], religieuse et

homme de la maison du duc d'Anjou en 1570, capitaine de cinquante hommes d'armes, lieutenant de Roi en basse Auvergne, mort après 1595, et il eut pour fils Antoine Coiffier-Ruzé, maréchal d'Effiat (tome VI, p. 32).

1. Les armes de Martin Ruzé étaient de gueules, au chevron fascé, ondé d'argent et d'azur, accompagné de trois lionceaux d'or. Les Coiffier les substituèrent entièrement à leurs armes propres, qui étaient d'azur, à trois coquilles d'or, placées deux et une. Le testament de Martin Ruzé de Beaulieu était daté du 26 août 1609.

2. Tome VI, p. 32.

3. Martin Coiffier-Ruzé, marquis d'Effiat (tome VI, p. 33), épousa le 27 juin 1637, Isabelle d'Escoubleau, fille de Charles, marquis de Sourdis (tome XI, p. 45).

4. Henri Coiffier d'Effiat; tome I, p. 182.

5. Jean Coiffier-Ruzé, abbé d'Effiat : tome VI, p. 32.

6. Marie, baptisée à Saint-Gervais le 23 février 1614, épousa, en premières noces en 1627 Gaspard d'Alègre, seigneur de Beauvoir, gentilhomme de la chambre du Roi ; mais son mariage fut cassé presque aussitôt, et elle épousa par contrat du 26 février 1630 Charles II de la Porte, plus tard duc de la Meilleraye (tome I, p. 153) ; elle mourut le 22 avril 1633, laissant un fils Armand-Charles de la Porte (tome III, p. 15), duc Mazarin par son mariage avec Hortense Mancini.

7. Charlotte-Marie Coiffier-Ruzé entra d'abord au couvent des Filles Saint-Thomas, passa à celui des Filles de la Croix, où elle fit profession en 1637, et à la fondation duquel elle consacra sa fortune, fut nommée

fondatrice du couvent de la Croix au faubourg Saint-Antoine à Paris[1].

Effiat bien traité du Roi, fort considéré de M. le duc d'Orléans.

Comment d'Effiat devint premier écuyer de Monsieur, cela est trop ancien pour moi, et en soi peu important. Comment, après avoir empoisonné Madame, et le Roi l'ayant su, comme on a vu d'original[2], et étant outré de cette mort, il a laissé d'Effiat en charge, qui lui a valu l'Ordre à la présentation de Monsieur, en 1688, c'est encore ce que je ne puis expliquer. Mais on a vu aussi[3] que le chevalier de Lorraine et lui s'étoient[4] bien mis avec le Roi, Mme de Maintenon et les bâtards, en leur vendant Monsieur et M. le duc de Chartres pour son mariage; qu'Effiat s'entretint toujours depuis bien avec Mme la duchesse d'Orléans, et sourdement avec M. du Maine; que, de moitié inséparable avec le chevalier de Lorraine, il gouverna Monsieur jusqu'à sa mort, très souvent avec insolence, et se mêloit avec autorité de ses affaires, de sa cour, de sa famille, et que cela avoit accoutumé M. le duc d'Orléans à une estime de son esprit et de sa capacité qui passoit souvent la considération et la déférence, et qu'Effiat sut bien maintenir et s'y aider de[5] Dubois, et lui réciproquement. Il étoit veuf sans enfants, depuis longues [années], d'une Leuville[6] que Monsieur fit gouvernante de

supérieure des chanoinesses augustines de Saint-Sernin de Toulouse, revint plus tard aux Filles de la Croix et y mourut le 14 août 1692 à soixante-dix-huit ans. Elle fut enterrée dans l'église du couvent; Piganiol de la Force a donné son épitaphe (*Description de Paris*, tome IV, p. 492-494).

1. Communauté de femmes de l'ordre de Saint-Dominique, fondée par Marie de Senaux en 1632 auprès de Saint-Eustache, avec six religieuses du couvent des Filles Saint-Thomas, et transférée en 1639 dans la rue de Charonne (Jaillot, *Recherches sur Paris*, tome IV, quartier Saint-Antoine, p. 66-68; Piganiol, *Description*, p. 483-484).

2. Tome VIII, p. 370 et suivantes.

3. Tome I, p. 58 et suivantes.

4. Le verbe *s'estoient* surcharge d'autres lettres illisibles.

5. *De*, oublié, a été ajouté en interligne.

6. Marie-Anne Olivier de Leuville, morte le 23 février 1684.

ses enfants, quand il chassa la maréchale de Clérambault[1], et à Mme d'Effiat succéda la maréchale de Grancey[2], mère de Mme de Marey[3], qui la fut sous et après elle. Effiat vivoit garçon, fort riche, fort peu accessible, aimant fort la chasse, et disposant de la meute de Monsieur et, après lui, de M. le duc d'Orléans, qui ne s'en servoient point; six ou sept mois de l'année à Montargis, ou dans ses terres presque seul, et ne voyant que des gens obscurs, fort particulier et obscur aussi à Paris, avec des créatures de même espèce; débuchant[4] parfois en bonne compagnie courtement; car il n'étoit bien qu'avec ses grisettes et ses complaisants. C'étoit un assez petit homme, sec, bien fait, droit, propre, à perruque blonde, à mine rechignée, fort glorieux[5], poli avec le monde, et qui en avoit fort le langage et le maintien; ami intime du maréchal de Villeroy par leur ancien ami commun le chevalier de Lorraine; presque jamais à la cour, et encore en apparition, et ne voyant presque personne de connu, si ce n'étoit quelques gens du Palais-Royal, encore assez subalternes. Il donnoit quelquefois de fort bonnes chiennes couchantes au Roi, et il en étoit toujours reçu avec une[6] sorte de distinction, que M. du Maine lui ménageoit et que M. du Maine[7] ménageoit lui-même pour être son pigeon privé[8] auprès de M. le duc d'Orléans, comme il l'étoit déjà et le fut toujours. On se souviendra ici du pernicieux conseil où il engagea ce prince à la mort de Monsieur et de Madame la Dauphine[9], et de l'infâme trait qu'il me fit depuis,

1. Louise-Françoise Bouthillier : tome V, p. 95.
2. Charlotte de Mornay-Villarceaux : tome VI, p. 409.
3. Marie-Louise Rouxel de Grancey : tome VI, p. 14.
4. Ce terme de chasse que ne donnait pas le *Dictionnaire de l'Académie*, signifiait sortir du bois, en parlant du gibier.
5. L'adjectif *glorieux* a été ajouté en interligne, entre *fort* et *poli*.
6. Le mot *une* surcharge *dis*[*tinction*].
7. *M. du Maine* est en interligne, au-dessus d'*il*, biffé.
8. Ci-dessus, p. 43.
9. Tome XXII, p. 391 et suivantes.

lorsque Mme la duchesse d'Orléans me força de parler à M. le duc d'Orléans devant lui de ses affaires domestiques[1].

Noailles raccroche Longepierre, lequel s'abandonne après à l'abbé Dubois.

Rien ne manquoit au duc de Noailles avec de telles mesures pour favoriser tous ses desseins; mais rien ne lui suffisoit. Le bel esprit, les vers, le dos des livres[2] lui servirent à raccrocher Longepierre, rat de cour, pédant, à qui un homme comme le duc de Noailles tournoit la tête, et qui se trouva heureux qu'il eût oublié, ou voulu oublier, qu'il avoit eu, malgré ses soins et ses services, une charge chez Mme la duchesse de Berry[3]. Longepierre se fourroit où il pouvoit à l'ombre du grec et des pièces de théâtre. Il étoit fort bien avec Mme la duchesse d'Orléans et avec M. du Maine. Noailles vouloit tirer d'eux par lui, et par lui être vanté à eux ; la voie étoit fort sourde et immédiate, et il en sut tirer parti, parce que Longepierre avoit plus d'esprit que d'honneur, et qu'il vouloit faire fortune. C'est ce qui le jeta dans la suite à l'abbé Dubois, qui en fit le même usage que Noailles, et à l'égard des mêmes personnes, et qui, pour cela, pardonna sans peine à ce poëte, orateur, géomètre et musicien, pédant d'ailleurs fort maussade, d'avoir emporté sur lui une charge qu'il ne pouvoit déjà plus regretter. Malgré tant de soins, de devants[4] et d'entours, rien ne transpiroit encore. Noailles ne put rien tirer de tous ces gens-là, parce que tous étoient dans la même ignorance. J'étois le seul à qui M. le duc d'Orléans s'ouvroit, et avec qui tout se discutoit sans réserve.

1. Ci-dessus, p. 209-211.
2. C'est-à-dire, le goût des belles reliures.
3. Ci-dessus, p. 367.
4. Au sens où on dit prendre les devants, prendre d'avance les mesures nécessaires.

APPENDICE

PREMIÈRE PARTIE

ADDITIONS DE SAINT-SIMON
AU *JOURNAL DE DANGEAU*

1180. *Démêlés des pairs avec le Parlement.*
(Page 1.)

7 janvier 1716. — On feroit un livre plutôt que des notes, si on vouloit rapporter ces démêlés de pairs avec le Parlement ; il suffira une fois pour toutes, et pour en donner une idée, de dire que les pairs, forcément et malignement engagés du temps du feu roi par M. du Maine, comme on l'a vu tome [XV], année [1714], page [290] de ces notes[1], dans le renouvellement de l'affaire du bonnet, et à cette occasion dans quelques autres, ne purent éviter d'en poursuivre le jugement. Le Régent, qui sentoit clairement où étoit la vérité, la justice et le droit, où l'usurpation et la fraude hardie et adroite, se trouva d'abord embarrassé, éloigna, éluda, puis, suivant sa maxime favorite de brouiller et de diviser pour mieux régner, prolongea, et sous main aigrit la querelle, la fit durer tant qu'il put, et finalement, se trouvant plus à compter avec le Parlement qu'avec les pairs, se joua de leur foiblesse et de leur bassesse, de l'avidité de la plupart et de la sottise de presque tous, et finalement se moqua d'eux, après les plus belles, les plus précises et les plus fréquentes paroles et les plus trompeuses démonstrations, en les renvoyant à la majorité. C'est, en un mot, tout ce qui peut être dit en ces notes, d'une affaire dont les époques, les mémoires et les procédés se trouveront souvent légèrement et peu correctement marqués dans les Mémoires, et auxquels on ne fera point de notes, à moins de choses particulières qui le méritent, outre la notion générale qu'on en donne ici.

1. Saint-Simon a laissé les chiffres en blanc ; ceux qu'on y a placés renvoient à l'édition du *Journal de Dangeau*.

1181. *Le duc du Maine engage l'affaire du bonnet.*
(Page 3.)

6 décembre 1714. — ....M.[1] du Maine, un beau matin, étant dans le cabinet du Roi à l'issue du lever, lorsque beaucoup de gens y entrent pendant l'ordre, parla à d'Antin de l'indécence du bonnet, puis au duc d'Aumont, après à M. d'Harcourt, leur dit que cela étoit insoutenable et que, si Messieurs les ducs vouloient se fier à lui, il le leur feroit donner et en faisoit son affaire. Il ne s'agissoit alors d'aucune dispute ni d'aucune prétention ; tout dormoit avec le Parlement à cet égard depuis grand nombre d'années. La surprise de ces Messieurs en fut d'autant plus grande que rien n'avoit porté à cette conversation, moins encore à une proposition pareille de la part d'un homme qui n'étoit pas ami des rangs de l'État ni des règles, et pour qui, par degrés, elles avoient toutes été violées jusqu'à la succession à la couronne ; cela fut donc reçu froidement. Le lendemain, M. du Maine attaqua encore les mêmes et à la même heure, et avec eux le duc de Noailles ; il ajouta qu'il en avoit déjà pressenti le Roi, qui n'y feroit aucune difficulté dès que le Parlement consentiroit ; qu'il se faisoit fort du premier président, qui gouvernoit le Parlement ; qu'enfin il ne comprenoit pas la froideur qu'ils lui témoignoient sur une affaire à laquelle, depuis qu'elle étoit née, ils avoient toujours paru si sensibles ; que pour lui il desiroit l'amitié de Messieurs les ducs, qu'il la leur vouloit témoigner, qu'il les prioit de le leur dire, de se voir entre eux sur sa proposition, et de lui dire après ce qu'ils desireroient de lui. Ce compliment leur parut trop pressant et la chose trop suivie pour pouvoir se dispenser de se voir entre eux. Dès le jour même, ils prièrent quelques-uns des principaux qui se trouvèrent à Versailles de venir chez le duc d'Harcourt, où la chose fut débattue. Personne ne prit à l'hameçon, excepté M. d'Aumont, et fort légèrement le duc de Noailles. Tous craignirent *Danaos et dona ferentes*. On jugea que M. du Maine vouloit engager cette affaire pour commettre les ducs avec le Parlement, les mettre aux mains, les humilier, et profiter de la division de gens dont, à la mort du Roi, qu'on voyoit baisser tous les jours de santé, l'union lui pouvoit être funeste et devenir la ruine de tout ce qu'il avoit édifié. Il y eut là-dessus peu de disputes, et l'on convint aisément que cette vue étoit la cause de ces offres si obligeantes, si pressantes et si peu attendues. Mais la conduite à tenir n'étoit pas facile ; s'il étoit rude de donner dans un panneau découvert, il n'étoit pas moins dangereux de refuser les empressements de M. du Maine, et c'étoit lui déclarer tacitement, ou qu'on pénétroit son motif, ou qu'on ne vouloit lui rien

1. Le commencement de cette Addition a été placé dans le précédent volume sous le n° 1178.

devoir, parce qu'on avoit résolu de l'attaquer, et l'un et l'autre exposoit en général et en particulier à toutes sortes d'inconvénients dans le degré d'empire sur l'esprit du Roi auquel M. du Maine étoit parvenu, qui n'étoit plus qu'un avec Mme de Maintenon depuis longtemps. Tout cela débattu, il passa que le péril de donner occasion à M. du Maine de faire passer les ducs pour ses ennemis auprès du Roi étoit encore plus grand que celui du précipice qu'on voyoit ouvert; qu'accepter ses offres n'étoit point un parti de choix, mais de nécessité; qu'il ne restoit qu'à s'y conduire avec toute la prudence qu'on y pourroit mettre, et, puisqu'on ne pouvoit s'en défendre, voir sagement quel parti on en pourroit tirer. La réponse fut donc rendue dans cet esprit. M. du Maine parut ravi, et pressé de se mettre en besogne; il répondit des princes du sang, dont l'âge et la situation ne leur permettroient pas de balancer la volonté du Roi, qu'il avoit parfaitement disposé; il conseilla qu'on s'assurât seulement de M. le duc d'Orléans, exhorta d'Antin d'en dire un mot au Roi, et assura qu'il verroit incessamment le premier président. On verra dans la suite que les ducs ne se trompèrent pas dans leurs soupçons, et comment à la fin M. du Maine leva le masque et profita de la guerre qu'il mit à ce dessein allumée entre les ducs et le Parlement, qui devint funeste aux uns et aux autres, et qui le fut aussi par contre-coup à l'État, à qui l'union de ceux qui devinrent ennemis eût paré bien des coups dont il se sentira longtemps encore. Mais, pour achever ce dont il s'agit ici, le premier président fut tout sucre et tout miel: il promit des merveilles et à M. du Maine et aux ducs d'Aumont et d'Antin; ce dernier trouva le Roi favorable; il parla même à d'Antin le premier, lui dit que, pourvu que la chose se passât de concert, il ne demandoit pas mieux que d'ôter ce scandale, qui, en effet, étoit insoutenable, et qu'il seroit fort aise de faire ce plaisir aux ducs. M. du Maine voulut qu'ils présentassent un mémoire au Roi pour servir de base au jugement; le premier président en fut d'avis aussi; d'Antin le dressa fort court et fort poli pour le Parlement, et l'envoya au premier président, qui n'y trouva rien à reprendre, et le lui renvoya au bout de trois ou quatre jours. D'Antin seul le présenta au Roi, qui le lut sur-le-champ et le loua beaucoup. M. du Maine l'avoit approuvé aussi, et le Roi promit d'en parler et de le remettre au premier président, dès qu'il le verroit, comme on en étoit convenu.

1182. *Conduite du premier président dans l'affaire du bonnet.* (Page 38.)

17 février 1715. — Des Additions ne sont pas des Mémoires; on se contentera donc ici d'éclaircir l'affaire du bonnet, qu'on a vu il y a peu s'enfourner, et on n'entreprendra pas de la raconter. Le mémoire de d'Antin fut longtemps entre les mains du Roi, parce que le premier

président différa tant qu'il put de venir à Versailles, et commença par là à vérifier les soupçons; mais il les mit au net lorsqu'en recevant le mémoire il s'emporta contre son contenu. Il prétendit l'avoir renvoyé à d'Antin sans l'avoir approuvé; il y voulut trouver des choses injurieuses au Parlement, qu'il ne put seulement alléguer; il assembla les présidents à mortier, puis vint au Roi en plaintes, et fit semblant d'être bien en colère. De là il dit au Roi que les pairs étoient les plus grands ennemis de ses enfants naturels; qu'ils étoient outrés de leur habileté à succéder à la couronne; qu'ils espéroient bien, aux malheurs qui avoient affligé la maison royale, que ce peu qu'il restoit de princes du sang ne dureroit guères, et alors de faire comme en Pologne, rendre la couronne élective, et eux maîtres de l'élection à faire un roi d'entre eux. Il broda ce beau plan de tout ce qu'il put, non de moins inepte, puisque lui-même en sentoit l'extravagance et la chimère, mais de plus odieux, et déclara que le Parlement de son gré ne consentiroit jamais à rien. Le Roi, qui n'a jamais eu de basses tracasseries et qui étoit parfaitement secret, ne le fut pas en cette occasion; il redit mot pour mot à d'Antin tout ce que le premier président lui avoit dit, et parut même en être en peine. D'Antin n'en eut aucune à lui démontrer combien il falloit être dépourvu de raison pour en venir à un secours aussi follement imaginaire, et combien il falloit être noir et impudent pour oser s'en servir. Le Roi fut si honteux qu'il ne dédaigna pas de faire des excuses à d'Antin, et de le charger de dire aux ducs combien il se tenoit assuré de leur attachement et de leur fidélité. Cette conduite du Roi, si peu ordinaire, et en apparente crédulité et en prompt retour et en redite de cette nature, alloit tout droit au but de M. du Maine, qui étoit l'éclat, et de semer entre les ducs et le Parlement la division, dont les premiers s'étoient toujours doutés; lui cependant se montroit désolé de la conduite du premier président, et ne vouloit pas rompre avec lui, uniquement pour demeurer en état de renouer l'affaire et de servir les ducs. On voit par l'aventure du duc de Tresmes combien le premier président étoit sûr du Roi, qui néanmoins blâmoit le Parlement, vouloit toujours espérer qu'on se pourroit raccommoder, et se retranchoit à ce qu'il n'avoit point promis de décider, mais de desirer et de faciliter le bonnet, de concert entre les ducs et le Parlement. Il y auroit mille autres choses à ajouter, mais en voilà assez pour l'éclaircissement de ce premier acte qui emporta une rupture ouverte, dont les suites se retrouveront en leur temps.

1183. *Personnes pour lesquelles le chancelier se découvre.*

(Page 64.)

18 janvier 1690. — Le chancelier, au conseil des parties et à la direction, ne se découvre que pour les ducs-pairs, vérifiés, à brevet, les officiers de la couronne, le doyen des conseillers d'État, et le contrôleur général des finances.

1184. *Mlle d'Aleyrac-Grignan, marquise de Vibraye.*

(Page 68.)

13 avril 1689. — Mlle d'Aleyrac étoit fille de Grignan, lieutenant général de Provence et chevalier de l'Ordre en 1688, et d'une sœur de la feue duchesse de Montausier. Grignan s'étoit remarié à la fille de Mme de Sévigné, l'une et l'autre si connues dans le grand monde par leur esprit, et en avoit un fils.

1185. *Fénelon, archevêque de Cambray.*

(Page 74.)

8 janvier 1715. — Fénelon, archevêque de Cambray, a été un personnage si célèbre et si connu, qu'il seroit inutile de s'y beaucoup étendre. Ses ouvrages, ceux qui ont été faits contre lui ou sur lui, ont fait un grand bruit et sont entre les mains de tout le monde. Il a été souvent mention de lui dans ces Mémoires, par conséquent dans ces Additions. On y a vu sa naissance, ses obscurs commencements, ses tentatives vers les jansénistes, les jésuites, les Pères de l'Oratoire, le séminaire de Saint-Sulpice, auquel enfin il s'accrocha et qui le produisit aux ducs de Chevreuse et de Beauvillier, le rapide progrès qu'il fit dans leur estime, la place de précepteur des princes qu'elle lui valut, ce qu'il en sut faire, les sources, les progrès, la catastrophe de ses opinions et de sa fortune, les adresses qu'il y employa et qui ne purent le sauver, la disgrâce de ses amis et de ses partisans, sa soumission au jugement qu'il subit de Rome et de toutes les provinces ecclésiastiques de France, et son bonheur à se conserver en entier le cœur et l'estime de Mgr le duc de Bourgogne, des deux ducs et de tous ses amis, malgré la roideur et la profondeur de sa chute et la persécution toujours active de Mme de Maintenon. Retiré dans son diocèse, il y vécut avec la piété et l'application d'un pasteur, avec l'art et la magnificence d'un homme qui n'a renoncé à rien et qui se ménage et tout le monde et toutes choses. Jamais homme n'a eu plus que lui de desir de plaire ; jamais homme ne l'a porté plus loin, ni avec une application plus constante, plus suivie, plus universelle ; jamais homme aussi n'y a plus entièrement réussi. Cambray étoit un lieu de grand passage ; rien n'est égal à la politesse, au discernement, à l'agrément avec lequel il recevoit tout le monde. Dans les premières années on l'évitoit ; il ne couroit après personne. Peu à peu les charmes de ses manières lui rapprochèrent un certain gros, et, à la faveur de cette multitude, plusieurs de ceux que la crainte de déplaire avoient écartés, mais qui désiroient aussi de jeter des semences pour d'autres temps, furent bien aises des occasions de passer à Cambray, et de l'un à l'autre tous y coururent. A mesure que Mgr le duc de Bourgogne parut figurer, la

cour de l'archevêque grossit, et elle en devint une effective aussitôt que son pupille fut devenu Dauphin. Le nombre de gens qu'il avoit accueillis, la quantité de ceux qu'il avoit logés allant et venant par Cambray, les soins qu'il avoit pris des malades et des blessés qu'en diverses occasions on avoit portés à Cambray, lui avoient concilié l'amour des troupes. En effet, assidu aux hôpitaux et chez les moindres officiers, attentif aux principaux d'entre eux, en ayant chez lui et en nombre et plusieurs nuits de suite jusqu'à leur parfait rétablissement, vigilant en vrai pasteur au soin de leur âme, et souvent par lui-même avec cette connoissance du monde qui les savoit gagner ; non moins actif pour le soulagement et la guérison de leur corps; fournissant du sien les bouillons, la nourriture, souvent les remèdes et jusqu'aux domestiques, et présidant lui-même aux consultations importantes; il est incroyable jusqu'à quel point il devint l'idole des gens de guerre et combien son nom retentit jusqu'au milieu de la cour. Ses aumônes, ses visites dans son diocèse, la douceur et la sagesse de son gouvernement, ses prédications très fréquentes et dans la ville et dans les villages, son humanité avec les petits, sa politesse avec les autres, ses grâces qui dans ses manières rehaussoient le prix de tout ce qu'il faisoit et disoit, le firent adorer de son peuple, et ses prêtres, dont il se déclaroit le père et le frère, le portoient tous dans leurs cœurs. Parmi tant d'ardeur de plaire et une ardeur si générale, rien de bas, rien de déplacé, toujours en convenance à l'égard de chacun. Chez lui, un abord facile, une expédition prompte, un même esprit inspiré par le sien dans ceux qui travailloient sous lui dans tout ce grand diocèse ; jamais de scandale, ni rien de violent contre personne ; tout en lui et chez lui dans la plus grande décence. Les matinées se passoient en affaires du diocèse, et, comme il y étoit toujours, que son génie étoit élevé et pénétrant, et qu'il ne se passoit point de jour qu'il ne réglât ce qui se présentoit, c'étoit tous les jours une occupation courte et légère. Il voyoit ensuite qui le vouloit voir, puis alloit tous les jours dire la messe dans sa chapelle et la disoit courtement, ou, les jours destinés à cela, officier quelque part. Revenu chez lui, il dînoit avec la compagnie toujours nombreuse, mangeoit peu et peu solidement, mais demeuroit longtemps à table pour les autres, et charmoit par l'aisance, la variété, le naturel, la gaieté de sa conversation, sans jamais descendre à rien qui ne fût digne et d'un évêque et d'un grand seigneur. Il étoit peu ensuite avec la compagnie, qu'il avoit accoutumée à vivre chez lui toujours sans contrainte, et réciproquement à n'en point prendre pour elle. Il entroit dans son cabinet et y travailloit quelques heures ; de là, il sortoit pour quelques visites ou pour s'aller promener à pied hors la ville. Il aimoit et prolongeoit fort cet exercice, et, s'il n'y menoit pas de ceux qui logeoient chez lui ou quelque autre personne distinguée, il prenoit quelque grand vicaire et quelques ecclésiastiques et s'entretenoit avec eux du diocèse, d'affaires qui y avoient rapport, ou de choses de piété, y mêlant aussi des parenthèses agréables. Les soirs, il les passoit avec ce qui logeoit chez lui, et soupoit avec les principaux, lors de certains passages, que sa table étoit comme le matin. Il mangeoit encore moins qu'à dîner, et se couchoit devant minuit. Quoique sa table fût magnifique et délicate, et que tout chez lui répondît à l'état d'un grand seigneur, il n'y avoit rien toutefois qui ne se sentît de l'odeur de l'épiscopat et de la règle la plus exacte parmi la plus honnête et la plus douce liberté ; lui-même étoit un exemple toujours présent, mais auquel on ne pouvoit atteindre. C'étoit pourtant un vrai prélat, partout aussi un grand seigneur, partout encore l'auteur de *Télémaque* ; jamais un mot sur la cour, sur les affaires, ni qui pût être repris, ni qui sentît bassesse, regrets ou flatterie, jamais qui fît seulement soupçonner ni ce qu'il avoit été, ni ce qu'il pouvoit devenir. Parmi tout cela un grand ordre dans ses affaires domestiques et une grande règle dans son diocèse, sans petitesse, sans pédanterie, et sans avoir jamais importuné qui que ce soit sur la doctrine. Chez lui les jansénistes étoient en paix, et il y en avoit beaucoup ; ils se taisoient, et lui de son côté. Il auroit été à desirer qu'il eût laissé ceux de dehors plus en repos ; mais il tenoit trop aux jésuites pour ne leur pas donner ce qui ne troubloit pas le sien, et trop encore à son petit troupeau choisi pour ne le pas munir de temps en temps de quelques ouvrages, quoique le silence en matière de doctrine eût peut-être plus convenu à l'auteur condamné des *Maximes des Saints*. Mais l'ambition n'étoit pas morte, et, à mesure que les temps de l'orage s'éloignoient et que ceux de son Dauphin s'approchoient, cette ambition se réveilloit davantage, quoiqu'avec une mesure qui sans doute lui devoit coûter. Tant d'applaudissements, qui endurcirent Mme de Maintenon, amollirent enfin le Roi. Monsieur de Meaux et Monsieur de Chartres [1] n'étoient plus ; la Constitution avoit perdu le cardinal de Noailles ; le P. Tellier étoit avec les siens tout favorable à Monsieur de Cambray, dont il espéroit tout. Le Roi en deux ou trois occasions le loua ; il laissa germer cette semence d'elle-même ; mais elle ne put venir à maturité. La mort du Dauphin l'atterra ; celle du duc de Chevreuse, qui à la fin avoit osé l'aller voir à Cambray et le recevoir à Chaulnes, aigrit cette profonde plaie ; la mort du duc de Beauvillier, qu'il n'avoit jamais revu depuis sa disgrâce, mais avec qui il n'étoit qu'un cœur et qu'une âme et qu'il dirigeoit de Cambray, la rendit incurable. Dans cette profonde douleur de la perte de son pupille, il n'avoit pas laissé d'embrasser une planche du naufrage. Son esprit avoit toujours plu à M. le duc d'Orléans ; ils avoient des amis communs qui cultivoient leur estime et leur liaison ; l'archevêque avoit donc tourné de ce côté-là des espérances qui, partout ailleurs si grandes, lui avoient cruellement manqué. Cependant, après de si dures épreuves, il étoit encore homme d'espérances ; il ne les avoit pas mal placées, puisqu'il est certain que M. le duc d'Orléans

1. Un correcteur postérieur a ajouté en interligne *Bossuet* après *M. de Meaux* et *Godet Desmarest* après *M. de Chartres*.

avoit résolu de s'en servir et dans les places les plus hautes et de la plus grande confiance, sitôt que la balle lui viendroit; mais il étoit arrêté que ce prélat n'auroit que des espérances. Sa foible complexion, dans un âge médiocrement avancé, ne put résister plus longtemps à tous les soins et à toutes les traverses de sa vie. Il mourut assez brusquement au milieu des regrets intérieurs et à la porte du comble de ses desirs. Il savoit l'état du Roi; il savoit ce qui le regardoit après lui, il étoit déjà consulté du dedans, et recourtisé[1] du dehors, parce que le goût du soleil levant avoit percé; il avoit pour lui le zèle d'un petit troupeau infiniment actif, devenu la portion choisie du grand parti de la Constitution par la haine des anciens ennemis de l'archevêque, qui n'avoient pas été moins ceux de la doctrine qu'il s'agissoit de rendre triomphante. Que de motifs de regretter la vie et que la mort doit être amère dans des circonstances si desirées, et de toute part si à souhait! Toutefois il n'y parut pas; soit amour de la réputation qui survit, soit grandeur d'âme qui méprise enfin ce qu'elle a pu atteindre, soit dégoût de ce monde si trompeur pour lui et de sa figure qui passe et qui alloit lui échapper, soit une piété ranimée par un long usage et affermie peut-être par ces tristes mais si puissantes considérations, il parut insensible à tout ce qu'il quittoit, et uniquement occupé de ce qu'il alloit trouver, mais avec une soumission, une tranquillité, une paix qui n'excluoit que le trouble, et qui embrassoit la pénitence, le détachement, le soin unique de son diocèse et des choses spirituelles, et une confiance qui ne faisoit que surnager à l'humilité et à la crainte. Dans cet état, il écrivit une lettre au Roi uniquement sur le spirituel et sur son diocèse, et qui, disant un mot sur lui-même, n'avoit rien que de touchant et qui ne convînt à un grand évêque au lit de la mort. La sienne, munie des sacrements, au milieu des siens et de son clergé, pût passer pour une grande leçon à ceux qui survivoient et pour laisser de grandes espérances de celui qui étoit appelé. La consternation fut extrême dans tous les Pays-Bas. Il y avoit apprivoisé les armées ennemies, qui avoient autant et plus de soin que les nôtres mêmes de conserver ses biens; leurs chefs et la cour de Bruxelles se piquoient de le combler d'honnêtetés, et les protestants autant pour le moins que les catholiques. Les regrets furent donc universels dans toute l'étendue des Pays-Bas, et ses amis et son petit troupeau surtout tomba dans la plus grande affliction. A tout prendre c'étoit un bel esprit et un grand homme; l'humanité rougit pour lui de Mme Guyon, dans l'admiration de laquelle, vraie ou feinte, il mourut, après en avoir été le martyr, sans que rien l'ait jamais pu séparer d'elle. Elle fut toujours le centre où tout aboutit dans son petit troupeau, et la prophétesse suivant

1. On lirait plutôt dans le manuscrit *racotisé*. Le texte des *Mémoires* (ci-dessus, p. 83) indique qu'il faut lire *recourtisé*. Le secrétaire qui a recopié les Additions au *Journal de Dangeau*, a sans doute mal lu ce que Saint-Simon avait écrit.

laquelle il vécut et conduisit les autres, sans que jamais en aucun temps de sa vie ses mœurs ni celles des principaux chefs de leurs amis aient été en rien soupçonnées.

1186. *Le cardinal de Fleury.*

(Page 85.)

13 janvier 1715. — Ce prélat règne encore et seul et uniquement et avec toute plénitude de puissance. Elle ne peut être sujette à la moindre inquiétude, ni à l'ombre même de la plus légère traverse ; il n'est donc pas temps de parler d'un homme parvenu à un état unique et sans exemple dans pas une histoire. Qu'en dire de son vivant sans soupçon de haine ou de flatterie, non-seulement de son gouvernement et de son personnel, mais des degrés même qui l'ont porté sur le trône ? Voici l'époque de ces surprenants degrés qui confondent les hommes les plus prudents dans la vue des profondeurs de la Providence.

1187. *La Parisière, évêque de Nîmes, et la Constitution.*

(Pages 89-90.)

23 janvier 1715. — Ce bon évêque fut le Zopire du P. Tellier ; il contrefit le zélé et le ferme pour s'initier parmi les évêques et le clergé du Languedoc, et poussa la dissimulation jusqu'à se faire disgracier et ôter la députation des États. Des gens de bien et d'honneur sont aisément pris dans un tel piège. Quand il se fut bien mis au fait d'eux tous, il eut l'impudence de monter tout à coup en chaire, et d'y recevoir la Constitution en apostat converti ; à l'instant la députation lui fut rendue, à l'ombre de laquelle il vint rendre compte au P. le Tellier de toutes ses découvertes. Il a continué depuis à se signaler en homme qui compte pour peu et Dieu et les hommes. Dangeau, flatteur à son ordinaire, dit plus bas qu'il ne pouvoit savoir le mécontentement qu'on avoit de lui, lorsqu'il publia la Constitution ; pourtant il le savoit très bien, et tout étoit d'accord entre lui et le P. le Tellier pour le personnage qu'il fit. En second lieu, s'en pouvoit-il espérer quitte à meilleur marché que le cardinal de Noailles, pleinement disgracié et avec grand éclat dès lors, et que les prélats qui lui étoient unis, quand bien même ce que Dangeau veut ajouter auroit la moindre apparence ; mais ce qu'on en rapporte ici est un fait certain, qui fit grand bruit alors, qui fut bien mis au net, et que la conduite de cet évêque a constamment soutenu jusqu'à aujourd'hui avec un front d'airain. L'exclusion de Monsieur de Pamiers Verthamon de ces États du pays de Foix, dans le même instant et pour n'avoir pas reçu la Constitution, et que Dangeau rapporte tout de suite, auroit dû le rendre plus sobre sur Monsieur de Nîmes.

1188. *Privilèges des évêques de Dol.*
(Page 98.)

25 février 1692. — Dol en a encore un autre, qui est de [ne] rouler point avec les autres suffragants de Tours et d'avoir sa place fixe à l'autre bout de la table, vis-à-vis de l'archevêque, aux assemblées provinciales, qui en son absence demeure vide. Ces distinctions sont venues d'une longue usurpation de métropole sur toute la Bretagne, qui, souvent en guerre avec la France, quoique feudataire, ne vouloit point reconnoître de métropolitain étranger. A la fin, les plaintes juridiques des archevêques de Tours se firent écouter à Rome, par la protection de nos rois, et devant les conciles, et ce jeu de mots *doleat Dolensis, gaudeat Turonensis*, devint la décision qui a été observée depuis, mais avec ces deux distinctions en faveur de la longue possession, ou plutôt usurpation des évêques de Dol, qui ayant ainsi obtenu par là une longue suite de pallium, cet honneur leur fut conservé ; en sorte qu'il y a deux siéges en France dont les évêques l'ont toujours comme les archevêques : celui de Dol et celui du Puy, ce dernier comme relevant immédiatement du pape et n'étant d'aucune métropole ; mais il n'y a point la croix comme Dol. Les papes en gratifient quelquefois personnellement quelques évêques ; mais cela est extrêmement rare. C'est de cette dernière manière qu'il a été donné depuis peu à M. de Belsunce, évêque de Marseille.

1189. *Disgrâce de la princesse des Ursins.*
(Page 103.)

10 janvier 1715. — Dangeau continue son silence sur ce qui est désavantageux à Mme des Ursins ; mais, en se taisant de la sorte sur des faits, non-seulement publics, mais si éclatants, il ne fait rien pour elle et prive ses lecteurs de précisions de dates, de noms et de détails qui échappent par les suites, et qui font le seul, mais vrai mérite de son ouvrage. Voici donc le fait qu'il supprime, qui étonna toute l'Europe et qu'on seroit tenté de croire ajusté au théâtre par les écrivains, s'il ne s'étoit passé, tel qu'il va être rapporté, sous les yeux de tout le monde, et unanimement raconté sans avoir pu être ni déguisé ni contesté. Le roi d'Espagne, avancé avec toute sa cour à Guadalajara, audevant de la reine d'Espagne, pour célébrer son mariage en ce lieu, qui l'avoit déjà été par procureur à Parme, avoit compassé sa marche avec la sienne pour y arriver deux jours devant elle. Mme des Ursins l'accompagnoit ; elle avoit fait les mêmes journées, et tous les soirs elle étoit son unique compagnie ; ses féaux la lui tenoient par les chemins, gens de qui elle se tenoit bien assurée, tous nommés par elle, et qui ne laissoient approcher personne qu'eux. Elle avoit fait seule ce mariage par les raisons qu'on en a vues ; elle alloit jouir de son

chef-d'œuvre et régner aussi absolument que jamais. Elle s'étoit faite camarera-mayor et avoit rempli de son choix toute la maison de la reine. Alberoni étoit un œil[1] envoyé de Parme qui ne respiroit que sous ses auspices, et qui étoit témoin envers sa petite cour et envers la reine de l'obligation qu'elle avoit à Mme des Ursins toute seule d'un mariage si élevé au-dessus de toutes ses espérances, elle qui avoit été si prête à épouser le duc de la Mirandole, avec les articles dressés et signés, qu'elle alloit trouver à la suite du roi d'Espagne, et comptant avec raison avoir fait une fortune d'être parvenu à être grand d'Espagne et grand écuyer, et dont le mariage n'avoit été rompu que pour faire celui de son maître. Arrivés à Guadalajara, Mme des Ursins partit le lendemain pour Jadraque, où la reine d'Espagne devoit arriver de bonne heure ; elle se fit accompagner de très peu de personnes, parce qu'elle devoit revenir le lendemain avec la reine à Guadalajara d'assez bonne heure pour que le mariage fût célébré en arrivant, parce qu'en Espagne on marie l'après-dînée. Elle trouva la reine déjà arrivée ; elle mit pied à terre à un logis qu'on lui avoit préparé tout près et vis-à-vis celui de la reine, ne fit que se rajuster un peu, et se hâta de l'aller saluer. La froideur et le peu de civilité de sa réception la surprit d'abord ; elle l'attribua à embarras, et tâcha de réchauffer cette glace. Le monde s'écoula par respect, et la conversation commença ; la reine ne la laissa pas avancer et se mit sur les reproches à Mme des Ursins, que par son habillement et par ses manières elle lui manquoit de respect. La princesse, qui se croyoit bien éloignée d'y donner le moindre lieu, fut extrêmement étonnée et voulut s'excuser ; mais aussitôt voilà la reine aux paroles offensantes, à s'écrier, à appeler, à demander les officiers des gardes, et à commander à Mme des Ursins avec injures de sortir de sa présence. En vain voulut-elle parler pour sa défense ; la reine, redoublant de furie, menace, crie qu'on chasse cette folle et la fait sortir par les épaules ; à l'instant elle appelle Amezaga, lieutenant des gardes du corps qui commandoit ses gardes, et celui qui commandoit son écurie, et ordonne à l'un d'aller arrêter Mme des Ursins et de ne la quitter point de vue jusqu'à ce qu'il l'eût mise dans un carrosse avec deux officiers des gardes sûrs et une quinzaine de gardes autour du carrosse ; à l'autre, de faire venir un carrosse à six chevaux et deux ou trois valets de pied, et de faire partir sur l'heure Mme des Ursins vers Bayonne et de ne se point arrêter. L'officier des gardes voulut représenter à la reine qu'il n'y avoit que le roi qui en Espagne eût le pouvoir qu'elle vouloit prendre ; elle lui demanda fièrement s'il n'avoit pas un ordre du roi de lui obéir en tout sans réserve et sans représentation, et il étoit vrai qu'il l'avoit et que personne n'en savoit rien. Grande marque que le roi étoit de concert, outre que la reine n'avoit pas répondu un mot à deux lettres que

1. Le mot est presque illisible sur le manuscrit ; il a été évidemment altéré ; on lit *cil*.

Mme des Ursins lui avoit écrites, dont elle fut fort offensée et encore plus étonnée. Elle fut donc arrêtée à l'instant, mise dans le carrosse qui se trouva tout prêt, et sans avoir eu le temps de prendre quoi que ce fût, ni la femme de chambre qu'on emballa avec elle. Les deux officiers montèrent avec elle, et touche cocher, avec les gardes qui se trouvèrent là tout prêts et tout portés, et elle en grand habit, comme elle étoit sortie de chez la reine. Dans un si court tumulte, elle voulut envoyer à la reine, qui s'emporta de ce qu'elle n'avoit pas encore obéi, et qui, la sachant partie et hors du lieu, écrivit au roi par un officier de ses gardes qu'elle dépêcha à Guadalajara. Il étoit six ou sept heures du soir, à la fin de décembre, par un temps très piquant de froid et si obscur qu'on ne voyoit qu'à la faveur de la neige dont ce pays montagneux étoit couvert. Il n'est pas aisé de se représenter l'état où Mme des Ursins se trouva dans ce carrosse ; l'excès de l'étonnement prévalut d'abord et suspendit tout le reste ; mais l'indignation et le désespoir de douleur et de rage se firent bientôt place ; succédèrent les réflexions profondes sur une démarche si peu fondée en cause, en raison, en prétexte, en autorité, et sur l'impression qu'elle alloit faire à Guadalajara ; de là les espérances en la surprise du roi, en sa colère, en son amitié et sa confiance pour elle, en ses amis qui l'environnoient et qui se trouveroient si intéressés à exciter le roi et à la soutenir. La longue nuit d'hiver se passa tout entière ainsi sans s'arrêter nulle part, avec un froid terrible et rien pour s'en garantir, et tel que le cocher en perdit une main. La matinée s'avance ; on est forcé de faire repaître ; là, le silence se rompit ; elle avoit eu le temps dans tout ce long espace de composer son visage et de penser à ses propos. Jamais femme si courageuse ni plus sensible à se montrer supérieure à elle-même ; elle en vint à bout ; elle parla de son extrême surprise, raconta ce peu qui s'étoit passé entre la reine et elle, et réciproquement ces officiers des gardes qui, accoutumés à la craindre et à la respecter plus que le roi, lui répondirent en peu de mots du fond de cet abîme d'étonnement dont ils n'avoient encore pu se remettre. Bientôt il fallut atteler et partir ; bientôt aussi elle trouva que le secours qu'elle espéroit du roi tardoit bien à arriver ; elle continua à être ainsi conduite jour et nuit jusqu'à Burgos, toujours gardée à vue et ne laissant que très peu de temps aux chevaux pour se reposer et encore moins à repaître. Rien à manger, et nul moyen de coucher dans aucune hôtellerie d'Espagne, si l'on n'en porte soi-même ; de repos ni de se déshabiller, il n'en fut pas question jusqu'à Saint-Jean-de-Luz, et quelques œufs frais avec du pain détestable servirent de nourriture. A mesure qu'elle s'éloigna, elle comprit qu'elle n'avoit plus d'espérances à former. On peut juger quelle rage succéda dans une femme aussi ambitieuse et aussi subitement précipitée du faîte de la toute-puissance, par la même sur quoi elle comptoit avoir le plus solidement fondé sa grandeur. Ses neveux, qui eurent permission de la venir joindre, achevèrent de l'accabler ; mais elle fut fidèle à son courage : jamais ni plaintes, ni regrets, ni foiblesse, pas même des fatigues extrêmes d'un tel voyage, dont ceux qui la gardoient étoient dans la juste admiration. Enfin elle trouva la fin de ses fatigues à Saint-Jean-de-Luz, et y eut loisir de penser à ce qu'elle pouvoit attendre de notre cour, où, malgré la folie de sa souveraineté et la hardiesse d'avoir fait le mariage du roi d'Espagne sans la participation du Roi, elle se flatta encore de trouver des ressources. Ce fut là qu'elle eut enfin liberté d'écrire au long à ses amis de notre cour, au Roi, à Mme de Maintenon, et d'envoyer un courrier sous prétexte de demander la permission de passer en France et d'aller à la cour, et de respirer enfin sur les terres de France sans gardes et sans contrainte.

Le courrier que la reine envoya de Jadraque trouva le roi qui s'alloit bientôt coucher. Il parut ému à la nouvelle; mais il ne donna aucun ordre, et fit seulement une très courte réponse à la reine. Le singulier fut que le secret fut si bien gardé qu'il n'échappa que le lendemain sur les dix heures du matin. On peut penser quelle émotion saisit toute sa cour, et les divers mouvements de tout ce qui la composoit; personne toutefois n'osa parler au roi; on étoit en grande attente de ce que contenoit sa réponse à la reine; mais le lendemain, la matinée s'écoulant sans qu'on apprît rien de nouveau, l'on commença à croire que c'en étoit fait de Mme des Ursins en Espagne. Ses neveux demandèrent permission de l'aller joindre, et le roi d'Espagne lui écrivit par eux une simple lettre d'honnêteté: qu'il étoit bien fâché de ce qui s'étoit passé; qu'il n'avoit pu s'opposer avec autorité à la volonté de la reine, et qu'il lui conservoit ses pensions qu'il auroit soin de faire payer, et en effet, pour les pensions, il tint parole. La reine arriva à Guadalajara à l'heure marquée, comme si de rien n'eût été. Le roi la reçut à l'escalier et tout de suite la conduisit à la chapelle, et, le mariage célébré, dans sa chambre, où tout aussitôt ils se couchèrent avant six heures du soir. Ce qui se passa entre eux sur l'événement de la veille, c'est ce qui fut entièrement ignoré; il n'en fut pas plus d'éclaircissements le lendemain, au moins pour personne; il fut seulement déclaré qu'il n'y avoit aucun changement dans la maison de la reine, et le lendemain de ce jour de séjour, le roi et la reine montèrent seuls dans leur carrosse, suivis de leur cour, et se mirent en route pour Madrid, où il ne fut non plus question de la princesse des Ursins que si jamais le roi d'Espagne ne l'eût connue. Le Roi ne témoigna pas plus d'émotion, à l'arrivée du courrier du duc de Saint-Aignan, d'une si surprenante nouvelle, qui remplit d'effroi et de confusion toute sa cour, les uns par des liaisons d'amitié ou de fortune, les autres par l'effet de la comparaison de ces deux états et de la rapidité d'un si profond changement. Que si l'on joint ce peu d'effet de la nouvelle sur les deux rois à ce mot échappé quelque temps auparavant au nôtre, et dont on crut voir l'explication en ce dénouement, à ce qui se venoit de passer et sur la souveraineté de Mme des Ursins et sur le mariage fait à l'insu du Roi, si peu accoutumé à n'être pas compté pour tout, on trouvera bien difficile qu'une résolution aussi forte ait été prise entre un homme alors de néant, comme étoit Alberoni, et une princesse de vingt-trois ans, élevée dans l'ignorance d'un grenier, à Parme, par la plus impérieuse mère du monde, qui n'en laissoit approcher personne, et arrivant dans un pays à elle inconnu, non encore mariée en effet, et à une demi-journée du roi d'Espagne, dont toute la confiance et toute la puissance avoient jusqu'alors si grandement et si constamment paru toutes entières entre les mains de celle à qui elle devoit son mariage, qui n'avoit pu avoir encore ni volonté, ni occasion, ni loisir de lui déplaire, avec qui elle débute tout à coup par une querelle d'Allemand, et tout de suite chasse une personne de cette qualité et de cette haute considération avec plus d'indignité qu'une servante, et l'arrête, et la fait partir avec toute la vigueur et l'autorité d'un roi contre un grand criminel d'État, avec toutes les duretés qu'il est possible, et pour la précipitation sans avoir le loisir de prendre la moindre chose avec soi et la plus nécessaire, soit de l'heure indue de la nuit, soit de la saison cruelle, soit du danger des chemins pleins de neige et dans les ténèbres, soit de la dureté de la garde la plus exacte et la plus insupportable. C'est même une chose bien étonnante qu'une princesse de cet âge, et dans de telles circonstances, ait osé et si bien pu jouer un tel personnage, qui annonçoit bien tout ce qu'elle a fait et exécuté depuis, mais ce qu'on verra par la suite des Mémoires [1].

1190. *La comtesse d'Altamira est nommée camarera-mayor.*

(Page 115.)

20 janvier 1715. — Mme des Ursins étoit chassée pour toujours, et la princesse de Piombino ne faisoit que la conduite en Espagne ; il falloit donc bien une autre camarera-mayor. La comtesse d'Altamira, par elle-même héritière de la maison de Cardone et veuve d'un des principaux grands d'Espagne, qui avoit passé par les grands emplois du dehors et par l'ambassade de Rome, étoit peut-être la plus vénérable et la plus respectée duègne d'Espagne par sa vertu et par la grandeur de son maintien, et soutint parfaitement l'une et l'autre dans cette place qu'elle a conservée plus de vingt ou vingt-cinq ans, avec une grande considération.

1191. *Disgrâce d'Orry et de Macanaz.*

(Page 116.)

15 février 1715. — Orry, qui n'étoit qu'un avec Mme des Ursins, ne pouvoit manquer d'être chassé avec l'applaudissement de toute l'Espagne, et d'être, comme il le fut, très mal reçu en notre cour. Ses pro-

1. Ce dernier membre de phrase a été biffé par un correcteur.

visions étoient faites, et il eut de quoi s'en consoler. Qui lui eût dit que, seize ans après, son fils, tel qu'il étoit, seroit contrôleur général des finances, il ne l'eût pas cru[1] plus que le roi Stanislas aux Deux-Ponts voir sa fille reine de France. Pour Macanaz, lui et le cardinal del Giudice étoient les seaux du puits; après s'être servi de sa plume pour se défendre de Rome, il fut abandonné aux esclaves de cette cour, en haine de Mme des Ursins, qui avoit tendu son livre en panneau au cardinal del Giudice, lequel, rétabli sur ses ruines, ne songea qu'à la vengeance. La disgrâce de ce digne et savant magistrat devint si forte, qu'il ne put se dérober à la fureur de l'Inquisition qu'en passant les Pyrénées. Il a vécut vingt ans depuis, errant en France et en Flandres, payé toutefois par le roi d'Espagne, et conservant un commerce direct d'affaires avec lui, mais obscur et par intervalles. A la fin, l'argent a tari et le commerce a fini, et il a mené depuis une vie pauvre, misérable, cachée en France, détestant son maître et sa fidélité, dans les ruines de son repos et de sa famille. Rome donne souvent de pareils exemples jusqu'en France, et vient ainsi à bout de tout, quoiqu'en ce même genre les petits rois, comme Portugal et Sardaigne, vengent les grands monarques et s'en trouvent fort bien[2].

1192. *L'évêque de Badajoz nommé archevêque de Tolède.*

(Page 117.)

14 janvier 1715. — C'est un regret que l'oubli du nom de ce prélat[3], que l'éclat de son mérite dans une cure de campagne éleva tout seul à l'évêché de Badajoz, et qui, ajoutant dans cette place la générosité et la fidélité au mérite, servit si puissamment le roi d'Espagne de sa bourse et de son crédit à lever et à entretenir des troupes dans les temps les plus calamiteux, qu'il fut jugé et se montra aussi après très digne de l'archevêché de Tolède.

1193. *Mort du marquis de Mancera.*

(Page 119.)

2 mars 1715. — On a expliqué ailleurs ce marquis de Mancera assez pour se contenter ici de remarquer la bévue des Mémoires; il n'étoit point et ne fut jamais majordome-major du roi d'Espagne, et n'avoit d'emploi, lorsqu'il mourut, que celui de conseiller d'État, qui étoit le comble de tout en Espagne, et ce que nous appelons ici ministre d'État; mais dès lors cela étoit fort tombé et a été anéanti depuis,

1. Tout ce qui suit jusqu'à la fin de la phrase a été biffé dans le manuscrit par un correcteur postérieur.
2. On ne sait à quoi Saint-Simon fait allusion.
3. Dangeau ne l'avait pas nommé.

excepté la vanité du titre. Son âge plus que centenaire, quoiqu'avec l'esprit très sain, l'empêchoit depuis quelque temps de plus sortir de chez lui. Son rare mérite et sa fidélité exquise le firent autant et aussi universellement regretter que s'il avoit été d'un âge à laisser encore espérer bien des années.

1194. *Les Caderousse*; *mariage d'Ancezune et de Mlle de Torcy.*
(Pages 122-123.)

4 février 1715. — Caderousse s'appeloit Cadart, et s'étoit ruiné sans service et sans dépense; mais il avoit beaucoup joué et fort peu paru à la cour. C'étoit un homme de beaucoup d'esprit, ami de gens considérables, qui avoit fort été du grand monde, fort paresseux, mais voulant primer, sans jamais avoir pu être compté qu'à l'hôtel de Bouillon et dans quelques compagnies de Paris. Le désordre de ses affaires le jeta[1] dans la pauvreté et l'indécence; sur la fin de sa vie, il étoit devenu homme de bien. Ce qui le fit le plus connoître, ce fut sa surprenante guérison par Caret, abandonné des médecins comme pulmonique, et a vécu près de cinquante ans depuis; car il est mort très vieux. Son fils, qui a de l'esprit et des lettres, encore plus paresseux que lui, fut aide de camp du maréchal de Boufflers; ce n'étoit pas là son ballot: un matin qu'on le vint éveiller et presser de se lever pour suivre le maréchal qui étoit déjà monté à cheval: « Comment, dit-il, il est à cheval, et je n'y suis pas! Tirez mon rideau, je ne suis pas digne de voir le jour », se tourna de l'autre côté et se rendormit; aussi ne suivit-il guères ce métier. Il vécut obscur à Paris, ayant tout ce qu'il falloit pour ne le pas être; sa femme fricassa tout au jeu, et lui laissa périr ses affaires. Ancezune, son fils, fut aussi paresseux que son père, et de plus passa si bien pour impuissant que personne n'en douta, et qu'on proposa à M. et Mme de Torcy de faire casser le mariage de leur fille; mais ils ne le voulurent tous jamais. Elle étoit fort laide, et avec cela elle eut un moment le don de plaire; ensuite elle devint dévote, et tout cela avec beaucoup d'esprit, de lecture et de grâce. Elle n'étoit pas sans goût pour l'intrigue; il ne lui en manqua que les occasions. Caderousse étoit duc du pape; c'est moins que rien; nul rang à Rome et quelque rang à Avignon, où le vice-légat a des distinctions pour eux; il y en a peu, et ce peu du petit pays du Comtat; en France nulle distinction quelconque, et encore moins, s'il se peut, de rang.

1195. *Le maréchal de Montrevel et sa statue du Roi.*
(Page 125.)

22 janvier 1715. — Montrevel, bas courtisan et de fort peu d'esprit,

1. Il y a *jettèrent* dans le manuscrit.

conçut l'idée de donner au Roi le réchauffé de M. de la Feuillade de la place des Victoires, et en espéroit bien des retours; mais il devoit plus qu'il n'avoit, et, comme c'étoit aux dépens d'autrui qu'il espéra tirer cette chère flatterie par son éloquence et son autorité, il eut double dépit de voir aller ses projets en fumée, et le monde se moquer doublement de lui.

1196. *Venue d'un ambassadeur de Perse.*

(Pages 126-127.)

4 novembre 1714. — Cette ambassade fut toujours fort équivoque, et même quelque chose de plus. Ce qu'on crut en démêler de mieux, fut qu'un ministre d'une des provinces de Perse, comme qui diroit ici un intendant de Languedoc, avoit envoyé ce prétendu ambassadeur pour des affaires de négoce entre des marchands, et que, pour se faire défrayer, il contrefit l'ambassadeur de Perse; que Pontchartrain, dont cette ambassade regardoit le département, ne voulut pas dévoiler la friponnerie, pour amuser le Roi et lui faire sa cour en lui laissant croire que le sophi lui envoyoit un ambassadeur, et en effet le Roi, qui baissoit beaucoup, y prit si bien qu'il parut par toute sa conduite à cet égard qu'il en croyoit sa gloire fort rehaussée. Peu d'autres que lui en furent les dupes, et l'ambassadeur lui-même, homme bas, insolent avec cela, extravagant de plus, et d'une avarice sordide, soutint fort mal le caractère dont il prétendoit être revêtu. Les suites découvrirent encore plus à plein la fourberie; mais le Roi étoit mort et Pontchartrain chassé de sa place.

1197. *Audience du Roi à l'ambassadeur de Perse.*

(Page 129.)

19 février 1715. — Jamais le Roi n'affecta tant de magnificence et ne parut plus touché du plaisir d'aucune chose que de celui de voir cet ambassadeur et d'étaler une superbe audience; il s'en expliqua même de façon que tout le monde se piqua à qui y paroîtroit le plus, et que la foule y fut prodigieuse; lui-même y plioit sous le poids des pierreries. Il y parut extrêmement cassé et montra toute la foiblesse d'un âge plus avancé que le sien. Pontchartrain, qui le joua pour lui plaire, réussit admirablement à lui faire accroire son apogée revenue par cette députation du sophi, pénétré d'admiration pour sa gloire. L'avarice, les caprices, la suite, les présents, la commission de l'ambassadeur, répondirent fort mal à la duperie, où tout le monde y vit bientôt clair, excepté le Roi.

1198. *Disgrâce de la Chapelle et de sa femme.*

(Page 136-137.)

8 mars 1715. — La Chapelle étoit un premier commis de confiance

et de distinction, qui avoit une femme du premier mérite, et tous deux fort à leur place. Elle avoit été dans toute celle[1] de Mme la Chancelière et de Mme de Pontchartrain, toujours à Pontchartrain avec elle, et fort connue et considérée de quantité de dames de la cour et de la ville des plus distinguées. Le mari n'étoit pas moins estimé de beaucoup de gens considérables, et fort dans la confiance de M. le Chancelier. C'étoit lui qui faisoit les lettres de la main du fils, et qui contrefaisoit si bien son écriture, qu'on admira longtemps un style qui paroissoit si peu de Pontchartrain. La Chapelle étoit souvent entre le père et le fils, qui rarement étoient d'accord ensemble, avec une jalousie et une affectation du fils à faire du pis qu'il pouvoit à tous ceux que son père aimoit, qui ne se lassoit jamais de mal faire. La Chapelle se mêloit aussi des affaires personnelles du fils, et par son adresse, son liant et sa propre considération l'avoit tiré de force mauvais pas. Tout cela ensemble lui devint insupportable, sans que la mesure ni la douceur de la Chapelle le pût guérir du poids des obligations, ni de la lèpre de l'amitié et de la confiance de son père et de sa mère. Celle-ci n'étoit plus ; le père étoit mort au monde ; le fils sentit sa liberté et en profita ; mais que dire de la Chapelle et de sa femme si connus, si goûtés, si universellement estimés ? Il fit confidence au P. Tellier et au Roi qu'ils étoient jansénistes, et qu'il ne le vouloit pas tromper. Il y joignit sans peine toutes sortes d'éloges, parce qu'il savoit bien qu'ils ne le sauveroient pas, et en effet peu de jours après la Chapelle fut chassé. A peine eut-il son ordre, dont il fut surpris au dernier point, que cela se répandit, et qu'à commencer par les plus grands seigneurs tout Versailles fondit chez lui. Il s'en défit avec respect et modestie, et s'en alla à Paris avec sa femme. Dès le lendemain, le mystère d'iniquité fut tôt découvert ; Pontchartrain la porta d'autant plus entière qu'il fit plus l'ignorant et l'affligé. L'un et l'autre pourront revenir sur la scène.

1199. *Mariage du comte d'Albert avec Mlle de Montigny.*

(Page 138.)

4 mars 1715. — La mort du duc de Chevreuse laissa toute liberté au comte d'Albert d'épouser publiquement la maîtresse publique de l'électeur de Bavière. La duchesse de Chevreuse et le duc de Chaulnes, son fils, en furent outrés. Mme de Levis, sœur de ce dernier, ne le fut pas moins et de voir le comte d'Albert aller en Bavière et s'y adomestiquer par une charge ; mais il étoit perdu ici et sans aucun bien, et le Roi fut ravi de le sentir loin et si honteusement établi. Qui eût dit à toute cette famille que, vingt ans après, la fille unique de ce beau mariage épouseroit le fils unique du duc de Luynes, qui, avec une figure aimable et plus de deux cent mille livres de rente en magnifiques terres, des palais richement meublés partout et nulles dettes, pouvoit choisir dans toute la France.

1. La confiance.

1200. *Le cardinal de Bouillon veut se faire élire évêque de Liège.*
(Page 145.)

30 août 1688. — Le cardinal de Bouillon, de son exil à l'occasion des noces de Mme la duchesse de Bourbon, entreprit de se faire élire évêque de Liège, sans l'agrément ou [à] l'insu du Roi, qui le découvrit et l'empêcha ouvertement.

1201. *Le cardinal de Bouillon et l'affaire du berettino.*
(Page 149.)

11 mars 1715. — Il faut encore ici un supplément au silence de Dangeau, d'amitié ou de politique pour les Bouillons. Le cardinal de Bouillon faisoit à Rome un triste personnage après y avoir tant brillé autrefois. Tous ses revenus étoient saisis, et tout ce qui n'étoit pas brouillé avec le Roi n'osoit le voir. Il se soutenoit par l'extérieur du décanat et par la considération que le Pape se piquoit d'avoir pour lui, quoique sans nulle estime, parce qu'il avoit eu grand part à son exaltation, et que, n'étant point évêque lorsqu'il fut élu, il avoit été sacré de sa main. L'orgueil, qui, non plus que l'avarice, ne dit jamais que c'est assez, fit imaginer au cardinal de Bouillon une nouveauté : ce fut que les cardinaux, allant parler l'un après l'autre au pape au consistoire, n'ôtassent plus leur calotte. Il le proposa au Pape, qui en sourit, mais qui, ne voulant pas le refuser, lui dit qu'il le vouloit bien, pourvu que les cardinaux y consentissent. Bouillon crut dès lors son affaire faite, parce que, jugeant des autres par lui, il n'imaginoit pas qu'ils pussent n'être pas ravis de cette distinction. Il en parla à quelques-uns des principaux, qui, ne voulant pas lui prêter le collet, répondirent ambigument et emballèrent les autres. Incontinent après il y eut consistoire. Bouillon, sûr du Pape et croyant l'être aussi des cardinaux à qui il avoit parlé et qui étoient des principaux, ne balança point d'aller parler au Pape, et le premier comme doyen, sa calotte sur la tête ; aussitôt grand murmure, et tel qu'il se fit entendre ; après lui, les autres cardinaux vinrent parler au Pape en leur rang, et tous leur calotte à la main. Bouillon à sa place frémissoit de l'affront et faisoit signe à ceux à qui il avoit parlé, à mesure qu'ils alloient ; mais il n'y gagna rien et sortit du consistoire outré de dépit. Il espéra pourtant renouer son affaire en parlant à tous ; mais ce fut bien pis quand il apprit que le sacré collége se vouloit plaindre au Pape d'une innovation qu'un particulier, quoique doyen, n'étoit pas en droit de faire, et de lui en demander justice et réparation. Le Pape, à la vérité, l'empêcha d'autorité par la même considération qui l'avoit empêché de refuser Bouillon ; mais il le blâma d'avoir hasardé la chose sans en être convenu avec ses confrères, qui continuèrent à faire grand bruit. Ils ne se trouvoient point flattés d'un honneur aux dépens du pape, et qu'ils font et qu'ils

peuvent devenir, et dont par gradation la grandeur est la leur même, et se sentoient piqués d'une entreprise sans consultation, sans concert, et qui, de la part d'un doyen si vain et si fort à chimères, leur paroissoit une tentative, un mépris, une insulte. Les propos furent si vifs et si unanimes que Bouillon en fut encore plus touché que d'avoir échoué. Il ne put méconnoître qu'il étoit généralement haï et méprisé, lui qui se faisoit accroire tout le contraire, et il ne put le soutenir. Il en tomba malade de rage, et de rage il en mourut en cinq ou six jours, chose étrange pour un homme qui devoit être si familiarisé avec la rage, puisque depuis tant d'années il en vivoit. On a eu si souvent occasion de parler de lui sur ces Mémoires, et il a été un personnage si connu, qu'il seroit superflu de s'y étendre. Si on retranche tout le bon et le grand du maréchal de Bouillon, son grand-père, et qu'on n'en laisse que le mauvais, le faux, l'ingrat, le crime, le perfide, le noir, et qu'on y ajoute la folie, ce sera entre eux une ressemblance parfaite. Il est encore vrai que Lucifer est peut-être la seule créature qui lui fût supérieure en orgueil et en tout ce que l'orgueil peut inventer et commettre. Il ne fut pas plus regretté en France qu'à Rome, si ce n'est des Bouillons, et, quoique le Roi en fût fort aise, il le méprisa jusqu'à n'en pas dire un seul mot.

1202. *Le cardinal Marescotti ; sa retraite.*

(Page 184.)

25 mai 1715. — Il y avoit déjà longtemps que le cardinal Marescotti s'étoit retiré, et sa retraite fut un grand exemple à Rome et un grand modèle. Il avoit eu plusieurs prélatures, et avoit exercé l'emploi de nonce en Portugal, tout cela avec grande réputation. C'étoit un homme de beaucoup d'esprit, un génie élevé et fort propre aux affaires, qui étoit savant et pieux et qui eût été un grand pape. Il fut, en 1675, le pénultième cardinal de la façon d'Innocent X Altieri, puis légat à Ferrare, et un des plus considérés du sacré collége. Quand il eut quatre-vingts ans, il se retira de toutes les congrégations et de toutes les affaires, et obtint de n'être plus obligé à aucunes cérémonies, consistoires ni conclaves. Il cessa d'aller chez le pape, ou plutôt les papes, car il y en eut plusieurs depuis cette retraite, qui tous l'allèrent voir chez lui en sortant du conclave, et Benoît XIII des Ursins voulut avoir son avis avant que d'accepter le pontificat. Plusieurs papes, et celui-là entre autres, le consultoient toujours sans qu'il bougeât de chez lui, et le visitoient de temps en temps. Cela ne l'élevoit point, et il ne leur faisoit jamais aucunes demandes ; sa porte étoit fermée à tout le monde, cardinaux, ambassadeurs, prélats, à la plupart même de ses parents et de ses anciennes connoissances. Il se levoit fort matin, et depuis qu'il s'éveilloit jusqu'à ce qu'il se couchât toutes ses heures étoient occupées et réglées. Il avoit partagé son temps entre plusieurs religieux de di-

vers ordres qui, à heure précise et marquée, venoient tous les jours chez lui; les uns étoient des gens de bien, d'autres des théologiens, quelques-uns des savants en histoire ecclésiastique, d'autres de bons critiques. Il en avoit de pieux pour prier avec lui et réciter son bréviaire ; il en avoit pour le préparer tous les jours à la mort, et tous les soirs il se confessoit comme un homme qui ne compte pas voir le lendemain. Son temps étoit ainsi coupé, et tout se succédoit de manière qu'il n'étoit jamais un moment de vuide, et toujours occupé de piété, excepté quelque courte récréation après son repas. Du reste, détaché, humble, pénitent, et ne sortant que très rarement dans les solennités et pour aller à l'église ; attendant la mort en paix, sans impatience, sans regrets, et dans un grand abandon à la volonté de Dieu, qui le laissa vivre plus de vingt ans de la sorte, pour l'édification de Rome. Il mourut saintement, comme il avoit vécu, en 1727. Dangeau se trompe sur sa retraite, qu'il donne ici comme nouvelle, qui étoit déjà depuis plusieurs années, et qu'il soutenoit avec une égalité d'esprit, de cœur, de piété, de santé de corps et de tête parfaites jusqu'à la fin.

1203. *La mort du prince de Piémont.*

(Page 158.)

30 mars 1715. — Ce prince de Piémont avoit quinze ans et promettoit toutes choses. Pendant le voyage de Sicile, son père le laissa régent avec un conseil qui ne cessa d'admirer sa pénétration et son application aux affaires, et les étrangers son esprit, sa modération, sa justesse, son équité, son affabilité ; son amour du bien et du soulagement des peuples lui en donna les cœurs ; son discernement, sa justesse de distinction charmèrent la cour ; en un mot, dans ce court espace il devint les délices de tous les États de ses futurs sujets et des étrangers. Ses dépêches en Sicile, pour rendre compte et raison de tout, étoient surprenantes ; en un mot, le roi de Sicile avoit tout lieu de s'estimer le plus heureux de tous les pères ; mais fort souverain, et fort peu homme, il ne put être rassuré par le respect, la modestie, les mesures les plus étroites avec lesquelles ce fils charmant avoit exercé sa régence. Son mérite l'effraya, et l'amour et l'admiration générale de ce jeune prince lui donnèrent des ombrages dont il ne put revenir. Non content à son retour de le recevoir froidement et de lui refuser ce peu de grâces qui restoient à décider de la fin de sa régence, il s'appliqua à changer tout ce qu'il put de ce qui s'y étoit fait, à éloigner tout ce qui s'étoit approché de son fils, à le mortifier et à l'humilier en toutes les occasions possibles. Le prince, qui le sentit d'abord et vivement, et qui connoissoi, la jalousie de son père, n'oublia rien pour le ramener par ses respects ; son attention à lui plaire, son extrême retenue, son éloignement du monde, sa patience, son esprit, ses grâces, tout y fut persévéramment employé ; mais tout fut crime dans un prince si aimable et si aimé ; il

n'en parut au père que plus redoutable, et il en redoubla ses soins à le mettre au désespoir. Il y parvint bientôt ; un rien combla la mesure. Ce fut un bal qu'il lui refusa de donner. Le prince en tomba malade et mourut en fort peu de jours au milieu des cris de toute la cour et de la ville, et des larmes et des regrets universels. Son frère l'a vengé depuis d'une manière bien terrible et bien inouïe.

1204. *Tallard élevé à la pairie.*

(Page 163.)

18 mars 1715. — Cette pairie, comme on l'a vu, étoit une dette bien légitime de la Constitution, désormais assez puissante pour en payer bien d'autres, et Tallard avoit porté fort impatiemment d'en voir deux autres, MM. de Rohan et d'Espinoy, en remporter le précieux prix sans lui. Il falloit donc bien aussi le contenter, et payer ses avis si salutaires aux fortunes.

1205. *Renouvellement de l'alliance avec les seuls cantons catholiques.*

(Page 164.)

17 mars 1715. — On se sent encore depuis vingt ans de la bévue de ce traité, qui mit la dissension, puis la guerre, entre les cantons catholiques et protestants, qui a occasionné une fatale supériorité au canton de Berne, et qui a toujours depuis arrêté le renouvellement de l'alliance des cantons protestants avec la France, qui sont bien plus puissants que les cantons catholiques.

1206. *Le Père Robinet chassé et remplacé par le Père Daubenton comme confesseur du roi d'Espagne.*

(Page 168.)

19 mars 1715. — Ce P. Robinet étoit un jésuite du premier mérite, qui n'avoit pas laissé de servir de contre-poids à Mme des Ursins en beaucoup de choses. Ce fut lui qui persuada le roi d'Espagne de faire fermer la nonciature quand le pape reconnut l'Archiduc roi d'Espagne. Il avoit le cœur désintéressé, l'âme noble, l'esprit sage, et jamais personne ne convint mieux à sa place et n'y tint moins pour soi. Ces qualités qui le rendoient cher au roi et à toute l'Espagne firent peur à la nouvelle reine ; mais un dernier trait de justice, d'attachement au roi et de générosité le perdit. Le cardinal del Giudice, remonté en faveur, voulut l'archevêché de Tolède. Il en parla à la reine, que comme Italienne il ménageoit, et qui par la même raison vouloit s'appuyer de lui dans ces commencements. Elle en parla au roi et au P. Robinet. Le roi fut au moment de l'accorder à la reine; puis dit qu'il vouloit pourtant voir son confesseur là-dessus. Robinet représenta vivement au

roi qu'en aucun temps Tolède ne pouvoit être un morceau pour un étranger, mais qu'après la fidélité et les services des Espagnols, à qui plus d'une fois il devoit sa couronne, leur ôter Tolède seroit une ingratitude et une injustice qui le déshonoreroit; que Giudice, déjà cardinal, étoit comblé de toutes sortes de grâces et du riche archevêché de Montréal; que l'évêque de Badajoz s'étoit signalé pour son service et y avoit épuisé sa bourse, son crédit et tout ce qui étoit en lui; que les troupes qu'il avoit fournies à ses dépens, de ses amis, de son diocèse, avoient en partie sauvé l'État; que d'ailleurs sa vertu et son mérite, qui de curé de campagne l'avoit élevé à l'épiscopat, s'en étoit de plus en plus montré digne, et que lui donner Tolède seroit récompenser la fidélité et l'attachement de tous les Espagnols. Le roi n'eut point de repartie à un si digne discours, et donna sur-le-champ Tolède à l'évêque de Badajoz, aux acclamations de la cour et de toute l'Espagne. Mais la reine fut outrée de la supériorité du confesseur sur elle; les suites lui en firent peur; elle se joignit au dépit du cardinal, et peu de jours après ils tournèrent si bien le roi que Robinet fut chassé, qui emporta les cœurs de toute l'Espagne, grands et petits, et qui a vécu depuis en paix et content à Strasbourg, aimé et estimé de tout le monde, sans regrets, sans presque de souvenir de ce qu'il avoit été, et dans la solide pratique de toutes les vertus d'un saint et excellent religieux. Son successeur n'étoit pas de la même trempe; il avoit même encore plus d'esprit; mais il étoit tourné différemment. Mme des Ursins, qui l'avoit fait chasser, venoit de lui faire place; c'étoit alors un mérite de plus d'avoir été ôté de sa main. Dans l'entre-deux il n'avoit pas perdu son temps; ses talents étoient bien connus de sa Compagnie; il fut fait assistant du général. Il eut à Rome le secret du projet de la grande affaire imaginée par le P. Tellier pour assoupir celles de la Chine et des Indes, et leur faire changer de couleur. Aubenton en fut l'âme à Rome, et il y fit la trop fameuse constitution *Unigenitus*. Fabroni l'en avoit chargé; eux deux seuls en eurent le secret; à eux deux aussi l'Église a la première et radicale obligation de ce qui en a résulté et en résultera encore longtemps. Le Pape la vit entre les mains de Fabroni, qui ne lui laissa pas le temps presque de la lire, avec cet ascendant impérieux qu'il avoit sur lui, et, quoique le Pape se fût engagé de montrer la bulle qu'il feroit au sacré collège, et nommément au cardinal de la Trémoïlle, pour en avoir leurs avis, elle étoit en France avant que ce même cardinal de la Trémoïlle, qui d'abord en cria bien haut, ni pas un autre, en ouïssent seulement parler.

1207. *Mise en liberté de Flotte et de Regnault.*

(Pages 169-170.)

13 mai 1715. — On a vu ailleurs l'histoire de ces deux prisonniers. Flotte avoit du mérite, de l'esprit, de la capacité, et n'étoit pas sans

courage, quoique ce ne fût pas son métier. M. de Lauzun l'avoit donné autrefois à Mademoiselle, chez qui il s'étoit fait estimer. A sa mort, il passa chez Monsieur, qui hérita beaucoup d'elle. Pour Regnault, il avoit été au duc de Noailles, qui le donna à M. le duc d'Orléans. Ce prince les voulut bien traiter; mais il ne voulut pas qu'ils se montrassent trop à leur retour, et pourvut à une honnête subsistance chez eux.

1208. *Raccommodement du duc d'Orléans avec le roi d'Espagne.*

(Pages 169-170.)

13 mai 1715. — Ce raccommodement du roi d'Espagne et de M. le duc d'Orléans se fit de soi-même. Mme des Ursins, qui avoit fait entre eux tous les maux, étoit perdue en Espagne et en France. C'étoit une raison pour la reine d'Espagne, qui prenoit un grand ascendant, de desirer détruire son ouvrage par la liberté de Flotte et de Regnault, et par le raccommodement qui en fut nécessairement la suite. Le roi d'Espagne ouvrit les yeux à bien des choses, après la catastrophe de Mme des Ursins, qui auparavant étoient retenues captives, et peut-être que les réflexions sur la santé du Roi et sur la figure que toutes ses précautions n'empêcheroient pas son neveu de faire après lui, hâtèrent encore cette réconciliation, qui vint moins de France que d'Espagne, qui en fit toutes les avances, au grand regret de Mme de Maintenon.

1209. *Don Alonzo Manriquez, premier écuyer du roi d'Espagne.*

(Pages 171-172.)

12 mai 1715. — Alonzo Manriquez avoit été majordome, puis fait premier écuyer; ce fut le seul seigneur pour qui le roi d'Espagne eut une amitié constante et qui ne dépendit que de lui. C'étoit un homme très bien fait, et, chose rare pour un Espagnol, blond et avec de belles dents, un esprit médiocre, mais sage et mesuré au dernier point, éloigné de se mêler d'affaires et d'entrer dans aucune cabale, très éloigné aussi de faire sa cour à pas un ministre, mais d'ailleurs l'homme du monde le plus affable, le plus poli, le plus gracieux, èt qui n'étoit retenu de parler au roi que par le danger des bons offices avec un maître si dépendant d'autrui. Il l'aimoit avec attachement, et cela lui avoit donné de l'inclination pour les François. Il n'étoit pas riche, mais, autant qu'il le pouvoit, généreux, libéral, et, quand il le put, magnifique. C'étoit un des grands toréadors de toute l'Espagne, et qui se consoloit le moins qu'on eût banni ces combats, où il avoit fait de grandes folies avec une grande valeur. Il étoit galant, et voyoit beau-

coup plus de monde que les Espagnols n'en voient d'ordinaire. Sa femme, avec qui il a toujours vécu dans la plus grande union, étoit Henriquez, qui avoit souvent chez elle des musiques, et, quand ils furent parvenus, une bonne et nombreuse musique à eux. Il quitta sa charge de premier écuyer lorsqu'il fut fait grand : cela est incompatible. Le premier écuyer est plus subordonné au grand écuyer en Espagne que ne l'est ici le premier écuyer de la grande écurie au grand écuyer de France. En Espagne, il n'y a qu'une seule écurie, dont tous les chevaux, les carrosses et mulets et toute la livrée dépend. Le premier écuyer ne fait rien que par les ordres et sous les ordres du grand écuyer, et lui rend compte de tout. C'est à lui qu'il prête serment, et n'a aucune fonction en compétence. Il présente au grand écuyer ce que celui-ci présente au roi ; mais il a deux fonctions qui paroîtroient ici bien étranges, et qui en Espagne ne le sont point du tout, et dont l'une arrive sans cesse : c'est de tenir l'étrier au grand écuyer toutes les fois qu'il monte à cheval et qu'il se trouve présent, ce qu'il n'évite point ; l'autre est de tenir, à pied et découvert, une branche du mors du cheval que le grand écuyer monte, et de le conduire de la sorte de l'écurie, si le grand écuyer y monte à cheval, jusqu'au degré du palais, à travers une fort belle et longue place, où tout le monde passe incessamment et où, alors que le roi va sortir, les deux régiments des gardes sont sous les armes. Cette charge de premier écuyer est toutefois un poste de faveur et presque toujours occupé par des fils cadets ou des frères de grands d'Espagne, et des plus grandes maisons. Le duc del Arco fut bientôt après grand écuyer, et, pour le faire, on en laissa les honneurs et les appointements au duc de la Mirandole, qui étoit un paresseux qui en fit sa cour. On verra ailleurs ce que c'est que cette grande charge. Celui-ci n'a jamais rien demandé pour lui. Il avoit une des moindres commanderies de Saint-Jacques et n'en a jamais eu d'autres ; il portoit cet ordre à la boutonnière, comme ils font en Espagne, et, au revers de sa médaille, il avoit fait peindre le roi. A l'abdication du roi il eut la Toison et se voulut retirer auprès de lui, et en 1724 il eut l'ordre du Saint-Esprit. Alberoni, qui ne l'aimoit pas et de qui il n'étoit pas aimé, et publiquement, ne put jamais ni l'entamer ni le faire ployer. Il y aura encore occasion de parler de ce seigneur, un des plus aimables et des plus honnêtes hommes d'Espagne, également digne, modeste, doux, et haut aussi dans les occasions.

1210. *Le marquis de Montalègre fait sommelier du corps du roi d'Espagne.*

(Page 176.)

3 août 1715. — Ce marquis de Montalègre étoit une espèce de favori de Charles II, un fort honnête homme, assez borné, mais noble, poli, généreux. Il eut aussi la compagnie des hallebardiers, qui est une an-

cienne garde intérieure des rois d'Espagne, dont le service est pareil à celui de nos cent-suisses ; c'est de ces hallebardiers qu'on se sert pour porter chez tous les grands d'Espagne l'avertissement pour les chapelles et autres cérémonies ou fêtes dont on les avertit, et où ils ont des places distinguées et marquées, et qui sont là très fréquentes. Le majordome de semaine fait faire ces billets et les donne à porter. Pour la charge de sommelier du corps, qui est une des trois grandes, c'est à notre manière comme la réunion ensemble de celles de grand chambellan, des quatre premiers gentilshommes de la chambre, du grand maître et des deux maîtres de la garde-robe, avec un tel commandement sur tous les gentilshommes de la chambre, qui sont presque tous grands d'Espagne, qu'ils ne font rien que par ses ordres, sous ses ordres, et lui rendent compte de tout, prêtent serment entre ses mains ; s'ils veulent s'absenter durant leur semaine de service, ils lui en demandent à chaque fois permission, et, s'ils y manquent ou en quelque autre chose, en reçoivent très bien la correction[1]....

1211. *Venue de Madame des Ursins en France après sa disgrâce.*

(Pages 178-179.)

19 janvier 1715. — On verra bientôt que l'amitié trompe Dangeau, et le prodigieux contraste du dernier voyage de Mme des Ursins, si triomphante et même si régnante en notre cour, avec celui-ci, où à peine en put-elle approcher, et encore avec combien de dégoûts.

1212. *Le duc d'Orléans défend à ses familiers de voir la princesse des Ursins.*

(Page 179.)

23 février 1715. — M. le duc d'Orléans avoit eu des raisons de se plaindre de Mme des Ursins si considérables et si majeures, si à découvert et si fort hors de toute espèce de mesure, qu'il n'y avoit que la protection de Mme de Maintenon, si déclarée pour elle, et leur communauté de haine pour lui, qui ait pu faire que les éclats fussent portés aussi loin. La haine de Mme de Maintenon pour M. le duc d'Orléans n'étoit pas adoucie, comme on le verra par le testament du Roi ; mais sa protection étoit entièrement retirée de dessus Mme des Ursins ; ainsi le Roi accorda volontiers cette mortification que le prince ne lui auroit peut-être pas donnée de lui-même, sans les trois princesses, ses mère, femme et fille, qui s'en firent un capital. Cela fait, ils défendirent tous trois à leurs maisons de la voir, et M. le duc d'Orléans

1. La fin de cette Addition a été placée dans notre tome VIII, en regard de la page 162, et l'on aurait dû y mettre également toute la dernière phrase de la présente Addition, qui regarde la charge de sommelier du corps.

l'exigea de ses serviteurs particuliers ; il trouva bon seulement que le duc de Saint-Simon, qui étoit ami intime de Mme des Ursins de toute sa vie, parce que sa mère l'étoit fort, vît la princesse une fois en arrivant, et une fois encore lorsqu'elle partiroit pour l'Italie. Il le lui fit dire, et, quoiqu'ils logeassent porte à porte, il y fut exact ; mais la visite qu'il lui fit fut à porte fermée et dura depuis deux heures après-midi jusqu'à dix heures du soir. Mme des Ursins ne lui sut point mauvais gré de ne la voir pas davantage, ni M. le duc d'Orléans de l'avoir vue si longuement ; jamais il ne fut suspect ni à l'un ni à l'autre, ni leur amitié altérée ni refroidie. Il étoit extrêmement uni dès leur enfance à M. le duc d'Orléans et l'étoit demeuré publiquement dans les temps les plus dangereux et de l'abandon le plus universel ; il lui avoit même rendu bien des services très importants et très difficiles. Il n'avoit pas été moins utile à Mme la duchesse d'Orléans ; aussi s'attendoit-on généralement à le voir figurer grandement lorsque M. le duc d'Orléans se trouveroit à la tête du royaume. Pour Mme des Ursins, les Mémoires marqueront incontinent son court et sec voyage à Versailles, bien différent de ceux qu'elle y avoit faits, et qui ne lui promit pas mieux pour la suite. Elle ne laissa pas d'être fort visitée dans les commencements ; les amis s'en piquèrent ; la curiosité y conduisit le gros ; mais cela se refroidit bientôt, et jusque dans Paris elle eut de quoi sentir tout le poids de sa double disgrâce ; mais elle la porta toujours avec la même grandeur, sans bassesse, sans insolence.

1213. *La pension de la princesse des Ursins est convertie en rente sur la Ville.*

(Page 183.)

22 avril 1715. — Cette grâce faite à Mme des Ursins fut un reste de ses anciennes liaisons avec Mme de Maintenon, un fruit de ce qu'elle avoit valu de rang et d'honneurs à M. de Vendôme, que M. du Maine, tout puissant alors, oublia d'autant moins qu'il la voyoit mal traitée par M. le duc d'Orléans, et une occasion pour le Roi, qui s'en voyoit délivré pour toujours, de continuer à cacher la part qu'il avoit eue en son épouvantable catastrophe.

1214. *Les whigs et les tories en Angleterre.*

(Page 185.)

15 avril 1715. — Tout ce bruit en Angleterre ne pouvoit manquer d'arriver entre deux partis asssi ennemis que les tories et les whigs, en ce changement de règne. Les premiers avoient gouverné sous la reine Anne et nous avoient valu la paix. Cette princesse, dans le desir de rappeler son frère à la couronne après elle, avoit soigneusement abaissé les whigs les plus opposés à ce prince, et qui avoient causé la

révolution qui avoit chassé leur père; elle mourut trop tôt pour ce dessein et trop tard pour qu'il n'eût pas été éventé. L'électeur d'Hanovre, reconnu roi d'Angleterre sans difficulté, regarda donc comme ses ennemis et de sa succession à la couronne les tories en général, et en particulier les ministres du dernier gouvernement, et ceux qui avoient eu part à la faveur ou aux affaires de la reine Anne, et les whigs, revenus en crédit dominant, se prévalurent, et en général et en particulier, des dispositions présentes pour satisfaire leur haine, leur ambition et leur vengeance. C'étoit là une belle conjoncture de brouiller et d'abaisser l'Angleterre; mais le Roi ne pensoit plus qu'à vivre pour ses bâtards et pour la Constitution, et après lui on verra les ressorts que l'Angleterre sut mettre en œuvre pour devenir à nos dépens plus florissante et plus assurée que jamais.

1215. *L'ordre de Saint-André d'Écosse.*

(Page 187.)

20 mars 1692. — Ce cordon bleu d'Écosse étoit alors de la même couleur et passé de droite à gauche comme celui du Saint-Esprit; mais il ne se portoit jamais que par-dessous, au lieu que celui de la Jarretière ne se porte jamais que par-dessus. Ce cordon fut peu après changé en tout. Il est vert et se porte toujours dessus et de gauche à droite.

1216. *Mariage du comte de Torigny-Matignon et de Mademoiselle de Monaco.*

(Pages 188-189.)

20 mars 1715. — Sans se piquer de savoir, Dangeau est aussi trop ignorant en duchés. Valentinois, qui fut érigé en duché-pairie en 1642 pour Honoré II Grimaldi, quand il chassa les Espagnols de Monaco et qu'il se donna à la France, fut expressément et nominalement érigé pour mâles, tellement que les femelles, qui ne sont jamais comprises que quand elles sont expressément et formellement nommées, sont nettement excluses de cette érection, qui n'est que pour les mâles; ainsi Dangeau erre dans le principe. Ce qui arriva, le voici. M. de Monaco, hors d'espérance d'avoir plus d'enfants, et n'ayant que des filles, chercha franchement à trafiquer sa dignité, et, par le crédit de Monsieur le Grand, son beau-père, avec lequel il s'étoit raccommodé, il obtint du Roi tout ce qu'il voulut. Les grandes barrières de la succession à la couronne étoient franchies; après celles-là, nulles autres ne purent sembler considérables, et les grâces en ce genre accordées à M. de la Rochefoucauld ne pouvoient pas être refusées à son rival[1] perpétuel en faveur. Il falloit à M. de Monaco un homme

1. Il y a *canal*, par inadvertance, dans le manuscrit. On a vu dans le texte des *Mémoires* (ci-dessus, p. 189) qu'il faut lire *rival*.

de qualité qui voulût bien quitter à jamais pour soi et sa postérité son nom, ses armes et ses livrées, pour prendre en seul celles de Grimaldi, et il falloit encore qu'il fût assez riche pour donner quelque argent à M. de Monaco, se charger de la dot de ses deux autres filles, et payer grand nombre de gros créanciers qui tourmentoient M. de Monaco. Ce n'étoit pas tout; il falloit quelques fonds et un ample viager à l'abbé de Monaco, son frère, qui y tenoit ferme pour céder ses droits, et tout cela si net et si assuré, que M. de Monaco fût, sa vie durant, parfaitement libéré et à son aise. Le défaut de moyens rompit l'affaire du comte de Roucy pour son fils. Matignon, grâce à Chamillart et à son économie, avoit de quoi satisfaire M. de Monaco. Estouteville lui avoit manqué; il n'étoit point en situation d'espérer du Roi d'être fait duc-pair de pure grâce; il se livra donc à l'acheter par une occasion unique. Son marché fait avec M. de Monaco, il fut question de ce qui uniquement le lui avoit fait faire, et voici au net et en deux mots ce que le Roi accorda et qui étoit de tous points sans exemple. M. de Monaco se démit et l'abbé de Monaco quitta tous ses droits présents et futurs; M. de Torigny se soumit à la condition de prendre en seul les noms, armes et livrées de Grimaldi; Valentinois, quoique non éteint, fut érigé de nouveau en duché-pairie pour lui et les mâles issus de son mariage avec la fille aînée de M. de Monaco, avec rang nouveau de sa réception au Parlement; en cas que M. de Monaco eût un fils, alors la nouvelle érection est éteinte par cela seul dans M. de Torigny vivant; il demeure exclus des fonctions de pair; mais, sa vie durant, il demeure avec le titre, le rang et les honneurs de duc de Valentinois comme un duc-pair démis, et le duché-pairie de Valentinois, et terre et dignité, retourne à M. de Monaco et à son fils, et dans le rang d'ancienneté de 1642, comme s'il n'eût jamais été question de M. de Torigny ni d'érection nouvelle, et alors les fils de M. de Torigny sans rang ni titre de duc, et restitués au nom, armes et livrées de leur propre maison. Voilà pour ce qui regarde la dignité. Il y eut encore d'autres choses concernant la réversion des biens; comme le mariage ne se pouvoit faire si tôt par des difficultés intrinsèques qu'il falloit aplanir, et qu'il en falloit pourtant bien assurer l'unique fondement, toutes ces conditions furent accordées par un brevet du 24 juillet 1715. Le 20 octobre suivant, M. de Torigny épousa la fille aînée de M. de Monaco, à Monaco, et, au mois de décembre suivant, les lettres d'érection furent expédiées conformes en tout au brevet. Comme il étoit de Louis XIV, dont la volonté avoit été sur cela publiquement connue, et qu'il auroit fait cette érection si les difficultés de famille ne l'avoient fait différer, le Régent et le conseil de régence n'en firent point de difficulté, ni le Parlement de les enregistrer toutes, telles qu'elles lui furent présentées le 2 septembre 1716, et de recevoir M. de Valentinois au serment de duc-pair le 14 décembre suivant, avec rang d'ancienneté de ce jour-là. Ce ne fut donc pas sans grande raison que le Roi fit valoir à Monsieur le Grand cette grâce, comme n'en ayant point fait de plus grandes de son règne. Mme de Monaco ne survécut pas longtemps à la consommation de cette affaire. M. de Monaco, que sa paresse et ses infirmités tenoient à Monaco, sans être presque sorti depuis la mort de son père, ne se remaria point, et y mourut quelque temps après sa femme, et son gendre demeura en certaine et assurée possession de la grande et magnifique affaire qu'il avoit faite.

1217. *Mort de la princesse d'Harcourt.*

(Page 195.)

13 avril 1715. — Cette princesse d'Harcourt a été détaillée sur l'année 1704. C'étoit une espèce de mégère qui sut se conserver l'amitié de Mme de Maintenon jusqu'au bout, et jusqu'au bout aussi vivre de fureur, de rapine et d'hypocrisie. Sa mort fut un grand soulagement pour la cour, même pour sa famille, malgré tout ce qu'elle lui valut.

1218. *L'abbé d'Estrades.*

(Page 196.)

8 février 1711. — ... Il [le marquis d'Estrades][1] avoit un frère abbé, savant, aimable et fort aimé, qui réussit dans ses ambassades, dont il eut plusieurs, mais qui s'y ruina. Il en porta le poids le reste de sa vie, qu'il passa dans ses bénéfices, et à la fin dans une petite maison de Passy avec deux valets et des livres, pour payer ses dettes. Quand il en fut venu à bout, il se trouva vieux, infirme, peu de revenu, accoutumé à cette vie; il y demeura dans la solitude, et y mourut quelque temps après, fort dans la piété.

1219. *Les grands deuils importunent le Roi.*

(Page 201.)

5 mai 1715. — On a vu souvent dans ces Mémoires combien les grands deuils importunoient le Roi, et le peu de mesure qu'il y garda dans sa plus proche famille.

1220. *Paris faits en Angleterre sur la santé de Louis XIV.*

(Page 215.)

18 mai 1715. — La santé du Roi diminuoit à vue d'œil, quoiqu'il ne changeât rien à sa manière ordinaire de vivre; mais il maigrissoit et changeoit tous les jours, et son appétit, qui étoit égal et fort grand,

1. Le commencement de cette Addition a été placé en regard de la page 252 de notre tome XX, sous le n° 971.

diminuoit infiniment. Les paris s'ouvrirent publiquement en Angleterre sur le peu de durée de sa vie, et beaucoup parièrent qu'il verroit à peine les premiers jours de septembre. Torcy, lisant au Roi en particulier quelques gazettes qu'il n'avoit point parcourues auparavant, vint à s'arrêter court, puis à reprendre comme un homme qui saute ce qui est embarrassé. Le Roi s'en aperçut et le lui dit, et voulut tout voir. Torcy, ne pouvant s'en défendre, lut tout; c'étoit ces paris. Le Roi ne fit pas semblant d'en être touché; mais il le fut profondément et ne put s'empêcher d'en parler en général, à son petit couvert, sans faire pourtant mention de gazettes. Cheverny, à qui il ne parloit guères, se trouva à ce dîner; il crut que la parole s'étoit adressée à lui, et fit une assez longue et mauvaise rapsodie de pareils bruits sur la santé du Roi qui étoient venus de Vienne en Danemark, pendant son ambassade à Copenhague, il y avoit dix-huit ou vingt ans. Le Roi parut touché de ces bruits sur sa santé en homme qui ne le vouloit pas paroître, et il fit ce qu'il put pour manger et pour montrer qu'il mangeoit avec appétit; mais on voyoit que les morceaux lui croissoient à la bouche. Tout cela ne laissa pas de faire une sorte de mouvement, mais en même temps tint encore le monde et la cour plus circonspects, et surtout ceux qui pouvoient, par leur position, avoir lieu d'y être plus attentifs que les autres.

1221. *Les ambassadeurs et les bâtards du Roi.*

(Pages 218-219.)

12 mai 1715. — Rien n'avoit été plus difficile ni plus long que de soumettre les ambassadeurs à traiter MM. du Maine et de Toulouse comme les princes du sang. A peine cela commençoit-il à s'établir, que les enfants de M. du Maine obtinrent le même avantage. On se servit habilement, pour faire la planche de cette nouveauté, de la conjoncture de l'ambassadeur de Malte, dont l'Ordre étoit trop sous la coupe du Roi pour oser branler, et d'un ambassadeur, frère du premier président de Mesmes, c'est-à-dire vendu à M. du Maine. En Espagne, les ambassadeurs de Malte, malgré ce caractère, ne se couvrent point, quoique les grands assistent couverts à leurs audiences de cérémonie. Ils disent que c'est parce que l'île de Malte a été donnée par l'Espagne à l'Ordre, au sortir de Rhodes.

1222. *Les bâtards du Roi reçoivent le titre et l'appellation de princes du sang.*

(Pages 218-219.)

3 juin 1715. — Il ne suffit pas aux bâtards d'être devenus princes du sang en tout et partout, et comme eux habiles à succéder à la couronne; ils voulurent encore l'être de titre, de nom et d'appellation

pour mettre le dernier sceau à cette existence, et c'est ce qui fut fait par cette déclaration. Ils voyoient de plus près que personne combien il leur restoit peu de temps, et dans la vérité ils n'en perdirent pas un quart d'heure.

1223. *Sainte-Maure obtient de conserver la livrée du duc de Berry.*

(Page 219.)

1er juillet 1715. — C'étoit encore une nouveauté que ce qui fut accordé à Sainte-Maure. Il trouva cela commode pour entrer en carrosse partout et se distinguer par cette livrée ; un autre en sa place se seroit cru de trop bonne maison pour cela, dès qu'il n'avoit plus la charge, ni par conséquent des commodités. Il persuada aisément que M. d'Hautefort, premier écuyer de la Reine, avoit été traité de même après la mort de cette princesse, parce qu'il y avoit très longtemps qu'il étoit mort lui-même et que personne n'étoit intéressé en cet abus. Hautefort fit durer par épargne la vieille livrée de la Reine, et comme elle en avoit une infinité, cela dura toute la vie d'Hautefort, qui avoit très peu de gens de livrée. Il usa de même toutes les voitures de la Reine pour s'épargner d'en faire faire ; mais jamais depuis la mort de la Reine il n'eut de livrées neuves, ni de voitures neuves aux armes de Sa Majesté.

1224. *M. de Nesmond, évêque de Bayeux.*

(Page 222.)

19 juin 1715. — Nesmond, évêque de Bayeux et l'ancien de tous les prélats de France, étoit de ces saints qui attirent malgré eux une vénération qu'on ne peut leur refuser, et dont la simplicité donne à tous moments à rire ; aussi disoit-on de lui qu'il disoit la messe tous les matins, et qu'il ne savoit après ce qu'il disoit de tout le reste de la journée. L'innocence de ses mœurs, jointe à un esprit très borné, lui laissoit échapper des ordures à tout propos, dont il ne se doutoit pas et qui rendoient sa compagnie indécente aux femmes, jusque-là que la présidente Lamoignon, sa nièce, renvoyoit toujours sa fille dès qu'il arrivoit. Il s'en aperçut, et elle le surprit fort quand elle lui en avoua la cause ; mais le pli étoit pris, et il n'y avoit plus moyen d'y remédier. Il reprenoit un jour un de ses curés de s'être trouvé à une noce. Le curé se défendit par l'exemple de N.-S. qui se trouva à celles de Cana. « Voyez-vous, Monsieur le curé, lui répliqua-t-il avec un air chagrin, ce n'est pas ce qu'il a fait de mieux. » Quel blasphème dans une autre bouche ! Ce bonhomme croyoit fort bien répliquer et d'une manière édifiante, et il est vrai aussi que de lui on le prenoit de même. C'étoit un vrai pasteur, tout occupé du soin de son diocèse, et avec plus d'esprit et de sens que Dieu lui en avoit donné pour tout le reste. Il étoit

riche de patrimoine ; son évêché l'étoit aussi ; il eut l'industrie de le doubler sans grever personne. Tout alloit aux pauvres. Il vivoit honnêtement, mais fort épiscopalement ; au bout de l'an, il n'avoit pas un écu, et tout alloit en bonnes œuvres. Tant que le roi Jacques a vécu, il lui donnoit tous les ans dix mille écus, et jamais on ne l'a su qu'après la mort de l'évêque, non plus que quantité d'autres œuvres nobles et grandes qui faisoient subsister et marier la pauvre noblesse de son diocèse. C'étoit de plus le meilleur et le plus doux des hommes, avec un air quelquefois grondeur, mais jamais de voies de fait ni d'autorité. Le Roi le traitoit avec une sorte de bonté et même de distinction, dans le peu qu'il paroissoit devant lui, et le bon évêque étoit libre et familier avec lui comme s'il l'eût vu tous les jours. Nul bruit jamais dans son diocèse, qu'il laissa dans la paix et ses affaires en grand ordre. Sa mort fut le désespoir des pauvres et l'affliction amère de tout son diocèse. Avec cela, il étoit quelquefois dangereux par des vespéries qu'il lui arrivoit de faire, mais à des gens qu'il ne savoit plus par où prendre, et ce trait en montrera le zèle. Il avoit un procès à Rouen et il le sollicitoit. Un des principaux présidents à mortier, et qui menoit le plus le Parlement, avoit chez lui une femme mariée qu'il entretenoit publiquement, et avoit forcé la sienne, par ses mauvais traitements, à se mettre dans un couvent. Il alla donc pour voir ce président qui étoit de ses juges ; le portier lui dit qu'il n'y étoit pas. Monsieur de Bayeux insista ; le portier l'assura qu'il étoit sorti, mais que, s'il vouloit entrer, que Madame y étoit. « Comment Madame ! s'écria l'évêque ravi de joie, eh ! de bon cœur ; et depuis quand est-elle revenue chez M. le président ? — Mais ce n'est pas de Madame sa femme que je parle, répondit le portier, c'est de Madame une telle. — Ah ! fi ! fi ! répliqua l'évêque, je ne veux point entrer ; c'est une vilaine, une vilaine que je ne veux pas voir ; dites-le bien à M. le président de ma part, et que cela est honteux à un magistrat comme lui de maltraiter comme il fait Madame sa femme, une honnête femme et vertueuse comme elle, et donner ce scandale, et vivre avec une gueuse, et encore à son âge ! fi, fi ! cela est infâme ; dites-lui bien de ma part, encore une fois, et que je ne reviendrai pas ici. » Voilà la belle sollicitation que fit ce bonhomme, et le rare est qu'il gagna son procès et que ce président l'y servit à merveilles. Il ne se racommoda pourtant pas avec lui ; mais ce conte fit rire toute la ville et vint jusqu'à Paris après.

1225 et 1226. *Les jésuites gagnent un procès devant le Roi.*

(Pages 232-233.)

4 juin 1715. — Le quatrième vœu des jésuites est un secret impénétrable chez eux aux jésuites mêmes ; jusqu'à ce qu'il soit fait, ils ne sont point liés à leurs religieux et les peuvent renvoyer ; cela est à la Compagnie d'un grand avantage, parce que le réciproque n'y est pas, et qu'au bout de peu d'années leurs religieux sont engagés et ne peu-

vent plus sortir, tandis qu'ils peuvent être renvoyés, et beaucoup même toute leur vie, parce que beaucoup ne sont jamais admis à ce quatrième vœu, ce qui est chez eux n'être point profès, mais demeurer dans le bas degré de coadjuteur spirituel, qui n'exclut d'aucun de tous les emplois qui ne sont pas importants au gouvernement secret de la Compagnie, en sorte que les recteurs et quelques provinciaux même peuvent être de ce rang, qui permet à la Compagnie de renvoyer les sujets quand elle le juge à propos. L'inconvénient pour elle étoit de mettre à la mendicité des gens hors d'âge et d'état d'embrasser une autre profession et d'ailleurs exclus des partages de légitimes et de successions. Ils avoient tenté d'y remédier, il y avoit quelques années, à l'occasion d'un P. d'Aubercourt qui sortit de chez eux. La difficulté fut que des familles, qui ont un fils jésuite, et qui, dans cette confiance, font leurs partages, leurs mariages et tous leurs arrangements de famille sur ce pied, se verroient renversées, si, tout cela fait, ce fils jésuite, venant à sortir de la Compagnie, se trouvoit en droit de venir demander à sa famille tout ce qu'il auroit eu ou prétendu s'il ne l'avoit jamais été, et pour le passé, et pour le présent et pour l'avenir encore, dans les successions qui pourroient échoir. Ce fut la matière d'un grand procès que les jésuites eurent le crédit de porter devant le Roi, et d'y gagner en grande partie, malgré le chancelier de Pontchartrain et la plupart de ceux du Conseil. Le P. Tellier, voyant le Roi menacer une prompte ruine, tenta d'obtenir ce qu'ils n'avoient pu lors de l'affaire d'Aubercourt, et y parvint presque entièrement, comme on le voit dans les Mémoires, au hasard du renversement des familles. Ce M. de Crisenoy, qui ne leur fut pas favorable et qui étoit le rapporteur, est celui qui a fait depuis tant de figure et qui fut garde des sceaux à la fin de 1727, et depuis associé par le cardinal Fleury au premier ministère. Il étoit frère cadet de l'avocat général, et fut bientôt après président à mortier.

7 juin 1715. — Ce remercîment des supérieurs des trois maisons des jésuites de Paris dans le cabinet fut une faveur très distinguée. Le Roi s'applaudissoit de leur avoir fait gagner une si grande affaire, et le jour de l'arrivée du cardinalat à Bissy devoit l'être de leur commun triomphe.

1227. *M. d'Asfeld reçoit la Toison d'or.*

(Page 237.)

5 août 1715. — Ducasse, flibustier dans ses premières années et fils et frère de charcutiers, puis de vendeurs de jambons à Bayonne, Bay, fils d'un cabaretier de Besançon, Asfeld, fils d'un marchand d'étoffes d'or à Paris, déshonorèrent la Toison par leur naissance, et l'honorèrent par leur mérite; tous trois ont commandé souvent en chef. Ducasse rendit de signalés services à la mer et en Amérique; Asfeld est parvenu par les meilleures voies au bâton de maréchal de France. Son

frère aîné l'eût été de la promotion du maréchal de Villeroy, s'il eût vécu. C'étoit un homme du mérite le plus distingué et le plus reconnu, fort bien avec M. de Louvois et fort connu et goûté du Roi, qui le regretta fort. Il avoit merveilleusement défendu Bonn ; il mourut de ses blessures aussitôt après avoir été pris, et reçut de l'armée qui en fit le siège les honneurs les moins accoutumés.

1228. *Le Roi veut faire enregistrer la Constitution au Parlement.*

(Pages 249-250.)

28 juillet 1715. — L'affaire qui fut lors traitée entre le Roi, le premier président et le procureur général, et qui le fut plus d'une fois avec les avocats généraux de plus, fut l'enregistrement pur et simple de la Constitution. Outre la doctrine de cette pièce, à laquelle le Parlement n'étoit pas favorable, mais dont il ne pouvoit être juge, la proposition de l'excommunication même injuste, qui oblige et qui a de si grandes suites et si importantes dans un État pour le temporel et pour l'autorité et la sûreté des rois mêmes, étoit une matière soumise au Parlement qu'il ne pouvoit jamais passer. L'affaire alla si loin de part et d'autre, que les gens du Roi doutèrent plus d'une fois de revenir de ces audiences du Roi avec leurs charges, le procureur général surtout, dont la généreuse fermeté fut lors à toute épreuve, et augmenta fort sa réputation ; heureux si, devenu peu après chancelier et garde des sceaux de France, il eût soutenu ce même personnage si digne de vénération. Cependant le Roi, poussé sans cesse par les cardinaux de Rohan et de Bissy, par Mme de Maintenon, par le P. Tellier, irrité de plus par la résistance, résolut d'aller tenir son lit de justice et là de faire enregistrer la Constitution sans aucune modification. Il le dit au premier président et aux gens du Roi ; il le dit aux princes du sang, et fut bien aise qu'on le sût, dans l'espérance que cette crainte le feroit seule obéir ; mais il s'y trompa. Alors il prit tout de bon la résolution d'aller au Parlement, et il y seroit allé, car tous les ordres secrets étoient donnés, si sa santé n'eût tombé tout à coup, de sorte qu'il ne fallut penser qu'à se mettre au lit, au lieu de plus songer à aller au Parlement. On rapportera ici une anecdote curieuse en elle-même, beaucoup plus par ce qui suivit, que peu de gens ont sue et qu'encore moins sont présentement en état de rapporter, mais qu'on sut alors pour le moins d'original, M. le duc d'Orléans avoit alors horreur de la cabale de la Constitution et de toutes les violences qu'elle faisoit commettre ; il ne croyoit pas cette pièce bonne en soi, et surtout il regardoit la proposition de l'excommunication comme le plus grand et le plus évident danger pour le temporel. Il fut alarmé de ce lit de justice, et, comme il s'ouvroit de tout au duc de Saint-Simon, et alors presque à lui seul, il lui demanda ce que lui-même feroit en cette occasion. Le duc, qui avoit su des premiers cette résolution prise et qui avoit eu le temps d'y faire ses réflexions, répondit qu'un particulier n'étoit tenu

à rien qu'à une conduite sage, modérée, silencieuse et respectueuse sur les matières où il n'étoit point consulté, ni en caractère d'agir, se réservant la droiture du cœur et des sentiments ; mais, puisqu'un lit de justice changeoit cette modestie par nécessité dans ceux qui étoient non seulement en droit, mais en nécessité de s'y trouver, que les pairs n'étoient point tenus d'aller aux assemblées du Parlement sur ces matières, mais qu'ayant prêté serment d'y assister le Roi dans ses hautes et importantes affaires, à leur réception en plein Parlement, et étant conviés, avertis et mandés de la part du Roi par le grand maître des cérémonies de se trouver tel jour et à telle heure au Parlement où le Roi devoit venir, ils ne pouvoient manquer de s'y trouver sans manquer à leur serment, au Roi, à l'État et à eux-mêmes, ni d'y parler en gens de bien et d'honneur avec tout le respect et la retenue possible, mais aussi avec toute la liberté et la force que leur conscience exigeoit d'eux ; qu'ainsi son parti étoit pris d'aller au lit de justice, et, quand ce seroit à lui d'opiner, de le faire en cette sorte et pour rejeter l'enregistrement et en montrer tous les dangers ; qu'il sentoit bien en même temps quelles en seroient les suites ; que l'enregistrement n'en seroit pas moins fait et qu'il seroit perdu et exilé ; qu'aussi prendroit-il ses mesures pour attendre cet événement en paix et avoir son paquet fait et sa chaise de poste toute prête pour aller le jour même où il lui seroit ordonné. M. le duc d'Orléans l'écouta très attentivement, puis lui dit : « Voilà donc votre résolution, et l'embrassant tout de suite, j'en suis ravi, continua-t-il, et je m'y attendois bien. Pour moi, voici la mienne : c'est d'en faire tout autant, et vous m'y affermissez ; mais j'aurai plus d'embarras que vous : car ma place est joignant celle du Roi, qui ne perdra pas un mot de ce que je dirai, et qui me regardera avec fureur, et peut-être m'interrompra ; mais n'importe, le parti en est pris et bien pris, et, s'il m'ordonne de m'éloigner, je m'y attends et j'obéirai sans répliquer. » Le duc le loua et l'encouragea tant qu'il put, jusque là qu'ils se promirent l'un à l'autre de demeurer fermes dans cette résolution et de n'en dire mot à personne, car ils étoient tête à tête ; mais Dieu détourna cet orage. Le duc de Saint-Simon a plus d'une fois fait souvenir ce prince de cette conversation lorsqu'il fut régent, et le prince baissoit la tête avec honte, aveu et méchantes raisons. Il faut le dire : les princes qui sont au timon sont un genre d'hommes bien à plaindre.

1229. *Le maréchal de Rosen.*

(Page 256.)

6 août 1715. — On a fait connoître Rosen lors de sa promotion à l'office de maréchal de France. Il ne commanda jamais d'armée en chef, mais des ailes, mais la cavalerie, mais quelques gros corps détachés pour peu de temps. Il s'en acquittoit avec capacité ; mais elle n'alloit pas au delà, et il étoit sujet à s'emporter et à perdre la tramontane

dans le commandement, et pour cela même évité des officiers généraux qui servoient sous lui ; du reste galant homme et bon homme, généreux au possible. Il reprochoit à son fils de trop bien parler françois, et lui-même se gardoit bien de tomber dans cette faute. Le Roi se plaisoit à avoir des étrangers à son service et à les avancer ; Rosen vouloit que toutes ses paroles fissent souvenir qu'il l'étoit. Il finit sa vie d'une manière également utile et honorable ; il se retira après la paix de Ryswyk dans une de ses terres en Alsace, dont le château et les jardins étoient beaux, et qu'il avoit fort accommodés. Il étoit veuf et avoit marié son fils à une Grammont de Franche-Comté, qui se trouva une femme entendue, d'esprit, de vertu et d'un vrai mérite qui suppléa à celui de son mari, qui devint pourtant lieutenant général. Le maréchal aimoit fort sa belle-fille, qui gouvernoit la maison et qui y avoit toujours bonne compagnie. Il avoit marié sa fille à Rottembourg, dont le fils mourut en 1735 portant l'ordre du Saint-Esprit depuis deux ans, dont sa santé ne lui permit pas de recevoir le collier, et dont la capacité dans les négociations du Nord et dans ses ambassades en Espagne devint une perte considérable pour l'État. Le maréchal vivoit dans sa famille, à qui il avoit tout abandonné ; sa belle-fille le mit peu à peu dans le bien. Il trouva que son âge ne convenoit guères à la vie qu'il menoit dans ce château, où sa considération et l'accueil de sa belle-fille attiroient beaucoup de monde. Il se bâtit un pavillon au bout du parc ; il s'y retira avec un très court nécessaire pour l'y servir, et venoit quelquefois au château en visite. Là, il ne s'occupa plus que de son salut, sans y recevoir personne, et venoit une fois l'an passer huit ou douze jours à Paris ou à la cour, où le Roi le traitoit toujours avec bonté et distinction, et on s'empressoit de lui témoigner de l'estime. Jamais ses voyages n'étoient plus longs. Il passa ainsi quelques années dans une santé parfaite de corps et d'esprit, se préparant soigneusement à une meilleure vie, où il entra par une courte maladie, content de sa vie, de sa fortune, de sa retraite, de sa famille, de sa considération jusqu'au bout, et ayant grand sujet de l'être.

1230. *La princesse des Ursins quitte la France ; ses dernières années à Gênes et à Rome.*

(Page 258.)

6 août 1715. — Mme des Ursins, bien avertie de l'état du Roi, se hâta de sortir de France avec une précipitation peu décente et qui montra toute la frayeur qu'elle eut de se trouver en la puissance de M. le duc d'Orléans, qu'elle avoit si cruellement offensé ; elle le mesuroit à son aune et se trompoit entièrement. Jusqu'alors peu décidée sur le lieu de sa retraite, amusée par un reste d'amis et de connoissances et par ceux de son frère, chez qui elle logeoit, et qui en avoit beaucoup, occupée à retirer ses effets d'Espagne et à s'arranger

dans ses affaires pour un si grand changement d'état, elle avoit coulé le temps dans l'incertitude ; mais la frayeur de perdre le Roi, ou plutôt de se trouver entre les mains de M. le duc d'Orléans, ne lui laissa plus un instant à perdre. Elle fut encore si frappée du changement du Roi à ce congé, depuis qu'elle l'avoit vu en arrivant d'Espagne, qu'elle se crut perdue, et hâta la rapidité de son départ et de sa course en poste jusqu'à Lyon, et, si près des frontières, elle prit haleine et se reposa, incertaine encore du lieu de sa retraite. Elle avoit abandonné le projet de la Hollande ; la liberté lui en avoit donné la pensée ; l'égalité et l'unisson d'une république l'en dégoûta. Elle ne pouvoit se résoudre de retourner à Rome ; elle y avoit trop régné autrefois pour y retourner sans aucune figure, avec un visage fané, et dans la crainte encore d'y être mal reçue après ce qui s'étoit passé en Espagne de la nonciature fermée et d'autres démêlés entre les deux cours, la perte de mille gens de ses amis ou de sa connoissance, ou le déplaisir de trouver tout renouvelé depuis quinze ans d'absence, et y revenir en asile et en proscrite après avoir régné avec tant d'éclat. Turin n'étoit pas un théâtre digne d'elle ; le roi de Sardaigne n'en avoit pas toujours été content, et de plus ils en savoient trop tous deux l'un pour l'autre. Elle coula ainsi le temps avec le pied à l'étrier, et se tenant aux écoutes de la maladie du Roi ; mais, dès qu'elle en apprit l'extrémité, elle s'enfuit de nouveau avec la même précipitation et la même vitesse, se jeta dans Chambéry comme au plus sûr et au plus près pour ce moment, où elle arriva comme hors d'haleine. Cet asile fut sa première station, où elle se donna tout le temps de se choisir une demeure fixe et de s'arranger pour s'y établir. Tout bien consulté, elle se fixa à Gênes ; la liberté lui en plut ; le commerce d'une riche et nombreuse noblesse, la beauté du lieu et du climat, une espèce de milieu entre Paris, Madrid et Rome : tout cela la détermina. Elle avoit toujours ses commerces dans ces trois capitales ; elle étoit affamée de tout ce qui passoit, et le renversement de tant de réalités si grandes et de tant de desseins plus grands encore, n'avoit pu venir à bout de ses espérances ni beaucoup moins de ses desirs. Elle passa donc enfin à Gênes, où elle fut fort bien reçue, et espéra d'y fixer ses tabernacles ; elle y passa quelques années ; mais l'ennui enfin la gagna, et peut-être encore plus le dépit de n'y être pas assez comptée. Elle ne pouvoit vivre sans se mêler, et de quoi à la longue se mêler à Gênes, quand on est femme et vieille ? Elle tourna donc enfin toutes ses pensées vers Rome ; elle se réchauffa avec effort pour son frère le cardinal de la Trémoïlle ; elle sonda la cour romaine ; elle renoua d'anciens commerces ; elle tâta le pavé partout ; surtout elle fut attentive à s'assurer du traitement de tout ce qui tenoit à la France et à l'Espagne, et à la fin elle quitta Gênes et retourna dans son nid. Elle n'y fut pas longtemps sans s'attacher au roi et à la reine d'Angleterre, et ne s'y attacha pas longtemps sans les gouverner et bientôt à découvert. Quelle triste ressource ! Mais enfin c'étoit une idée de cour et un fumet d'affaires pour qui ne pouvoit plus s'en passer. Elle passa ainsi le reste de sa vie dans une grande santé et dans une prodigieuse opulence, qui n'étoit pas inutile aussi à cette déplorable petite cour, du reste médiocrement considérée et nullement comptée à Rome, désertée de ce qui sentoit l'Espagne, médiocrement visitée de ce qui étoit françois, mais sans rien essuyer de la part du Régent, bien payée de France et d'Espagne, et toujours occupée du monde, de ce qu'elle avoit été, de ce qu'elle n'étoit plus, mais sans bassesse et avec courage et grandeur. Le cardinal, son frère, qu'elle perdit en janvier 1720, ne laissa pas, sans amitié de part ni d'autre, de lui faire un vuide. Elle le survécut trois ans, conserva toute sa santé, sa force et son esprit jusqu'à sa mort, et fut emportée à plus de quatre-vingts ans d'une fort courte maladie, le 5 décembre 1722. La petite cour d'Angleterre la regretta fort, et d'ailleurs cette perte, qui auroit retenti quelques années auparavant sur toute l'Europe et qui auroit causé de si grands mouvements, ne fit pas alors le moindre bruit dans le monde. Elle y en a tant fait et en tant de façons et y a été un personnage si singulier, si considérable, si unique toute sa vie, on a eu occasion de parler d'elle en tant d'occasions sur ces Mémoires, enfin elle est si parfaitement connue, qu'il seroit inutile de s'y étendre davantage. On ajoutera seulement qu'elle eut le plaisir, avant sa mort, de jouir de la disgrâce de ses deux ennemis, et de les voir arriver à Rome, tous deux chassés d'Espagne, les cardinaux del Giudice et Alberoni, et précipités, surtout le dernier, du faîte de la grandeur et de la puissance.

1231. *Le duc d'Orléans débonnaire.*

(Page 269.)

3 septembre 1716. — .... Un jour[1] que, vers la fin de la vie du Roi, il [le duc de Saint-Simon] étoit monté chez Mme la duchesse d'Orléans à Marly, il la trouva au lit et M. le duc d'Orléans assis au chevet seul avec elle. Dès qu'il fut auprès d'eux, Mme la duchesse d'Orléans lui conta quelque chose d'affreux en basse et noire malignité que venoient de lui faire à la sourdine des gens du premier rang et de la première splendeur à la cour par leur faveur et par leurs établissements, par l'état qu'ils y tenoient et par leurs liaisons, gens qui se donnoient en secret pour vouloir être de ses amis, mais dont la trame venoit d'être mise au net et au clair. Saint-Simon s'écria; Mme d'Orléans l'interrompit, et lui fit ses plaintes de la tranquillité d'âme de M. le duc d'Orléans là-dessus, qui même, ayant trouvé ce jour-là même, et depuis la découverte, le prêtre et son frère dans le salon, n'avoit rien changé avec eux de sa façon ordinaire, et ne s'y étoit pas trouvé contraint, et

1. Le commencement et la fin de cette Addition trouveront place dans la suite des *Mémoires*, en regard de la page 120 du tome XIII de 1873.

cependant M. le duc d'Orléans sourioit doucement. Saint-Simon, à qui un tel tempérament n'étoit rien moins qu'homogène, fixa ses deux yeux alarmés sur les siens, et s'écria avec un dépit amer : « Pour cela, Monsieur, il faut dire la vérité : depuis Louis le Débonnaire, il n'y en eut jamais un si débonnaire ». Ce trait vif et vrai le perça ; il rougit, il balbutia, il se fâcha, chose à lui presque inouïe. Le duc de Saint-Simon s'en mit à rire, et lui dit que, pour cette fois, il avoit mis le doigt sur l'ulcère, et qu'il en étoit bien aise, pourvu qu'il en profitât. Le prince n'en fit rien ; cela n'étoit pas en lui : il se radoucit peu à peu, et il ne fut plus question de cette riotte entre eux. Longtemps après, c'est-à-dire après la mort du Roi, et lorsque le Roi d'aujourd'hui fut revenu de Vincennes à Paris, Saint-Simon, causant à un bout du grand cabinet du conseil de régence avant qu'on le commençât, s'entendit appeler, et on lui dit que M. le duc d'Orléans, qui étoit dans une fenêtre à l'autre bout du cabinet, le demandoit. Il y alla, ce qui étoit autour du prince s'écarta ; alors le Régent, d'un air extrêmement sérieux, et qu'il prenoit rarement avec personne et encore moins avec le duc, lui dit qu'il avoit fort à se plaindre de lui, et qu'à leur ancienne amitié il en étoit extrêmement surpris. Saint-Simon, qui le fut au dernier point, le supplia de s'expliquer et l'assura qu'il n'avoit pas même eu jamais la moindre pensée qui pût être soupçonnée de lui manquer. « Vous avez pourtant fait des vers contre moi, répliqua le prince. — Moi, des vers ! répondit le duc, et des vers contre vous ! Eh ! vous savez que de ma vie je n'en ai su faire un seul ! comment pouvez-vous croire que cette sience me soit venue tout à coup, et pour un coup d'essai contre vous ? — Enfin pensez-y bien, reprit le prince, et, si je vous les dis, vous ne pourrez les méconnoître : c'est une chanson. — Monsieur, lui répliqua le duc, le plus étonné du monde, je ne sais qui vous peut mettre de telles absurdités dans la tête ni comment elles y peuvent entrer : encore un coup, de vers et de chansons, en toute ma vie je n'en ai su faire ; et vous le savez bien, et vous devez savoir encore mieux que de rien faire contre vous j'en suis encore plus incapable. » Là-dessus voilà le Régent à lui chanter un pont-neuf qui couroit sur lui par les rues, dont le refrain étoit : « Notre régent est débonnaire », et à pâmer de rire, et Saint-Simon en colère à s'écrier : « Comment ! vous vous en souvenez encore après si longtemps ; pour moi, je l'avois bien oublié. » Et le Régent à rire de plus en plus et à lui répéter que pour celle-là il falloit bien qu'elle fût de lui ; il n'y avoit que des louanges de vaudeville. La plaisanterie finit ainsi, et le Régent la raconta le soir et s'en divertit ; mais cela montre qu'il n'avoit pu oublier ce reproche ancien de débonnaireté, dont il fit mention plusieurs fois depuis et au duc même et à d'autres, mais en riant et avec amitié, ce qui n'empêcha pas Saint-Simon de lui en dire sa pensée avec la même liberté aussi, toutes les fois que l'occasion s'en présentoit et qu'il le jugeoit nécessaire, mais rarement avec quelque fruit.....

1232. *La duchesse d'Orléans se croit une fille de France.*

(Page 300.)

22 juillet 1717. — Mme la duchesse d'Orléans, avec infiniment d'esprit et plus que parfaitement instruite de ce qu'elle est née, par Madame et quelquefois aussi par Monsieur, ne s'est jamais pu défendre de se croire une fille de France, et qui avoit fait beaucoup d'honneur à M. le duc d'Orléans de descendre à l'épouser. Il n'a tenu continuellement qu'à elle, et dans tous les temps, d'être avec lui la plus heureuse femme de l'Europe, et, en tout ce qui a dépendu de lui en tous les temps aussi, il ne s'est jamais lassé d'aller au-devant de tout pour la rendre telle. Mais c'étoit lui manquer de respect que d'avoir des maîtresses, quoiqu'elles ne parussent jamais devant elle, pas même depuis la mort du Roi, et qu'elles n'influassent en rien sur ce qui regardoit ni elle, ni sa maison, ni ses enfants, et depuis la mort du Roi elle n'a cessé de désoler M. le duc d'Orléans sur ses frères, ni de pleurer et de gémir sur eux. Il est vrai aussi, que, depuis qu'ils ont été rétablis, elle ne s'en est plus souciée, ni guères eux d'elle, et que, depuis la mort de M. le duc d'Orléans, ce sont peut-être les deux hommes de France qu'elle a le moins vus, et cela sans cause ni brouillerie entre elle et M. du Maine. Pour M. le comte de Toulouse, on peut juger, à ce qui vient d'être exposé, quelle a été l'indignation qu'elle a conçue de son mariage, quelque injuste qu'elle ait été.

1233. *La duchesse Sforze.*

(Page 306.)

2 avril 1703. — Il est rare que princes et princesses ne soient gouvernés par quelqu'un. La duchesse d'Orléans la fut par Mme Sforze, tant que celle-ci vécut, avec tout empire ; elle avoit fort peu de bien, et une nièce de Mme de Montespan, qui avoit encore quelque beauté et un esprit que le Roi avoit paru goûter des moments et que Mme de Maintenon avoit soigneusement écartée, n'étoit pas pour espérer des grâces de la cour. C'étoit, à un air près de hauteur et d'empire et quelques singularités, une femme aimable, capable d'amitié et de courage, et qui avoit une infinité de bonnes choses. Le secret et la fidélité y étoient en entier.

1234. *Repas donnés à Marly aux principaux courtisans par le duc et la duchesse d'Orléans.*

(Page 312.)

24 juillet 1713. — Autre glissade de l'auteur des Mémoires sur ces repas de M. et de Mme la duchesse d'Orléans à Marly. Il dit qu'ils

donnoient à dîner aux dames et aux principaux courtisans; il auroit parlé plus correctement s'il avoit dit à ceux dont les femmes sont assises et aux maréchaux de France, parce que ceux-là seuls mangent avec les petites-filles de France, et que nul autre n'y fut admis. Mais Dangeau, qui étoit souvent des grands repas de la cour où on traitoit des étrangers fort considérables, ou à d'autres fêtes, parce qu'il étoit fort du grand monde et mêlé avec la bonne compagnie de la cour, et qui a grand soin de l'insinuer à chaque occasion dans ses Mémoires, n'a voulu nommer personne en celle-ci, parce qu'il n'eût pu se nommer soi-même. Il faut passer ces petites vanités à un homme aussi frivole, mais bon homme et honnête homme d'ailleurs.

APPENDICE

SECONDE PARTIE

I

LES BÉNÉFICES DE L'ABBÉ DESMARETZ[1]

A propos des bénéfices ecclésiastiques accordés à diverses époques au fils du contrôleur général Desmaretz, on trouvera ci-après diverses lettres adressées à son père à ces occasions; elles sont extraites des papiers du Contrôle général des finances. Nous donnons d'abord une lettre de l'abbé Regnier des Marais, membre de l'Académie française, relative à la première thèse soutenue par l'abbé Desmaretz en 1708.

L'abbé Regnier des Marais au Contrôleur général[2].

« Le 10e juillet 1708.

« Je prends la liberté de vous écrire aujourd'hui, Monsieur, comme au père de César-Auguste, que je viens de voir en chair et en os au collège de Louis-le-Grand, et qui y a fait merveille. Hérode y a accusé ses enfants devant lui; les enfants se sont justifiés de l'accusation de leur père, et Auguste a rendu ensuite un jugement si équitable que les enfants ont été tout d'un coup réconciliés avec le père. Sérieusement, Monsieur, et sans aucune exagération, on ne peut pas mieux faire que M. l'abbé Desmaretz a fait. Le P. le Jay, qui était le modérateur de l'action, l'a finie par un petit discours, où, après avoir loué convenablement chacun des acteurs, il est venu au père d'Auguste, dont il a dit ce que tout le monde en pense, et de là il a pris occasion de faire un court éloge de M. Colbert. Voilà, Monsieur, de quoi j'ai cru vous devoir rendre compte comme témoin. Je puis aussi, comme témoin, vous assurer que j'ai vu M. de Marville et M. de Goësbriand, qui se portent parfaitement bien.

1. Ci-dessus, p. 96.
2. Archives nationales, carton G7 563.

« M. le cardinal d'Estrées se porte beaucoup mieux de sa chute ; il en sera quitte pour garder sa chambre encore quelques jours ; mais M. de Phélypeaux vient de perdre tout d'un coup un œil ; on dit que c'est par une goutte sereine.

« Je suis, Monsieur, avec un profond respect, votre très humble et très obéissant serviteur.

« REGNIER DES MARAIS. »

Le P. le Tellier à M. Desmaretz[1].

« A Paris, ce 25 juillet 1710.

« Monsieur,

« Je n'ai que ce moment en arrivant pour me donner l'honneur de vous dire qu'il a plu au Roi de nommer Monsieur votre fils à l'abbaye de Saint-Bénigne de Dijon. Cela vient tout à propos pour mettre le comble au succès de son acte d'hier[2]. Je me flatte que vous me faites la justice de croire que tout cela me fait beaucoup de plaisir et que je suis avec autant de respect et d'attachement qu'on le peut être,

« Monsieur,

« Votre très humble et très obéissant serviteur en N. S.

« LE TELLIER, J. »

Je joins ce mémoire de M. l'évêque de Digne que le Roi m'a ordonné de vous remettre.

Le duc de Béthune à M. Desmaretz[3].

« De Cambray, ce 1er août 1710.

« Monsieur,

« J'apprends dans le moment l'applaudissement général qu'a eu M. l'abbé Desmaretz dans la thèse qu'il vient de soutenir. On ne devoit pas s'attendre à moins de lui. Je ne puis différer à vous en marquer ma joie et à vous en faire mon compliment, comme aussi sur la belle et bonne abbaye que le Roi vient de lui donner. Voilà un beau commencement ; il n'y a qu'à espérer que cela ira en augmentant. Je continue toujours à vous faire, Monsieur, de très humbles remerciements

1. Archives nationales, carton G7 874.
2. La marquise d'Huxelles écrivait le 2 août au marquis de la Garde (lettre inédite) : « Le fils de M. Desmaretz destiné à l'église soutint une thèse au collège du cardinal Lemoine. Les trois cardinaux y allèrent, tous les prélats du premier et du second ordre, ce qui regarde le Conseil, la finance, beaucoup de Messieurs du Parlement ; mais il n'y eut point d'épées, de titrés, ni d'autres, personne n'ayant été averti. »
3. Archives nationales, carton G7 874.

de toutes les bontés que vous avez pour moi dans ce qui regarde mes affaires. Mme de Béthune ne m'écrit point de fois que ses lettres ne soient remplies de la continuation des peines que vous prenez pour cela et de sa reconnoissance pour vous, Monsieur. Mais malheureusement nous ne pouvons vous la marquer que par notre respect et nos paroles. Ma santé va de pire en pire, et ma poitrine me fait de plus grandes douleurs depuis la dernière fois que j'ai eu l'honneur de vous écrire. Il est aussi bien triste pour moi que ma mauvaise santé m'empêche de remplir mes devoirs et me retienne dans un lit depuis si longtemps.

« Je suis avec une parfaite reconnoissance et un profond respect,

« Monsieur,

« Votre très humble et très obéissant serviteur,

« De Béthune. »

Le sieur Chuberé, banquier expéditionnaire en cour de Rome, au contrôleur général Desmaretz[1].

« A Paris, ce dimanche 10 août 1710.

« Monseigneur,

« Je me suis donné l'honneur de vous représenter qu'il étoit important de faire les démarches nécessaires pour le gratis des bulles de M. l'abbé Desmaretz, et pour cet effet d'écrire non seulement à M. le cardinal de la Trémoïlle et à M. le cardinal Gualtieri, mais encore aux cardinaux Paulucci et Sacripante ; le premier est secrétaire d'État et seul ministre ; le second est dataire ; ils peuvent beaucoup l'un et l'autre pour la grâce que nous demandons. Je charge mon correspon ant d'informer ces Éminences et les autres des exemples de ceux qui vous ont précédé dans le ministère, outre celui que vous avez dans votre propre famille de MM. Colbert. J'ai obtenu la même grâce pour MM. Pelletier et pour Monsieur de Senlis, ce qui vous met, Monseigneur, dans une espèce de droit de la demander. J'avoue que les temps étoient plus heureux, et que, comme dit M. le cardinal d'Ossat, Rome mesure ses grâces sur la fortune. C'est pourquoi, quelque préjugé que forment ces exemples en votre faveur, il faut solliciter, d'autant plus qu'ils croyent ne devoir le gratis qu'à M. de Torcy comme ministre des pays étrangers. Je me persuade, Monseigneur, que vous n'oublierez pas la principale recommandation, qui est celle du Roi, et d'en faire mettre un article dans la lettre de M. de Torcy. Je vous envoie le projet des quatre lettres que j'ai dressé; je laisse à votre prudence d'ajouter ou retrancher ce que vous jugerez à propos. J'ai parlé sobrement des exemples, par la raison que je viens de vous marquer; mon correspondant saura bien les faire valoir de vive voix

1. Archives nationales, carton G7 874.

Je croyois, Monseigneur, avoir l'honneur de vous entretenir aujourd'hui à Versailles de tout ce qui peut concerner le gratis de nos bulles; ne l'ayant pu, j'y supplée par ma lettre. J'envoierai mardi matin les lettres de nomination du Roi. Si les vôtres sont prêtes, je vous supplie, Monseigneur, de me les envoyer ; je n'oublierai rien de ce qui dépendra de mon ministère pour vous marquer mon zèle et le profond respect avec lequel je suis, de Votre Grandeur,

« Monseigneur,

« Le très humble et très obéissant serviteur,

« CHUBERÉ. »

Projet de lettre au Pape[1].

« [Août 1710.]

« Très Saint Père,

« Le nouveau témoignage que le Roi vient de me donner de ses bontés en nommant l'un de mes fils à l'abbaye de Saint-Bénigne de Dijon m'oblige à avoir recours à Votre Béatitude pour la supplier très humblement de vouloir bien accompagner les bulles de cette abbaye des autres grâces qui ont été accordées par Votre Sainteté et par les papes ses prédécesseurs à ceux qui ont occupé les places que Sa Majesté a bien voulu me confier. J'ose prendre la liberté de les demander avec confiance à Votre Béatitude et de l'assurer que, regardant cette faveur comme un témoignage distingué de ses bontés, ma reconnoissance sera parfaite. Je la supplie de me permettre de lui marquer que je suis avec le très profond respect que je dois,

« Très Saint Père,

« De Votre Sainteté

« Le très humble et très obéissant serviteur. »

Projet de lettre au cardinal de la Trémoïlle[2].

« [Août 1710.]

« Monseigneur,

« La confiance entière que j'ai dans l'amitié dont Votre Éminence veut bien m'honorer ne me permet pas de douter de ses bontés pour mon fils à l'occasion de la grâce que le Roi m'a faite en le nommant à l'abbaye de Saint-Bénigne de Dijon. Votre Éminence sait que ceux qui m'ont précédés dans la place que j'occupe ont obtenu dans des cas pareils le gratis des bulles pour leurs enfants, et je la supplie de vouloir bien appuyer de tout son crédit la demande de cette grâce. Je sais la difficulté qu'il y a de les obtenir sous le pontificat présent, et c'est

1. Archives nationales, carton G[7] 574.
2. *Ibidem.*

aussi par cette raison que je suis persuadé d'avance de toute l'obligation que j'aurai à Votre Éminence. Elle me doit la justice de croire que j'en aurai toute la reconnoissance que je dois, et que je suis avec autant d'attachement que de respect,

« Monseigneur,

« De Votre Éminence

« Très humble et très obéissant serviteur[1]. »

Le sieur Chuberé au contrôleur général Desmaretz[2].

« Ce 2 juillet 1712.

« Monseigneur

« J'ai vu, par la lettre que m'a communiquée M. le prince de Carpegna, que le Pape s'est déjà relâché sur l'une des deux difficultés de l'indult de M. l'abbé Desmaretz, qui est la perpétuité de l'indult, pour n'être point obligé de faire renouveler tous les cinq ans ; ce n'est pas une petite grâce, et je croyois que le Pape se relâcheroit plutôt sur l'autre qui regarde les pays d'obédience. Cependant je vois qu'il insiste beaucoup sur celle-ci, et vous cite les exemples de quelques indults dont on a excepté les pays d'obédience. J'en conviens ; mais, puisque Sa Sainteté veut bien aujourd'hui distinguer M. l'abbé Desmaretz en lui accordant l'indult à perpétuité, il ne sera pas difficile de lui citer à notre tour des exemples d'indults dans lesquels le Pape s'est relâché de la même clause des pays d'obédience, qui en avoient été exceptés d'abord. Ainsi, dans l'indult accordé à Mgr le cardinal d'Estrées pour l'abbaye de Saint-Claude, le Pape en avoit excepté d'abord les pays d'obédience ; néanmoins sur ce qu'on lui remontra que la plupart des bénéfices étoient situés dans la Franche-Comté, pays d'obédience, et que d'en excepter les bénéfices qui y étoient situés étoit, en quelque manière, rendre l'indult inutile, le Pape a accordé une ampliation d'indult sans cette restriction.

« Ces raisons sont communes à M. l'abbé Desmaretz ; une bonne partie des bénéfices est dans la Franche-Comté et en Lorraine, et l'on peut représenter à Sa Sainteté la différence qu'il y a des autres abbés dont les abbayes sont situées au milieu de la France, qui ne souffrent aucun préjudice de cette restriction, d'avec M. l'abbé Desmaretz, sans parler qu'il y a nombre d'abbés qui n'ont pas cette exception, témoin l'indult accordé à M. l'abbé de Lionne, à feu Mgr l'archevêque de Rouen et à beaucoup d'autres.

« Comme je vois l'habileté de Mme la princesse de Carpegna, j'ordonnerai à M. de Pressyat, mon correspondant, de l'aller trouver, et de lui remettre les instructions nécessaires pour surmonter cette dernière

1. Modèles de lettres analogues aux cardinaux Ottoboni, Sacripante et Paulucci.
2. Archives nationales, carton G^7 584.

difficulté, et, si elle la peut vaincre, ce sera une véritable marque de la distinction que Sa Sainteté voudra bien faire de Votre Grandeur et de sa considération pour Mme la princesse de Carpegna. Si j'avois su que c'étoit elle qui négocioit cette grâce, je lui aurois fourni tous les matériaux. Je ne manquerai pas de lui en écrire au long par le premier courrier, qui est celui qui partira lundi, et je n'oublierai rien pour contribuer à la réussite d'une grâce qui vous doit être à cœur...

« Je suis, avec un profond respect,

« Monseigneur,

« Votre très humble et très obéissant serviteur,

« Chuberé. »

En apostille : « Lui faire réponse qu'il prenne la peine de venir chez moi à Paris mercredi prochain. M. le prince de Carpegna s'y trouvera, et nous verrons ce qu'il y a à faire pour le droit d'indult. »

L'abbé Borio à M. Desmaretz[1].

« Ce 2 juillet 1712.

« Monseigneur,

« Je me suis déjà donné l'honneur la semaine dernière d'écrire à Votre Excellence pour lui donner avis des bonnes dispositions où Sa Sainteté étoit pour faire plaisir à Votre Excellence au sujet de l'indult pour Monsieur l'abbé son fils, et pour la supplier en même temps de vouloir bien en cette considération terminer l'affaire des soies d'Avignon avant l'arrivée du nouveau nonce. Dans la crainte où je suis que ma lettre n'ait été égarée, je prends la liberté de renouveler ma très humble prière à Votre Excellence, en l'assurant qu'elle ne sauroit faire chose plus agréable à Sa Sainteté qu'en terminant favorablement ladite affaire, et qu'à mon particulier j'en aurai à Votre Excellence d'éternelles obligations.

« J'ai l'honneur d'être avec respect,

« Monseigneur,

« De Votre Excellence

« Le très humble et très obéissant serviteur.

« L'abbé Borio.

« auditeur de la nonciature. »

L'abbé Borio à M. Desmaretz[2].

« Ce vendredi 15 juillet 1712.

« Monseigneur,

« Je viens de recevoir de Rome des lettres qui regardent Votre Ex-

1. Archives nationales, carton G^7 584.
2. *Ibidem.*

cellence. Comme on m'ordonne d'en communiquer le contenu à Votre Excellence, et que d'ailleurs ça pourroit lui faire plaisir, je la supplie très humblement de vouloir bien me marquer une heure d'aujourd'hui ou de demain où je pourrois avoir l'honneur de voir Votre Excellence pour m'acquitter de ma commission avant son départ pour Fontainebleau.

« J'ai l'honneur d'être, avec tout le respect possible,

« Monseigneur,

« De Votre Excellence

« Votre très humble et très obéissant serviteur.

« L'Abbé Borio,

« auditeur de la nonciature. »

Le sieur Bridelle au contrôleur général Desmaretz[1].

« A Dijon, ce 27 juillet 1712.

« Monseigneur,

« M. l'abbé Desmaretz a rendu depuis sa réception ses visites de remerciment à tous Messieurs du Parlement. Il me paroît qu'ils sont tous contents de ses manières ; ils se louent de sa politesse.

« Il a eu lundi dernier l'occasion de jouir d'un des privilèges de son abbaye : il s'est fait une procession générale ; il y a assisté avec ses religieux en rang et place de chef du clergé de la ville ; il s'est encore très bien tiré de cette cérémonie.

« Mardi, après dîner, il est allé à Plombières, village à une lieue de Dijon, dont il est seigneur, et où il a une petite maison de campagne. Il y a toujours été reçu par les habitants avec les cérémonies et selon l'usage ordinaire.

« Je ne vois plus rien qui nous retienne à Dijon ; Monsieur l'abbé fera ses adieux ces jours-ci, et je crois que nous partirons au commencement de la semaine prochaine pour retourner à Paris. J'aurai l'honneur de vous mander son départ.

« Je suis, avec un très profond respect,

« Monseigneur,

« Votre très humble et très obéissant serviteur.

« Bridelle. »

Le sieur Bridelle à M. Desmaretz[2].

« A Paris, le 12 mai 1714.

« Monseigneur.

« J'ai appris par M. l'abbé de Gamaches que M. l'archevêque de

1. Archives nationales, carton G[7] 584.
2. Archives nationales carton G[7] 592.

Rouen vous a fait réponse au sujet du grand vicariat de Pontoise et qu'il y nomme M. l'abbé Desmaretz. Si l'affaire est terminée, il seroit à propos que Monsieur l'abbé prît ses mesures pour recevoir le diaconat la veille de la Trinité et la prêtrise au mois de septembre. C'est son dessein; mais pour cela il a besoin de votre crédit auprès de M. le cardinal de Noailles, pour avoir dispense des interstices. La grâce ne sera pas difficile à obtenir, si vous voulez vous donner la peine de lui en écrire un mot. Le temps presse et l'ordination approche. Si j'avois osé, je serois allé à Marly demander et recevoir vos ordres là-dessus.

« J'ai l'honneur d'être avec un profond respect,

« Monseigneur,

« Votre très humble et très obéissant serviteur.

« BRIDELLE. »

Le sieur Bridelle à M. Desmaretz[1].

« Paris, ce 26 mai 1714.

« Monsieur,

« J'ai reçu par cet ordinaire un bref de Sa Sainteté pour Votre Excellence que je lui envoie avec un véritable plaisir. Elle y trouvera joint une lettre de M. le cardinal Paulucci. Je la supplie d'avoir la bonté de me faire savoir si elle aura pour agréable que je présente au Roi mardi prochain le bref de Sa Sainteté à l'occasion des Avignonnois, et de me croire avec bien du respect.

« Monsieur

« De votre Excellence.

« Le très humble et très obéissant serviteur,

« BRIDELLE. »

Le contrôleur général Desmaretz à S. S. le Souverain pontife[2].

« Versailles, le 28 janvier 1715.

« Très Saint Père,

« Le Roi m'ayant fait l'honneur de nommer mon fils à l'abbaye de Saint-Nicolas-aux-Bois, vacante par la mort de M. le cardinal d'Estrées, sa nomination m'est une occasion favorable pour me mettre aux pieds de Votre Sainteté, pour la remercier de tant de grâces que j'en ai reçues, et lui en demander de nouvelles dans l'expédition des bulles dont mon fils a besoin. La générosité avec laquelle Votre Sainteté en a répandu de si distinguées dans ma famille me donne lieu d'attendre

1. Archives nationales, carton G^7 592.
2. Publiée dans la *Correspondance des Contrôleurs généraux*, tome III, nº 1178.

celle-ci de sa bonté. J'ose assurer Votre Sainteté que, de tous ceux qui, dans ma place, en ont obtenu de pareilles du saint-siège, aucun n'a pu en conserver une plus vive reconnoissance; je n'en manquerai jamais dans ce qui regardera le service de Votre Sainteté. Je souhaite pour cela des occasions propres à marquer l'étendue de mon zèle et de mon respectueux attachement dans les choses où Votre Sainteté voudra bien m'honorer de ses ordres. Je la supplie de recevoir avec sa clémence ordinaire les sincères protestations que je lui en fais, et de me permettre que, prosterné à ses pieds, je lui demande sa bénédiction.

« DESMARETZ[1]. »

1. Le même jour, il adressa des lettres dans le même sens aux cardinaux de la Trémoïlle, Paulucci et Sacripante.

II

LETTRE MORALE DU DUC DU MAINE A LA DUCHESSE DE NEVERS[1]

« Marly, le 3 juin 1711.

« L'extrême envie, Madame, que j'ai de vous obéir m'a fait réfléchir plus d'une fois sur l'ordre que vous me donnâtes en revenant à Versailles. D'abord, je le trouvai trop délicat à exécuter ; ensuite j'admirai votre humilité ; la troisième fois, j'y trouvai beaucoup de subtilité, et, la quatrième, il m'y parut une vanité raffinée que vous n'auriez pas dû rapporter de la paroisse de Saint-Roch.

« Toute notre pénétration ne pouvant aller jusqu'à nous bien connoître nous-mêmes, comment est-il possible d'apprendre à un autre à se connoître, devant un juge à qui rien n'est caché, à qui notre aveu n'apprend rien, et qui ne l'exige de nous que pour éprouver sa créature ? Vous avez trop d'esprit, Madame, et vous êtes trop bien instruite pour n'être point convaincue de toutes ces vérités. A quelle épreuve voulez-vous donc me mettre ? Est-ce pour voir l'idée que je me forme de votre intérieur, que vous desirez que je vous trace un moyen de vous en éclaircir, ou voulez-vous m'engager à vous rendre plus vaine, en vous détaillant tout ce que nous voyons en vous de séduisant et de propre à vous faire tomber dans plus d'une sorte d'égarements ?

« La charité des pasteurs de Jésus-Christ, toujours surveillants aux troupeaux qui leur sont confiés, va au-devant des difficultés qui se rencontrent dans les examens, où l'amour-propre, les petits scrupules et la honte que nous concevons de notre foiblesse, peuvent également nous troubler et fasciner les yeux du cœur. On voit dans la plupart des livres de prières une méthode pour s'examiner, dans laquelle chacun, se citant devant soi et devant Dieu, n'a qu'à s'arrêter sur ce qui paroît s'adresser à lui. Personne n'ignore les péchés mortels, dont la conscience suffit seule pour nous rappeler la mémoire. Les commandements de Dieu et de l'Église (quoique souvent on ne les sache pas par cœur) nous sont présents de même ; ainsi, Madame, quand vous n'en sauriez pas davantage, c'en seroit assez pour vous examiner solidement, en faisant votre revision avec une véritable simplicité de cœur. Comment donc, avec l'étendue de votre esprit, qui vous donne de beau-

1. Ci-dessus, p. 99. — Cette lettre est extraite du deuxième volume de la Correspondance du duc du Maine, fol. 202 v°, conservée dans la bibliothèque de feu M. le duc de Chartres.

coup plus amples connoissances, pouvez-vous avoir besoin de guide dans une route impénétrable aux regards du prochain?

« Vous savez, Madame, (et c'est de votre bouche que je le tiens) que, sans que le nombre des péchés soit augmenté, il y a différentes manières de les commettre, et qu'à cause de cela il est vrai de dire qu'il y a des péchés d'état et de condition. Vous savez aussi qu'ils sont d'autant plus ou moins grands qu'ils approchent ou qu'ils s'éloignent des péchés capitaux, et qu'on les commet avec réflexion. Vous n'ignorez pas non plus que les pensées peuvent souiller la pureté de l'âme, et, avec tant de lumières, vous exigez de moi une forme d'examen qui vous soit particulière! En vérité, vous n'y songez pas, et vous ne faites nulle attention à tout ce que le sujet que vous m'ordonnez de traiter donne de liberté à un débrouilleur de conscience, qui travaille pour une personne qui a toujours eu tant à combattre pour refuser des occasions précédées par la sécurité de la victoire. C'est pourtant, Madame, sur ce dangereux chapitre que toute créature doit commencer à s'examiner, et sur lequel vous ne pourriez vous arrêter trop longtemps, si vous étiez susceptible d'autant de foiblesses que vous êtes toujours capable d'inspirer de desirs désordonnés. Dieu seul connoît si ce qui est un écueil inévitable pour tous ceux qui vous approchent, n'est point pour vous auprès de lui une source intarissable de mérites; mais je ne sais si de trop plaire, pour ne faire que désespérer son prochain, n'est pas une juste matière de scrupule, et voilà selon moi ce qui vous demande la plus grande recherche, le guet-apens étant une chose criminelle. N'attendez point de moi les subdivisions que demande l'examen de cet article; je dirai seulement que vous y avez autant à craindre, et que les anges de lumières se revêtent en anges de ténèbres et que les anges de ténèbres se revêtent en anges de lumières pour vous abuser.

« L'honneur que j'ai de vous connoître ne me persuade pas, Madame, qu'une personne en qui l'on n'aperçoit, dans toutes sortes de conjonctures (hors à table), que des marques de la sagesse la plus naturelle et la plus réfléchie, puisse avoir grand'chose à dire à un confesseur, et je dois croire que c'est là précisément ce qui vous embarrasse au tribunal de la pénitence, lorsque vous vous êtes accusée de votre gourmandise. C'est aussi ce qui rend plus difficile le secours que vous me demandez, et qui doit m'excuser de ne pas répondre pleinement à votre attente. Les fautes grossières seroient plus faciles à parcourir que celles qui ne sont qu'idéales, et les yeux dans lesquels il y a des poutres ne sont guère propres à dessiller ceux où il n'y a que de petites pailles; les termes généraux sont donc les seuls que vous puissiez attendre de moi.

« J'ai toujours ouï dire que l'esprit est une chose dangereuse, tant parce que nous ne pouvons nous défendre d'être flattés d'en avoir, que par l'usage que nous en faisons, et la démangeaison que nous avons de le faire paroître toutes les fois qu'il nous souffle quelque trait que nous nous figurons propre à réussir dans une compagnie. Or tout esprit est paresseux, et, quoique assez supérieur pour briller sans intéresser le prochain, sa première pente le porte à la satire, comme ce qui lui donne le moins de peine et ce qui est universellement le mieux reçu, tant parce qu'elle répond à la malignité trop commune dans le cœur humain, que parce qu'elle est à la portée de l'intelligence de plus de gens. Il faut pourtant éviter avec grand soin de s'y laisser emporter et de saisir trop volontiers et trop vivement les ridicules ; à plus forte raison combien faut-il se garder de les relever, lorsqu'ils tomberoient sans nous et ne seroient point remarqués.

« C'est le cœur foncièrement qui fait parler la langue ; mais aussi quelquefois la langue débauche le cœur et l'entraîne plus loin qu'il n'a dessein d'aller. Cet article est encore très important ; car il est assuré que la langue fait plus de meurtres que l'épée, et qu'elle les commet avec plus de trahison. Elle coule un venin subtil, dont elle ne connoît pas même toute la portée, et les blessures qu'elle nous fait en frappant les autres, sont plus certainement mortelles que celles qui frappent le prochain.

« Chaque moment dans les conversations mondaines nous fournissant un grand nombre de piéges, soyez sur vos gardes pour ne point faire de railleries piquantes, ou de mines dénigrantes, et poussez votre attention jusqu'au silence, qui, dans certaines occurrences, est plus éloquent que tout ce qu'on pourroit dire. Examinez-vous soigneusement, Madame, sur cette matière qui est d'ordinaire la plus abondante pour des personnes de votre élévation. Vous vous remettrez facilement les propos que vous aurez tenus, en vous rappelant les visites que vous aurez faites, ou celles que vous aurez reçues.

« Vous êtes née trop généreuse pour avoir besoin d'un avis qui conviendroit à bien des gens, et votre cœur n'est capable ni d'ingratitude, ni de médisance, ni de tracasserie, ni d'infidélité, ni de lâcheté, ni de vaine gloire, ni de haine, ni de jalousie, ni de rancune, ni de malins rapports, tous vices qui semblent affectés particulièrement aux femmes, et qu'elles se déguisent à elles-mêmes sous de beaux noms et de spécieux prétextes, pour ne point avoir d'horreur des choses auxquelles elles ne peuvent se résoudre de renoncer. Mais ce qui convient à tout le monde, c'est de savoir qu'on doit supporter avec fermeté et patience les traverses de la vie et ne se point enivrer de la prospérité.

« C'est ici que je finis, Madame, sans aucun scrupule de ne vous en avoir pas assez dit pour un examen ordinaire. Si vous aspirez à quelque chose de plus relevé, j'ajouterai seulement que vous devez sonder les dispositions de votre cœur, et juger par là de vos actions et de vos paroles, observant davantage vos intentions que les effets, qui rendent quelquefois louable aux hommes ce qui nous est devant Dieu un sujet de condamnation.

« Si vous tendez encore plus haut, j'ajouterai que, ne suffisant pas d'enfouir les talents qu'on a reçus, ce n'est point assez de n'avoir point commis le mal, qu'il faut avoir profité des occasions qui se sont présentées de faire le bien, et se confesser par conséquent de les avoir manquées.

« Si vous avez dessein d'approcher encore davantage de la perfection, reprochez-vous de ne pas aimer assez tendrement votre prochain, et de ne pas compatir sincèrement à ses misères. Songez que c'est en Dieu qu'il faut aimer tout ce qu'on aime; que ce n'est jamais que pour la querelle de Dieu qu'il faut prendre les armes ; qu'il faut se préserver d'un zèle trop amer et d'une vertu diablesse ; qu'il faut se regarder avec des yeux critiques et regarder ses frères avec indulgence.

« Et enfin, Madame, si dès ce monde vous voulez habiter la moyenne région de l'air, oubliez toutes vos perfections, offrez-les à Dieu, faisant retourner à lui ce que vous tenez de lui. Ne vous moquez point de la sottise que j'ai eue de vous obéir, et pardonnez quelques passages de cette lettre qui, bien qu'un peu moins graves que ne le comporte la matière que vous m'avez prescrite, n'ouvriront pas du moins l'esprit sur les ordures avec autant de clarté que le font le commun des formes d'examens imprimés. »

III

LA DISGRÂCE DE LA PRINCESSE DES URSINS[1]

Nous réunissons ci-après les principaux documents relatifs à la disgrâce de la princesse des Ursins. On y trouvera un certain nombre de récits de la scène qui se passa à Jadraque entre la jeune reine et la princesse. Tous émanent de gens en situation d'être bien informés, et, comme ils ont pour auteur, soit Mme des Ursins elle-même, soit ses partisans ou ses adversaires, on pourra comparer ensemble les différentes versions. Nous plaçons en tête deux lettres écrites au comte de Pontchartrain par un de ses agents à Madrid, puis un extrait des Mémoires du baron de Breteuil ; ensuite nous donnons par ordre chronologique la série des correspondances diplomatiques. La plupart de ces pièces ne sont point inédites ; mais nous avons pensé qu'il y avait quelque intérêt à grouper ensemble de nombreux renseignements sur un événement aussi singulier.

Le sieur de la Loire au comte de Pontchartrain[2].

« Madrid, 24 décembre 1714.

« Monseigneur,

« La lettre dont il plaît à Votre Excellence de m'honorer, du 10e du courant, me fut rendue hier seulement par M. Partyet, le courrier ayant tardé du vendredi au dimanche. Je dois rendre à Votre Excellence mille très humbles grâces de la bonté avec laquelle il lui plaît d'agréer mes soins à lui faire part de ce qui vient à ma connoissance. Voici le temps de redoubler mon attention pour les nouveautés, l'approche de la reine devant nous en fournir de plus curieuses et plus divertissantes que par le passé. Votre Excellence semble avoir assez approuvé l'invention de mon chiffre ; mais j'avoue que les poignards, les serpents, des têtes coupées et de morts, ne sont pas d'agréables spectacles. Je lui rends mes très humbles actions de grâces de celui qu'il lui a plu de m'envoyer, et que je n'aurois pas osé prendre la liberté de lui demander. J'eus d'abord la pensée de me servir des ca-

1. Ci-dessus, p. 100.
2. Bibl. nat., ms. Clairambault 1226, fol. 204-205 ; publiée dans le *Cabinet historique*, tome XII, p. 33.

ractères grecs qui me sont assez familiers, ce qui seroit ici un chiffre impénétrable, particulièrement au ministre, qui sait mieux la valeur de la ration de pain que les langues du Levant. Aujourd'hui que toutes les puissances sont en campagne, je ne me servirai que de notre propre idiome, et hasarderai tout ce que j'ai à dire à Votre Excellence sans aucune précaution.

« Le roi et Monseigneur[1] partirent hier après dîner coucher à Alcala, distant de six lieues, et aujourd'hui il arrivera, quelques heures après la reine, à Guadalajara, suivant ce qui a été concerté. La princesse[2] partit dès jeudi pour habiller la reine de l'habit dont elle doit la première fois se présenter devant le roi son époux.

« Pour rendre à Votre Excellence un compte plus exact de cette cérémonie et *de visu*, j'aurois profité d'une place dans le carrosse de M. le duc de Veragua, qu'il m'offrit bien gracieusement, si ce jour n'étoit pas celui du départ du courrier; mais une douzaine d'amis que j'ai à la suite de la cour, ne me laisseront ignorer aucune des particularités de cette royale entrevue, dont je composerai un petit volume pour le premier ordinaire, où je ferai entrer le plus essentiel de ce qui s'est passé depuis les frontières de France, dont j'ai déjà quelques mémoires informes, jusqu'au moment tant desiré de Leurs Majestés.

« Il fait aujourd'hui un froid extrême, causé par une prodigieuse quantité de neige qui tomba hier toute l'après dînée, et qui a continué toute la nuit; c'est tout ce que l'on peut faire que de tenir la plume. Nous allons donc voir bientôt si cette monarchie continuera de rouler comme le monde, sur deux pôles, *Ursa Minor 112, Ursa Major 102*[3], l'une versant continuellement ses malignes influences sur tout son hémisphère, pendant que l'autre n'est à son opposite que pour en répandre de plus dangereuses sur le sien, sans que la bénignité du soleil qui éclaire ce microcosme puisse pénétrer l'intempérie de ces deux zones. Il faut parler avec les Castillans moins figurativement. Jusqu'à quand laissera-t-on régner l'injustice, l'ambition, la dureté de cœur, la passion d'agrandir soi et les siens, au préjudice de tant de familles dont on fait gloire d'être mortellement haïe, une jalousie dévorante, une superbe qu'aucune autre n'égale, et qui fait mépriser tout le reste de la terre? A une personne de ce caractère, que tout le monde connoît, il faudroit en opposer une autre qui n'est connue que de peu de gens, qui peut compter dans sa maison cinq reines du royaume dont elle tire son origine, savante sans faste, capable par son incomparable sagesse, par une pénétration inimitable, par une connoissance universelle des intérêts des princes, de gouverner une monarchie; qui fait de sa maison un oratoire; d'une dévotion si discrète qu'elle se cache au plus reculé de ses appartements pour la pratiquer en secret; d'une

1. Le prince des Asturies.
2. Mme des Ursins.
3. Ces deux appellations désignent Orry et la princesse des Ursins.

modestie sans affectation, d'un désintéressement sans exemple, et qui sait si bien économiser le peu qu'on lui donne, qu'il y en a toujours pour faire du bien aux nécessiteux. C'est la marquise de Torrecuso.

« A un personnage de fortune, grossier, impoli, rustique jusqu'à la brutalité, impitoyable, toujours sur la négative, qui ne fait espérer que sur de doubles intentions, plus jaloux de ses propres intérêts que de la gloire du roi qu'il sert; qui ne sait ce que c'est que la pure vérité, qu'il n'a jamais pratiquée; ami du trouble, et l'ennemi mortel de la bonne foi et de la droiture, — il ne faut point le nommer, il est connu de tout le genre humain, — il faudroit opposer un grand, dont les devanciers ont toujours prodigué leurs biens pour le service de leurs rois dans les temps calamiteux, toujours appliqué à ses devoirs, qui a eu les armes à la main dès son enfance; qui a fait connoître sa prudence consommée et la grandeur de son courage dans le commandement des armées, sage sans ostentation, judicieux sans préoccupation, plus jaloux de la gloire de son roi et du repos public que du sien propre, d'un désintéressement sans exemple, d'une pénétration capable de tout, qui souffre sa disgrâce tranquillement dans sa solitude, où il n'a point d'autre ennui que de se voir inutile dans un temps où son zèle pour le service du roi son maître ne seroit pas à mépriser; c'est le comte d'Aguilar, dont tous les grands du royaume et les gens de bien pleurent la retraite.

« Enfin à un peuple dans la souffrance, comme le fut longtemps autrefois le peuple de Dieu, on attend une Esther nouvelle dont les charmes, touchant le cœur d'un autre Assuérus, puissent dessiller les yeux de son esprit, pour lui faire connoître les fausses maximes de ceux qui abusent de sa bénignité pour faire gémir les fidèles à leur roi, parce qu'ils le sont à Dieu.

« L'on fait des préparatifs pour Majorque peu différents de ceux de Barcelone. Celui qui commande dans la première place ne diffère en rien de ceux qui ont creusé le précipice; à la seconde, ce sera l'occupation de la campagne prochaine.

« Il y a quelques jours que l'on étoit en peine à la cour où placer Mme la princesse de Piombino, n'y ayant point de lieu propre pour elle au palais. Le roi décida qu'il falloit la mettre dans une maison qui en est assez proche, où sont les domestiques de la reine défunte, et les envoyer dans le grand palais où elle est morte; mais on lui répondit qu'il n'étoit pas habitable, et qu'on le détruisoit tous les jours. Le roi fut surpris et demanda par l'ordre de qui; mais personne n'osa lui rien dire, et il se contenta de dire : « Quoi ! l'on s'avise de détruire les maisons où l'on meurt? Quelque jour, l'on en fera autant de celle-ci. » C'est une chose qui fait pleurer les peuples des larmes de sang, voyant que, par économie, pour agrandir le palais que le roi habite, l'on détruit un ouvrage incomparable de Charles-Quint, enlevant jusqu'aux grandes pierres de taille qui pavoient les cours, et démolissant une riche tour de très noble architecture, à laquelle on avoit donné le nom de l'Empereur. Voilà jusqu'où ceux qui dominent se rendent formidables; personne n'ose parler, de crainte de proscription.

« M. Orry avoit fait un marché avec quelqu'un de la bouche pour la table de la reine, à dix pistoles par jour. Le premier repas que l'on servit à S. M., après avoir pris possession de sa personne, de neuf plats, pas un ne fut de son goût, et ne mangea de rien, dont les officiers furent fort mortifiés. Elle demanda de l'ordre de qui on la servoit à neuf plats; sur ce que personne n'osa lui répondre, elle continua et dit qu'elle n'avoit pas coutume d'être servie à neuf plats, et qu'elle en vouloit dix-huit. Cela dérangea un peu l'économie de l'ordonnateur. Les officiers furent contraints d'aller à l'école des Italiens pour le second repas. Cependant on croit qu'elle se conformera à la frugalité du roi son époux, dont la table est beaucoup moindre que celle de la princesse.

« Enfin M. le cardinal[1] retourne à Rome; de tous les domestiques qui l'attendoient ici, quelques-uns le vont joindre à Bayonne; les autres vont s'embarquer pour Gênes. L'on dit que la présence d'un grand inquisiteur est fort inutile, où il y a tant de dérangement fondé sur les privilèges et immunités de l'Église, et qu'il suffit du roi et de son confesseur.

« J'ai l'honneur d'être du plus profond respect,

« Monseigneur,

« De Votre Excellence

« Très humble, très obéissant et très soumis serviteur,

« De la Loire. »

Le sieur de la Loire au comte de Pontchartrain[2].

« Madrid, 31 décembre 1714.

« Monseigneur,

« Par quelques-unes de mes précédentes, Votre Excellence aura connu que mes réflexions sur le compte de la princesse des Ursins n'étoient pas sans fondement, et tout ce que j'eus l'honneur de lui en écrire le 24e du courant auroit été accompagné de quelque chose de plus positif, si je n'avois appréhendé de donner lieu à Votre Excellence de dire que je veux m'ériger en petit homme de cabinet, et augurer les choses futures. Cependant c'est la pure vérité que, depuis l'entrevue des deux reines, si la nouvelle vouloit s'immortaliser, comme je l'avois dans la pensée, elle devoit faire ce qu'elle fit effectivement dimanche dernier. Au même moment que je formois la minute de ma dépêche, que je ne datai et fis partir que le jour suivant 24 du cou-

1. Le cardinal del Giudice.
2. Bibl. nat., ms. Clairambault 1226, fol. 207-214; publiée dans le *Cabinet historique*, tome XII, p. 36.

rant, et lorsque je me servis de la comparaison des deux pôles, l'arctique tomboit en cet instant en décadence.

« Voici, Monseigneur, comme on rapporte la catastrophe que Votre Excellence aura déjà sue par quelque courrier extraordinaire.

« Les circonstances de cet événement, qui s'est passé entre deux personnes seules et sans témoins, sont difficiles à pénétrer; mais on peut conjecturer la vérité par quelques paroles que la reine proféra d'une voix forte : « Me parler ainsi à moi ! à moi ! » L'on présume que, la reine lui ayant fait des reproches très aigres d'avoir intercepté trois lettres de la reine douairière, et les avoir retenues dans la vue qu'elle avoit d'empêcher en les supprimant qu'elle n'obtînt du roi la permission de s'aboucher avec la reine sa nièce, elle y répondit avec peu de respect et se disculpa mal de ce reproche; ce qui fit que la reine appela quelqu'un de l'antichambre, et s'approchant de la porte, elle dit à l'officier de garde qui se présenta : « Faites sortir cette folle « de devant moi. » La princesse ne l'entendit pas; car elle demanda au même : « Que dit la reine? » A quoi il répondit : « Que Votre « Altesse se retire à son appartement. » Alors Sa Majesté, qui étoit en colère, fit appeler Mme de Piombino pour s'entretenir avec elle. Quelque temps après, la princesse qui crut que la reine, qui étoit émue, se tranquilliseroit, lui envoya une ambassade pour supplier Sa Majesté d'accepter un bijou que les premières dames d'honneur ont la coutume de présenter à la reine, et celui qui en fut chargé, lui parla au nom de Son Altesse; à quoi la reine dit : « Qui est cette Altesse? « Je n'en connois point d'autre en Espagne que M. le prince des Astu- « ries. » Et, prenant le bijou, elle le présenta à Mme la princesse de Piombino, en lui disant : « Tenez, Madame, voilà un présent pour votre « femme de chambre. »

« La reine qui n'étoit point revenue de son émotion, appela de l'antichambre et dit à l'officier : « Allez dire à Mme des Ursins qu'elle « se dispose à partir incessamment, pour sortir des États d'Espagne, « avec une femme de chambre, un laquais, deux officiers en carrosse « avec elle, et cinquante gardes d'escorte. » Comme l'officier sortoit pour faire cette déclaration à la princesse, la reine le rappela, en disant : « Attendez, je vais vous donner cet ordre par écrit. » Ce qu'elle fit. Il faut savoir que M. d'Amezaga, qui commandoit le détachement des gardes, avoit eu ordre d'obéir à la reine en tout ce qu'elle ordonneroit.

« L'officier fut annoncer son ordre à la princesse, qui le lui demanda. Il s'en défendit sur ce qu'il n'avoit point ordre de le lui remettre. Il en fut rendre compte à la reine qui lui dit : « Donnez lui en copie ou « l'original; il ne m'importe. Cependant qu'on fasse diligence de la faire « partir. » Tout se prépara pour cet effet, et il y eut ordre de garder les portes, et qu'on ne laissât sortir personne.

« La princesse, qui le sut, dit au sieur Hocquart, son secrétaire, de franchir la fenêtre, ce qu'il fit; mais il fut arrêté, et toute la suite de ses domestiques le furent de même. Le comte de Sassatelli, romain, son allié, et qui avoit toujours été à elle, l'ayant même accompagnée en ce voyage, quoiqu'elle lui eût procuré le poste d'écuyer de la reine, fut arrêté avec les autres. Alors, reniant son ancienne maîtresse, il se qualifia d'écuyer de Sa Majesté, ce qui lui ayant été rapporté, elle dit qu'elle en étoit bien aise et qu'il demeurât à son service.

« Cependant tout se préparoit pour le départ, bien qu'il fît un temps de froid et de neige, qu'on n'en avoit pas senti un semblable en Espagne depuis trente ans. La princesse, qui vit qu'il n'y avoit pas moyen de l'éviter, envoya représenter à la reine qu'une femme de son âge, incommodée des jambes, ne pouvoit pas partir ainsi sans quelques autres précautions ; à quoi la reine répondit : « Quoi ! Elle n'est pas « encore partie? Les jambes ne lui manqueront pas ; je lui donne cin- « quante chevaux qui les ont bonnes. Qu'on lui donne un matelas aux « pieds et qu'elle parte incessamment. » Il étoit onze heures passées de la nuit la plus obscure, quand elle monta en carrosse, et en partant elle dit : « Je suis bien fâchée d'avoir causé du chagrin à la reine. »

« Toute la troupe marcha jusqu'à sept heures du matin, et ne fit que cinq lieues. La reine se leva ce jour là, qui étoit le lundi 24 du courant, devant se trouver le soir à Guadalajara, dès sept heures du matin contre sa coutume, où le roi arriva deux heures plus tôt, n'ayant eu que quatre lieues à faire, et la reine, huit, qui est une grande journée en hiver et en Espagne. A son arrivée, il se trouva une telle foule sur le corridor, qu'on ne pouvoit lui faciliter le passage. Ce fut M. le marquis de Grimaldo qui fit la fonction de présenter la reine au roi, ce qui se fit sans qu'il se proférât une parole de part ni d'autre. Leurs Majestés entrèrent ensemble dans le cabinet, et tous les courtisans se disoient à l'oreille l'aventure de la princesse, dont on restoit dans l'admiration. Le prince Alexandre Lanti et le prince de Chalais furent les derniers à le savoir, et eurent une impatience extrême que le roi ne fût visible pour obtenir la permission de suivre la princesse, ce qui leur fut d'abord accordé, et prirent la porte pour la joindre. Le mercredi au soir la nouvelle se répandit ici, et causa une joie publique, que ceux qui la souhaitoient davantage croyoient le moins. Le jeudi, Leurs Majestés arrivèrent à Madrid sur les quatre heures, et partout où la reine passa, elle fut acclamée du nom de « Restoradora d'España », et dans l'église d'Atocha, on interrompit le *Te Deum* par des « Viva « la Reyna, reparadora del España. » C'est une allégresse qui n'est pas imaginable parmi le peuple.

« Cette résolution de la reine, qui s'est trouvée si bien d'accord avec les souhaits publics, la va faire adorer, à quoi ne contribuera pas peu la prédilection pour les fêtes de taureaux ; car on a publié ici que, lui en ayant été donné une à Pampelune, le troisième jour de la résidence qu'elle y fit, sur ce que le jour fut trop court pour son plaisir, elle le fit continuer aux flambeaux. A-t-on rien vu de pareil à la fureur du peuple pour ce barbare passe-temps? Des prêtres déguisés en femmes furent des combattants, et prenoient le chocolat dans la place quand ces animaux furieux venoient sur eux à la charge, sachant en éviter l'abord par une dextérité consommée.

« L'on dit que la reine a déclaré quelle ne vouloit pas que la duchesse d'Havré, nièce de la princesse, se présentât devant elle, et qu'elle se passera bien de toutes ces femmes mariées qui sont toujours ou grosses ou en couches, entendant parler de ces favorites mariées dans le palais, comme la princesse de Robecq et la marquise de Crèvecœur.

« L'on demeure d'accord que la reine, qui étoit avant la petite vérole une des beautés de l'Italie, ne l'est plus, mais qu'elle a un air si gracieux, si majestueux et si doux, qu'elle s'attira les cœurs de tout le monde. Le roi marqua une félicité parfaite. Il ne lui parla que françois et la reine italien, ce qui produit une conversation mêlée, dans laquelle ils s'entendent parfaitement. La reine s'est servie du ministère de M. le marquis de Grimaldo pour faire savoir à M. le duc et à Mme la duchesse de Parme son arrivée auprès du roi son époux, et la consommation de son mariage. Ainsi voilà encore ce seigneur pourvu du poste de secrétaire des commandements de la reine, dont chacun le félicita.

« Le roi, qui avoit renoncé à l'habitation du palais où la reine mourut, a ordonné qu'on rétablisse ce que la princesse avoit fait démolir par caprice, à l'insu du roi, à la sollicitation de la reine, qui n'a pas jugé la maison de Medina Celi digne de Leurs Majestés. Hier la reine fut visiter le palais, qu'elle trouva magnifiquement bâti et agréablement situé pour la santé. Samedi Sa Majesté fut à Retiro visiter les princes, auxquels elle fit mille caresses, les appelant ses enfants, ce qui fait un plaisir extrême au roi. On dit qu'elle sait parfaitement joindre l'esprit italien à la grandeur allemande.

« Le sieur d'Aubigny, autrefois secrétaire de la princesse, puis celui des commandements de la défunte reine, qui est resté à Madrid avec la goutte, ayant appris la disgrâce de sa maîtresse, dit en jurant qu'il lui avoit dit cent fois qu'elle creusoit son précipice, qu'elle n'avoit voulu croire que sa tête, et qu'elle se trouvoit aujourd'hui l'opprobre de toutes les nations.

« Samedi matin, je fus rendre mes devoirs à M. le duc de Veragua, que je n'avois point vu depuis son retour. De si loin qu'il me vit, il me demanda avec son accueil obligeant à son ordinaire ce que je disois de la disgrâce de la princesse, et de la résolution de la reine qui, devant que d'être sur le trône, faisoit des coups de maître dans l'art de régner. Je lui répondis que je me contentois d'admirer ce que je ne pouvois comprendre, et que ce que je pouvois dire à S. E. étoit que je n'avois jamais rien lu de semblable dans l'histoire. Il s'ouvrit beaucoup à son ordinaire avec moi; croyant que tout ce qu'il me dit tombe à terre, il n'est en garde sur rien avec moi, affectant de ma part assez d'indifférence sur les nouveautés, et paroissant toujours applaudir à son sentiment, et j'ai reconnu que son attachement auprès d'elle étoit pure politique; car dans son cœur il en est ravi comme les autres, et bien que le défunt duc, son père, et lui, aient plus contribué que personne à son retour en Espagne après sa première disgrâce, elle n'a jamais rien fait pour sa maison. Enfin, après beaucoup de réflexions de sa part, qui tendoient toutes à blâmer son acharnement à vouloir se maintenir dans l'autorité despotique, je dis seulement qu'elle avoit manqué l'occasion de sortir glorieusement d'Espagne, même l'applaudissement de ses ennemis, si après la mort de la reine, sa maîtresse, elle avoit paru assez touchée de sa perte pour renoncer à toute autre fortune. Et à quoi de plus son ambition pouvoit-elle prétendre? Après avoir régné quatorze ans aux yeux du monarque qui avoit applaudi à son gouvernement, tout inique qu'il étoit, n'avoit elle pas fait assez de provisions pour la vie, pour commencer à faire quelques préparatifs pour la mort? Elle étoit bien peu instruite de l'histoire des favoris; car elle auroit appris, qu'on ne s'élève que pour tomber, et que la permanence de l'élévation, s'il y en a, n'est que pour ceux que Dieu y fit naître; encore le soleil souffre-t-il des parallaxes. On vient de m'assurer que ses coffres ont été portés à la maison du trésor et qu'on y a trouvé trois millions d'écus, sans les pierreries, qui sont en très grand nombre. Je m'en informerai bien précisément pour en mieux instruire Votre Excellence; car ce sont des choses qui ne sont pas indifférentes à savoir.

« L'on dit encore que l'on agite dans le conseil secret, si l'on rétablira les choses de la magistrature et de l'État sur le pied qu'elles étoient autrefois, laissant quelque meilleur ordre dans les finances. Hé! que peut-on faire de mieux? Pourquoi avoir quitté des magistrats intègres et de grands jurisconsultes des postes qu'ils ont tenus avec honneur durant les plus grandes calamités du royaume, ayant donné aux Castillans, à qui le Roi doit la conservation de ses États, l'exemple de la plus inviolable fidélité. Hé! que pouvoit-on leur faire de plus, quand ils auroient été parjures comme les Catalans?

« Que dira la postérité de voir un étranger avec une autorité usurpée, donner comme au plus offrant et dernier enchérisseur des dignités qui ne devroient être possédées que par les plus grands et plus dignes sujets du royaume à qui lui a plu, un évêque de Gironde *(sic)* que tout le monde a vu valet tonsuré de l'archevêque de Saragosse, douze ou quinze années après son secrétaire pour récompense de services, aujourd'hui à la tête du conseil des finances; un marquis de Campoflorido après lui, dont tout le monde à vu le père, fossoyeur, enterrer les morts à Saint-Martin; un Tinajero de la Scalera, banqueroutier du Mexique, préféré dans le ministère de la marine et des Indes, à un duc de Veragua, qui en est amiral général et perpétuel, et qui connoît mieux les affaires du Nouveau Monde que Christophe Colomb, son bisaquintaïeul, qui en fit la découverte pour l'Espagne; un Michel Durand, dont on n'avoit jamais ouï parler, opiner dans le cabinet sur les affaires de la guerre; un Melchior Macanas, que tout l'Aragon a vu domestique de la maison d'Aytona, chef de justice de dix ou douze royaumes dont la monarchie d'Espagne est encore composée.... Mais c'est trop pour aujourd'hui.

« J'ai l'honneur d'être avec le plus profond respect,

« Monseigneur,

« De Votre Excellence

« Très humble, très obéissant et très soumis serviteur

« DE LA LOIRE. »

Extrait des Mémoires du baron de Breteuil[1].

« Le mardi 8 janvier[2]..., je présentai, conjointement avec Pighetti, ancien envoyé de Parme, à la porte en dehors du cabinet de S. M. quand elle y entra après sa prière, le comte Mulazzani, qui revenoit d'Espagne, où le duc de Parme l'avoit envoyé pour faire compliment à S. M. Catholique sur l'honneur excessif qu'elle vient de lui faire de choisir la princesse de Parme pour être reine d'Espagne. Ce fut par Pighetti que le Roi reçut, ce jour-là, la lettre par laquelle le roi d'Espagne, son petit-fils, lui apprenoit la disgrâce de la princesse des Ursins qui, pendant la vie et depuis la mort de la reine, sa première femme, gouvernoit et le roi et l'Espagne. La manière dont la nouvelle reine a chassé d'Espagne une personne aussi illustre et d'un rang aussi distingué que Mme des Ursins aura trop de part dans l'histoire d'Espagne pour que je n'en dise pas ici ce que j'en sais.

« La princesse des Ursins s'étoit avancée jusqu'à Jadraque, qui est à vingt-quatre lieues environ en deçà de Madrid, pour y recevoir la reine que le roi attendoit à Guadalajara, qui est à moitié chemin entre Madrid et Jadraque. La reine, que le roi n'avoit encore épousée que par procureur, devoit le choix qu'on avoit fait d'elle pour une si grande élevation uniquement à la princesse des Ursins ; mais cette dernière, ayant eu lieu, depuis l'affaire faite, de se repentir de son choix, avoit pendant le cours du voyage de la reine, fait et écrit plusieurs choses à cette princesse, qui l'avoient piquée et lui avoient fait oublier l'obligation qu'elle avoit à Mme des Ursins. Elle étoit bien instruite de la jalousie que tous les grands avoient de sa faveur et de la haine qu'ils portoient à ceux qu'elle avoit mis dans les principales places, et ou

1. Bibliothèque de l'Arsenal, ms. 3865, p. 141-148.

2. Le *Journal de Dangeau* (p. 331) mentionne à cette date l'arrivée d'un courrier parti le 30 décembre de Madrid. Ce courrier apportait sur la disgrâce de la princesse des Ursins les détails dont Breteuil se fait ici l'écho et devant lesquels la plume du courtisan qu'était Dangeau recula évidemment, par un sentiment de scrupule qui l'arrêta en pleine phrase : « Le roi et la reine d'Espagne mandent au Roi... » et c'est tout. Le *Journal* ne reviendra plus d'ailleurs sur cette disgrâce célèbre.

avoit eu soin de lui faire connoître le peu de fermeté du roi qu'elle alloit épouser. Encouragée d'ailleurs par la reine douairière, sa tante, qu'elle avoit vue en passant à Bayonne, où les ministres d'Espagne la laissoient depuis longtemps languir dans l'attente de ses pensions, elle fit le coup le plus hardi dont on ait entendu parler. Elle arriva à Jadraque le 23 décembre 1714 sur les dix heures du soir. La princesse des Ursins, qui y étoit allée au-devant d'elle, vouloit qu'elle s'y arrêtât deux ou trois jours pour la faire habiller et coiffer à la mode d'Espagne avant qu'elle parût devant le Roi. La reine s'obstina à y vouloir aller dès le lendemain matin. Elles eurent sur cela quelque contestation, et la reine, qui ne cherchoit qu'à faire promptement une querelle d'allemand à Mme des Ursins, saisit cette occasion pour se mettre dans une telle colère ou feinte ou véritable, que, dès que Mme des Ursins fut retirée dans sa chambre, elle appela l'officier des gardes que le roi avoit envoyé au devant d'elle sur la frontière et lui ordonna de faire partir sur-le-champ cette folle (ce fut les termes dont Pighetti m'a dit qu'elle se servit), de la conduire avec une partie de ses gardes jusque hors du royaume d'Espagne avec ordre de ne la laisser parler ni écrire à personne. L'officier ayant fait difficulté d'obéir, elle s'emporta contre lui et, pour la décharge de cet officier envers le roi, elle écrivit de sa main l'ordre qu'elle venoit de lui donner et voulut avec tant de furie qu'il fût promptement exécuté, que la princesse partit à onze heures du soir du même jour sans argent et sans aucune des commodités nécessaires à une dame pour un si grand voyage.

« Il falloit que ceux qui avoient inspiré à la reine la témérité de faire une action si hardie et si déshonorante pour le roi d'Espagne lui eussent donné une certitude bien positive de la foiblesse de ce prince et du pouvoir qu'une femme avec qui il coucheroit pouvoit prendre sur son esprit, pour hasarder une action si inouïe. Elle n'avoit point encore vu le roi ; elle ne pouvoit pas se flatter qu'à la laideur dont elle est, sa figure pût assez le frapper pour lui acquérir d'un coup d'œil la permission de chasser des royaumes d'Espagne sans participation, sa favorite, son premier ministre pour ainsi dire, et l'âme de tout ce qu'il avoit fait depuis qu'il étoit sur le trône. Mais le bon roi, dévot à l'excès et pressé de satisfaire aux besoins d'une nature robuste, et oisive depuis la mort de sa première femme, n'eut pas plus tôt couché avec celle-ci, qu'il ratifia tout ce qu'elle avoit fait à Jadraque et écrivit au Roi son grand-père qu'il n'avoit pas pu s'empêcher de l'approuver, et ce fut par un courrier envoyé à Pighetti que cette lettre fut apportée à S. M.

« Le roi d'Espagne fut couché seize heures de suite avec la nouvelle reine la première nuit de ses noces. L'on tient qu'il la réveilla presque à toutes les heures ; la bouillante ardeur de la jeunesse, retenue longtemps par les digues de la dévotion, devient un torrent furieux quand elle trouve un épanchement légitime.

« Le récit de cette disgrâce n'est pas du sujet de mes Mémoires qui ne sont faits que pour parler de cérémonies ; mais je l'y ai inséré parce que le comte Mulazzani, que je présentai ce jour-là au Roi, a été un de ceux qui a le plus fortement persuadé à la reine, quand il la fut joindre dans le Languedoc, qu'elle n'auroit aucune considération en Espagne et aucun crédit sur l'esprit du roi tant que la princesse des Ursins seroit auprès de lui, et que les Espagnols, lassés du présent gouvernement, béniroient tout ce qu'elle feroit pour le changer. »

Philippe V à la princesse des Ursins[1].

« Guadalajara, 24 décembre 1714.

« Je viens d'apprendre, Madame, avec autant d'étonnement que de douleur ce qui s'est passé entre la reine et vous. Vous ne devez pas douter, Madame, que je n'aie toute la reconnoissance que je dois de votre amitié et de votre attachement pour moi. Ainsi je vous prie d'avoir patience et compter que je ferai tout ce qui me sera possible pour raccommoder tout. Je m'en remets du reste à ce que Grimaldo vous écrit, n'ayant pas le temps de le faire plus au long, et je vous prie de compter entièrement sur mon estime et sur mon amitié.

« PHILIPPE. »

L'abbé Alberoni au duc de Parme[2].

« Guadalajara, 25 décembre 1714.

« ... Pour ce qui regarde S. M. [la reine d'Espagne], Votre Altesse Sérénissime saura qu'à Jadraque, où était la princesse des Ursins, elle voulut y retenir plusieurs jours S. M., contrairement à la volonté du roi, et elle se porta à une telle insolence que S. M. fut obligée de la faire sortir de la chambre, et de la renvoyer au-delà des Pyrénées sous l'escorte de cinquante gardes du corps. Il paraîtra à Votre Altesse Sérénissime qu'on ne peut blâmer cette résolution, parce que, S. M. ayant bien examiné la situation et en ayant conféré avec moi, nous crûmes qu'elle était nécessaire comme l'unique chance de salut de S. M. La reine écrivit sur le champ une lettre au roi bien pesée et concertée au mieux, et, au milieu de la nuit, je m'expédiai à Alcala où se trouvait le roi... J'ai dit au roi la nécessité où la reine avait été d'en venir là et qu'il fallait l'approuver et la soutenir... »

1. Vol. *Espagne* 237, fol. 225 ; publiée par M. le duc de la Trémoïlle, dans *Madame des Ursins et la succession d'Espagne, fragments de correspondance*, tome VI, p. 262.
2. Archives de Naples, papiers Farnèse, fasc. 54 ; communication de

Philippe V à Louis XIV[1].

« Madrid, 29 décembre 1714.

« Comme je me flatte que Votre Majesté voudra bien prendre part à ma joie de me trouver avec la reine, je lui dépêche ce courrier pour lui en donner part. Je trouve dans cette princesse tout ce que je pouvois souhaiter, et j'espère que nous serons heureux ensemble. Ma joie a cependant été troublée par ce qui est arrivé à Jadraque, où la reine a été obligée d'éloigner d'elle la princesse des Ursins à cause de ce qui s'y passa, qui fut en la manière que je vais dire.

« La reine reçut la princesse au premier abord avec beaucoup de bonté, quoique dissimulant déjà ce qu'elle trouvoit à redire de ce qu'elle n'étoit venue au-devant d'elle qu'à la moitié de l'escalier et d'avoir monté avec elle ce qui en restoit sans avoir fait toutes les démonstrations qui convenoient à sa dignité. Ensuite, s'étant enfermées à discourir ensemble, la princesse des Ursins commença à désapprouver la résolution où la reine étoit d'arriver, comme je le souhaitois, le lendemain à Guadalajara, où je l'attendois avec beaucoup d'impatience, et cela en disant que la reine n'avoit pas un habit qui parût convenable à la solennité de ce jour-là, et, quoiqu'il le fût à ce qu'elle étoit, n'étant qu'un habit de voyage, la princesse appuya fort sur cela, disant qu'il étoit indigne de sa personne et de son rang. De là, elle passa à faire d'autres leçons à la reine pour sa conduite, qui, quoique je crois qu'elles répondissent fort à son esprit et à l'attachement qu'elle m'a toujours témoigné, furent dites en termes qui déplurent extrêmement à la reine, jusque-là que, quoiqu'elle sût la mortification que cette princesse avoit eue de tarder si longtemps dans le voyage, elle lui reprocha ce retardement en la blâmant fort, et le taxant de manque de respect et d'amitié pour moi. A ces mots, la reine ne put se contenir, et se voyant attaquée dans ce qui la touchoit le plus sensiblement, elle fut indignée du procédé de la princesse, de manière qu'elle ordonna à l'officier qui commandoit les gardes du corps qui l'accompagnoient de l'éloigner d'elle et de l'emmener hors de l'Espagne. La reine me donna aussitôt part de ce qui venoit de se passer, et, ayant reçu sa lettre peu d'heures avant son arrivée à Guadalajara, considérant qu'une fois que la reine étoit en colère contre la princesse des Ursins et dans une aussi grande méfiance d'elle que celle où elle étoit, il seroit impossible d'éviter une discorde intestine et continuelle qui troubleroit le repos, la paix et l'union que je souhaite si fort, je résolus, quoiqu'avec peine, de condescendre pour lors

feu M. Geffroy. L'original est écrit en italien; nous en donnons une traduction.

1. Vol. *Espagne* 237, fol. 180; recueil la Trémoïlle, tome VI, p. 265.

au parti que la reine avoit pris. J'écrivis à la princesse de suspendre son voyage pour ce temps-là, pour me mieux informer de ce qui s'étoit passé et entendre ce que la reine me diroit. Cette princesse me confirma avec plus d'étendue tout ce que je viens de dire et m'expliqua fort vivement la douleur où la jetoit le procédé de la princesse des Ursins ; ce qu'elle me dit me toucha beaucoup, et, étant instruit de ses raisons et y prenant beaucoup d'intérêt, aussi bien qu'à la peine et à la mortification qu'elle avoit souffertes, dont elle ne se consoloit point, prévoyant de plus l'impossibilité où je serois d'être en repos et que la reine le fût aussi, si elle revoyoit la princesse des Ursins devant elle, je pris la résolution de lui faire continuer son voyage en France. Ce parti, dont je n'ai pas voulu manquer à vous rendre compte, m'assurant la paix et le repos que je ne doute pas que vous me souhaitiez dans mon mariage, je me flatte que vous l'approuverez, après avoir pesé les raisons que j'ai eues pour le prendre ; d'ailleurs vous pouvez bien croire que les Espagnols regardoient d'un mauvais œil l'autorité que la princesse des Ursins avoit en ce pays, où elle étoit étrangère.

« Je supplie Votre Majesté d'être toujours persuadée de l'attachement tendre, respectueux et plein de reconnoissance que j'ai pour elle et de vouloir bien m'accorder la continuation de sa précieuse amitié que je lui demande instamment.

« Philippe. »

L'abbé Alberoni au comte Pighetti, envoyé de Parme à la cour de France[1].

« Mardi 30 décembre 1714.

« Je vous envoie, mon cher comte, un petit détail de ce qui vient d'arriver fait à la hâte, cependant plein des faits publics, dont vous vous servirez sur les discours que vous entendrez là-dessus, sans pourtant que vous vous chargiez de justifier une grande reine, puisqu'elle est justifiée d'elle-même d'autant plus à l'égard de la personne qu'elle a à faire. Notre grande reine l'a fait en Judith et a fait une résolution qui l'a déjà mise sur le pinacle........ »

A cette lettre est jointe un long mémoire en italien; nous en extrayons seulement ce qui est relatif à la scène de Jadraque, d'après la traduction qui en est donnée dans le recueil de M. le duc de la Trémoïlle :

« Il était évident que l'intention de S. M. était de montrer les manières les plus douces et les plus insinuantes pour gagner l'esprit de la dame et insensiblement la ramener dans la voie d'une entente parfaite et lui faire comprendre que sa faute était d'avoir autour d'elle des gens qui la trompaient.

1. Vol. *Espagne* 234, fol. 157, copie ; recueil la Trémoïlle, tome VI, p. 269-271.

« Mais la dame ne donna ni le temps ni l'occasion à S. M. de pouvoir mettre à exécution des desseins aussi généreux et indulgents. En effet, son premier mot fut de dire à S. M. qu'il était nécessaire de rester à Jadraque quelques jours pour faire habiller la reine suivant l'étiquette introduite par la feue reine, considérant comme ridicules les vêtements qu'elle portait ; deuxièmement, qu'il n'était ni décent ni convenable de courir la poste, comme font les femmes du commun, pour trouver un mari. Ensuite la dame passa à des reproches sur le voyage, qui, par son indolence, avait duré trois mois ; que, si elle avait eu affaire à un autre mari, il l'aurait condamnée à séjourner à Guadalajara encore trois mois sans le voir. Il faut passer les autres paroles peu respectueuses que la reine, pour son honneur, n'a communiquées qu'au roi son seigneur, lesquelles obligèrent S. M. d'appeler l'officier de garde et de lui dire d'éloigner de sa royale personne une folle, de la garder dans son appartement avec sa garde, de la mettre dans un carrosse avec une suite suffisante et de lui faire passer les Pyrénées ; ce qui fut exécuté[1].... Tout ceci a été approuvé par le roi avec satisfaction et de ses sujets, qui déjà admirent la reine comme leur libératrice. »

M. Pachau au marquis de Torcy[2].

« De Madrid, 31 décembre 1714.

« .... Le mariage [du roi] se fit à Guadalajara la veille de Noël. Le roi d'Espagne y étoit rendu quelques heures avant la reine.

« Il s'étoit passé le jour d'auparavant à Jadraque une scène si singulière, que tout le monde en a été également surpris : Mme la princesse des Ursins y attendoit la reine d'Espagne, et, après l'avoir reçue au bas de l'escalier, elle la suivit dans son cabinet, où elles demeurèrent seules.

« On entendit bientôt de la chambre voisine que la conversation s'échauffoit, et, la reine ayant appelé M. d'Amezaga, lieutenant des gardes du corps, qui commandoit le détachement qu'on avoit envoyé au-devant de S. M., elle dit à Mme des Ursins de sortir de son cabinet et ordonna à M. d'Amezaga de la faire monter sur-le-champ dans un carrosse et de la faire conduire avec cinquante gardes jusques aux frontières de France par le chemin le plus court et sans s'arrêter nulle part. Il ne lui fut permis d'emmener avec elle qu'une femme de chambre et un laquais. Tout le reste de ses gens fut arrêté à Jadraque ; deux officiers des gardes montèrent avec elle dans le carrosse, et on la fit partir à onze heures du soir par le plus effroyable temps que l'on ait vu en Espagne depuis plusieurs années. La reine d'Espagne écrivit le soir même au roi et lui manda en peu de mots que Mme des Ur-

1. Comparer dans le recueil la Trémoïlle, p. 263, la traduction française d'une relation en espagnol.

2. Vol. *Espagne* 234, fol. 170 v°.

sins lui avoit manqué de respect à un point qu'elle n'avoit pu le souffrir, qu'elle avoit cru devoir se servir de toute son autorité pour l'en punir, qu'elle espéroit le voir le lendemain et qu'elle lui conteroit plus au long ce qui s'étoit passé.

« L'abbé Alberoni, qui fut chargé de cette lettre et des instructions de la reine, étoit déjà depuis deux heures avec le roi d'Espagne, et S. M. Cath. lui avoit déjà remis la réponse à la lettre de la reine pour la porter à cette princesse, lorsque M. de Chalais, ayant appris la disgrâce de Mme des Ursins par un de ses domestiques qui s'étoit sauvé de Jadraque, fut se jeter aux pieds du roi d'Espagne pour lui demander la permission d'aller trouver Mme la princesse des Ursins. S. M. Cath. le lui permit, aussi bien qu'à M. de Lanti, qui lui demanda la même grâce ; ces deux Messieurs partirent aussitôt. Le roi donna à M. de Chalais une lettre pour Mme des Ursins, par laquelle S. M. Cath. lui témoignoit qu'elle étoit fâchée de cet événement. M. de Chalais fut aussi porteur de deux ordres du roi : l'un pour faire relâcher les gens de Mme la princesse des Ursins ; l'autre pour le commandant des cinquante gardes du corps qui la conduisoient, afin qu'il la laissât prendre le chemin qu'il lui plairoit et qu'il ne la pressât de marcher si elle souhaitoit de faire de plus petites journées ou de s'arrêter en quelque endroit de la route. Le jour de Noël, on dépêcha un courrier pour révoquer les ordres que portoit M. de Chalais et pour confirmer ceux de la reine avec quelque adoucissement cependant, en ce que l'officier qui conduit Mme des Ursins ne doit point la presser de faire de si grandes journées, sans lui permettre néanmoins de séjourner jusqu'à ce qu'elle soit en France. On m'a dit même qu'on faisoit revenir trente-cinq gardes et qu'on ne lui en laissoit que quinze qui lui obéiroient et qui seroient plutôt pour lui faire honneur que pour la garder, bien entendu toujours qu'elle ne s'arrêteroit point en chemin. Ses gens ont été relâchés et doivent l'avoir rejointe à Aranda-de-Duero, où elle étoit le 28. M. Hocquart, son secrétaire, arriva ici hier matin. Il est chez M. le duc d'Havré au Retiro et ne se montre point. Il a apporté une lettre de Mme des Ursins au roi d'Espagne : elle prie S. M. Cath. de lui permettre de suivre la route de Biscaye, un peu plus longue, mais plus commode pour elle que celle de Pampelune, qu'on lui avoit ordonné de prendre ; de trouver bon qu'elle ne marche qu'à journées réglées, et de vouloir bien ordonner qu'on lui fournisse quelque argent pour continuer son voyage, étant partie de Madrid sans un sou. Ces trois demandes lui seront vraisemblablement accordées..... »

Orry au marquis de Monteleon[1].

[Sans date ; décembre 1714.]

« Quelle nouveauté cruelle, mon cher Monsieur (aussi est-elle pour

1. Vol. *Espagne* 244, fol. 138, copie.

vous) que le parti affreux qui a été pris contre Mme la princesse des Ursins ! Je laisse à d'autres à vous en mander le détail ; j'en suis inconsolable, par son âge, par sa qualité et par les suites. »

Réponse.

« La douleur que j'ai ressentie en apprenant l'événement si imprévu et si étonnant qui est arrivé à Mme la princesse des Ursins m'a pénétré jusqu'au fond du cœur, et je vous assure que je ne suis pas moins inconsolable que vous me marquez l'être dans votre billet. Ma douleur redouble, quand je fais réflexion que nous avons perdu sa souveraineté par trop de précautions, et qu'une fatalité qu'on ne sauroit comprendre me l'a par trois fois arrachée des mains. Bon Dieu ! n'étoit-ce pas assez d'avoir gagné sur l'esprit indolent et craintif des Hollandois de nous mettre en possession de la comté et prévôté de Chiny, et de ne remettre pas les Pays-Bas à l'Archiduc, qu'il n'eût auparavant consenti et reconnu ladite souveraineté sans chercher une maudite garantie qui ne servoit à rien ? Mme la princesse auroit été comprise dans les articles du traité de Baden qui laissoient les choses dans l'état qu'elles se trouvoient et à chacun ce qu'il possédoit, comme on l'a pratiqué à l'égard du royaume de Sicile. Enfin, Monsieur, mon courrier me donna des nouvelles de sa santé ; j'en étois dans la plus grande peine du monde par rapport à son âge et à la délicatesse de son tempérament dans une saison si rigoureuse. Au surplus je ne comprends rien à tout ce que l'on écrit qui est arrivé à Jadraque, et faisant une juste et morale réflexion sur les affaires du monde, je me confirme dans les sentiments de ma philosophie, qui m'enseigne qu'une heureuse retraite vaut toute récompense. »

M. Orry au marquis de Torcy[1].

« Madrid, 5 janvier 1715.

« L'événement de Mme la princesse des Ursins est le pur effet du projet d'une cabale d'Italiens qui se proposent depuis longtemps d'occuper les principaux emplois de la monarchie d'Espagne. Ce sont eux qui ont inspiré à Mme la princesse des Ursins de proposer au roi d'épouser la princesse de Parme, et ce sont encore eux qui, voulant s'emparer de la confiance de cette nouvelle reine, lui ont suggéré tout ce qui pouvoit la prévenir contre Mme des Ursins, la faire haïr avant que de la connoître, et s'en défaire brusquement avant qu'elle pût être détrompée des fausses impressions qu'ils en ont données. Ils travaillent aujourd'hui à déranger le gouvernement présent qui les gêne sur

1. Vol. *Espagne* 238, fol. 9-13 ; recueil la Trémoïlle, p. 274-276.

la disposition des fonds, après quoi ils se dédommageront avec usure de ce qu'ils disent qu'ils ont abandonné en leur pays.

« Narration de ce qui s'est passé à Jadraque dont les principales circonstances sont :

« Que Mme la princesse fut recevoir la reine à genoux au bas de l'escalier ; que la reine, étant montée dans sa chambre, fit retirer Mme la princesse de Piombino pour rester seule avec Mme des Ursins ; que la conversation ne dura qu'un demi quart d'heure ; qu'on entendit tout-à-coup la reine parler fort haut et appeler l'abbé Alberoni qui étoit à la porte ; que S. M. lui dit de faire entrer M. d'Amezaga qui commandoit sa garde et lui ordonna d'arrêter Mme la princesse des Ursins et de la conduire jour et nuit au-delà des Pyrénées ; que tout se trouva tellement disposé que ces ordres s'exécutèrent sur-le-champ.

« Le lendemain matin, l'abbé Alberoni vint attendre le roi à Guadalajara. Quand le roi entra dans le palais, on avertit M. Orry qu'un laquais de Mme la princesse avoit quelque chose de bien pressé à lui dire, et ayant appris ce qui s'étoit passé à Jadraque, il monta chez le roi qu'il trouva cachetant une lettre, l'abbé Alberoni seul avec S. M. Il tira l'abbé à part pendant que le roi écrivoit le dessus de sa lettre et lui demanda à la hâte ce qu'il y avoit de nouveau et comment il avoit quitté la reine ; il lui répondit que c'étoit pour apporter au roi une lettre de compliment et qu'il ne savoit rien de nouveau. Le roi se leva, donna à l'abbé la lettre qu'il venoit de cacheter et le congédia. Alors M. Orry se trouva seul avec le roi et prit la liberté de dire à S. M. ce qu'il venoit d'apprendre. Le roi lui fit l'honneur de lui dire que ce n'étoit que trop vrai ; que la reine lui mandoit que Mme des Ursins lui avoit manqué de respect ; qu'il étoit véritablement fâché de ce qui arrivoit, mais qu'il ne pouvoit en marquer son ressentiment, parce qu'il vouloit bien vivre avec la reine qu'il alloit épouser, et, S. M. ayant commandé à M. Orry de lui dire ce qu'il croyoit qui se pouvoit faire dans une telle conjoncture, il supplia S. M. d'adoucir au moins la rigueur du traitement avec lequel on conduisoit Mme la princesse des Ursins ; que c'étoit l'exposer à mourir en chemin que de la faire continuer à marcher ainsi jour et nuit par des chemins impraticables à cause des neiges, par un froid horrible, sans lit, sans équipages, sans domestiques, gardée à vue comme une criminelle, et qu'à son âge il étoit impossible de soutenir l'état où elle étoit réduite. Le roi, pénétré de ces vérités, eut la bonté d'écrire sur-le-champ une lettre consolante à Mme la princesse et en fit charger le prince de Chalais, lui permettant et à M. de Lanti d'aller la joindre avec des ordres qui leur furent remis de suspendre cette marche, de mettre ses domestiques en liberté et de l'aller joindre avec ses équipages, S. M. voulant bien qu'elle les attendît où elle se trouveroit le plus commodément et jusqu'à ce qu'après qu'il auroit entendu la reine, il en décidât autrement.

« La reine arriva un peu après que ces deux Messieurs furent partis.

Le reste du jour fut employé aux cérémonies des épousailles. On a seulement su que le soir même la reine dit au roi qu'elle ne doutoit pas qu'il n'eût approuvé le parti qu'elle avoit pris contre la princesse des Ursins et que S. M. lui avoit répondu qu'il auroit été à souhaiter qu'elle n'en eût rien fait. Le lendemain 25, la reine fut informée par l'abbé Alberoni du contre-ordre parti la veille, et elle pressa tellement le roi de le révoquer, que S. M., dans le même esprit de vouloir bien vivre avec la reine, le révoqua, et ceux qui furent chargés d'envoyer cette révocation firent faire tant de diligence au courrier qu'il arriva avant les deux neveux de Mme des Ursins, en sorte qu'on lui fit continuer sa marche, jusqu'à ce que ces deux messieurs ayant joint, obtinrent qu'on prit au moins la route de Burgos, celle par où on la conduisoit étant impraticable. Alors Mme la princesse des Ursins écrivit elle-même au roi en réponse et informa S. M. du triste état où elle se trouvoit, n'ayant pas même de quoi payer la dépense qu'on faisoit en chemin.

« Cette lettre et ce qu'on prit soin de dire à S. M. fit qu'enfin elle déclara qu'elle consentoit que Mme la princesse des Ursins sortît de son royaume, mais qu'il falloit lui laisser la liberté de s'en aller par où et ainsi qu'elle le jugeroit à propos, rappelant à cet effet les officiers qui la conduisoient, laissant le commandement des gardes à MM. de Chalais et de Lanti, tous deux exempts des gardes, avec la liberté de choisir ceux des gardes qu'ils jugeroient nécessaires pour l'escorte de Mme la princesse, non pas en prisonnière, mais en personne de son rang, et il lui fut en même temps envoyé deux mille pistoles pour sa dépense sur les chemins : ce qui donna lieu à l'abbé Alberoni de faire dire de la part de la reine par le prince Pio à ceux qu'il jugea qui avoient pu procurer ces grâces à Mme la princesse, que S. M. trouvoit très mauvais qu'on intercédât pour elle.

« Il faut de ce détail comprendre ce que pense le roi d'Espagne et ce qui le retient : il désapprouve très fort ce qui s'est fait ; mais il ne veut pas fâcher la reine. De cette disposition, on doit tirer de très grandes conséquences contre cette cabale de gens affamés qui ont trouvé le secret de rendre la reine partie dans leurs desseins et qui ont entre eux un agent tel que l'abbé Alberoni, qui, ayant les entrées libres chez cette princesse, lui suggère ce qu'il lui plaît.

« Si on laisse cette cabale se fortifier et s'établir :

« 1° les Espagnols seront éloignés plus que jamais des grâces et des emplois qu'ils croyent mériter par leur rang et leur attachement.

« 2° la France, après avoir soutenu quatorze ans l'Espagne, ne retirera aucun fruit de l'union des deux nations.

« La difficulté du remède fait prendre à M. Orry le parti de supplier S. M. de trouver bon qu'il retourne en France ; mais le roi d'Espagne au contraire veut le retenir. Cela lui fait prendre la liberté de suggérer ce qu'il croit convenir dans ces circonstances.

« 1° Que la France ait auprès du roi d'Espagne une personne qui s'attire la confiance de la reine, qui la détrompe du faux de cette cabale qui l'obsède, et qui puisse écarter d'auprès d'elle l'abbé Alberoni. S. M. entend assez le François ; mais elle ne le parle point du tout ; elle n'entend, ni ne parle l'Espagnol. On trouve qu'elle se porteroit volontiers aux détails de bâtiments, d'ameublements et de choses de cette nature ; qu'elle rit assez de choses plaisantes et d'amusement, de sorte qu'on croit que quelqu'un qui entendroit et qui parleroit italien, qui seroit homme de goût en bâtiments, meubles, tableaux et arrangements, qui seroit agréable, qui sauroit plaisanter, et qui inventeroit des amusements, conviendroit fort.

« 2° On croit absolument nécessaire de demander que M. le duc de Parme rappelle l'abbé Alberoni. La reine peut être susceptible de toutes sortes de préventions, et faire prendre au roi de très mauvais partis, toutes les fois qu'elle sera sollicitée de le presser vivement. Ce prince pour bien vivre avec S. M., malgré les meilleures intentions du monde, et le discernement admirable qu'il a en toutes choses, aura la complaisance qu'elle exigera de lui.

« 3° Il est d'une extrême conséquence de mettre des Espagnols dans les places où les Italiens aspirent ; que la charge de grand écuyer du roi promise au duc de la Mirandole soit donnée au duc de Medina-Celi ; celle de grand écuyer de la reine au duc de Veragua ; celle de sommelier du corps au marquis de Quintana ; celle de grand maître de la garde-robe au duc de Baños, frère de Mme la duchesse d'Albe ; qu'on révoque la nomination du prince de Santo-Buono à la vice-royauté du Pérou, qu'on refuse celle du Mexique au prince Pio, et qu'on y nomme deux Espagnols : qu'on ne donne point encore de gouverneur à Mgr le prince des Asturies, pour dissiper la brigue des Italiens qui y pensent, et avoir le temps de choisir un Espagnol : le sous-gouverneur est bon ; mais qu'on donne à ce prince un bon et habile précepteur, homme d'esprit et capable de faire surmonter à ce prince une timidité qui l'empêche de se développer. »

Le duc de Saint Aignan à M. de Torcy[1].

« Madrid, 7 janvier 1715.

« Depuis le départ du dernier ordinaire, j'ai appris quelques détails sur l'événement de la disgrâce de Mme la princesse des Ursins, dont je crois qu'il est à propos que j'aie l'honneur de vous informer.

« Dans la conversation particulière qu'elle eut avec la reine un moment après son arrivée, elle lui dit, en lui parlant de la confiance dont le roi d'Espagne l'avoit honorée jusqu'à ce jour, que la plus grande marque qu'il avoit pu lui en donner et celle qui l'avoit touchée davantage étoit d'avoir bien voulu se rapporter à elle du choix d'une prin-

1. Vol. *Espagne* 238, fol. 15-20 ; recueil la Trémoïlle, p. 277.

cesse qu'il destinoit à régner avec lui; qu'elle croyoit y avoir parfaitement répondu en ménageant le mariage de S. M., dont le mérite personnel et les grandes qualités feroient oublier au roi ses premiers malheurs; qu'elle espéroit que les soins qu'elle s'étoit donnés en cette occasion lui mériteroient aussi la confiance de la reine, de laquelle elle alloit tâcher de se rendre digne par un attachement inviolable, et que S. M. pouvoit compter de la trouver toujours entre le roi et elle pour maintenir les choses dans l'état où elles devoient être à son égard et lui procurer tous les agréments dont elle avoit lieu de se flatter.

« La reine, qui avoit écouté son discours assez tranquillement jusque là, prit feu à ces dernières paroles, et répondit qu'elle n'avoit besoin de personne auprès du roi; qu'il étoit impertinent de lui faire de pareilles offres, et que c'en étoit trop que d'oser lui parler de la sorte après les lettres qu'on lui avoit déjà écrites et sur lesquelles son trop de bonté lui avoit fait garder le silence. Elle ajouta qu'il y auroit des gens bien étonnés devant qu'il fût peu. Et, sur ce que Mme des Ursins la pria de répéter disant qu'elle n'avoit pas bien entendu ce que S. M. venoit de lui dire, la reine repartit une autre fois qu'il y auroit des gens bien étonnés, et elle toute la première. Là-dessus Mme la princesse répondit qu'elle n'avoit rien à se reprocher et qu'ainsi elle ne savoit ce que cela vouloit dire, et, comme elle continoit à parler avec assez peu de ménagement, la reine, impatientée de l'entendre, lui dit de finir, puis de sortir de sa chambre. Cela donna lieu à de nouvelles vivacités de la part de Mme des Ursins, que la reine, outrée de colère, termina enfin par appeler le commandant de ses gardes en disant qu'on lui ôtât cette folle; ce furent ses propres paroles, qui furent suivies des autres circonstances que l'on vous a sans doute mandées. Elle écrivit sur son genou l'ordre qu'elle donna pour la faire arrêter, ne voulant pas attendre qu'on lui eût approché sa table, et j'ai ouï dire que les termes dans lesquels elle s'y expliquoit sur son éloignement et sur sa conduite hors du royaume étoient à peu près les mêmes que ceux dont Mme la princesse des Ursins s'étoit servie pour faire sortir la reine douairière des États d'Espagne, soit que ç'ait été seulement l'effet du hasard, ou que la chose ait été ainsi concertée entre les deux reines; car on ne doute point que S. M. douairière n'ait beaucoup de part à cet événement, non plus que le cardinal del Giudice et l'abbé Alberoni, qu'on dit surtout avoir été un des principaux acteurs de tout ce qui vient de se passer. Ce qui est certain est que le dernier est aujourd'hui fort bien en cette cour, et qu'il y est regardé sur le pied d'un homme qui va y avoir beaucoup de crédit.

« On avoit cru que la disgrâce de M. Orry suivroit de près le malheur de Mme des Ursins; mais, soit que l'embrouillement où il a eu soin de laisser jusqu'à présent toutes les affaires le fasse encore regarder pour un certain temps comme un homme dont on ne peut se passer, soit qu'on ait intention de laisser respirer le public avant de lui donner un second tome de la scène qui vient d'arriver, tout le monde dit que

Leurs Majestés l'ont assuré qu'elles étoient contentes de ses services, et qu'il pouvoit les continuer sans rien craindre. Je sais cependant qu'il est dans une grande agitation, qu'il a été plusieurs jours sans travailler avec le roi et sans faire sa révérence à la reine; qu'il a dit à ses amis qu'il comptoit demander la permission de se retirer, et que son fils ne se cache point de dire que, si son père ne prend de lui-même le sage parti, il se croira obligé, par la tendresse qu'il a pour lui, à lui faire une sorte de violence pour l'obliger à sortir d'un pays où il ne le croit pas en sûreté. L'abbé Alberoni, qui n'est pas de ses amis, parle de lui dans le monde en termes qui marquent bien qu'il n'a pas envie de le ménager.

. . . .

« On m'a assuré depuis peu de bonne part que la reine ne s'étoit portée au parti violent qu'elle avoit pris contre la princesse des Ursins que sur l'assurance qu'elle avoit que le roi d'Espagne consentiroit à la voir éloigner. On prétend que, sur les lettres qu'elle avoit reçues de cette princesse dont le style lui avoit déplu, peinée d'ailleurs du changement de ses domestiques qu'elle lui attribuoit, et soutenue dans ces idées par les conseils des personnes que j'ai eu l'honneur de vous nommer, elle avoit fait de fortes instances auprès de S. M. Cath. pour en obtenir l'éloignement en question, jusqu'à dire que, si le roi d'Espagne avoit de la peine à s'y résoudre, il falloit donc qu'il lui permît de retourner à Parme auprès de la princesse sa mère, parce que, pour elle elle aimoit mieux être privée du bonheur qui l'attendoit en Espagne que de l'acheter au prix d'avoir tous les jours à essuyer de nouvelles scènes d'une personne qu'elle ne pourroit jamais souffrir, autant pour les véritables intérêts de S. M. Cath. que par l'aversion insurmontable qu'elle se sentoit naturellement pour elle. On dit que sur cela le roi s'étoit enfin déterminé à approuver le susdit éloignement sans pourtant rien décider du temps ni de la forme; que l'abbé Alberoni en avoit porté parole à la reine dans le séjour qu'elle a fait à Pampelune, et que, depuis, ce qui s'étoit passé dans la conversation dont je viens de vous rendre compte, avoit pressé l'exécution du projet et apparemment en avoit changé les circonstances. La même personne m'a dit aussi que le roi d'Espagne paroissoit fort content de se voir en liberté. Il passe une partie de la journée seul avec la reine, qui n'est occupée que de tout ce qui peut être de son goût, et qui lui fait remarquer, à ce qu'on dit, dans le particulier qu'ils ont ensemble, combien ils auroient eu à souffrir s'ils avoient été continuellement exposés aux importunités d'une personne jalouse de sa faveur, qui auroit toujours voulu se trouver en tiers avec eux. Elle a dit hautement qu'elle ne vouloit se mêler de rien que de plaire au roi, et qu'à l'égard des officiers de sa maison, de quelque main qu'ils y eussent été placés, ils pouvoient être en repos pourvu qu'ils fissent leur devoir, parce que ce seroit le degré de l'attachement que l'on auroit pour Sa Majesté qui décideroit toujours de la faveur où l'on seroit auprès d'elle.

« Il paroît que ces dispositions ont déjà fait beaucoup d'impression sur l'esprit du roi; il s'attache tous les jours de plus en plus à la reine et joint l'estime aux sentiments de tendresse qu'il a pour elle.

« La joie que l'on a eue dans Madrid de l'éloignement de Mme la princesse des Ursins a été presque universelle; on y souhaiteroit fort que le départ de M. Orry en fût une suite, et l'on ne se contraint pas beaucoup pour cacher là-dessus ce que l'on pense. J'ai ouï dire que la reine en avoit parlé au roi d'Espagne comme d'un homme dont le gouvernement faisoit tort à la réputation de S. M. Cath., mais qu'il étoit nécessaire de ménager encore pendant quelque temps à cause qu'il avoit seul la connoissance de toutes les affaires. »

La princesse des Ursins au Roi[1].

« A Tolosete, ce 10 janvier 1715.

« Sire,

« Ce qui m'est arrivé, lorsque j'ai eu l'honneur de voir la reine d'Espagne à Jadraque, est si extraordinaire que Votre Majesté auroit de la peine à le croire, si je ne me flattois que Votre Majesté me croit véritable. Cette princesse, Sire, à laquelle j'eus l'honneur de présenter une lettre du roi votre petit-fils remplie de mille choses obligeantes pour moi et de l'impatience qu'il avoit de la voir arriver à Guadalajara, où la cérémonie du mariage se devoit faire, fut si mal reçue (*sic*) qu'elle m'attira un traitement qui me parut tout nouveau et peu conforme au respect que je lui témoignois. Après des reproches que S. M. me fit sur ce qu'elle prétendoit que je lui avois écrit, par le comte d'Albert et par un domestique que le roi lui avoit envoyé, des choses qui lui avoient fort déplu, qui ne rouloient cependant que sur l'empressement que S. M. Cath. avoit de la posséder et moi d'avoir l'honneur de lui faire ma cour, je lui répondis que le roi d'Espagne les avoit lues et qu'il en avoit été si content qu'il avoit même daigné m'en faire un remerciement. La reine alors, ne pouvant pas trop, je crois, continuer à désapprouver ces lettres, me dit que j'étois une insolente et une impertinente, et, appelant d'une voix élevée un officier qui commandoit ses gardes, elle lui ordonna de me conduire dans ma chambre et qu'on ne me laissât ni parler ni écrire à qui que ce soit. J'eus l'honneur de l'assurer qu'il n'étoit pas nécessaire des gardes qui entouroient mon appartement, puisque j'obéirois sans résistance à ses commandements. S. M., Sire, ne se contenta pas de ce qu'elle venoit de faire, que je ne m'étois pas certainement attiré; elle ordonna qu'on apprêtât un carrosse et cinquante gardes pour me mener sur les frontières de France, avec une seule femme pour me servir, dont elle fit grande difficulté. Les ordres de cette princesse ont été suivis ponctuel-

1. Original dans la collection Morrisson (*Catalogue*, tome VI, p. 285-287); recueil la Trémoïlle, tome VI, p. 280.

lement ; je partis à onze heures du soir par une neige, un vent et un froid effroyables, prête à tomber dans des précipices à tout moment, à tel point que le cocher qui me menoit en a perdu une main : on a continué depuis avec la même rigueur, me faisant coucher sur de la paille, sans manger que de mauvais pain et des œufs, et n'ayant pas voulu me permettre d'entendre la messe le jour de Noël. Dieu, qui connoît mon respectueux attachement pour Votre Majesté et pour le roi son petit-fils, m'a voulu conserver, et j'ai l'honneur d'écrire à Votre Majesté de Tolosete, d'où je fais compte de me rendre en trois jours à Saint-Jean de Luz pour y attendre les ordres de Votre Majesté, n'ayant point d'autre volonté que la sienne et étant avec autant de soumission que de respect,

« Sire, de Votre Majesté

« La très humble, très obéissante, très obligée et très fidèle sujette et servante,

« La princesse des Ursins. »

Le marquis de Torcy à la princesse des Ursins[1].

« A Versailles, 22 janvier 1715.

« Vous me faites l'honneur, Madame, de me demander mes conseils et de croire que mon attachement pour vous peut me donner des lumières sur le parti que vous avez à prendre dans une conjoncture si nouvelle qu'elle embarrasseroit les plus habiles. Je vous obéirai avec d'autant plus de hardiesse que je ne vous écrirai rien qui ne soit du goût et conforme aux sentiments du Roi.

« Il n'est pas question, Madame, et vous ne devez pas même souhaiter qu'on vous envoie un homme de confiance à qui vous puissiez expliquer tout ce que vous auriez à dire à S. M. ; c'est à elle-même qu'il faut que vous le disiez, et, comme vous aurez eu le temps de vous reposer des fatigues de votre malheureux voyage lorsque vous recevrez ma lettre, permettez-moi de vous dire que vous ne devez pas perdre un moment à vous rendre auprès du Roi. Puisqu'il vous a envoyé en Espagne, vous devez l'informer vous-même de la manière dont vous en êtes sortie, et votre honneur vous oblige autant que le devoir à prendre cette résolution. Tout autre parti feroit croire et dire que vous craignez de paroître devant S. M., et vous donneriez lieu à vos ennemis d'interpréter faussement les sentiments qu'elle a pour vous, si vous ne veniez pas, Madame, lui rendre compte de votre conduite.

« Vous en avez de sa part la liberté entière, et vous verrez par la lettre de sa main que j'ai l'honneur de vous envoyer que ses sentiments pour vous ne sont point changés.

1. Vol. *Espagne* 244, fol. 52.

« Je crois, Madame, dans la situation où vous êtes, ne pouvoir vous annoncer une nouvelle meilleure ni plus consolante. Vous en verrez la vérité, et j'espère que vous ne me reprocherez pas d'avoir été un mauvais guide. J'ai beaucoup d'impatience d'apprendre par vous-même ce que vous en penserez et de vous assurer de mon respect et de mon attachement sincère.

« TORCY. »

Le duc de Noirmoutier à M. de Torcy[1].

« A Paris, le mercredi 23e janvier 1715.

« Je vous suis sensiblement obligé, Monsieur, de la part que vous avez bien voulu me faire de la lettre que le Roi a la bonté d'écrire à ma sœur et de celle que vous lui écrivez, par laquelle vous lui donnez, avec la permission de S. M., des conseils si agréables pour elle et si consolants. Je suis pénétré des termes avec lesquels le Roi s'explique; ils sont dignes de sa gloire et de son humanité envers une sujette qui vient d'éprouver un traitement si rigoureux. Je vous prierois, si je l'osois, d'en offrir mes très humbles actions de grâces à S. M. Si elle n'a point encore fait réponse au roi son petit-fils ni à la reine sur le sujet de ma sœur, il seroit peut-être à souhaiter qu'elle pût arriver ici avant que le Roi s'expliquât à LL. MM. Cath. Ma sœur n'a pas besoin d'être excitée à profiter de la liberté qui lui est donnée; mais je lui écris encore en conformité de votre lettre, Monsieur, de faire tout ce que sa santé et la saison rigoureuse pourront lui permettre pour hâter son voyage. J'y emploie en mon nom les réflexions que vous avez bien voulu lui épargner. Permettez-moi de vous demander ce que je puis répondre aux personnes qui s'intéressent particulièrement à ma sœur sur la commission dont le courrier est porteur. Je pourrois croire que le même esprit, dans lequel les lettres ont été écrites, permettroit que l'on n'en fît pas de mystère; mais j'aurai la bouche fermée jusqu'à ce que vous ayez la bonté de me mander ce que vous direz, afin que je m'y conforme.

« Je suis, Monsieur, avec la plus entière reconnoissance,

« Votre très humble et très obéissant serviteur,

« LE DUC DE NOIRMOUTIER. »

Le marquis de Prye, ambassadeur à Turin,
à M. de Torcy[2].

« 26 janvier 1715.

« .... Depuis la déposition de Mme des Ursins, le roi de Sicile ne

1. Vol. *Espagne* 244, fol. 53; recueil la Trémoïlle, p. 291.
2. Vol. *Italie* 122, fol. 46 v°; recueil la Trémoïlle, p. 295.

m'a plus parlé d'autre chose que de cet événement, qui a surpris en ce pays-ci et qui ne laisse pas d'inquiéter. Il est certain que le roi de Sicile n'avoit pas une affection bien vive pour elle, et il en témoignoit de temps en temps quelque chose dans ses discours; mais cependant il ne laissoit pas de s'adresser à elle pour les choses qu'il vouloit en Espagne. Il est certain qu'elle avoit beaucoup contribué à faire nommer un ambassadeur d'Espagne pour cette cour, et encore plus à faire choisir un homme qui fût agréable au roi de Sicile. A présent, ce prince craint que M. de Villamayor ne soit plus ambassadeur auprès de lui et que ce soit occasion pour ne lui en point envoyer. Il craint encore que la reine d'Espagne ne porte à la cour de Madrid les sentiments de la plupart des princes d'Italie, qui ne paroissent pas bien avantageux pour S. M. Sicilienne.

« Ce prince m'a dit toutes les particularités qu'il avoit apprises par son ambassadeur de son changement, et cela lui a donné occasion de faire beaucoup de réflexions et de raisonnements sur cet événement, d'où l'on peut aisément juger de ce qu'il en pense.... »

Le cardinal de la Trémoïlle au Roi[1].

« A Rome, ce 5 février 1715.

« Sire,

« Le traitement qui vient d'être fait à Mme des Ursins en Espagne est si fort éloigné des règles ordinaires de l'humanité que les grands princes veulent bien observer à l'égard de leurs moindres sujets ou domestiques, que je crois qu'il est aussi permis, sans manquer au respect qu'on leur doit, de montrer qu'on n'y est pas insensible; nous ne pouvons le faire qu'en recourant à la protection de Votre Majesté. Le peu qui reste de notre famille est dispersé en différents endroits de l'Europe; mais nous y sommes tous par les bontés de Votre Majesté, honorés ou d'emplois ou de dignités qui exigent de nous de rendre compte au public de notre conduite et de lui faire connoître que nous n'avons pas donné lieu au mépris avec lequel on a traité Mme des Ursins et nous en sa personne. Le roi d'Espagne est un des plus grands princes du monde; il est le maître de faire ce qu'il lui plaît, et il n'y a qu'à s'y soumettre; mais j'ose dire que la reine n'étoit pas encore maîtresse quand elle a traité Mme des Ursins comme elle a fait et comme une criminelle d'État. Il nous est trop important que le public sache qu'elle n'a pas mérité ce traitement; nous ne pouvons l'en désabuser que par la protection spéciale de Votre Majesté, et par laquelle elle veuille bien faire connoître qu'elle ne veut pas abandonner une personne qui a été honorée de sa confiance et de ses bontés, à la discrétion d'une princesse qui a voulu, avant que d'avoir eu l'honneur de voir le roi son époux, signaler le commencement de son règne

1. Vol. *Rome* 545, fol. 181; recueil la Trémoïlle, p. 302.

par la mettre dans l'opprobre. Nous nous jetons tous aux pieds de Votre Majesté pour lui demander très humblement cette grâce; elle est digne de son grand cœur. Elle voudra bien me pardonner si je sors peut-être des bornes du respect que je dois à une princesse qui a l'honneur d'être épouse du roi Catholique; mais je ne puis m'empêcher d'espérer que Votre Majesté voudra bien passer quelque chose à la douleur vive dont nous sommes tous si justement pénétrés. Je suis, etc....

« LE CARDINAL DE LA TRÉMOÏLLE. »

La princesse des Ursins à M. de Torcy[1].

« A Couhé[2], le 12 février 1715.

« Je profite, Monsieur, de votre courrier qui revient de Madrid pour me donner l'honneur de vous apprendre que je vais coucher demain à Poitiers, que je n'y séjournerai qu'un jour pour laisser reposer l'équipage de M. le maréchal de Montrevel, qui a beaucoup fatigué dans les chemins détestables que nous avons passés. Vous saurez sans doute par vos lettres de Madrid que tout y va de mal en pis, ce qui m'afflige fort. Je ferai le plus de diligence qu'il me sera possible pour me rendre à Paris, dans l'impatience où je suis de me mettre aux pieds du Roi pour lui faire mes très respectueux remerciements des bontés dont il lui plaît de m'honorer. Don Alexandre, mon neveu, n'a pas manqué, Monsieur, de me rendre compte des vôtres et pour lui et pour moi, dont je vous suis infiniment redevable.

« LA PRINCESSE DES URSINS. »

La princesse des Ursins à M. Orry[3].

« A Châtellerault, ce 15 février 1715.

« Un de vos gens, Monsieur, venant de Paris et qui s'en retourne en poste à Madrid, m'a apporté des lettres de M. de Torcy et de Mme de Maintenon qui ne contiennent que le desir de me voir arriver à la cour, et comme quoi don Alexandre s'est bien acquitté de la commission que je lui avois donnée, le Roi lui ayant fait l'honneur de lui donner une audience en présence du ministre, où il lui parla fort obligeamment sur ce qui me regarde, sans néanmoins entrer dans le détail, ne voulant, dit-on, le faire qu'avec moi, ce qui fait que je hâte le plus qu'il m'est possible mon voyage, espérant d'arriver le 22 à Paris, ma santé étant, grâce à Dieu! assez bonne pour ne me pas reposer long-

1. Vol. *Espagne* 239, fol. 21; recueil la Trémoïlle, p. 304.
2. Couhé-Vérac (Vienne).
3. Original chez M. le duc de la Trémoïlle; publiée dans son recueil, tome VI, p. 306.

temps en chemin. Jusques à présent tout me paroit assez confus en ce pays-là sur les partis que l'on pourroit prendre. On ne me dit rien sur la nomination de M. le duc de Saint-Aignan pour l'ambassade, que votre courrier m'a apprise. Rien n'est plus surprenant que ce que vous m'avez mandé par votre lettre du 5 de ce mois. Il faut prendre patience jusqu'à ce que j'aie un peu démêlé et mis au fait sur tout ceci. On prétend que la reine douairière suivra de près le cardinal del Giudice : cette princesse, de plus à cette formidable cabale, détruira tout ce que vous pourriez faire de bon. Je tâcherai d'y faire faire réflexion comme sur tout le reste. Je crois que vous deviendriez absolument inutile au roi d'Espagne, si vous y restiez; c'est pourquoi, Monsieur, je représenterai tout ce qu'il faudra à cet égard, étant persuadée que, dans ce rencontre, il faut tout ou rien, et c'est une matière d'une assez importante conséquence pour que l'on y pense mûrement. Mes trois princes me tiennent bien au cœur, et je m'aperçois que les bons François s'intéressent fort à leur conservation. Je ne suis pas surprise de la quantité d'ingrats que j'ai faits; cela retourne à leur honte et non à la mienne, et je les méprise trop pour souhaiter de m'en venger. En récompense j'estime fort les honnêtes gens : c'est pour cette raison, Monsieur, que vous devez être sûr de la mienne et de l'amitié sincère que j'ai pour vous, dont je vous supplie très humblement de ne pas douter.

« LA PRINCESSE DES URSINS. »

Mémoire anonyme sur les causes de la disgrâce de la princesse des Ursins[1].

[Sans date.]

« La mauvaise réputation de l'abbé Alberoni et la part qu'il a eue dans ce qui s'est exécuté à Jadraque pour l'expulsion de Mme la princesse des Ursins hors d'Espagne avoient fait juger que, la reine lui ayant confié la prévention qu'on lui avoit inspirée contre cette princesse, il avoit imaginé, proposé et conduit cette entreprise, appuyé par la cabale formée entre MM. de Popoli, Pio et de Cellamare, ce qui paroissoit d'autant plus vraisemblable qu'on savoit que le prince Pio avoit été au-devant de la reine bien au-delà de Jadraque et étoit revenu en grande diligence à Madrid plusieurs jours avant que S. M. fût à Jadraque. Mais ce qu'on a appris depuis par Bayonne découvre que cette entreprise vient d'une source bien plus dangereuse; car l'on sait positivement qu'elle a été tramée par M. le cardinal del Giudice, qui, mécontent dès Paris du voyage du prince de Chalais, outré des ordres

1. Vol. *Espagne* 239, fol. 86. Une annotation au crayon mise sur ce mémoire, peut-être par Torcy, semble l'attribuer à Orry; le duc de la Trémoïlle l'a inséré dans son recueil, p. 308.

qu'il trouva à son arrivée à Bayonne et en attribuant la cause à Mme des Ursins, se proposa de la perdre.

« Pour y parvenir, M. le cardinal s'est insinué dans la confidence d'une Mme Lucas qui a toute la confiance de la reine douairière, étant la dépositaire des mystères d'un comte de Schelp et du sieur Larreteguy, que S. M. honore de toute sa bienveillance, et, devenu familier avec ces trois personnes qu'il a gagnées autant par sa complaisance naturelle que par les espérances de fortune qu'il leur a données, tout lui a été facile.

« M. le cardinal, introduit par cette voie dans la plus étroite confiance de la reine douairière, lui a proposé pour moyen de prévenir d'abord et dès Parme la reine sa nièce de tout ce qui pourroit lui inspirer de la méfiance, de l'aversion et même de l'indignation contre Mme des Ursins, afin de disposer cette jeune princesse à la haïr avant que de la connoître, et à s'en défaire avant qu'elle eût le temps de s'en détromper.

« Pour passer à l'exécution de ce projet, les faits posés par S. Ém., afin d'y déterminer la jeune reine par la reine douairière, furent :

« Que S. M. devoit dès son entrée en Espagne prendre de justes mesures pour se rendre maîtresse des volontés du roi; que, pour y réussir, il falloit qu'elle chassât d'Espagne la princesse des Ursins, à quoi elle ne parviendroit jamais dès qu'elle seroit livrée sous son inspection, soit par l'ascendant qu'elle avoit sur l'esprit du roi, soit parce qu'elle-même se laisseroit décevoir par ses manières flatteuses et engageantes; qu'il falloit donc, dès le premier endroit où S. M. la trouveroit, la faire enlever si brusquement et avec tant de précaution, que le roi ne pût en empêcher l'éclat, avant qu'elle arrivât pour consommer son mariage, et qu'exigeant alors de S. M. de l'approuver, elle l'obtiendroit sûrement; après, elle ne trouveroit d'obstacle à rien, non seulement pour le présent, mais encore pour l'avenir; que ce qui la devoit déterminer à prendre ce parti, tout violent qu'il lui paroîtroit, étoit ce qu'il falloit qu'elle prévît des différents événements de son mariage avec le roi d'Espagne, qui, ayant trois princes de la défunte reine, excluroit probablement les enfants qu'elle auroit de toute espérance à la monarchie d'Espagne, et la réduiroit un jour elle-même à retourner à Parme y chercher une retraite, où elle n'auroit d'assuré que ce qu'elle auroit amassé pendant qu'elle règneroit en Espagne.

« Que cette considération seule inspirée à S. M. par la reine sa tante devoit suffire pour lui faire connoître de quelle importance il étoit qu'elle chassât la princesse des Ursins, à la vue de laquelle et du gouvernement présent il lui seroit impossible de thésauriser, au lieu qu'en étant défaite, elle pourroit faire changer le ministère, le composer de manière qu'elle en seroit la maîtresse, S. Ém. s'offrant à cet effet de retourner en Espagne et d'y prendre les rênes du gouvernement tellement sous ses ordres, qu'elle pût disposer de tout, et faire revenir la reine douairière à la cour, afin qu'entre les deux reines et lui il se pût prendre de justes mesures pour disposer des volontés du roi.

« Une autre raison dont M. le cardinal s'est servi pour déterminer la jeune reine par la reine sa tante à chasser la princesse des Ursins, est, à ce qu'il a dit, que le grand mécontentement que l'Empereur a témoigné contre le duc de Parme du mariage de sa nièce avec le roi d'Espagne venoit particulièrement de ce que cette jeune reine tomboit sous la conduite de la princesse des Ursins, qu'il haïssoit extrêmement, et que ce sacrifice se concertant entre les deux reines seroit très agréable à S. M. Imp., et l'engageroit à ne pas pousser à bout les extrêmités dont il avoit menacé la maison de Parme.

« Ce qui a de plus été concerté entre la reine douairière et M. le cardinal est d'inspirer à la reine sa nièce d'engager le roi à rétablir toutes choses comme elles subsistoient du temps de Charles II, soit pour les règles de l'étiquette, soit pour les usages des Conseils et de l'administration des finances; que cela attireroit à cette jeune princesse l'applaudissement des Espagnols, et faciliteroit à S. Ém. les moyens de procurer aux deux reines de grands amas d'argent; qu'il trouveroit à cet effet des prétextes pour faire casser la plupart des troupes et même la maison du roi, réduisant le tout à l'ancien pied, et à la garde de la conchille. »

Le duc de Saint-Aignan à M. de Torcy[1].

« Madrid, 4 mars 1715.

« On m'a donné, Monsieur, les éclaircissements que j'attendois sur l'établissement de la principauté de Mme des Ursins en Catalogne, et voici ce que j'en ai appris par une voie sûre et non suspecte.

« Après que Mme la princesse fût partie pour Jadraque, le roi d'Espagne signa la patente par laquelle il érigeoit en sa faveur la principauté de Roses et de Cardone, et même, depuis sa disgrâce, M. Orry ne laissa pas que d'obtenir que cette patente, qui étoit toute prête, lui seroit envoyée pour la consoler dans son infortune, en lui faisant connoître que S. M. Cath. n'étoit point changée à son égard et qu'elle pouvoit compter autant que jamais sur les bontés de ce prince. Ma nouvelle ajoute à cela que l'affaire avoit été poussée jusqu'à donner l'ordre à M. de Grimaldo pour l'envoi dont il est question, mais qu'il avoit été révoqué le même jour. On n'a pu m'apprendre si c'étoit l'arrivée de la reine qui avoit fait changer de résolution au roi d'Espagne, ou si S. M. Cath. avoit d'elle-même fait réflexion aux inconvénients d'une grâce qui emportoit avec elle le démembrement d'une portion de ses États. Vous pouvez compter, Monsieur, sur la vérité des faits que je viens de dire. Le seul nom de la personne que je puis citer pour auteur suffiroit pour vous la prouver.

. . . .

1. Vol. *Espagne* 239, fol. 104; recueil la Trémoïlle, p. 340.

« On me questionne tous les jours sur la réception de Mme des Ursins à la cour de France, et toutes les démarches qu'on fait pour s'en informer me marquent qu'on ne laisse pas d'avoir de grandes attentions pour ce qui s'y passe sur les affaires de ce pays-ci. Je crois que cette disposition ne peut être que fort avantageuse pour nos intérêts, parce qu'elle ne peut venir que d'une sorte de crainte de mécontenter S. M., qu'il sera aisée de ménager utilement, sur quelques motifs qu'elle puisse se trouver fondée. »

Louis XIV au duc de Saint-Aignan[1].

Versailles, 7 mars 1715.

« .... Je n'ai jamais eu lieu de croire que la permission que je lui ai donnée [à Mme des Ursins] de venir me rendre compte de sa conduite pût causer la moindre peine, ni la moindre inquiétude à la reine d'Espagne ; car elle lui avoit même ordonné de passer dans mon royaume. Elle pouvoit donc croire que, ne m'ayant point demandé de ne la pas recevoir, je ne pouvois regarder sa disgrâce que comme un malheur et non comme un crime, par conséquent, qu'il étoit naturel que je susse d'elle, non seulement des nouvelles du roi d'Espagne, mais plus particulièrement encore de celles des princes ses enfants dont elle a eu la conduite depuis qu'ils sont nés. Je ne l'ai pas cependant encore entretenue, ses incommodités l'ayant retenue à Paris depuis qu'elle y est arrivée. Au reste, je remets à votre prudence d'employer sans affectation les moyens que vous jugerez le plus convenables pour faire connoître à la reine d'Espagne que je compte absolument sur le desir qu'elle m'a témoigné de vivre avec moi dans une confiance parfaite, et qu'elle doit s'assurer de la mienne et des marques que je lui donnerai en toutes occasions de mon amitié pour elle. Elle n'a donc rien à craindre, ni des discours de la princesse des Ursins, qui m'offenseroient si elle étoit capable de manquer au respect qu'elle doit à la reine ma petite-fille, ni de l'accueil que je lui ferai, ni même des consolations que je pourrois lui donner dans l'état où elle se trouve... »

Le duc de Noirmoutier à M. de Torcy[2].

« A Paris ce 29e avril 1715.

« Mme la princesse des Ursins, Monsieur, attend avec une entière soumission les ordres du Roi, depuis qu'elle a prié M. le maréchal de Villeroy de dire à S. M. et à Mme de Maintenon qu'elle étoit toute

1. Vol. *Espagne* 239, fol. 60 ; recueil la Trémoïlle, p. 311.
2. Vol. *Espagne* 244, fol. 342 ; recueil la Trémoïlle, p. 314.

prête de s'aller établir à Utrecht, puisque sa malheureuse destinée la forçoit de prendre un parti aussi extrême, pour essayer de finir sa vie en repos et en tranquillité en suivant les intentions du Roi, qui feront toujours la règle de sa conduite. Ayez la bonté, Monsieur, en prenant les derniers ordres de S. M., d'exciter sa générosité et, si je l'ose dire, sa justice, en lui représentant que, Mme des Ursins n'ayant aucun fonds de bien, elle implore la bonté du Roi pour lui accorder une partie des quarante mille livres par an de pension viagère en fonds sur la ville (quand je dis une partie, telle qu'il plaira à S. M. de la règler), pour aider au payement de ses dettes et s'assurer quelques domestiques par l'espérance d'une récompense après sa mort. C'est une grâce, Monsieur, qui ne sera pas à charge au Roi. Quant à présent, vous jugez bien que Mme des Ursins a le soin qu'on la mette en état de pouvoir partir bientôt par le payement de ce qui lui est dû et par des arrangements qui ne seront point à la charge de S. M.

« J'espère, Monsieur, que vous me pardonnerez la liberté que je prends de vous parler si vivement des intérêts de Mme la princesse des Ursins; ce que je lui suis me servira d'excuse auprès de vous, persuadé d'ailleurs de vos honnêtetés et du plaisir que vous vous ferez de rendre service à une personne aussi injustement malheureuse que ma sœur. Qui que ce soit n'est si bien informé que vous du cruel état où elle se trouve.

« Je suis très parfaitement,

« Monsieur,

« Votre très humble et très obéissant serviteur

LE DUC DE NOIRMOUTIER. »

Louis XIV au roi d'Espagne[1].

« A Versailles, 30 avril 1715.

« .... J'ai différé jusqu'à présent à vous parler de l'état de la princesse des Ursins, parce que, sachant qu'elle ne vouloit ni demeurer dans mon royaume ni passer à Rome, j'attendois qu'elle eût pris un dernier parti avant que de vous écrire sur la situation où elle se trouve. Elle se détermine enfin à s'établir à Utrecht, et, comme vous savez, l'état de ses biens est très mauvais. J'ai cru mon honneur et le vôtre également intéressés à remédier à l'état de sa fortune, et qu'il ne me convenoit pas, non plus qu'à Votre Majesté, que les étrangers vissent dans l'indigence une personne que j'ai appelée de Rome en Espagne et que vous avez honorée de votre confiance pendant un si grand nombre d'années. C'est sur ce fondement que je lui donne des contrats de quarante mille livres de rentes viagères, et, comme je connois votre

1. Vol. *Espagne* 244, fol. 351; recueil la Trémoïlle, p. 315.

cœur et vos sentiments, je suis persuadé que non seulement vous serez bien aise de ce que j'ai fait, mais même que vous suivrez mon exemple de la manière que vous le jugerez le plus à propos. Songez que vous auriez accordé autrefois à la princesse des Ursins tout ce qu'elle vous auroit demandé, et que l'état où elle se trouve semble exiger que vous remèdiez au préjudice que son désintéressement lui cause.

« La résolution que je m'assure que vous prendrez à son égard me fera beaucoup de plaisir, et je compte principalement sur cette considération, étant bien persuadé que votre amitié pour moi répond à toute la tendresse que j'ai pour vous.

LOUIS.

Philippe V à Louis XIV[1].

Aranjuez, le 19 mai 1715.

« .... Sur ce qui regarde la princesse des Ursins, dont vous me parlez dans votre lettre, je crois que, si vous voulez bien y faire réflexion, vous trouverez qu'après les sujets qu'elle a donnés à la reine de prendre à son égard le parti qu'elle prit, je n'ai pas peu fait de lui donner les secours de plus de cinq mille pistoles que je lui envoyai ; qu'il ne convient pas après cela que je lui fasse de nouvelles grâces, et que, par la tendresse que vous voulez bien avoir pour la reine et pour moi, dans laquelle nous avons une entière confiance, vous ne trouverez pas mauvais que je ne fasse pas ce que vous demandez pour une personne qui a eu le malheur de déplaire à cette princesse, dont la satisfaction fait une de mes principales occupations et qui mérite si fort la tendresse extrême que j'ai pour elle. Je vous prie aussi de faire attention que la princesse des Ursins a déjà six mille écus d'argent de pension en Sicile, que je lui ai donnés[2].... »

Le duc de Saint-Aignan à M. de Torcy.

« Madrid, 14 juin 1715.

« .... Une autre circonstance dont je dois vous donner part, c'est que, lorsque je parlai au cardinal del Giudice de la pension que le Roi souhaiteroit que le roi d'Espagne voulût accorder à son exemple à Mme la princesse des Ursins, il dit dans son emportement qu'il ne restoit plus qu'à en procurer à Orry, à Macanaz et au P. Robinet. Il ajouta que la princesse des Ursins avoit été assez bien traitée pendant qu'elle étoit en place, et qu'il suffisoit qu'on ne lui demandât point compte de ce qu'elle avoit touché au nom de la reine. Il vouloit que

1. Vol. *Espagne* 245, fol. 46 ; recueil la Trémoïlle, p. 319.
2. Torcy communiqua cette réponse à la princesse le 3 juin, en tâchant de la consoler (*ibidem*, fol. 69).
3. Vol. *Espagne* 241, fol. 59 v°-60.

je vous envoyasse un état de ce qu'elle recevoit alors ; mais, sans le refuser, je ne crus pas devoir entrer là-dedans. »

Le marquis de Torcy à la princesse des Ursins[1].

« Marly, le 30 juin 1715.

« Quoique vous ne m'eussiez pas ordonné, Madame, de rendre compte au Roi de l'embarras où vous vous trouviez sur votre voyage à Rome, après avoir lu la lettre de M. le cardinal de la Trémoïlle, l'occasion s'étant présentée d'en parler à S. M., je crus qu'il étoit à propos de lui rendre compte de ce que vous m'aviez fait l'honneur de me dire sur ce sujet, vous et M. le duc de Noirmoutier, et du penchant que vous auriez de choisir Avignon plutôt que Rome pour votre séjour. J'informai cependant S. M. de la conclusion de la conversation, qui avoit été que vous ne changeriez pas votre première destination.

« Le Roi, ayant examiné l'un et l'autre, croit, Madame, que vous pouvez choisir celle qui vous conviendra le mieux. Je comptois d'avoir l'honneur de vous l'écrire, quand j'ai reçu le billet dont vous m'avez honoré, contenant l'arrivée imprévue de M. de Chalais. Je vais en rendre compte au Roi et je ne manquerai pas de vous faire savoir les intentions de S. M. sur ce nouvel événement, qui ne doit pas, je crois, vous embarrasser.

« J'ai bien jugé, Madame, que l'arrivée de M. de Chalais ne devoit vous faire aucune peine. Le Roi ne trouve pas mauvais qu'il vienne et qu'il demeure à Paris tant qu'il lui plaira. Les raisons qui engagèrent S. M. à me commander de vous écrire ce que je vous écrivis l'année dernière ne subsistent plus[2]. Il n'y auroit donc que l'embarras de la grandesse ; mais cet embarras ne se trouve point à Paris et n'auroit lieu qu'à la cour.

« Je suis avec respect,

« Madame,

« Votre très humble et très obéissant serviteur.

« Torcy. »

1. Vol. *Espagne* 241, fol. 81 ; recueil la Trémoïlle, p. 323.
2. Nous ne savons à quoi ce passage fait allusion.

IV

LES DERNIERS TEMPS ET LA MORT DU CARDINAL DE BOUILLON[1]

Dans l'année qui précéda sa mort, le cardinal de Bouillon, confiné à Rome dans le Noviciat des Jésuites, éprouva le désir violent de rentrer en grâce auprès de Louis XIV et de voir finir la disgrâce, pour ne pas dire l'état de rébellion, dans lequel il vivait depuis qu'il avait quitté la France en 1710 pour passer aux Pays-Bas. Obsédé par ce besoin impérieux, il se décida à écrire au Roi pour lui demander pardon de sa conduite et le supplier de lui rendre ses bonnes grâces. C'est à cette circonstance que se rapportent les lettres qui vont suivre. Louis XIV d'ailleurs se refusa à pardonner et ne répondit que par un silence dédaigneux aux humbles supplications du cardinal.

Le cardinal de Bouillon au Roi[2].
(Première rédaction.)

« A Rome, ce 10e juillet 1714.

« Ce n'est qu'en tremblant que je viens aujourd'hui me présenter au pied du trône de la clémence de Votre Majesté sans la protection et intercession d'aucune puissance étrangère, quelque grande et naturelle qu'elle fût, n'en pouvant pas trouver d'égale à celle que j'ai toujours reconnue être dans l'inépuisable fonds magnanime de votre cœur et de votre génie.

« Je ne me présente plus, Sire, comme autrefois à Votre Majesté pour m'y justifier, ou au moins pour m'y excuser sur la droiture et pureté de mes intentions ; mais j'y viens au contraire aujourd'hui pour m'accuser et m'y condamner moi-même, en vous avouant aussi bien qu'à tout le monde par une confession publique, accompagnée d'une douleur qui ne finira qu'avec ma vie, que je tombai enfin le 22me du mois de mai de l'année 1710 dans le crime, après plus de dix ans de résistance de ma part passés dans un exil accompagné d'événements et traitements au moins jusques à moi inconnus dans tout le cours de votre règne, et supportés par moi (permettez, Sire, que je le dise ici avec vérité à Votre Majesté) avec toute la soumission du plus fidèle de vos sujets et de vos domestiques, jusques au jour que je commis ce crime, que je ne me pardonnerai jamais, consistant à avoir enfin succombé dans ce malheureux jour, pour la première fois de ma vie, à la tentation de vous déplaire. C'est pour l'expiation de ce crime que je

1. Ci-dessus, p. 140.
2. Affaires étrangères, vol. *Rome* 538, fol. 57 (original) et fol. 55 (copie).

viens aujourd'hui avec un cœur humilié, contrit et repentant, en demander très humblement pardon à Votre Majesté, aussi bien que de tout ce qui a pu et dû depuis ce temps-là lui être désagréable dans ma conduite et dans mes intentions, qui ont souvent été contraires au bien de son service depuis ce malheureux jour ; car je me confesse ici à Votre Majesté avec la même sincérité et la même naïveté que je le fais à Dieu même, dont vous n'êtes pas moins la plus parfaite image, entre tous les rois de la terre qui vivent dans le siècle présent ou qui ont vécu dans le siècle passé (lesquels deux composeront, comme je l'espère, au moins un siècle entier de votre règne, de la longueur duquel je suis persuadé plus que jamais que dépend le plus grand bien de la chrétienté, et surtout le maintien et accroissement de notre sainte et seule véritable religion catholique, apostolique et romaine, dont vous êtes en ce monde le plus zélé défenseur et protecteur) de la bonté, de la clémence et de la justice de cet Être Suprême, que de sa puissance et de son redoutable courroux[1].

« C'est avec tous ces sincères et vifs sentiments que je viens aujourd'hui me jeter aux pieds de Votre Majesté, en embrassant d'esprit et de cœur ses genoux, avec le même esprit, le même cœur et la même reconnoissance et, souffrez, Sire, que je vous le dise, car il est vrai, avec la même tendresse, si elle n'est pas rebutée par Votre Majesté, que je les embrassai réellement lorsque, comblé de vos bienfaits et de vos témoignages d'affection et de confiance, je pris bien malheureusement pour moi congé de Votre Majesté pour m'en venir à Rome. Et c'est avec ces mêmes sentiments que je viens à même temps lui demander la grâce d'agréer que (nonobstant la déclaration contraire et positive, et le douloureux ordre pour moi que m'en donna de la part de Votre Majesté feu M. de Monaco, pour lors son ambassadeur en cette cour, il y aura quatorze ans accomplis le 17 du mois prochain, ordre qu'il m'apporta dans la même chambre que j'habite dans le casin du Noviciat des Pères Jésuites, d'où j'ai aujourd'hui l'honneur d'écrire cette lettre à Votre Majesté, aussi bien que celle de sept ou huit lignes que je me donnai l'honneur de lui écrire ce même jour dans les plus vifs sentiments de ma juste douleur), d'agréer, dis-je, Sire, que je me glorifie à l'avenir comme je faisois par le passé, d'être et de me dire publiquement avec le zèle le plus ardent et le plus parfait à votre service et l'attachement le plus respectueux, le plus soumis et le plus tendre à sa personne sacrée,

« Sire,

« De Votre Majesté

« Le très humble, très obéissant et très fidèle sujet et serviteur,

« LE CARDINAL DE BOUILLON,

« doyen du sacré collège. »

1. Cette phrase est telle dans l'original.

Le cardinal de Bouillon au Roi[1].
(Deuxième rédaction.)

« A Rome, ce 10e juillet 1714.

« Ce n'est qu'en tremblant, que je viens aujourd'hui me présenter au pied du trône de la clémence de Votre Majesté sans la protection et intercession d'aucune puissance étrangère, quelque grande et naturelle qu'elle fût, n'en pouvant pas trouver d'égale à celle que j'ai toujours reconnue être dans l'inépuisable fond magnanime de votre cœur et de votre génie.

« Je ne me présente plus, Sire, comme autrefois à Votre Majesté pour m'y justifier, ou au moins pour m'y excuser, sur la droiture et pureté de mes intentions ; mais j'y viens au contraire pour m'accuser et m'y condamner moi-même en vous avouant aussi bien qu'à tout le monde, par une confession publique accompagnée d'une douleur qui ne finira qu'avec ma vie, que je tombai enfin le 22e du mois de mai 1710 dans le crime (après plus de dix ans de résistance de ma part) de succomber dans ce malheureux jour, pour la première fois de ma vie, à la tentation de vous déplaire.

« C'est pour l'expiation de ce crime que je viens aujourd'hui, avec un cœur humilié, contrit et repentant, en demander très humblement pardon à Votre Majesté, aussi bien que de tout ce qui a pu et dû lui être désagréable dans ma conduite et dans mes intentions, qui ont souvent, depuis ce malheureux jour, été contraires au bien du service de Votre Majesté ; car je me confesse ici à elle avec la même sincérité et la même naïveté que je le fais à Dieu même.

« C'est avec ces sentiments, Sire, que je viens aussi demander à Votre Majesté la grâce d'agréer que je me glorifie à l'avenir, comme je faisois par le passé, d'être et de me dire publiquement, avec le zèle le plus ardent et le plus parfait à votre service, et l'attachement le plus respectueux, le plus soumis, le plus tendre pour sa sacrée personne,

« Sire,

« De Votre Majesté

« Le très humble, très obéissant et très fidèle sujet et serviteur,

« Le Cardinal de Bouillon,
« Doyen du sacré collège. »

Le cardinal de Bouillon à Torcy[2].

« A Rome, ce 10e juillet 1714.

« Puisque ce fut à vous, Monsieur, que je me trouvai bien malgré

1. Vol. *Rome* 538, fol. 63 (original) et fol. 62 (copie).
2. Vol. *Rome* 538, fol. 66 (original) et fol. 65 (copie).

moi nécessité d'adresser ma malheureuse lettre au Roi du 22e du mois de mai de l'année 1710, que vous ne lui présentâtes, je m'assure par l'amitié dont vous m'honorez, qu'avec beaucoup de déplaisir, c'est à vous même que je dois aujourd'hui pareillement adresser celle que je me donne l'honneur d'écrire à S. M., toute différente de l'autre, ce qui fait que je me flatte que vous jugerez avec joie la lui devoir présenter.

« Dans la crainte, Monsieur, de continuer à déplaire par les endroits même par lesquels je crois me devoir rendre moins désagréable, je vous adresse deux lettres pour S. M., vous suppliant de luy rendre celle que vous jugerez lui devoir être moins désagréable, venant d'une personne qui a le malheur de lui déplaire depuis tant d'années. Elles renferment toutes deux, l'une un peu plus au long, l'autre plus succinctement, les mêmes sincères sentiments et les mêmes dispositions de mon esprit et de mon cœur. Ce ne sera pas, Monsieur, sans inquiétude que j'attendrai la réponse ou non réponse de cette lettre, puisque de son sort dépendra celui du reste de ma vie. Quel qu'il soit, je serai jusques au tombeau, Monsieur, comme j'ai toujours été par le passé, très véritablement et très absolument à vous.

« Le cardinal de Bouillon,
« Doyen du sacré collège. »

M. de Torcy au cardinal de la Trémoïlle[1].

« A Marly, le 29e juillet 1714.

« J'ai reçu, Monseigneur, par le dernier ordinaire de Rome, des lettres de M. le cardinal de Bouillon dont j'envoie la copie à Votre Éminence. Je vous envoie aussi la copie de ma réponse, que le Roi a vue, comme vous pouvez croire, avant que je l'aie signée.

« Si l'on vouloit user de rigueur envers M. le cardinal de Bouillon et le poursuivre dans toutes les formes prescrites par les lois du royaume, il ne faudroit recevoir ni ses soumissions, ni ses lettres; mais il me semble qu'il ne faut pas le désespérer entièrement et le forcer à prendre des partis peut-être plus mauvais que ceux qu'il a déjà pris, quand on ne veut pas user à son égard de la dernière sévérité. Ce que j'écris et ce que j'envoie sur ce sujet à Votre Éminence est pour sa seule connoissance. Je la supplie de croire qu'on ne peut être avec plus de respect que je suis, etc.... »

M. de Torcy au cardinal de Bouillon[2].

« A Marly, le 29e juillet 1714.

« Vous n'avez pu douter, Monseigneur, en m'envoyant les deux

1. Vol. *Rome* 538, fol. 54.
2. Vol. *Rome* 538, fol. 68.

lettres que vous m'avez fait l'honneur de m'envoyer pour le Roi le 10e de ce mois, de l'embarras où je me trouverois pour remettre comme vous le souhaitiez l'une des deux entre les mains de S. M. Le souvenir malheureux que vous rappelez étoit une raison suffisante pour m'empêcher d'oser seulement lui nommer votre nom. J'ai cependant hasardé de le faire, voyant que je n'avois à lui présenter de votre part que des assurances de douleur, de repentir et de soumission, et, comme vous me laissiez le choix des deux lettres, j'ai pris la liberté de demander au Roi la permission de lui lire la plus longue, où vous expliquez encore plus particulièrement que dans l'autre les sentiments dont vous êtes pénétré.

« Je puis vous assurer, Monseigneur, que ce n'est pas peu que S. M. ait eu la bonté d'en entendre la lecture entière, même sans répondre et sans s'expliquer sur aucun des articles de cette lettre. Je souhaite que votre résignation à ses volontés, le temps et votre prudence dans la conduite que vous tiendrez à Rome achève le reste, personne n'ayant été plus affligé que je l'ai été de vos malheurs, et ne desirant davantage de vous marquer que je suis avec respect, etc.... »

Le cardinal de la Trémoïlle à M. de Torcy[1].

« A Rome, ce 31 juillet 1714.

« .... Vous trouverez peut-être, Monsieur, que je suis bien incorrigible et peut-être téméraire, après ce que j'ai écrit autrefois sur M. le cardinal de Bouillon, et ce qu'il a fait depuis de son côté, d'oser encore vous en reparler ; mais le devoir dans lequel je suis de rendre compte au Roi ou à vous de ce qui se passe, la connoissance que j'ai des bontés de S. M., qui trouve toujours bon qu'on ait envie de bien faire, et peut-être un peu d'amour-propre de ma part qui me feroit craindre qu'on ne pût attribuer mon silence à quelque petit ressentiment de mon côté, me font passer par-dessus toute autre considération. C'est donc pour vous dire que, M. le cardinal de Bouillon étant revenu mercredi dernier me rendre la visite de cérémonie que le Roi m'avoit permis de lui rendre, me trouvant seul à seul avec lui, il me confia les lettres qu'il avoit pris la liberté d'écrire quelque temps auparavant à S. M. et à vous ; mais il le fit avec tant d'agitation de sa part, tant de desir qu'elles touchassent son maître, tant de tendresse, si j'ose me servir de ce terme, du souvenir des bontés dont il l'honoroit autrefois, et tant de repentir de ce qu'il avoit fait, que je vous avoue que j'en fus touché. Il ne se possédoit pas. Il me fit envisager comme le souverain bien de sa vie, et comme la seule chose après laquelle il vivroit et mourroit content, quatre lignes de la main du Roi qui l'assureroient que S. M., touchée et persuadée de ce qu'il a pris la liberté de lui

1. Vol. *Rome* 538, fol. 188.

écrire, veut bien lui rendre son ancienne bonté pour lui et sa confiance. Son agitation et son inquiétude et l'espérance qu'il a dans la clémence du Roi allèrent si loin qu'il vouloit me persuader d'envoyer un courrier secrètement jusqu'à Lyon, dans la vue apparemment que ce que je me donnerois l'honneur de vous écrire lui procureroit plus tôt quelque réponse sur son sort; car assurément, dans l'état où je l'ai vu, je ne crois pas qu'il soit tranquille un moment dans la journée, et il m'en a fait tant d'instances que c'est tout ce que j'ai pu faire que de lui persuader que je ne pouvois, ni ne devois faire cette démarche.

« Voilà, Monsieur, le fait raconté tout comme il est; il ne m'appartient pas d'y ajouter des réflexions; la seule que je peux faire, parce que c'est une suite de ce qu'il m'a paru voir clairement dans ses discours, est qu'à l'avenir il n'y a rien qu'il ne cherchât de faire pour le service du Roi et pour plaire à S. M., et qu'étant doyen du collège, il y a bien des occasions où un doyen peut être utile où un autre cardinal ne le seroit pas. Personne n'a connoissance de cette lettre que j'écris de ma main, et j'en ai fait aussi la minute de ma main; je la soumets entièrement à votre jugement et à l'usage que vous jugerez convenable d'en faire; je vous ai déclaré les raisons qui m'ont fait prendre la hardiesse de l'écrire. Il ne me reste plus qu'à vous supplier d'être persuadé de l'attachement sincère et inviolable avec lequel je vous honore et vous suis, Monsieur, entièrement dévoué.

« LE CARDINAL DE LA TRÉMOÏLLE. »

M. de Torcy au cardinal de la Trémoïlle[1].

« A Versailles, le 20e août 1714.

« J'ai reçu, Monseigneur, la lettre que vous m'avez fait l'honneur de m'écrire le 31 du mois dernier. Je ne suis pas fort porté à condamner Votre Éminence, et, si j'avois à le faire, ce ne seroit pas certainement dans une occasion où elle pourroit me reprocher elle-même d'avoir fait la première faute. Elle aura déjà vu que j'avois à peu près pensé comme elle sur les lettres de M. le cardinal de Bouillon, et la réponse que je lui ai faite par ordre du Roi. La douleur qu'il a témoignée à Votre Éminence est très juste; mais l'abolition du passé ne sauroit être aussi prompte et aussi facile qu'il le desire. Et j'ose même dire à Votre Éminence que le public verroit avec peine qu'une simple lettre de repentir effaçât le souvenir de tout ce que M. le cardinal de Bouillon a écrit et fait précédemment.

« Je reconnois le cœur admirable de Votre Éminence dans ses sollicitations; mais je crois qu'elle ne sera pas surprise si l'effet n'en est pas aussi prompt que je suis persuadé qu'elle le desire. Je vous sup-

1. Vol. *Rome* 538, fol. 193.

plie de croire qu'on ne peut être avec plus de respect que je suis, etc.... »

Le cardinal de la Trémoïlle à M. de Torcy[1].

« A Rome, ce 21 août 1714.

« Je me contentai, Monsieur, d'accuser mardi dernier par l'ordinaire la réception de votre paquet du 29 juillet qui contenoit une dépêche du Roi du 31 Juillet, deux de vous du 29, une lettre de vous pour M. le cardinal de Bouillon et les copies des lettres que ce cardinal a pris la liberté d'écrire au Roi et de la lettre que vous lui avez écrite. Je crus qu'il n'étoit pas à propos de lui envoyer par un de mes gens la lettre que vous m'aviez adressée pour lui, parce que, si on avoit vu un de mes gens aller chez lui porter une de vos lettres qu'on auroit donnée à un des siens, cela auroit pu donner lieu à des discours. Ainsi je priai le R. P. Daubenton, qui peut aller et venir au Noviciat des Jésuites, où loge M. le cardinal de Bouillon, sans qu'on puisse rien soupçonner, de la lui porter; ce qu'il fit. Je n'ai rien à ajouter, Monsieur, à ce que je pris la liberté de vous écrire le 31 juillet sur le fonds de la chose qu'il m'avoit confiée; je n'abuserai point de ce que vous m'avez fait l'honneur de me mander; je vous dirai seulement aujourd'hui que je me confirmai dans l'opinion que j'avois de son repentir et de son agitation par ce que me dit le R. P. Daubenton après lui avoir rendu cette lettre; car il me rapporta qu'il l'avoit trouvé interdit après l'avoir lue, et qu'il ne lui répondit rien, lui disant même qu'il ne pouvoit lui rien dire. J'ai su qu'il avoit été si fort agité toute la nuit, qu'il n'assista point à la chapelle de l'Assomption, à laquelle il auroit naturellement assisté, et je sus par le même P. Daubenton, à qui un homme de la confiance de M. le cardinal de Bouillon l'avoit dit, qu'il cherchoit à me rencontrer pour me parler. Je fus le vendredi aux Chartreux, où M. le cardinal Corradini m'avoit donné un rendez-vous pour me parler des affaires d'Espagne. Il y vint, parce que j'avois répondu au P. Daubenton que j'y serois ce jour là, et, après que la conversation fut finie entre M. le cardinal Corradini et moi et qu'il fut parti des Chartreux, je ne crus pas le devoir éviter, et nous nous joignîmes. Son discours, après m'avoir communiqué votre lettre, roula sur les mêmes choses et de la même manière que celui qu'il m'avoit déjà fait quand il me vint rendre visite, quoique je connusse bien que cette lettre l'agitoit fort. Il vouloit même vous récrire de nouveau; je l'en empêchai, lui disant qu'il avoit écrit tout ce qu'il pouvoit écrire, que je lui promettois de vous rendre compte de ses sentiments et que je les exprimerois dans toute leur étendue. Je ne puis effectivement vous rien dire d'assez fort sur les expressions qu'il me fit; car il y a de

1. Vol. *Rome* 538, fol. 335.

tout ce qui peut toucher le Roi par toutes sortes d'endroits, et je vous avoue, Monsieur, que le seul parti que je pus prendre dans l'état où je le vis fut celui de tâcher à le consoler et à le remettre. Pardonnez-moi, Monsieur, cette seconde lettre en sa faveur ; je ne puis m'empêcher de vous l'écrire ; car je suis touché de ce que je vois, et il a besoin d'une prompte consolation. Je dois vous ajouter que son repentir et l'extrême desir qu'il a de rentrer dans son devoir sont d'autant plus sincères, que je sais encore par d'autres que par lui que l'Empereur lui a fait depuis longtemps, et lui fait encore, des offres avantageuses et effectives de pensions sur des évêchés de Flandre et des abbayes en Flandre aussi qui sont actuellement vacantes, auxquelles il a toujours résisté dans l'espérance d'obtenir du Roi le pardon qu'il lui demande avec tant d'instance... »

M. de Torcy au cardinal de la Trémoïlle[1].

« A Fontainebleau, ce 11e septembre 1714.

« J'ai reçu, Monseigneur, et j'ai lu au Roi la lettre que Votre Éminence m'a fait l'honneur de m'écrire le 21 du mois dernier. Ainsi S. M. est informée et des précautions que Votre Éminence a prises pour faire remettre entre les mains de M. le cardinal de Bouillon la réponse que je lui ai faite, et de l'agitation qu'il a fait paroître après l'avoir lue. Tout ce qu'on peut dire en sa faveur est renfermé dans ce que vous me faites l'honneur de me mander. Je ne puis cependant vous rendre compte que du profond silence que le Roi a gardé après en avoir entendu la lecture :

« Mais, pendant que Votre Éminence emploie ses offices les plus pressants pour faire oublier la conduite et les fautes passées de M. le cardinal de Bouillon, je reçois de sa part par le même ordinaire le billet dont j'envoie copie à Votre Éminence, avec la remarque écrite à la main au-dessous de l'enregistrement imprimé des lettres patentes données en 1657 sur le contrat d'échange de la principauté de Sedan ; le tout pour justifier que M. le cardinal de Bouillon n'est pas sujet du Roi.

« A la vérité, je n'ai pas voulu lui faire le tort de rendre compte à S. M. de pareilles observations ; mais Votre Éminence jugera si l'on peut répondre de son repentir en voyant une telle démarche dans un temps où il paroît desirer avec tant d'ardeur que S. M. lui pardonne... »

Voici maintenant deux lettres familières du cardinal de Bouillon aux neveux du Pape, écrites peu de semaines avant sa mort ; on ne sait comment elles se trouvent maintenant au Dépôt des affaires étrangères.

1. Vol. *Rome* 538, fol. 339.

Le cardinal de Bouillon au cardinal Albani, à don Alexandre Albani et au marquis Albani[1].

« Du casin du Noviciat, vendredi 25 janvier 1715.

« Je supplie Votre Éminence et Vos Excellences, afin de régler le pauvre et petit, mais joyeux dîner de famille que nous devons faire ensemble après-demain avec la permission et agrément de S. S., de me députer dès aujourd'hui, s'il se peut, après que je serai de retour de la *Buona morte*, le plus jeune de la famille du grand et saint patriarche (par sa dignité de vicaire de Jésus-Christ pour gouverner sur terre son Église universelle) encore plus élevé, plus grand et plus saint que Jacob même.

« Comme je prétends que, quelque pauvre et petit que soit ce dîner, ainsi qu'il me l'a été prescrit par S. S. même et que mes facultés présentes (dépouillé depuis six ans pour le moins généralement de tous mes biens, à la réserve du peu qui m'en reste dans l'État ecclésiastique et dans le pays de Liège) me le peuvent permettre, il n'en sera pas pour cela moins long et moins rempli de consolation et de joie de la part des trois frères conviés, aussi bien que de la mienne, et, attendu que la joie accompagnée de vin est rarement, surtout parmi la jeunesse, exempte d'excès et de péché, Votre Éminence et Vos Excellences se précautionneront, s'il leur plaît, avant que de se rendre après demain chez moi, d'un grand nombre d'absolutions et d'indulgences de la part de S. S., tant pour elles que pour moi, qui prétends ce jour-là rajeunir au moins de cinquante ans. Mais, afin que S. S., par la crainte des excès de vin que nous pourrions commettre dans ce repas de joie, n'en révocât sa permission, Votre Éminence et Vos Excellences auront soin de l'assurer qu'outre la frugalité du repas, son commencement et sa fin imiteront au moins ceux que l'on prend dans la sainte maison que j'habite, puisque, à l'imitation des novices de cette maison, nous irons tous ensemble, avant que de nous mettre à table faire quelques moments de prière devant le Très Saint Sacrement, *nelli corretti de la Chiesa*, et en userons de même au sortir de la table ; car j'espère que, dans cette petite fête de joie de famille, il n'arrivera pas, pour éprouver la solide et constante vertu de notre grand et saint souverain pontife de la nouvelle Alliance, ce qui arriva au saint homme Job dans le temps de l'ancienne Alliance lorsque, dans le jour marqué dans sa famille pour celui du festin qu'elle avoit coutume de faire, il est dit que *Alius intravit et dixit : « Filiis tuis vescentibus et libentibus vinum in domo fratris sui primogeniti, repente ventus vehemens irruit a regione deserti et concussit quatuor angulos domus, quæ corruens oppressit liberos tuos et mortui sunt, et effugi ego solus ut nunciarem tibi.*

1. Vol. *Rome* 545, fol. 140.

« Quand j'ai commencé ce billet, qui est devenu une trop longue lettre, je croyois qu'il ne seroit que de huit ou dix lignes au plus ; je demande pardon à Votre Éminence et à Vos Excellences de sa longueur, en les assurant *che con sommo rispetto e vivissima tenerezza sono di tutti tre il più devoto tra tutti i loro servitori ed amici.*

« Le cardinal de Bouillon,
« Doyen du sacré collège. »

Le cardinal de Bouillon [à don Alexandre Albani][1].

« Du casin du Noviciat, ce 29e de janvier 1715.

« Pour ne pas perdre une occasion de me mettre promptement en possession du titre adoptif qui me fut confirmé dimanche dernier par les trois frères neveux de S. S., qui, quelques jours auparavant, avoit eu la bonté elle-même d'agréer que j'ambitionnasse ce titre, en me l'accordant de sa part, je vous écrirai, mon cher neveu, dès aujourd'hui par billet, et sans autre cérémonie que sur le dessus de la lettre, et en userai toujours ainsi à l'avenir, comme j'en use avec les neveux que la nature m'a donnés, à condition que vous en userez de même à mon égard. Je le fais pour vous faire savoir que l'oncle que vous avez adopté pour le reste de mes jours, s'est trouvé plus riche qu'il ne le pensoit, et en état d'anticiper de quelque temps par un très petit présent. Si l'habit que vous desirez d'avoir, de la couleur dont vous aurez besoin dans quinze jours pour jusques à Pâques, qui sera d'une pareille moire d'Angleterre, que j'avois fait venir de ce pays-là pour moi il y a plus de quinze ans et laquelle avant-hier je ne savois pas avoir entre les meubles et hardes que la divine Providence, par bonheur pour moi, m'avoit fait laisser à Rome dans le temps que je fus contraint d'en partir, et que je croyois y retourner peu de temps après, et pour le plus tard au moins dans la même année, il y aura quatorze ans accomplis le 22e du mois prochain, jour de la fête de la chaire de saint Pierre à Antioche[2]. Cette moire d'Angleterre violette ne me paroît pas tout à fait, quant à la couleur, si agréable que celle que je fis venir d'Angleterre il y a deux ans, lorsque j'étois en Hollande, et dont je ne me serois pas fait faire ici un habit, si j'avois prévu cette heureuse adoption pour moi et que sa couleur vous eût été plus agréable que n'est celle que je vous prie de me faire l'amitié d'agréer, qui peut-être aussi vous plaira davantage que celle dont je me suis fait faire un habit, car les goûts qui dépendent du jugement des sens sont différents, et ce qui plaira à l'un souvent ne plaît pas à l'autre, je vous l'eusse envoyé encore plus volontiers que la présente, dont je me serois fait faire un habit.

1. Vol. *Rome* 545, fol. 140 v°.
2. Ainsi dans l'original ; phrase incomplète.

« Afin d'accoutumer peu à peu mon cher neveu à déchiffrer mon écriture toute des plus mauvaises, je lui écris cette fois de ma propre main, pour l'assurer avec vérité que je suis à lui et à mes deux autres neveux à même temps adoptés avec lui comme à moi-même.

« Le cardinal de Bouillon,
« Doyen du sacré collège. »

Nouvelles de Rome du 26 février 1715 [1].

« .... Le cardinal de Bouillon n'assista pas au consistoire pour cause d'un petit rhume qu'il crut avoir et qui s'est trouvé à la fin une pleurésie, qui s'étant manifestée depuis, on le saigna samedi, et le Pape fut dimanche matin le visiter. Tout le sacré collège et la noblesse, les trois neveux même de S. S., qui revinrent exprès hier matin de la campagne, où ils étoient allés passer les jours gras, n'ont cessé d'aller à la porte de ce cardinal pour savoir l'état de sa santé. Il a semblé qu'en cette occasion toutes les raisons de circonspection aient été suspendues pour le plaindre et desirer que le Roi lui eût pardonné, unique point sur lequel on dit qu'il a paru inquiet, après avoir satisfait au devoir principal avec des marques d'une piété si parfaite que tout son domestique fondit en larmes. La principale prélature et les généraux d'ordre remplissent tour à tour ses antichambres. »

Le cardinal de la Trémoïlle au Roi [2].

« Rome, 26 février 1715.

« .... M. le cardinal de Bouillon est très mal depuis sept ou huit jours d'une espèce de pleurésie avec une fièvre très violente, dont on croit qu'il aura peine à réchapper. Le Pape le fut voir hier au matin. J'ai cru qu'il étoit de mon devoir en cette occasion, après que le Pape y eut été, de passer à sa porte pour m'informer de ses nouvelles, tous les cardinaux n'y manquant point en semblables occasions de se rendre ce devoir les uns aux autres. Je suis, etc.... »

Le cardinal de la Trémoïlle à M. de Torcy [3].

« A Rome, ce 2 mars 1715.

« .... J'eus l'honneur de vous mander, le dernier courrier, le danger où étoit M. le cardinal de Bouillon. Il avoit été un peu mieux depuis; mais son mal est empiré cette nuit, et il a reçu ce matin le viatique. Il meurt avec les sentiments du monde les plus chrétiens et avec

1. Vol. *Rome* 545, fol. 274.
2. Vol. *Rome* 545, fol. 264.
3. Vol. *Rome* 546, fol. 27.

une résignation entière à la volonté de Dieu. Je n'ai point l'honneur d'écrire au Roi, parce qu'il n'y a point de temps à perdre pour faire partir le courrier. Je vous supplie, Monsieur, d'être persuadé de l'attachement sincère et inviolable avec lequel je vous honore et vous suis entièrement dévoué.

« LE CARDINAL DE LA TRÉMOÏLLE. »

« Dans le moment que j'allois fermer ma lettre, le R. P. Daubenton vient de m'écrire qu'il venoit de fermer les yeux à M. le cardinal de Bouillon. »

Nouvelles de Rome du 5 mars[1].

« Le cardinal de Bouillon, que l'on avoit cru en état de guérison il y a huit jours, mourut samedi vers les huit heures du soir. Il a parlé jusqu'au dernier soupir avec une parfaite connoissance de son état ; il a envisagé la mort avec toute la fermeté et la piété la plus digne d'un sage chrétien, quoiqu'il sentît bien que les médecins, faute de l'avoir voulu saigner, l'avoient fait mourir.

« On a trouvé une disposition testamentaire que ce seigneur fit de sa main au mois d'octobre dernier, à quoi il a voulu ajouter un codicille ; ces deux pièces furent incontinent après sa mort portées au Pape par le R. P. Daubenton, qui l'a toujours assisté pendant son mal, et par le chevalier de Serte, son maître de chambre. Il a fait ses exécuteurs testamentaires honoraires les cardinaux Fabroni, Imperiale, Barberin, Bichi, (*un blanc*) et Albani, déclarant ne vouloir, par pur respect pour le Roi, mettre de ce nombre le cardinal de la Trémoïlle, de la probité et honneur duquel il fait un long éloge.

« On l'a transporté ce soir aux flambeaux, à la manière qui est particulière aux cardinaux qui sont doyens et ont les quatre grandes charges du sacré collège, c'est-à-dire avec cavalcade. On fera demain ses obsèques dans l'église du Gesù ; après quoi il sera déposé dans l'église du Noviciat des Jésuites, pour être transporté à Cluny quand le Roi le permettra.

« Le cardinal laisse beaucoup à ses propres neveux et à ses domestiques ; mais, à quelque bagatelle près qu'il lègue au Pape, consistant en quelques petits tableaux, il ne donne rien aux neveux, rien aux princes de la maison Rospigliosi dont il reçut le chapeau, ni à pas un de ses amis, en quoi S. S. trouve qu'il les a tous justifiés sur la façon de faire son testament. Le Pape d'un autre côté trouve que cette disposition ressemble beaucoup à celle de l'Espagnol qui donnoit infiniment plus qu'il n'avoit ; et cela arriveroit je crois, si le Roi en faveur des innocents ne pardonnoit au coupable....

« La mort du cardinal de Bouillon fait vaquer, outre le neuvième

1. Vol. *Rome* 546, fol. 37.

chapeau, l'évêché d'Ostie, partant nouvelle place dans les évêchés. Les cardinaux Marescotti et Panciatici n'y voulant passer, Giudice étant absent, les autres créatures d'Alexandre VIII se trouvant encore dans les diacres, le cardinal Tanara, créature d'Innocent XII, passe aux évêques, et, à cinq cardinaux près, ceux qui ont vu la dernière promotion d'Innocent XI ont vu renouveler le sacré collège. »

Le cardinal de la Trémoïlle à M. de Torcy[1].

« A Rome, ce 5 mars 1715.

« .... J'ai eu l'honneur de vous mander la mort de M. le cardinal de Bouillon. Ses obsèques ont été différées jusqu'à demain à cause du carnaval, parce qu'il faut une cavalcade pour les obsèques du cardinal doyen. Son testament fut porté au Pape immédiatement après sa mort par le R. P. Daubenton et M. de Serte, selon qu'il le leur avoit dit en présence de S. S. même, le jour qu'elle fut le visiter. Il nomme sept cardinaux pour être ses exécuteurs testamentaires ici ; je ne sais si c'est tous sept ensemble ou pour en choisir un ; il spécifie en termes fort honnêtes pour moi que, si la conjoncture des temps le lui avoit permis, il m'auroit prié de me charger de cette commission préférablement à tout autre. Il nomme M. de Lamoignon pour son exécuteur testamentaire en France, et, en cas qu'il ne le pût pas, M. Trudaine. Ce testament est fait du mois d'août 1714 et fermé du mois d'octobre de la même année, tout écrit de sa main et contenant plus de trente pages ; il laisse deux fils de M. le duc d'Albret ses légataires universels ; il donne un collier de perles estimé vingt-cinq ou trente mille écus à une de ses filles. Je crois qu'il donne dix mille francs à chacun de Messieurs ses neveux ; il partage fort bien M. de Serte, donne quelques autres legs à quelques-uns de ses domestiques et une somme, outre cela, à distribuer à tous ses domestiques, sur quoi je crois qu'il s'en remet à M. de Serte pour la distribuer. Il laisse au Pape quelques tableaux de sa chapelle et fait d'autres legs pieux, entre autres à l'église de Velletri unie à l'évêché d'Ostie, et aux pauvres de ce diocèse. Je crois qu'il a fait un codicille dans lequel ces legs sont exprimés. Je ne sais en quoi consistent les effets qu'il a en France ; ceux qu'il a ici sont assez considérables et consistent en pierreries, en vaisselle d'argent et en beaux meubles ; voilà à peu près ce que je sais de son testament, qu'on n'a point publié. Son corps sera mis en dépôt dans l'église du Noviciat des Jésuites, auprès de laquelle il demeuroit, jusqu'à ce qu'il soit transporté à Cluny, où il a ordonné sa sépulture. Il est mort avec des sentiments très chrétiens et plein de respect et de soumission pour le Roi, ayant fait encore des expressions sur cela le propre jour de sa mort. C'est le R. P. Daubenton qui l'a assisté de-

1. Vol. *Rome* 546, fol. 36.

puis le commencement de sa maladie jusqu'au dernier moment de sa vie. Il a conservé sa connoissance jusqu'à la fin.

« Je vous supplie, Monsieur, d'être persuadé de l'attachement sincère et inviolable avec lequel je vous honore et vous suis entièrement dévoué.

« LE CARDINAL DE LA TRÉMOÏLLE. »

V

LE CARDINAL DE BOUILLON[1]

(Fragment inédit de Saint-Simon[2].)

LE CARDINAL DE BOUILLON (Emmanuel-Théodose), né en 1643, chanoine de Strasbourg, grand prévôt de Liège, abbé de Saint-Martin de Pontoise, de Saint-Pierre de Beaujeu[3], de Saint-Ouen de Rouen, de Saint-Waast d'Arras, de Vicoigne, de Tournus, abbé général de Cluny et cardinal, à la nomination du Roi, de Clément IX 1669, grand aumônier de France et commandeur du Saint-Esprit 1671, évêque d'Albane puis d'Ostie et doyen du sacré collège, se trouva aux élections des papes Clément X, Innocent XI Odescalchi, Alexandre VIII Ottoboni, Innocent XII Pignatelli, Clément XI Albani qu'il sacra évêque et couronna pape comme doyen des cardinaux. Élevé si jeune à la pourpre parce qu'ayant gagné, par ses assiduités et par les soins de M. de Turenne, l'archevêque de Paris au point de le demander instamment pour son coadjuteur, la reine ne put s'y résoudre et en consola M. de Turenne par le chapeau. Souvent en faveur éclatante et souvent en disgrâce et chassé une fois pour des prétentions extravagantes au mariage de Madame la Duchesse, bâtarde du Roi, en qualité de cardinal, comme d'être du festin des noces avec la maison royale, et une autre fois pendant laquelle il brigua pour soi l'évêché de Liège malgré l'exclusion du Roi, enfin pour avoir essayé de faire son neveu cardinal par une double tromperie au Pape et au Roi, qui fut découverte, tandis qu'il étoit chargé des affaires de France à Rome. Perdu enfin presque en même temps pour s'être opposé de toutes ses forces à la coadjutorerie de Strasbourg pour l'abbé de Rohan, ayant ordres sur ordres d'en poursuivre à Rome les expéditions au nom du Roi, parce qu'il prétendoit fortement à cet évêché pour son neveu et pour soi-même. Il lui en coûta tout par l'animosité de Mme de Soubise, qui le fit rappeler, et qui, ennuyée de ses délais, lui fit l'affront de lui faire ôter les affaires. Différant toujours son retour sous divers prétextes, son temporel lui fut saisi pour sa désobéissance. Prétendit alors ou-

1. Ci-dessus, p. 140.

2. Affaires étrangères, vol. Saint-Simon 44, aujourd'hui *France* 199, fol. 177 v°.

3. Saint-Simon, comme on le voit, avait déjà dans cette notice commis l'erreur d'attribuer, d'après l'*Histoire généalogique*, ce bénéfice au cardinal, qui ne le posséda jamais (voyez ci-dessus, p. 141, note 6).

vertement n'y être point tenu par sa qualité de cardinal, et voulut intéresser le saint-siège et le sacré collège dans sa querelle, sur quoi son procès lui fut commencé comme à un rebelle; sa charge de grand aumônier de France lui fut ôtée et donnée au cardinal de Coislin, actuellement cardinal et premier aumônier de France[1], et le prince de Monaco, ambassadeur de France à Rome, lui redemanda le cordon du Saint-Esprit, qu'il ne rendit qu'après quelques tiraillements de mains assez peu décents. Peu après, le doyen du sacré collège étant mort, et lui dans Rome monté sans difficulté par droit d'ancienneté au décanat, déclara que cela seul l'y avoit retenu contre les ordres du Roi, fit un mémoire embarrassé sur sa conduite et, las de la confiscation de ses revenus, revint en France, où il ne put obtenir de voir le Roi ni d'approcher Paris plus près de vingt lieues; errant ainsi de lieu en lieu, toujours en espérance de se raccrocher, essuya plusieurs dégoûts et ne put résister à ceux qui lui vinrent des moines réformés de Cluny et de la perte de sa jurisdiction et de ses prétentions sur eux par celle d'un procès; alla aussitôt après à Saint-Waast d'Arras, d'où, au bout de quatre ou cinq jours, s'évada de nuit, gagna la frontière, où, de rendez-vous pris, fut reçu par son neveu à la tête d'un gros détachement et conduit à l'armée des Alliés contre la France, où le prince Eugène de Savoie qui la commandoit lui fit de grands honneurs et celui de lui faire donner l'ordre à l'armée. Il avoit prétendu sa charge office de la couronne et ne pouvoir être ôtée qu'avec les formes inobservées et en tel cas requises, et toujours continué à porter sous ses habits l'ordre du Saint-Esprit qui est attaché à cette charge. Partant d'Arras, laissa une lettre au Roi très injurieuse, niant les bienfaits, les offenses commises, la qualité de sujet par naissance étrangère, accusa d'oppression, de violence, d'injustice et de tyrannie, méprisa, menaça, et renvoya son Ordre avec la démission de sa charge, ayant jusqu'alors gardé l'un par-dessous et refusé l'autre; séjourna dans les Pays-Bas errant de lieu en lieu. Lassé enfin du peu de considération qu'il y trouva, s'achemina lentement à Rome par l'Allemagne, où ses efforts d'intéresser à sa situation ne réussirent nulle part, imagina pour fin de faire en sorte que les cardinaux parlant au Pape en consistoire n'ôtassent plus leur calotte, l'hasarda et ne fut point imité, dernier dépit si amèrement pris qu'il en mourut peu de jours après, 1715, à soixante-dix ans, faisant demander pardon au Roi de tout ce qu'il avoit commis contre lui et laissant de grandes sommes, qu'il avoit amassées, au duc d'Albret son neveu. »

1. Le cardinal de Coislin étant mort en 1706, le mot *actuellement* pourrait faire croire que la rédaction de cette notice est antérieure à cette date; mais le sens *d'actuellement* est déterminé par les mots *premier aumônier de France* : il faut le comprendre dans le sens *d'alors*.

VI

FRAGMENTS D'UNE AUTOBIOGRAPHIE DU CARDINAL DE BOUILLON[1]

Le fragment qui va suivre est conservé aux Archives nationales dans les Papiers Bouillon, carton R² 65, dossier VII, *in fine*. Il forme un petit cahier in-folio de huit feuillets, dont les trois derniers sont en blanc; au verso du dernier feuillet est écrit de la main du cardinal « Suite des mémoires ou matériaux concernant la vie du card[l] de Bouillon ». Cela fait supposer qu'il y avait au moins un commencement, que nous ne possédons plus. Le fragment en question se rapporte à la première jeunesse du cardinal et s'arrête à sa nomination au cardinalat. L'abondance et la précision des détails qu'on y rencontre font regretter de ne pas posséder des parties plus considérables de cette autobiographie, qui peut-être d'ailleurs ne fut jamais continuée. La pièce est de la main d'un secrétaire, peut-être fut-elle écrite sous la dictée du cardinal; en tout cas, elle porte des corrections d'une autre main, qui n'est pas la sienne. Elle est adressée à un personnage qu'on n'a pu identifier et qui devait s'occuper de réunir les éléments de la biographie du cardinal. On verra ci-après, p. 482, que la rédaction de ce morceau est de l'année 1710, après le mois de mai.

« Après avoir soutenu ma thèse de philosophie que j'avois dédiée au Roi[2], je m'en allai passer les vacances à Évreux, où, comme partout ailleurs dans cette année, il y eut une grande quantité de maladies. Le nombre en fut si grand à Évreux[3], qu'on ne sonnoit plus les cloches pour enterrer les morts, pour ne pas effrayer le peuple. Cette corruption dans l'air, jointe à la grande application et au travail d'esprit, sans presque de relâche durant trois années de suite, contribua à la maladie dans laquelle je tombai, qui dura huit mois entiers, ayant commencé au mois de septembre, et n'ayant fini qu'au mois de mai de l'année suivante; ce qui fit qu'à peine fus-je un mois à prendre les leçons de théologie en Sorbonne durant le cours de ma première année de théologie, en sorte que les professeurs qui me donnèrent les attestations de ma première année de théologie, pour ne rien dire contre la

1. Ci-dessus, p. 140.
2. En 1660.
3. En marge : « Tous les valets tombèrent malades; on fut obligé d'en prendre parmi les bourgeois, qui tombèrent aussi malades. »

vérité, mirent dans mes attestations que j'avois été très assidu à prendre durant tout le cours de l'année mes leçons de théologie, *excepto tempore quo graviter ægrotavit.* Je marque cette circonstance pour faire connoître que, durant le cours de cette première année de théologie, il me fut presque impossible de m'appliquer à l'étude et de songer à autre chose qu'à rétablir ma santé, laquelle ne fut rétablie que par le secours du lait, ayant vécu de lait pendant trois mois pour tout aliment.

« Ce fut dans le commencement de cette grande maladie, durant laquelle je fus deux ou trois fois aux portes de la mort, qu'apprenant que M. le duc de Verneuil, fils naturel d'Henri IV, pour lors encore plus connu sous le nom d'évêque de Metz, étoit ou mort ou à l'extrémité, que je pris la résolution, quoique je fusse déjà malade d'une fièvre double tierce, de dépêcher d'Évreux à Fontainebleau, où étoit pour lors la cour, le sieur Féret, pour lors secrétaire du Roi et le mien et depuis mon intendant, lui donnant un paquet pour le sieur de Pertuis, capitaine des gardes de M. de Turenne, dans lequel paquet il y avoit quatre lettres, l'une pour M. de Turenne, l'autre pour lui, par laquelle je le priois instamment d'obliger M. de Turenne de présenter au Roi et à la Reine mère les deux lettres que je me donnois l'honneur de leur écrire, renfermées dans ce paquet, par lesquelles je suppliois Sa Majesté de m'accorder l'abbaye de Saint-Germain-des-Prés, que je supposois vacante sur la fausse nouvelle qui était venue à l'abbaye de Saint-Taurin d'Évreux, où je logeois actuellement, de la mort du duc de Verneuil, qui, outre l'abbaye de Saint-Germain-des-Prés, la plus considérable de toutes, possédoit encore les six autres abbayes de Fécamp, Ourscamp, Saint-Taurin d'Évreux, Bonport, Tiron et les Vaux-de-Cernay, et je sus depuis par feu M. de Turenne, qui me le dit, que la Reine mère lui avoit confié que le Roi l'avoit assurée que, si M. de Verneuil venoit à mourir, lequel étoit pour lors à l'extrémité et avoit reçu tous ses sacrements, le Roi l'avoit assurée qu'il me donneroit l'abbaye de Saint-Germain-des-Prés, que je lui avois demandée. Mais, M. de Verneuil n'étant pas mort et M. de Turenne n'ayant pas voulu demander d'autre abbaye pour moi, le Roi ne m'en accorda aucune depuis ce temps-là jusqu'en l'année 1667 qu'il me donna celle de Saint-Ouen de Rouen, qui est le premier bénéfice qui m'ait été accordé par le Roi depuis qu'il avoit pris le gouvernement de l'État après la mort du cardinal Mazarin arrivée au commencement de cette même année 1661 ; par la mort duquel M. de Turenne, n'étant pas trop bien à la cour dans ce temps-là, et ne voulant pas demander aucun bénéfice pour moi, je n'en eus aucun de la riche dépouille de ce cardinal, par la mort duquel vingt-cinq abbayes au moins vaquèrent et de presque toutes lesquelles il disposa avant de mourir comme par testament, aussi bien que de tous les gouvernements et autres charges qui se trouvèrent vacantes à sa mort.

« Ma santé étant entièrement rétablie, je ne songeai dans l'année suivante, qui fut ma seconde de théologie, qu'à réparer par plus d'application à tous mes devoirs le temps que ma longue maladie m'avoit fait perdre l'année précédente, en sorte qu'ayant appris, sur la fin de l'année 1662, ainsi que je l'ai marqué dans un autre endroit que vous avez entre les mains[1], que M. l'abbé d'Harcourt, de la maison de Lorraine, mon émule, fils du comte d'Harcourt, grand écuyer de France, vouloit, pour me devancer, demander la dispense de la troisième année de théologie, je le prévins en cette demande, ainsi que je l'ai marqué dans l'endroit que vous avez entre les mains, avec toutes les circonstances qui accompagnèrent et suivirent cette demande que je fis moi-même en Sorbonne dans l'assemblée du *prima mensis* du mois de.... *(sic)* 1662.

« Je ne vous dirai rien de toutes les distinctions et de tout l'éclat qu'eurent tous mes actes depuis ma tentative dans l'année 1664 jusques à ma prise de bonnet de docteur de la maison et société de Sorbonne en l'année 1667 ; car, outre que vous en avez été témoin oculaire, il vous est aisé de prendre toutes ces dates tant par le peu qui en est imprimé dans les preuves de l'*Histoire généalogique de la maison d'Auvergne*[2], composée par M. Baluze, qu'en vous donnant la peine de faire extraire des registres de la faculté de théologie et de la maison de Sorbonne tout ce qui est marqué sur mon sujet depuis l'année 1662 inclusivement jusqu'à l'année 1667 inclusivement.

« Ce fut en l'année 1667 que le Roi, étant à Compiègne, me donna l'abbaye de Saint-Ouen de Rouen, pour lors chargée de 11 500# de pension, laquelle vaquoit depuis la mort de l'abbé de Richelieu, qui mourut à Venise en l'année 1664. Le Roi accompagna ce don de toutes les paroles les plus gracieuses et les plus obligeantes, en me disant que par l'estime qu'il avoit personnellement pour moi, indépendamment de la tendresse qu'il savoit que M. de Turenne, pour lors encore de la religion prétendue réformée, avoit pour moi plus que pour tout le reste de sa famille, il souhaiteroit que cette abbaye, qui étoit la plus considérable de celles qui vaquoient pour lors, fût d'un aussi grand revenu que celle de Saint-Denis ; qu'il me la donneroit encore avec plus de joie si elle vaquoit.

« Je ne puis m'empêcher à propos de ce qui se fait à présent à la Tournelle contre moi[3], ainsi que l'on pourroit faire contre le plus simple gentilhomme de France, lequel ne seroit revêtu d'aucune dignité ecclésiastique, de vous faire remarquer en cet endroit que, le Roi ayant ordonné ce même jour et dans le même temps que l'on envoyât à feu M. le duc de la Rochefoucauld aussi bien qu'à moi pour nous dire de venir parler à S. M., et le Roi ayant fait demander, et étant à la porte,

1. On ne sait à qui le cardinal s'adresse.
2. L'édition de cet ouvrage date de 1708.
3. Le cardinal veut parler des procédures faites au Parlement contre lui en 1710, après sa fuite à l'étranger (notre tome XX, p. 39).

si nous étions tous deux dans son antichambre, et lui ayant été répondu que nous y étions tous deux, S. M., tout jeune que j'étois, cria: « Faites entrer le duc d'Albret, » et, lorsque je fus sorti de sa chambre, il me dit d'y faire entrer le feu duc de la Rochefoucauld, auquel il donna ensuite pour son fils l'abbé de Marcillac, plus âgé aussi, comme vous savez, que moi, l'abbaye de Fontfroide, qui peut valoir le tiers de celle de Saint-Ouen, tant il est vrai qu'au moins en ce temps-là la souveraineté de Sedan, que M. Daguesseau, procureur général, traite présentement de chimérique et qui n'existe plus que dans mon imagination, étoit regardée pour être bien réelle et moi pour être regardé fils d'un prince souverain, qualité qu'on ne veut pas reconnoître en moi présentement pour me pouvoir dire faussement né sujet du Roi, ce que sûrement je ne serai jamais, quelque longs que puissent être mes jours et les siens; il m'en a fait perdre l'envie par le trop grand nombre d'injustices et de vexations exercées contre moi durant un si long temps.

« Je crois avoir marqué dans un autre endroit, qui vous sera connu, s'il ne l'est déjà, tout ce qui se passa de ma part tant au sujet du mariage de feu ma sœur la duchesse de Bavière avec le feu duc Maximilien de Bavière, comme aussi avec le prince don Pedro de Portugal, mort roi de Portugal et père du roi d'à présent, dont les articles furent dressés et signés et les portraits envoyés de part et d'autre, mais lequel ne s'effectua pas attendu la grande révolution de Portugal, dans laquelle on vit en un moment de temps sur une mauvaise dispense d'un légat en France, savoir le feu cardinal de Vendôme, la princesse d'Aumale, sa nièce, épouser les deux frères actuellement vivants, après avoir habité durant près de deux ans, si je ne me trompe, avec l'aîné des deux don Alphonse, roi de Portugal, qu'elle répudia. C'est ce qui fait que je ne le rapporterai pas ici.

« Après avoir pris le bonnet de docteur de la maison et société de Sorbonne en l'année 1667, ayant eu pour mon grand maître d'études feu M. de Péréfixe, archevêque de Paris et proviseur de Sorbonne, lequel avoit été précepteur du Roi, S. M. me donna l'année suivante sa nomination au cardinalat qu'on regardoit pour lors pour ne pouvoir être effectuée qu'au bout de sept ou huit ans pour le plus tôt, quoiqu'elle fût consommée dans le mois d'août de l'année suivante 1669 par la promotion que Clément IX fit de moi seul le 5e du mois d'août, jour de la grande fête de Sainte-Marie-Majeure.

« Comme vous devez avoir tout le détail de cette affaire, je ne vous en dirai rien ici davantage non plus que de ce qui concerne, dans les années 1670 et 1671, ma promotion aux dignités de grand aumônier de France, et de prélat commandeur de l'ordre du Saint-Esprit, dont S. M. Très Chrétienne prétendit me dépouiller par son arrêt du 11e septembre 1700 et dont je me suis volontairement dépouillé par la lettre que je me suis donné l'honneur de lui écrire d'Arras le 22e mai de la présente année 1710.

« Sans vous parler davantage ici de ces deux considérables faits par rapport à moi, je vous rapporterai ici naïvement et le plus succinctement qu'il me sera possible ce qui se passa et où j'ai eu le plus de part dans le long conclave dans lequel fut élu le cardinal Altieri qui prit le nom de Clément X.

« Le pape Clément IX étant mort quatre mois après ma promotion, je reçus une lettre, le 8e de décembre, de feu M. de Lionne, secrétaire d'État, par laquelle il me faisoit savoir que j'eusse à me rendre incessamment à Saint-Germain pour y recevoir les ordres du Roi sur l'extrémité de la maladie de Clément IX, dont S. M. venoit d'être informée par un courrier dépêché par feu M. l'abbé de Bourlémont, pour lors auditeur de rote et seul ministre de France à Rome. Cette même lettre de M. de Lionne me marquoit que je me tinsse prêt à partir pour Rome deux ou trois jours après, conjointement avec feu M. le duc de Chaulnes, que S. M. y renvoyoit de nouveau en qualité de son ambassadeur extraordinaire au conclave, aussi bien qu'au pape futur qui seroit élu dans ce conclave. Je reçus cette lettre de M. de Lionne étant pour lors retiré, depuis deux mois et plus, à la campagne au Plessis, belle maison appartenante pour lors à Mme de Guénegaud, mon amie très particulière aussi bien que de feu M. de Turenne, et laquelle n'en jouissoit pour lors qu'à bail judiciaire attendu les taxes de cinq ou six millions faites sur Monsieur son mari, trésorier de l'Épargne, et je m'étois retiré dans cette belle maison de campagne un mois après que je fus fait cardinal dans le dessein, comme je le déclarai pour lors au Roi, d'y passer plusieurs années sans aller que de temps en temps à la cour, et cela dans le dessein de profiter de ma grande jeunesse, jusques à la mort du Pape, qui m'obligeroit d'aller à Rome, pour continuer à m'appliquer à l'étude de toutes les sciences les plus convenables à un homme de ma naissance et qui passoit pour lors pour n'être pas imbécile et dénué de tout mérite, élevé à la dignité de cardinal à l'âge de vingt-cinq ans, dont la passion dominante étoit la gloire, l'ambition et le desir ardent de remplir tous ses devoirs, ainsi que la lettre de nomination que le Roi écrivit à Clément IX en fait foi, aussi bien que celle que le Roi eut la bonté d'écrire au cardinal Rospigliosi, neveu de Clément IX et cardinal patron. »

Ici s'arrête ce fragment d'autobiographie.

VII

LE CHANCELIER VOYSIN VIENT PRÉSIDER AU PARLEMENT[1]

Du jeudi 14e mars 1715.

Ce jour, Messire Daniel-François Voysin, chancelier de France, vint en la cour pour la visiter et y présider, ce que font ordinairement Messieurs les chanceliers après leurs promotions.

Deux exempts et douze gardes de la prévôté de l'hôtel s'étant rendus chez M. le Chancelier par son ordre, MM. Daguesseau, Lefèvre de Caumartin, Chauvelin, Desmaretz de Vaubourg et Trudaine, conseillers d'Etat ayant séance au Parlement, Frémont d'Auneuil, de Fieubet, le Goux de la Berchère et Lefèvre d'Ormesson, maîtres des requêtes, qu'il avoit nommés pour l'accompagner, s'y trouvèrent aussi, MM. les conseillers d'Etat en robe de satin à petites manches, MM. les maîtres des requêtes en robe de satin. M. de Marillac, doyen du Conseil et conseiller d'honneur au Parlement, pareillement nommé par M. le Chancelier, étoit allé l'attendre à la Sainte-Chapelle, à cause de son indisposition.

Sur les sept à huit heures, M. le Chancelier, revêtu de sa robe de velours violet, monta en son carrosse avec trois de Messieurs les conseillers d'État; les deux autres conseillers d'État et Messieurs les maîtres des requêtes étoient dans le second et troisième carrosses; les secrétaires de M. le Chancelier, le sieur de Monticourt, lieutenant de la prévôté de l'hôtel servant près sa personne, ses gentilshommes et les écuyers dans les quatre et cinquième; les carrosses de Messieurs les conseillers d'État et des maîtres des requêtes suivoient après.

Les deux exempts de la prévôté de l'hôtel étoient à cheval à la tête de douze gardes rangés en haie qui marchoient à pied deux à deux devant le carrosse de M. le Chancelier, et ses gens de livrée aux deux côtés.

M. le Chancelier vint en cet ordre jusqu'au bas du degré de la Sainte-Chapelle, où deux huissiers de la chancellerie avec leurs masses d'argent doré et six des huissiers du Conseil, tous en habits de cérémonie, l'attendoient.

Les compagnies des archers du lieutenant criminel de robe courte et du prévôt de l'Ile avec leurs officiers étoient en haie des deux côtés, depuis la porte d'entrée du Palais par la rue Sainte-Anne jusques au haut du degré.

1. Ci-dessus, p. 163. Extrait des minutes du Parlement, carton X^{1B} 8897, aux Archives nationales.

M. le Chancelier descendit de son carrosse ; les deux exempts et les douze gardes de la prévôté marchèrent les premiers, les huissiers du Conseil ensuite, les deux huissiers de la chancellerie portant les masses immédiatement devant M. le Chancelier, ses secrétaires, le sieur de Monticourt et les autres de sa suite à ses côtés, et après lui Messieurs les conseillers d'État et les maîtres des requêtes deux à deux.

Lorsque M. le Chancelier entra dans la Sainte-Chapelle, les orgues jouèrent ; le chantre, accompagné de plusieurs chanoines, vint à la porte de l'église lui présenter de l'eau bénite et lui fit un compliment, auquel M. le Chancelier répondit, et ils le conduisirent dans le chœur à un prie-dieu couvert de cramoisi semé de fleurs de lys d'or, deux carreaux de même, l'un pour se mettre à genoux, et l'autre sur le prie-dieu, les secrétaires de M. le Chancelier étoient à ses côtés ; la vraie croix fut apportée sur l'autel, où M. le Chancelier alla l'adorer. Une messe basse fut dite, pendant laquelle il fut chanté un motet en musique.

Après la messe, M. le Chancelier prit son bonnet carré ; les chanoines le reconduisirent jusqu'à la porte de l'église. Puis, dans le même ordre qu'il y étoit entré, vint par la galerie Dauphine, où deux huissiers du Parlement l'attendoient.

Cependant, la cour ayant été avertie que M. le Chancelier entendoit la messe, M. le premier président fit assembler les deux chambres, et MM. Lenain, doyen, et le Musnier, le plus ancien des conseillers clercs, furent députés pour l'aller recevoir en la manière accoutumée. Ils sortirent dans le parquet, précédés de deux huissiers de la cour ; et, dès que M. le Chancelier parut à la porte de la grand salle, ils s'avancèrent et le saluèrent de la part de la Compagnie, sous la petite voûte qui fait l'arcade entre les deux piliers du milieu. Les secrétaires de M. le Chancelier, qui avoient toujours été à ses côtés depuis qu'il étoit descendu de son carrosse, se retirèrent, et Messieurs les députés, s'étant mis l'un à sa droite et l'autre à sa gauche, le conduisirent en la cour ; les deux huissiers du Parlement et les deux qui avoient été avec les députés prirent la gauche des huissiers du Conseil. Ceux du Parlement demeurèrent à la porte de la grand'chambre ; ceux du Conseil et les deux de la chancellerie portant les masses vinrent jusqu'au premier barreau, où les deux huissiers de la chancellerie avec leurs masses furent ensuite assis sur deux petits tabourets dans le passage.

Dès que M. le Chancelier parut, tous Messieurs les présidents se levèrent ; M. le premier président, qui étoit en robe rouge à cause qu'il étoit jour de grande audience, se retira d'une place, et M. le Chancelier, passant à travers le parquet, vint se mettre au-dessus de lui.

Les six conseillers d'État, M. de Marillac ayant joint M. le Chancelier à la Sainte-Chapelle, et les quatre maîtres des requêtes passèrent derrière le barreau et se placèrent sur le banc à droite, où M. le Musnier, conseiller, demeura le dernier à l'ordinaire. Les conseillers de la grand chambre remplirent d'abord les deux autres bancs d'en-bas, puis passèrent au banc d'en haut derrière MM. les présidents.

M. le Chancelier commanda qu'on allât aux chambres, ce qui fut fait; Messieurs des Enquêtes et des Requêtes vinrent en grand nombre : les présidents prirent leurs places ordinaires au banc d'en-haut, passant par la lanterne de la cheminée et les conseillers dans les barreaux.

Après que chacun eût été ainsi placé, M. le Chancelier ôta son bonnet, le remit, et dit :

« Messieurs

« La dignité dont il a plu au Roi de m'honorer m'impose l'obligation de veiller continuellement sur la manière dont la justice est administrée dans tous les tribunaux du royaume et de leur proposer pour modèle ce qu'il y a de plus grand et de plus parfait dans la magistrature.

« Tout ce qui peut servir à en former l'idée se trouve heureusement rassemblé dans cette auguste compagnie, et il suffit de se règler sur les exemples des magistrats qui la composent pour apprendre à faire respecter la justice, à la faire aimer, à la faire craindre.

« La seule réputation de ce tribunal inspire aux peuples les sentiments de soumission et d'obéissance qu'ils doivent aux lois ; on peut dire en quelque sorte qu'elles y prennent naissance, puis qu'après qu'elles ont été conçues par la sagesse du Roi, et revêtues du caractère de son autorité, elles passent par votre ministère à la connoissance de ceux qui doivent les observer, et que c'est par vos décisions qu'elles ont leur entière exécution.

« Vos arrêts ont toute la force de la loi, parce que la loi est la règle de vos jugements. Quelle autorité peut être plus incontestable que celle des choses jugées par un grand nombre de magistrats ensemble, respectables par leur sagesse et par leur expérience consommée, très éclairés par leurs propres lumières, plus éclairés encore par celles qu'ils se communiquent réciproquement, et tous animés d'un même zèle pour la justice.

« C'est ainsi que ce tribunal a toujours mérité d'être regardé comme le siège de la raison et de la vérité, et c'est par la vigilance et l'application infatigable des magistrats qui le composent que le feu sacré de la justice s'y conserve dans toute sa force et son activité.

« Une longue guerre dont nous sortons peut avoir dans quelques affaires particulières suspendu le cours de la justice, mais jamais sous le glorieux règne du Roi le bruit des armes n'a prévalu sur l'autorité des lois. La justice a toujours été la première règle de toutes ses actions et, dans ces temps heureux où rien ne résistoit à la force de ses armes, elle seule a su mettre des bornes à ses conquêtes.

« Si, depuis, la fortune a paru contraire, content de n'avoir rien entrepris que de juste, il a soutenu par sa fermeté le courage de toute la nation jusqu'au jour de cet évènement heureux qui en un instant a renversé tous les grands projets de nos ennemis, leur a fait perdre tous les avantages qu'ils avoient remportés pendant plusieurs campagnes et a remis le royaume dans son premier état de prospérité.

« Toute la France a vu qu'après un si glorieux retour de bonheur et des succès presque inespérés dûs à sa sagesse et à sa prévoyance, loin d'en vouloir profiter par la continuation de la guerre, il ne s'en est rendu que plus facile sur les conditions de la paix, et il l'a glorieusement conclue aussitôt que les puissances liguées ont acquiescé aux droits légitimes que le sang royal avoit sur la couronne d'Espagne. Assurer une couronne au roi son petit-fils et rétablir la tranquillité dans l'Europe étoit l'unique objet de ses souhaits dans la guerre qu'il étoit forcé de soutenir. Dieu y a répandu sa bénédiction et toute l'Europe, après de vains efforts, a reconnu que la cause qu'il soutenoit étoit la plus juste.

« Le royaume jouit maintenant d'une paix entière et bien affermie. C'est dans ce temps que les magistrats doivent reprendre de nouvelles forces pour remplir dignement leurs fonctions. Nous n'avons plus d'ennemis au dehors ; mais, dans la plus profonde paix, la justice est toujours en guerre avec la violence et l'oppression. L'injuste cupidité inspire aux plus puissants de s'enrichir des dépouilles des plus foibles, et c'est dans ce tribunal que le juste possesseur et le foible opprimé doivent en tout temps trouver toute la protection que les lois leur promettent. Le Roi a la satisfaction de voir que cette Compagnie, dans les fonctions importantes qui lui sont confiées, répond parfaitement aux desirs ardents qu'il a de maintenir le bon ordre dans son État et de rendre ses peuples heureux. Nous devons redoubler notre zèle et nous exciter réciproquement par les mêmes motifs à remplir tous les devoirs de la magistrature. Je mets en mon particulier au nombre des bonheurs de ma vie d'avoir puisé les premiers principes de la justice dans la source la plus pure, et d'avoir été pendant près de onze années en état de profiter des grands exemples que m'offroit cette auguste Compagnie. Si j'ai depuis été appelé à d'autres emplois, j'ai été assez heureux pour conserver toujours les fortes impressions qu'elle m'avoit laissées, et je viens vous assurer que j'ai aussi conservé une estime très particulière pour ceux qui la composent. »

M. le premier président, ôtant aussi son bonnet et l'ayant remis, adressant la parole à M. le Chancelier, dit :

« Monsieur,

« Votre élévation à la première dignité de l'État n'a point été l'ouvrage d'une fortune aveugle, qui dans la distribution des honneurs se conduit moins par la raison et par la vue du mérite que par ses propres caprices. Vous avez suivi les routes de la vertu dès votre plus tendre jeunesse. Conseiller de la cour à dix-neuf ans, maître des requêtes, intendant de province, conseiller, secrétaire et ministre d'État, toujours vertueux, toujours distingué par ces rares qualités de l'esprit et du cœur qui, dans tous les temps, ont fait les plus grands hommes, vous êtes parvenu comme par degrés au comble de la gloire. Ce que nous voyons aujourd'hui avec une extrême joie vous fut autrefois prédit par ces illustres magistrats qui furent ici témoins de votre conduite dès le commencement de votre magistrature. De tels oracles inspirés par l'amour du bien public et prononcés pour ainsi dire par la sagesse même ne pouvoient manquer d'avoir leur accomplissement, d'autant plus qu'il ne devoit dépendre que de la pénétration et du discernement du plus sage et du plus éclairé prince du monde.

« Dans vos différentes intendances, vous avez su par votre capacité concilier le service de l'Etat avec l'intérêt des peuples, de façon que vous avez toujours également mérité les témoignages de la satisfaction du Roi et la bienveillance des provinces où vous avez exécuté ses ordres. Revêtu ensuite de l'importante charge de secrétaire d'Etat qui a le département de la guerre, nous vous avons vu avec plaisir remplir l'idée que nous avions concue avec toute la France de votre mérite, ayant, pour me servir des propres termes de Sa Majesté qui feront à jamais votre éloge, « par votre extrême vigilance à garnir les places de « toutes les provisions nécessaires, par votre fermeté pour le maintien « de la discipline militaire et par la sagesse de vos conseils, beaucoup « contribué à déconcerter les projets des ennemis, à rétablir la gloire « des armes du Roi, enfin à procurer la paix générale si heureusement « donnée à ses peuples ».

« Ce monarque, consommé dans l'art de régner, savoit mieux qu'aucun prince du monde que rien n'est plus essentiel au bon gouvernement que de maintenir les lois, de tenir tous les ordres dans les bornes qui leur sont prescrites et de bien administrer la justice. C'est dans cette vue que ce grand prince, juste estimateur du mérite de ses sujets, vous a choisi, Monsieur, pour être le dépositaire de son autorité royale, à la tête de tous les tribunaux de la France, moins pour récompenser vos signalés services que pour sa propre gloire, pour le repos de sa conscience et pour le bien de ses sujets.

« Cette Compagnie, uniquement occupée à veiller à la conservation des droits, des privilèges et de la prééminence de la couronne, à maintenir les lois, les ordonnances, et à rendre la justice aux sujets du Roi, attend avec confiance que, rempli des principes du droit public et des maximes de la monarchie, qu'elle vous a inspirés la première et que vous n'avez jamais perdus de vue, vous emploierez tout le pouvoir de votre charge à faire fleurir les lois, à défendre nos saintes libertés, l'indépendance de la couronne, et à conserver à cet auguste Parlement la légitime autorité qui lui a été confiée par nos rois depuis tant de siècles, et dont il n'a fait, dans toutes les occasions, d'usage que pour le bien de l'Etat.

« La Compagnie vous assure, Monsieur, qu'elle vous sera toujours fidèlement attachée, non seulement par le respect que tous les corps de ce grand royaume doivent à votre éminente dignité, mais encore par une singulière vénération pour votre personne. »

M. le Chancelier dit à Messieurs des Enquêtes et Requêtes qu'ils pouvoient se retirer en leurs chambres pour vaquer aux affaires. Puis M. le Chancelier et Messieurs les présidents se levèrent, et traversant le parquet, M. le premier président à gauche de M. le Chancelier, et Messieurs les présidents ensuite, vinrent à la grande buvette par la porte de la lanterne du greffe, les deux huissiers de la chancellerie avec leurs masses, les deux huissiers du Conseil et ceux du Parlement marchant devant, ceux du Conseil à la droite, ceux du Parlement à la gauche.

M. le Chancelier passa jusqu'au cabinet de Dongois, greffier en chef, où il avoit fait porter sa robe de velours cramoisi, et l'y prit. M. le premier président et MM. les présidents Potier, Charron, de Longueil et d'Aligre, du service de la grand chambre, prirent leurs robes rouges, leurs manteaux fourrés et leurs mortiers ; MM. les présidents de la Tournelle s'y en retournèrent.

M. le Chancelier revint à la buvette, d'où il sortit, M. le premier président à sa main gauche, Messieurs les présidents, les conseillers d'État, maîtres des requêtes, conseillers de la grand chambre, et les gens du Roi ensuite, pour aller à la grande audience.

Le premier huissier du Parlement marchoit entre les deux huissiers de la chancellerie portant les masses, sur une même ligne immédiatement devant M. le Chancelier ainsi qu'il l'avoit décidé la veille, après avoir vu que, par plusieurs arrêts et nommément par deux des 21 février 1641 et 20 avril 1667, il avoit été jugé par le feu Roi et par le Roi régnant, étant en la Sainte-Chapelle et venant tenir leur lit de justice, après avoir pris l'avis des princes du sang et des présidents et conseillers qui étoient allés les recevoir, que leur premier huissier en leur cour de Parlement et ses successeurs marcheroient seuls immédiatement devant Leurs Majestés entre les deux huissiers massiers, défense faite au grand maître des cérémonies même et à tous autres de contrevenir à ce règlement à peine de désobéissance, ce qui auroit été exécuté depuis sans trouble.

Les huissiers du Conseil marchoient à droite et les huissiers du Parlement à gauche jusqu'à la lanterne du côté du greffe, par laquelle M. le Chancelier, Messieurs les présidents et Messieurs les conseillers clercs montèrent. Messieurs les conseillers d'État, maîtres des requêtes et conseillers laïques passèrent sur le banc de l'autre côté par la lanterne de la cheminée, devant lequel on en avoit mis deux autres pour augmenter les places ; les gens du Roi sur leur banc ordinaire aux grandes audiences ; les greffiers, secrétaires de la cour et le premier huissier où ils ont coutume d'y être ; les deux huissiers de la chancellerie portant les masses et les huissiers du Conseil, qui étoient venus dans le parquet dès que M. le Chancelier et Messieurs les présidents eurent passé la lanterne, y eurent place, savoir les deux huissiers de la chancellerie avec leurs masses sur un petit banc vis-à-vis M. le Chancelier entre le bureau du greffier et le petit degré, et les huissiers du Conseil sur le banc d'en bas du côté de la chaire du premier huissier.

M. le Chancelier ordonna que les portes fussent ouvertes, et ensuite au premier huissier d'appeler la cause, qui fut plaidée par Mes Quillet de Blaru pour Honorée Peillan, veuve de Henry Gervais, appelante comme d'abus de la célébration du mariage de Jean Gervais son fils avec Gertrude Boon, Arrault le jeune pour Gervais, intervenant et adhéraut à l'appel comme d'abus de sa mère, et Chevalier pour Gertrude Boon. M. de Lamoignon l'un des avocats du Roi, y prit des conclusions. Après la plaidoirie, M. le Chancelier prit les voix et prononça l'arrêt à l'ordinaire, dont il a été dressé une feuille particulière.

La cour leva ensuite ; M. le Chancelier, Messieurs les présidents, Messieurs les conseillers d'État, maîtres des requêtes et conseillers revinrent en la grande buvette, précédés des mêmes officiers et au même ordre, le premier huissier marchant entre les deux huissiers de la chancellerie portant les masses, sur une même ligne, sinon qu'aux portes et dans le corridor qui est étroit, l'huissier de la chancellerie qui étoit à la gauche passoit le premier, le premier huissier du Parlement après, et l'autre huissier de la chancellerie ensuite. M. le premier président y quitta son manteau, et Messieurs les présidents leurs robes rouges et leurs manteaux ; et, comme Messieurs les présidents servant en la Tournelle s'y étoient déjà rendus, M. le Chancelier, tous Messieurs les présidents, Messieurs les conseillers d'État, les maîtres des requêtes et les conseillers de la grand chambre sortirent, et, précédés des mêmes officiers et au même ordre, passant par la grand chambre et par la grand salle, où le premier huissier seulement demeura à son banc à l'entrée du parquet des huissiers, et, continuant par la galerie Dauphine, vinrent jusque vis-à-vis la Sainte-Chapelle, où la compagnie se sépara.

M. le Chancelier, Messieurs les présidents, et tous ceux qui devoient dîner chez M. le premier président entrèrent chez lui par sa petite galerie. M. le Chancelier y quitta sa robe de velours cramoisi dans le cabinet doré qui avoit été préparé pour cela, et prit sa robe de velours noir, et, peu de temps après, le dîner fut servi dans le grand salon.

La table étoit en long de trente-quatre couverts, et elle fut servie avec toute la magnificence possible. Tous Messieurs les présidents, les six conseillers d'État, les quatre maîtres des requêtes, MM. Lenain et le Musnier, conseillers, le procureur général et les trois avocats du Roi, M. le marquis de Beringhen, chevalier des ordres du Roi, premier écuyer de S. M., le sieur marquis d'Alègre, le sieur comte de Broglio père, le sieur marquis de Broglio son fils, et le sieur marquis de Châtillon, gendres de M. le Chancelier, y avoient été conviés ; les sieurs abbé et bailli de Mesmes, ambassadeur de Malte, frères de M. le premier président, et le sieur de Mesmes, marquis de Ravignan, son parent, y dînèrent aussi.

M. le Chancelier se mit au milieu de la table de l'autre côté des fenêtres, M. le président Potier à sa droite, M. Daguesseau, le plus ancien des conseillers d'État, M. de Marillac s'étant retiré pour son indisposition, à sa gauche. Tout le reste se plaça sans distinction et ainsi que chacun se rencontra ; M. le premier président étoit du côté des fenêtres, vis-à-vis de M. le Chancelier.

Après le dîner, on retourna dans le grand appartement de M. le premier président, où l'on fut en conversation jusque vers trois heures et demie, que M. le Chancelier s'en alla avec ceux de Messieurs les conseillers d'État et maîtres des requêtes qui l'avoient accompagné. M. le premier président et Messieurs ses frères le conduisirent jusqu'à son carrosse et le virent partir.

(Signé) VOYSIN.

VIII

LES DÉBUTS DE LA NOUVELLE REINE ET LES CHANGEMENTS A LA COUR D'ESPAGNE EN 1715[1]

Le duc de Saint-Aignan au marquis de Torcy[2].

« Madrid, 13 janvier 1715.

« .... Il paroît, Monsieur, que les préjugés qui faisoient croire que les conseils de la reine douairière avoient [eu] grande part à la disgrâce de Mme des Ursins et aux circonstances dont elle a été accompagnée, se fortifient de jour en jour. Tout semble même annoncer une grande disposition à lui donner du crédit dans les affaires, et le choix que l'on a fait de la comtesse d'Altamira pour la place de camarera-mayor le fait assez craindre aux Espagnols qui ne trouvent de raisons pour une préférence aussi marquée en faveur de la sœur du duc de Medina-Celi, dont la trahison a été connue de toute l'Europe, que dans les bontés dont S. M. douairière honoroit autrefois cette dame et sa famille. Je ne sais si c'est la peur qu'ils ont du retour de cette reine qui leur fait débiter qu'elle doit revenir incessamment en Espagne et qu'on lui destine pour demeure le palais du duc de l'Infantado à Guadalajara ; ce qui est bien certain est que ce bruit s'est répandu depuis deux jours et que l'arrivée du marquis de Torre-Mayor, son majordome, qui a paru en même temps et qui est venu en même temps chargé de ses dépêches pour la reine régnante, a beaucoup servi à le confirmer.... »

Le duc de Saint-Aignan au Roi[3].

« Madrid, 20 janvier 1715.

« .... Il me paroît que le goût du roi d'Espagne pour la reine fait tous les jours du progrès. Il est vrai qu'elle ne néglige rien de son côté de tout ce qu'elle croit qui pourra lui plaire et qu'on ne peut rien ajouter aux attentions qu'elle a pour y réussir. Quoiqu'elle aime naturellement à veiller les soirs, et les matins à se lever tard, il semble qu'il ne lui coûte rien à présent de se coucher à dix heures et demie

1. Ci-dessus, p. 167.
2. Vol. *Espagne* 238, fol. 51.
3. Vol. *Espagne* 238, fol. 72.

et de se lever à neuf; elle prévient même bien souvent le roi, qui aime à se retirer de fort bonne heure, et, dès qu'il est hors du lit, elle n'y reste pas un moment de plus. LL. MM. mangent toujours en particulier, et sans autres témoins que le service nécessaire; les dames avoient discontinué quelques jours de les servir; mais elles ont repris cette fonction, et, à la réserve d'une inondation de duègnes qui avoient été bannies du palais et à qui l'on a permis d'en venir occuper les portes, tout est à peu près sur le même pied, à l'égard de l'étiquette, que du vivant de la feue reine.

« LL. MM. sortent presque tous les jours; il y en a trois de la semaine où la reine accompagne le roi à la chasse, vêtue en amazone. J'ai eu plusieurs fois l'honneur de les suivre à ces parties (qui presque toujours sont des battues), et j'ai toujours été égalcment étonné de l'adresse avec laquelle la reine y tire : je lui ai vu tuer en différentes fois deux sangliers et plusieurs renards, mais de bonne guerre et de la meilleure grâce du monde; elle paroît si attachée à cet exercice que le froid n'a pu jusqu'ici la détourner d'y aller; hier il étoit nuit quand les battues finirent, et LL. MM. n'arrivèrent qu'à plus de sept heures. Les jours que la reine ne suit pas le roi et qu'il va seul faire ce qu'il nomme sa lieue (qui est une espèce de promenade le long du Mançanarés, où il porte un fusil pour tirer des bécasses et des canards), elle a coutume d'aller au Retiro voir les infants. Votre Majesté ne peut croire les soins qu'elle a d'eux, les caresses qu'elle fait surtout à M. le prince des Asturies.

« Aussi faut-il avouer (s'il m'est permis de me servir de ce terme) qu'on ne peut guère voir un plus aimable enfant que celui-là; il est fait à peindre et a l'esprit fort avancé pour son âge, sans que cela tienne assez du prodige pour pouvoir donner des alarmes; du reste il réussit à tout ce qu'on veut bien lui montrer. Je lui ai vu tuer plusieurs lapins de suite sans en manquer un, et pour la danse on peut dire qu'il y excelle. S. M. Cath. voulut bien dernièrement me permettre de lui voir prendre sa leçon, et je vous avouerai, Sire, que j'en revins dans un étonnement auquel je ne m'attendois pas, quoique prévenu. Il a l'oreille très juste, la jambe bonne et toute la grâce imaginable; surtout il met son chapeau du meilleur air que l'on puisse voir; j'eus l'honneur de lui demander quelle étoit la danse qu'il aimoit le mieux, et, comme il est naturellement sérieux, il me répondit, suivant mon attente, que c'étoit la sarabande; effectivement, il la danse en perfection; mais où il se surpasse (du moins à mon gré) c'est à la courante. Cela me donna occasion de lui dire que cette ressemblance qu'il avoit avec Votre Majesté étoit d'un heureux augure, et il me parut que cela lui faisoit plus de plaisir que toutes les autres louanges qu'on lui avoit jusque-là données. Ce qui me le prouva c'est qu'il voulut la recommencer et qu'ensuite il s'approcha pour me demander de vos nouvelles et de celles de Monsieur le Dauphin qu'il appelle son petit cousin. Comme il étoit en train de me montrer tout ce qu'il savoit faire, il fut me chercher un tableau qu'il a peint en huile, et qui en vérité ne feroit pas de déshonneur à un enfant de quinze ans. Il finit par chanter devant moi deux ou trois airs italiens, qu'il dit fort juste; après quoi il eut la bonté de me dire qu'il me feroit tous les plaisirs qui dépendroient de lui.

« J'ai eu l'honneur de voir aussi les deux autres princes : l'infant don Philippe paroît avoir une fort mauvaise santé; cependant il n'a que la couleur mauvaise, étant d'ailleurs assez fort pour son âge, et ayant de l'embonpoint. Pour le troisième, qui est l'infant don Fernand, il se porte à merveille et est fort joli. J'ai cru lui trouver de la ressemblance avec Monsieur le Dauphin.

« La reine a enfin déterminé le roi à quitter le palais de Medina-Celi pour aller habiter le Retiro; ce sera mardi que se fera le changement, qui fait ici plaisir à tout le monde, LL. MM. étant logées trop à l'étroit où elles sont aujourd'hui, et le palais en question n'étant proprement qu'une maison de particulier qui n'a rien de beau. Comme le roi ne peut pas se résoudre à habiter encore les appartements où a été la feue reine, ceux qu'on lui prépare ne seront pas tout à fait tels qu'il lui conviendroit de les avoir; mais il y aura toujours bien de la différence de cette demeure à celle où il est. Le bruit court qu'après le voyage que LL. MM. doivent faire ce printemps à Aranjuez, elles viendront s'établir de nouveau au vieux palais, et que l'on a déjà donné les ordres nécessaires pour le remettre en état. Ce qui est certain est que la reine a été s'y promener et que de tous les endroits où le roi d'Espagne peut tenir sa cour je n'en connois point qui ait un plus grand air de magnificence.

« Nous allons avoir ici pendant le carnaval des comédies françoises qui seront jouées devant LL. MM. par les officiers françois de leurs maisons. Il y en a eu souvent de pareilles du vivant de la feue reine, et le théâtre du Retiro que l'on y destine est fort joli. La première pièce que l'on doit représenter est *Iphigénie*; j'en vis hier répéter quelques morceaux, qui me parurent assez bien. J'oubliois de dire à Votre Majesté que la reine peint dans la perfection; elle copie les tableaux les plus difficiles et travaille surtout d'une vitesse surprenante.

« Votre Majesté peut voir par tout ce que je viens d'avoir l'honneur de lui marquer que la reine ne paroît occupée que de plaire au roi. Il me semble que je n'ai rien à changer à ce que j'ai déjà pris la liberté de lui mander de son caractère, à moins que la suite ne m'en apprenne davantage ou que de mauvais conseils ne viennent déranger les idées que j'ai lieu jusqu'à présent d'en avoir.... »

Le duc de Saint-Aignan à M. de Torcy[1].

« Madrid, 28 janvier 1715.

« .... Je dînai hier chez l'abbé Alberoni et, comme M. Pachau

1. Vol. *Espagne* 238, fol. 96.

m'avoit communiqué votre lettre un moment avant que je sortisse, cela m'a mis en état de profiter de cette occasion pour lui parler. Elle a été d'autant plus naturelle qu'il m'a de lui-même donné lieu d'entrer en matière en me prenant en particulier pour me prier de vous faire quelquefois souvenir de lui. Je lui dis que je m'en chargeois avec d'autant plus de plaisir que je savois que cette marque de son attention seroit bien reçue de vous, qu'il devoit compter sur l'envie que vous aviez qu'il vous mît à portée de lui rendre de bons offices et de détruire par là les mauvaises impressions que l'on avoit voulu donner de lui à la cour de France, qu'il ne tiendroit qu'à lui d'en faire perdre le souvenir et de s'y mettre dans une situation meilleure encore que par le passé, que pour moi qui le connoissois depuis longtemps il pouvoit croire que je ne négligerois rien pour lui rendre tous les services dont il me croiroit capable, qu'il n'avoit qu'à me faire ma leçon et qu'il verroit que je la suivrois à la lettre. Sur cela il me répondit que c'étoient ses ennemis qui avoient voulu le perdre dans l'esprit de nos ministres, qu'il reconnoissoit à cela M. Orry, mais qu'il n'avoit rien à se reprocher, à moins qu'on ne lui imputât encore cette malheureuse lettre qui avoit fait tant de bruit[1]. Je lui dis que je n'étois pas bien au fait des sujets de plaintes qu'on avoit contre lui, mais que je savois en général qu'on avoit eu quelque mécontentement de sa conduite, qu'il lui seroit très facile de faire oublier. Il n'y avoit rien là, ce me semble qui dût le fâcher, cependant il haussa la voix en disant que la France écoutoit des brouillons qui vouloient le faire sortir de ce pays-ci, mais qu'on devoit y regarder à deux fois, parce qu'ayant toute la confiance de la reine, on ne pouvoit maintenir que par son moyen l'union que l'on desiroit si fort ; que, si l'on cessoit de le ménager, il la connoissoit assez pour la croire capable de se porter aux plus grandes extrémités. « C'est une femme, me dit-il en propres « termes, qui se cabrera dès qu'on voudra me toucher. » Je le ramenai du mieux qu'il me fut possible en lui faisant entendre que tout ce que je lui avois dit lui marquoit [qu'on étoit] plutôt disposé à le maintenir qu'à le chagriner ; que j'avois permission de le lui laisser entendre, et que je le priai de me donner une réponse dont on pût lui savoir gré. Sur cela il ne me donna que des assurances vagues et générales. Je le pressai de vous écrire sous prétexte que j'étois trop nouveau dans les affaires pour qu'on pût m'en croire sur ma parole ; qu'en attendant que sa conduite pût prouver à l'avenir la vérité de ses bonnes intentions, il falloit quelque chose de plus positif que des compliments ; que je lui répondois de sa lettre et de l'effet qu'elle produiroit en sa faveur. Il s'en défendit pendant quelque temps, en me disant qu'il falloit qu'il prît sur cela les ordres de la reine ; mais enfin, sur ce que je lui représentois qu'après tout ce qu'il avoit dit des bonnes disposi-

1. La lettre relative à la bataille d'Audenarde et à la conduite du duc de Bourgogne, dont il a été parlé dans notre tome XVI, p. 205.

tions où elle étoit à l'égard du Roi et de la cour de France, c'étoit une démarche qu'elle ne pouvoit désapprouver, et qu'un refus pourroit y donner de justes soupçons au sujet des siennes, il me promi d'envoyer une lettre ce matin.

« Voilà, Monsieur, l'essentiel de ce qui s'est passé dans notre entrevue. Je n'entre point dans un plus grand détail ; mais, si vous me permettez après cela de vous dire librement ce que je pense, je doute fort qu'il y ait beaucoup de fond à faire sur un homme du caractère dont on le connoît. Il est ici universellement haï des Espagnols et peu estimé de ceux même qui ont le plus de liaison avec lui. J'ai cru démêler dans ses discours ou qu'il étoit bien aise de se faire valoir, ou qu'il parloit contre le fond de ses intentions. Comme je parois fort jeune, on s'observe moins devant moi qu'on ne feroit devant un autre, dont l'air et la conduite imposeroient davantage, et je crois que cette prévention m'a laissé démêler ce que j'ai l'honneur de vous dire. D'ailleurs sa manière de parler prouveroit assez qu'il n'est pas si maître de l'esprit de la reine qu'il voudroit le faire entendre, et si, après la menace qu'il a été bien aise de faire en passant, il tâche de s'appuyer du secours de la France, c'est qu'il se croit foible. A l'égard de l'ami par lequel vous avez jugé à propos de lui faire passer les mêmes choses que vous m'avez chargé de lui dire, j'aurai l'honneur de vous assurer que, si c'étoit par hasard le chevalier du Bourk, cela ne seroit plus d'aucun usage, parce que, ce dernier lui ayant manqué essentiellement dans les derniers temps que le duc de Vendôme a été dans ce pays, leurs anciennes liaisons ne subsistent plus. Le chevalier en question m'a dit plus d'une fois qu'il ne croyoit pas qu'on pût se fier en sûreté à quelqu'un dont le caractère étoit aussi dangereux. Ce que l'on peut dire c'est qu'il sera aisé de démêler ses manœuvres et qu'à la manière dont il est dans ce pays-ci, il pourra être connu à découvert avant que de s'y accréditer assez pour donner de l'embarras au cas que l'on jugeât à propos de changer de sentiment sur ce qui le regarde.

« J'ai l'honneur, etc....

« Le duc de Saint-Aignan. »

« Je suis obligé, Monsieur, de vous avertir que l'on continue ici d'ouvrir les paquets ; on m'a assuré que ceux du dernier ordinaire l'avoient été, et M. Orry et l'abbé Alberoni s'en accusent l'un l'autre réciproquement.... »

Le sieur d'Aubigny au marquis de Torcy[1].

« Madrid, 5 février 1715.

« Monseigneur,

« J'entreprends pour vous obéir un travail qui demanderoit beau-

1. Vol. *Espagne* 238, fol. 141-145.

coup plus d'habileté que je n'en ai. Ceux qui ont le moins de pénétration, comme ceux qui en ont le plus, voient clairement, dans la situation où sont les choses, que le roi d'Espagne, livré à la reine par un principe qu'on ne peut que louer, va donner sa confiance à des Italiens, qui en abuseront; que les Espagnols, moins contents encore d'être gouvernés par ces gens-là que par des François, se croiront le plus malheureux peuple de la terre; que Messeigneurs les princes, abandonnés à une belle-mère hardie et mal élevée, courent risque de n'avoir ni les soins ni l'éducation qu'il convient, et que la France est à la veille de voir moins d'union que jamais entre les deux couronnes, à moins que les Espagnols (par un contre-coup qu'on peut espérer) ne reconnoissent en cette occasion combien elle leur est nécessaire.

« Plus on cherche le moyen de parer ces inconvénients et plusieurs autres qui sautent aux yeux, moins on le trouve.

« Le roi d'Espagne, qui se défie un peu trop de ses propres lumières et qui n'a pas beaucoup de confiance en la probité de M. Orry, devenu premier et quasi unique ministre par ses seuls arrangements, ne décidera presque sur rien sans consulter la reine. On ne sait encore quel est le caractère d'esprit de cette princesse, et l'abbé Alberoni, à qui les portes sont toujours ouvertes, ne quitte presque point Leurs Majestés.

« Sur de tels fondements comment se hasarder à faire l'horoscope de l'avenir, et qui est l'homme, si ce n'est vous, Monseigneur, qui peut être sûr de ne se pas tromper du tout au tout dans ses réflexions.

« Il vous manque peut-être un portrait fidèle de la reine; en voici une ébauche, Monseigneur, à laquelle je ferai mon possible d'ajouter, avant mon départ, ce que je n'ai pu découvrir encore.

« Cette princesse n'est pas belle; tout le monde loue sa taille; elle marche mal néanmoins, et sa tête n'est presque jamais arrêtée. On ne trouve pas qu'elle ait la physionomie heureuse. Naturellement elle ne veut être contrariée en rien; on dit même qu'il suffit de lui proposer quelque chose pour qu'elle fasse le contraire. S. M. a paru telle dans tout son voyage. Depuis qu'elle est à Madrid, sa vivacité est bien la même dans toutes ses actions; mais, jusque dans les plus petites choses, elle demande avec affectation le goût et la volonté du roi pour s'y conformer. Ni les secrétaires d'État qui travaillent en sa présence avec le roi, ni ceux, qui par leur charge ont l'honneur de l'approcher davantage, n'ont pu me dire encore si elle a autant d'esprit qu'on l'a écrit d'Italie, personne jusqu'à présent ne l'ayant vu entrer dans un discours suivi ou approfondir quelque matière. Je ne sais si cela vient de ce que l'on n'entend pas le mauvais italien qu'elle parle uniquement, ou si c'est qu'elle ignore les autres langues qu'on parle à la cour; le roi dit cependant qu'elle s'explique assez bien en françois. S. M. n'a aucune attention à son habillement; pourvu qu'il se fasse vite, elle est contente. Ses femmes de chambre semblent s'accoutumer à ses manières brusques ; les autres domestiques tremblent en la servant ; quant aux courtisans, hommes et femmes disent tous (hors la princesse Pio, qui est une espèce de favorite) qu'ils ne lui ont pas entendu dire une seule parole gracieuse. En un mot, on juge que la reine a été fort mal élevée, qu'elle est d'une humeur très violente, capable de grands emportements, et qu'instruite par l'abbé Alberoni elle travaille avec succès à se rendre maîtresse de l'esprit du roi ; mais c'est tout ce qu'on en peut dire jusqu'à cette heure avec certitude.

« Comme vous me faites l'honneur de me demander quelque chose de plus, Monseigneur, je vais, quoiqu'en tremblant, vous confier mes réflexions :

« Malgré toutes les raisons qu'on pourroit alléguer pour le contraire, je crois que le point essentiel est de gagner la reine, persuadé qu'avec le temps elle entrera dans toutes les affaires et que le roi, qu'elle garde à vue, a déjà en elle sa principale confiance. Mais, si les Italiens entrent ici dans le ministère, comme on le craint, je ne sais si on pourra y parvenir sans se servir d'eux ou si la France se pourra tier à des gens qui auront leur bien dans le royaume de Naples.

« Il me paroîtroit beaucoup plus sûr de ne mettre que des Espagnols dans le conseil du roi ; outre que ces grands emplois leur sont dûs, ils en auroient obligation à la France, sans laquelle ils prévoient déjà que les Italiens l'emporteront sur eux. Je dirai dans une autre occasion ceux que j'y croirois les plus propres.

« La difficulté sera de dissiper la cabale italienne, nombreuse et puissante, sans irriter la reine. Il suffiroit aujourd'hui pour cela d'engager M. le duc de Parme de faire son affaire propre de rappeler l'abbé Alberoni comme auteur de l'outrage fait à Mme la princesse des Ursins et du manque de respect qu'a eu la reine à l'égard du roi son mari en faisant de son autorité privée un coup si hardi dans toutes ses circonstances, n'étant qu'à quatre lieues de S. M. Le public certainement attend quelque satisfaction là-dessus ; l'honneur du roi d'Espagne le demande, et cet abbé trop indigne de toute manière ne mérite pas d'avoir les entrées qu'il a, ni d'être le conseil, comme il est effectivement, de Leurs Majestés.

« Je voudrois qu'il fût rappelé par M. le duc de Parme, pour que la France n'eût pas cette sorte de démérite auprès de la reine et que l'ambassadeur qui viendra ici la trouvât dans de meilleures dispositions. Si cette idée pouvoit réussir, il faudroit tâcher que l'envoyé de Parme, qui relèvera l'abbé Alberoni, eût les qualités que la France peut desirer et moins de liberté que celui-ci s'en donne.

« Pour déconcerter encore davantage cette dangereuse cabale, il faudroit donner au plus tôt à des Espagnols les charges vacantes dans la maison du roi et former celle de Monseigneur le prince sans y admettre aucun Italien.

« Le dernier coup enfin qu'on pourroit lui donner seroit qu'à la paix qui se fera un jour sans doute entre le roi d'Espagne et l'Empereur, il fût réglé par l'article de la restitution des biens que personne n'en pourroit jouir qu'en retournant dans son pays.

« Voilà, Monseigneur, les mesures que j'imagine qu'on pourroit prendre pour empêcher les Italiens de s'emparer du gouvernement. Je sais bien qu'il y a d'autres partis plus prompts et plus décisifs, et que les Espagnols mêmes seconderoient volontiers la France en cette occasion ; mais il me semble qu'on gagnera bien davantage à ménager la reine, quand il y a tant d'apparence que le roi d'Espagne ne se déterminera sur rien sans la consulter auparavant. D'ailleurs conviendroit-il à la France par rapport aux nations étrangères d'employer ouvertement son autorité en Espagne pour y régler la forme du gouvernement, quoique ce fût à l'avantage des Espagnols ? — Vous me demanderez avec raison, Monseigneur, qui insinuera au roi d'Espagne les choses que je propose. Ce doit être un ambassadeur qui mette toute son attention à plaire au roi et à la reine, qui, sans entrer dans le détail du gouvernement, soit capable de donner dans l'occasion un bon conseil à Leurs Majestés, et qui surtout se fasse estimer du roi et de la nation espagnole. Un homme avec ces seules qualités n'est point le phénix ni un chef-d'œuvre de la nature.

« Si vous avez des raisons pour vous fier aux Italiens, je fais bien mal, Monseigneur, de les exclure du ministère ; mais, jusqu'à ce qu'elles me soient connues ou que, sur votre autorité, je sois obligé à changer d'opinion, permettez-moi de croire, je vous supplie, que les Espagnols sont bien moins à craindre que ces gens-là.

« Cette lettre est déjà trop longue et je suis aussi trop incommodé pour vous dire avec la même liberté, Monseigneur, ce que je pense sur la forme que le roi d'Espagne pourroit donner à son gouvernement. Je regarde celui d'aujourd'hui comme une foible vapeur qui se dissipera d'elle-même, et j'appréhende que celui qui lui succédera ne remette le roi d'Espagne dans la dépendance des grands et des conseils, si le Roi, contre sa résolution, n'a la bonté d'y donner l'attention que permet à S. M. l'intérêt qu'elle doit prendre au bonheur et à la gloire de son petit-fils. Il y a un milieu très facile à trouver pour ceux qui regardent les choses sans passion et sans intérêt ou sans prévention : c'est ce qu'un jour j'aurai l'honneur de vous prouver.

« Je suis avec un dévouement très respectueux et bien prouvé par mon obéissance,

« Monseigneur,

« Votre très humble et très obéissant serviteur.

« D'Aubigny. »

Le duc de Saint-Aignan à M. de Torcy[1].

« A Madrid, le 16 février 1715.

« J'ai appris, Monsieur, par M. Orry lui-même les circonstances qui

1. Vol. *Espagne* 239, fol. 9-10.

ont accompagné sa disgrâce. Il avoit couché au palais du Retiro la nuit qui la précéda; le jeudi matin, M. de Grimaldo, qui avoit sans doute reçu dès la veille les ordres du roi d'Espagne, vint le trouver de sa part, et, après l'avoir prévenu en lui marquant le chagrin où il étoit de se trouver chargé d'une commission fâcheuse à son égard, il lui dit que S. M. Cath. souhaitoit qu'il cessât de se mêler des affaires, et que, pour éviter toutes les discussions inutiles, elle lui défendoit de se présenter devant elle. M. Orry répondit que, si le roi d'Espagne l'en avoit laissé maître, il y avoit longtemps qu'il auroit prévenu par une retraite volontaire les intentions présentes de S. M.; qu'elle savoit bien que c'étoit elle-même qui s'y étoit opposée; mais que, puisqu'elle avoit changé de sentiments, il falloit faire par obéissance ce qu'on ne lui avoit pas voulu permettre de faire par raison. Il demanda ensuite deux jours de temps pour remettre à MM. les secrétaires d'État tous les papiers dont il étoit chargé, et, étant sorti du palais, il revint à pied chez lui par les dehors de la ville, faute d'avoir le temps d'envoyer chercher un carrosse. Depuis ce moment jusqu'à celui de son départ, il a toujours été observé et gardé à vue, recevant même plusieurs sortes de mortifications de la part des gardes et des officiers préposés à ce sujet.

« Celui de ses ennemis qui a témoigné le plus d'animosité contre lui dans son malheur a été M. le duc de Popoli; il n'y a sorte de discours extraordinaire qu'il n'ait tenu sur son compte, et l'on a attribué à des ordres secrets venus de sa part les mauvais traitements que je viens de dire.

« A l'égard de Macanaz, le décret rendu contre lui s'est trouvé copié mot pour mot (au bannissement près) sur celui que lui-même fit rendre il y a quelques temps contre don Luis Curiel au sujet des affaires de l'inquisition. Le paquet lui en fut porté comme il étoit actuellement au Conseil, et l'ordre étoit exprès de le lui remettre en quelque lieu qu'il fût, et quand bien même il seroit alors dans l'exercice des fonctions de son emploi. Il est à présent en chemin pour France, aussi bien que M. Orry, qui partit hier sur les quatre heures, suivi d'un assez gros cortège et accompagné de ce qui étoit resté ici des domestiques de Mme des Ursins.

« Dès le lendemain de sa disgrâce, j'eus soin de m'informer si S. M. Cath. n'avoit point dépêché de courrier pour en donner part au Roi son grand-père, et, comme j'appris qu'il n'en avoit point été question, je crus qu'il étoit de mon devoir de lui représenter combien il me paroissoit que cette attention étoit nécessaire et convenable. J'eus donc l'honneur de lui en parler en ces termes; mais le roi d'Espagne me ferma la bouche en me disant qu'il m'avoit prévenu et que, dans la dernière lettre dont il m'avoit chargé pour S. M., il lui en avoit rendu compte.

« Pour ce qui est des motifs du prompt éloignement de M. Orry, on n'en a dit aucun dans le public; j'ai cependant imaginé que peut-être la démarche qu'il avoit faite à l'égard de la nomination d'un inquisiteur étoit venue à la connoissance des personnes qui sont présentement en faveur et que c'étoit ce qui avoit donné lieu de presser sa perte. Ce qui me confirme dans cette pensée est quelque chose qui m'a été dit d'approchant par un des principaux du parti. Orry, qui est convenu avec moi du fait, m'a paru du même avis.

« Nous n'avons point reçu de lettres de la cour par le dernier ordinaire.

« J'ai l'honneur, Monsieur, d'être très parfaitement

Votre très humble et très obéisant serviteur.

« Le duc de Saint-Aignan. »

Le duc de Saint-Aignan au Roi[1].

« Madrid, 20 février 1715.

« .... M. le cardinal [del Giudice] arriva ici le 17 au soir ; il eut l'honneur de voir le roi d'Espagne dès le même jour, et S. M. Cath. le mena chez la reine, quoiqu'elle fût au lit, qu'elle continue de garder pour une suite de son incommodité. Le 18 au matin, le roi d'Espagne, au sortir de son cabinet, déclara S. Ém. ministre d'État pour les affaires qui regardent la justice et l'Église ; le duc de Veragua pour celles du commerce et de la marine ; le marquis de Bedmar pour la guerre, et le comte de Frigilliana pour les Indes ; à l'égard des finances on dit qu'elles seront rendues au marquis de Campo Florido, qui autrefois en a été président. Je comptois de voir ce jour-là M. le cardinal en particulier ; mais il me remit au lendemain.

« Dans la conversation que j'ai eue avec lui, il m'a protesté plus d'une fois qu'après le roi son maître, il n'en avoit point d'autre que Votre Majesté ; qu'elle le trouveroit toujours pénétré des sentiments que lui inspiroient son attachement pour sa personne et sa parfaite reconnoissance pour les bontés infinies dont elle l'avoit honoré et dont son rappel étoit une suite ; qu'à mon égard il apporteroit toutes les facilités qui dépendroient de lui pour finir les affaires dont je serois chargé et qui auroient rapport à son département, et que, même dans celles qui regarderoient les autres ministres, il espéroit qu'il pourroit aussi m'être souvent de quelque secours. Je l'assurai que Votre Majesté comptoit infiniment sur ses bonnes dispositions pour elle et pour la nation ; que la manière dont elle pensoit à son égard ne lui permettoit pas d'en douter, et que, comme elle n'avoit rien négligé pour lui donner des preuves de son estime, elle avoit lieu de s'attendre qu'il feroit aussi de son côté tout ce qu'il devoit pour y répondre. J'ajoutai que les occasions ne lui manqueroient pas pour donner à Votre Majesté des preuves convenables des sentiments qu'il avoit pour

1. Vol. *Espagne* 239, fol. 38 v°.

elle, et que, pour moi qui étois dans ses intérêts plus que personne, j'aurois soin de lui en ménager le plus qu'il me seroit possible, persuadé que ce seroit lui faire plaisir que de le mettre en état de vous exprimer, Sire, une partie de sa reconnoissance. Il me protesta de nouveau que, hors des choses qu'il croiroit absolument contraire au service du roi votre petit-fils, Votre Majesté trouveroit toujours en lui le zèle d'un véritable sujet, et je l'assurai à mon tour que, comme elle ne desiroit que les vrais avantages du roi Catholique et l'union des deux nations, il pouvoit s'engager à Votre Majesté sans nulle réserve.

« Nous parlâmes assez longtemps des changements arrivés en cette cour, et il en prit occasion de me faire entendre que la reine avoit témoigné quelque inquiétude sur le voyage que Mme des Ursins faisoit à celle de Votre Majesté, qu'ayant une forte envie de lui plaire et de vivre avec elle dans les liaisons de l'amitié la plus étroite, elle craignoit que l'accueil que Votre Majesté jugeoit à propos de faire à Mme des Ursins, ne fût une espèce de désaveu des vivacités dont elle avoit accompagné son éloignement; que dans cette incertitude la reine ne se trouvoit pas suffisamment rassurée par la lettre que Votre Majesté lui avoit écrite immédiatement après l'aventure de Jadraque; enfin qu'il croyoit que de nouvelles assurances des sentiments où vous êtes, Sire, à cet égard, pouvoient beaucoup contribuer à cette bonne intelligence si convenable et si desirée.

« Je répondis à M. le cardinal del Giudice que j'aurois l'honneur d'en informer Votre Majesté, mais qu'à l'égard du voyage que Mme des Ursins faisoit à la cour, je ne voyois pas comment il pouvoit alarmer la reine; que S. M. Cath. devoit se souvenir que, quand elle avoit congédié Mme des Ursins, elle lui avoit dit d'aller en France; que d'ailleurs il étoit naturel qu'ayant été envoyée en cette cour par Votre Majesté, elle fût à son retour lui rendre compte de la conduite qu'elle y avoit tenue; que j'avois cru que les témoignages particuliers que la reine avoit reçus de vos dispositions à son égard auroient dû la satisfaire, mais que, puisque la délicatesse de ses attentions lui faisoit desirer quelque chose de plus, et que S. Ém. jugeoit celle dont il étoit question nécessaire, je ne négligerois rien auprès de Votre Majesté pour procurer à la reine de quoi lui mettre l'esprit en repos.... »

Louis XIV au duc de Saint-Aignan[1].

« 28 février 1715.

« Mon cousin.

« J'apprends par votre lettre du 11 de ce mois que le sieur Orry n'a pas fait un long séjour à Madrid après l'ordre que le roi d'Espagne lui avoit donné de se disposer à revenir dans mon royaume. Vous m'informez de son départ, des discours tenus au sujet de la manière dont il a été

1. Vol. *Espagne* 239, fol. 11.

renvoyé, et du chagrin que les Espagnols témoignent présentement de se voir assujettis au nouveau gouvernement des Italiens. Vous me demandez mes ordres sur la conduite que vous avez à tenir dans cette conjoncture aussi bien que sur les réponses que vous devez faire aux plaintes et aux questions des Espagnols, lorsqu'ils vous demandent si je les abandonnerai et si je perdrai le fruit de tout ce que j'ai fait pour le bien et pour les intérêts de la nation.

« Pour vous instruire de mes intentions, vous devez savoir que l'objet que je me propose dans les affaires d'Espagne est le bien du roi mon petit-fils et le maintien de l'union tendre et parfaite que je veux toujours entretenir avec lui. Si l'accès qu'il donne aux Italiens nuit à l'un et à l'autre, j'emploierai tous mes soins et je n'épargnerai ni conseils ni instances pour lui faire ouvrir les yeux sur ses véritables intérêts et pour le détourner d'une route que je croirois dangereuse.

« Si je trouve au contraire que la faveur des Italiens n'altère point les sentiments que le roi mon petit-fils doit avoir pour moi, qu'elle ne cause aucun préjudice au bien de ses affaires, je ne vois pas quelle raison m'obligeroit à combattre la confiance que le roi d'Espagne paroît disposé à prendre en leurs avis, et, quand ils seront préférés à ceux des Espagnols, il ne faut pas en conclure que j'abandonne l'Espagne et que je perds le fruit de ce que j'ai fait jusqu'à présent pour cette couronne.

« Je souhaiterois, et pour le bien du roi d'Espagne et pour l'honneur de la nation, que les Espagnols eussent par préférence le soin et l'administration des principales affaires. J'ai plusieurs fois conseillé au roi mon petit-fils de se servir d'eux plutôt que des étrangers; mais il a trouvé lui-même que les bons sujets pour toute sorte d'emplois étoient plus rares parmi eux qu'on ne pouvoit le croire, et par cette raison il a mis des étrangers dans les postes qui ne devoient être confiés qu'aux Espagnols. Je n'ai pas cru devoir trouver à redire à ses dispositions. Je crois les devoir encore moins traverser présentement que les Italiens sont protégés par la reine d'Espagne et que les sujets propres aux emplois sont encore aussi rares entre les Espagnols qu'ils l'étoient avant l'arrivée de cette princesse en Espagne.

« Enfin j'ai déclaré plusieurs fois que je ne voulois pas me mêler de la disposition que le roi mon petit-fils feroit des charges et des emplois de sa monarchie, parce qu'il devoit connoître mieux que personne les sujets capables de le bien servir. Je ne vois pas de raison de faire présentement ce que je n'ai pas voulu faire pendant que le sieur Orry étoit en Espagne et que j'étois bien éloigné de croire ses conseils infaillibles.

« Ainsi le parti que vous avez à prendre est seulement d'être fort attentif à tout ce qui se passe, d'écouter ce que les Espagnols et les Italiens présentement en faveur vous diront; de le faire cependant de manière que le roi et la reine d'Espagne ne puissent vous soupçonner de favoriser ceux qui se plaindront du gouvernement; car il faut, préférablement à toute autre considération, que vous soyez uniquement occupé des intérêts du roi mon petit-fils, que je ne distingue point des miens, et que les connoissances que vous acquérerez vous servent à démêler ce qui sera véritablement conforme ou contraire à son service.

« Le premier usage que vous devez faire des lumières que vous acquerrez sur ce sujet doit être de l'avertir, toutefois sans compromettre ceux de qui vous recevez des avis, et de le faire ou par vous même, s'il vous donne auprès de lui les accès et la liberté nécessaires pour cet effet, ou, si vous ne les avez pas, par les gens en qui vous savez qu'il prendra le plus de confiance.

« Du caractère dont il est, il en aura toujours une particulière en son confesseur, et je souhaite par cette raison qu'il garde auprès de lui le P. Robinet, dont la probité et les intentions me sont connues. Mais l'opposition du cardinal del Giudice est telle à son égard que, s'il a du crédit auprès du roi d'Espagne, je suis persuadé que le confesseur ne demeurera pas longtemps à Madrid. Ce cardinal m'a tant d'obligation de son retour que je m'assure qu'il travaillera, même pour son intérêt, à fortifier l'étroite union que je veux maintenir avec le roi mon petit-fils. Les autres Italiens ont le même intérêt, et je ne vois pas ce qu'ils pourroient espérer en tenant une conduite opposée. Leur crédit, s'il est tel qu'on se le figure, ne me fait donc jusqu'à présent aucune peine, et, quand même il me seroit suspect, il faudroit quelques preuves plus réelles pour confirmer ces soupçons, avant que de m'opposer ouvertement à la disposition que les affaires vont prendre, que j'ignore encore, et que je ne pourrois faire changer qu'en faveur des Espagnols, dont le caractère, les talents et les intentions peuvent causer les mêmes doutes. Il est d'ailleurs fort vraisemblable qu'ils feront voir beaucoup de zèle pour l'union tant qu'ils ne seront pas maîtres des affaires, et que peut-être ils ne penseroient ni ne parleroient de même si l'administration en étoit entre leurs mains.

« Qui que ce soit que le roi d'Espagne en veuille charger doit avoir une attention très particulière à terminer les plaintes que les Anglois forment au sujet des difficultés suscitées au nom du roi mon petit fils à l'exécution du dernier traité de paix. Le sieur Methuen, ambassadeur d'Angleterre, doit être arrivé à Madrid. Avant son départ de Londres il a dit au marquis de Monteleon qu'il feroit des propositions si raisonnables, qu'il avoit lieu d'espérer que le roi d'Espagne en seroit content, mais aussi qu'il partiroit sur le champ s'il s'apercevoit qu'on lui fît de mauvaises difficultés, ou qu'on voulût l'amuser ; qu'en ce cas il n'y auroit point de traité de commerce entre les deux royaumes.

« Ces discours méritent d'autant plus d'attention que le parti présentement supérieur en Angleterre est persuadé qu'il est de son intérêt de trouver un prétexte spécieux de renouveler la guerre contre l'Espagne. Et certainement il n'y en aura point dont la nation angloise en général soit plus sensiblement touchée que des contraventions qui regardent son commerce. Représentez-en donc la conséquence au roi mon petit fils; faites-la connoître aussi à la reine d'Espagne ; enfin tâchez que le sieur Methuen soit content dans les demandes et les propositions raisonnables dont il sera chargé.

« Continuez d'ailleurs à me rendre compte de tout ce que vous pourrez apprendre qui aura rapport au bien de mon service. Sur ce... »

Louis XIV au duc de Saint-Aignan[1].

« Versailles, 17 mars 1715.

«.... Je vous informai par ma dépêche du mois dernier des raisons que j'avois de souhaiter que le P. Robinet, dont les bonnes intentions me sont connues, pût demeurer auprès du roi d'Espagne. Je doutois cependant, et je doute encore que le cardinal del Giudice le souffrît longtemps à Madrid. S'il est obligé d'abandonner le poste de confesseur et de revenir dans mon royaume, je regarde comme une chose essentielle, pour le bien du roi mon petit-fils, que le nouveau confesseur qu'il choisira soit françois. Veillez-y donc avec beaucoup d'attention ; employez même mon nom, s'il est nécessaire et si vous avez lieu de craindre que le roi d'Espagne ne se laisse entraîner à prendre un confesseur d'une autre nation. J'apprends qu'on nomme déjà le P. Daubenton comme devant retourner en Espagne ; je crois que le choix seroit bon ; mais le mieux seroit de conserver le P. Robinet. Comme il faut que le roi mon petit-fils se détermine de lui-même sur un pareil article, votre unique soin sur ce sujet doit être de lui faire comprendre, si vous y êtes obligé, que celui qu'il mettra dans ce poste devant avoir toute sa confiance, il seroit dangereux de la donner à d'autres qu'à un François.... »

Le duc de Saint-Aignan à M. de Torcy[2].

« Madrid, 8 mars 1715.

«.... Le P. Robinet confesseur du roi d'Espagne a eu ordre de se retirer ; ce fut M. de Grimaldo qui le lui apporta mardi matin à sa maison particulière de la ville. Il ne lui a pas été permis de demander à prendre congé de S. M. Cath. Ce que l'on dit qui a déterminé en dernier lieu sa disgrâce, est une lettre de M. Orry que l'on a su qu'il avoit rendue au roi d'Espagne ; du moins on le lui a laissé entendre, et lui-même convient que cette démarche aura pu servir de prétexte à ses ennemis. J'ai été chez M. le cardinal à l'occasion de cette nouvelle, et, comme l'on nommoit déjà par le monde différents sujets espagnols pour remplir la place de confesseur du roi d'espagne, j'ai cru que je ferois une chose agréable à S. M. et utile à la nation en lui insinuant

1. Vol. *Espagne* 239, fol. 67.
2. Vol. *Espagne* 239, fol. 109 v°.

que le rappel du P. Daubenton feroit un bon effet pour lui à la cour de France; qu'en marquant une attention de sa part à placer les sujets qui pouvoient convenir à S. M. auprès du roi son petit-fils, cela prouveroit aussi que les fautes au moins n'étoient que personnelles, et feroit cesser les mauvais discours de ceux qui étoient dans l'opinion qu'on ne songeoit qu'à trouver des prétextes pour éloigner les François de cette cour. Comme je l'ai trouvé bien disposé de ce côté-là, je l'ai prié instamment de me dire quelque chose de positif que je pusse vous mander, et il m'a permis en quelque façon de vous assurer du succès de cette affaire. Les autres prétendants, qu'il m'a nommés lui-même, sont l'évêque de Cadix et un Père dominicain.... »

Le sieur d'Aubigny au marquis de Torcy [1].

« Madrid, 15 mars 1715.

« Monseigneur,

« L'usage que vous avez fait de ma lettre est si glorieux pour moi et surpasse si fort l'opinion que j'en avois, que je ne puis assez vous remercier des bons offices dont vous avez dû nécessairement l'accompagner pour lui donner le mérite qu'elle n'avoit pas. Cette extrême bonté ne fera point que je vous sois plus dévoué, car on ne sauroit l'être davantage; mais elle me donne plus d'hardiesse pour continuer à vous dire mes sentiments avec la même liberté.

« Vous m'ordonnez, Monseigneur, de vous marquer ceux d'entre les Espagnols que je crois le plus propres à entrer dans le conseil du roi leur maître. S'il y avoit ici quelque sorte de gouvernement, je n'aurois pas de peine à en nommer autant qu'il en faut; mais tout est si informe que tel qui pourroit être un bon conseiller dans un État qui auroit ses règles et ses maximes bien établies, se trouvera très embarrassé dans le chaos où sont les choses.

« Les Italiens travaillent dans des juntes secrètes à former un plan. Ce que ces assemblées ont produit jusqu'à cette heure ne me donne pas une grande idée de leur ouvrage, puisque les finances du roi s'emploient tous les jours à payer des dettes abandonnées et que les ministres que S. M. Cath. a nommés pour chaque département ne peuvent servir (s'ils ont quelque fonction) qu'à multiplier les difficultés, n'étant pas possible par exemple qu'un ministre, un secrétaire d'État, et l'ancien conseil de guerre partagent l'administration des affaires de ce département sans un conflit continuel de jurisdiction; il en est de même de tous les autres.

« Puisqu'on ne craint pas de changer ce qui s'est fait du temps de M. Orry et qu'il convient même de le faire, le plus court seroit, à mon sens, de rendre aux conseils, réduits à leur première institution,

1. Vol. *Espagne* 239, fol. 126.

l'ancien ministère qu'ils avoient, de mettre à leur tête des gens bien choisis qui entreroient tous les jours dans le conseil du Roi et qui seroient les ministres et secrétaires d'État qu'on veut avoir et dont on ne sauroit régler les fonctions. Ces Messieurs y rapporteroient les affaires de leur département digérées dans leur conseil, et le roi, après les avoir décidées souverainement, comme il doit être, laisseroit à chaque ministre l'exécution de ses ordres. Cela coûteroit beaucoup moins à S. M. Catholique que cette multitude de petits secrétaires inventée par M. Orry; par ce moyen, la direction des affaires se trouveroit entre les mains de gens plus respectables, et rien ne seroit plus conforme à l'usage espagnol.

« En ce cas, Monseigneur, le conseil d'État auroit à sa tête M. le cardinal del Giudice, le conseil de Castille auroit don Miguel Guerra, qui est fort bon, celui des finances le marquis de Campoflorido, qui les entend mieux qu'aucun autre Espagnol, celui des Indes le duc de Veragua, que je ne nomme que parce qu'il est déjà en place, et le conseil de guerre pourroit avoir pour chef le jeune comte d'Aguilar; si son esprit inquiet et ambitieux faisoit oublier sa grande capacité, on pourroit y mettre celui des capitaines généraux qui inclineroit davantage à la conservation des troupes; il y en a trois qui sont très capables de cet emploi.

« J'abuserois de votre patience, Monseigneur, si je voulois détailler davantage cette idée ou si j'entreprenois de répondre aux objections qu'on pourroit me faire. J'ajouterai donc seulement que le comte de Frigilliana par son grand âge et le marquis de Bedmar par ses infirmités ne sont plus bons qu'à jouir chez eux des grâces du roi leur maître, que les présidents des Indes et des finances pourroient ne pas assister tous les jours au conseil de S. M., et que j'y ferois encore entrer le marquis de Villena, qu'il faudroit déclarer en même temps gouverneur de Mgr le prince des Asturies. C'est un homme d'une grande naissance, savant, vertueux, attaché à son maître par des principes d'honneur et plus persuadé qu'aucun autre Espagnol qu'un corps de bonnes troupes fait la sûreté d'un État et est absolument nécessaire pour maintenir l'autorité royale. Donnant à Mgr le prince un second sous-gouverneur comme celui qu'il a déjà et qu'on trouveroit aisément dans les troupes, il me semble qu'on ne pourroit pas mieux choisir.

« Je destinerois pour lors la charge de majordome major au duc de l'Infantade ou au duc d'Arcos, et, s'il étoit possible, je donnerois celle de grand écuyer au duc de Medina-Celi. Celle de *sumiler de cors* est

1. « M. le cardinal, le marquis de Villena, don Miguel Guerra et le ministre de la guerre assisteroient tous les jours au conseil du roi · le président des ordres, celui des Indes et celui des finances n'y devroient entrer chacun que les jours marqués pour les affaires de leur département. »

encore vacante ; mais on ne sauroit guère l'ôter à celui qui l'exerce depuis la mort du duc d'Albe et qui me paroît la mériter.

« Au reste, Monseigneur, je ne donne pas ces Messieurs pour des hommes parfaits ; mais, généralement parlant, y en a-t-il beaucoup qui le soient, et pourquoi toujours chercher ce qu'il n'est peut-être pas possible de trouver ?

« La raison qui me fait souhaiter que le marquis de Villena entre dans le Conseil est qu'il me semble qu'on ne sauroit avoir trop d'attention à choisir des gens qui desirent que le roi soit armé ; car la plupart des Espagnols ne veulent point de troupes, et elles s'anéantiront sûrement si S. M. Cath. ne destine pas un fonds pour les payer qu'on ne puisse jamais détourner, sous quelque prétexte que ce puisse être.

« Je partirai après-demain, Monseigneur, sans avoir pu rien faire pour Mme la princesse. J'ai fini très heureusement tout ce qui me regardoit ; mais j'ai échoué honteusement toutes les fois que j'ai voulu parler pour ses intérêts ; la dureté va jusqu'à refuser de payer ce qu'on avoue lui être dû ; j'en ai une preuve par écrit du marquis de Grimaldo.

« J'ai l'honneur, etc.....

« Aubigny. »

Le duc de Saint-Aignan au Roi[1].

« A Madrid, le 1er juillet 1715.

« .... Le P. Daubenton me paroît toujours dans les meilleures intentions du monde ; il m'a assuré qu'il ne me cacheroit rien de tout ce qu'il pourroit découvrir qui seroit utile des affaires, et il m'a confirmé depuis peu la secrète mésintelligence du cardinal del Giudice et de l'abbé Alberoni, que je soupçonnois et dont j'avois déjà eu l'honneur d'informer Votre Majesté. Il m'a dit aussi que le dernier lui faisoit beaucoup d'avances, auxquelles il ne pouvoit se dispenser de répondre, parce qu'il voyoit clairement que sa faveur ne faisoit que se confirmer auprès de la reine, et que d'ailleurs cette princesse lui avoit fait dire par le duc de Popoli qu'elle souhaitoit qu'ils fussent en liaison ensemble. Du reste, comme il est persuadé que les dispositions de l'abbé sont présentement aussi bonnes qu'il est à desirer, et que sa désunion avec le cardinal est une occasion favorable pour achever de l'y affermir, Votre Majesté me permettra de lui représenter que je croirois essentiel au bien de son service de profiter de cette conjoncture pour prendre à son égard des arrangements convenables à son humeur intéressée. J'ose dire que, si l'on peut s'assurer de lui, c'est en le prenant de ce côté-là, et Votre Majesté peut compter que la peur lui fera pour le moins autant d'impression que l'espérance de les obtenir.... »

1. Vol. *Espagne* 241, fol. 98 v°.

Le duc de Saint-Aignan à M. de Torcy[1].

« A Madrid, le 1er juillet 1715.

« ....Vous avez raison de croire que l'arrivée du P. Daubenton causera de nouveaux changements dans les affaires. J'en suis plus persuadé que jamais, et, comme il est bien intentionné et qu'il a le bonheur de plaire à la reine par les ménagements qu'il a pour l'abbé Alberoni, je ne doute point que sa présence ici ne fasse de grands biens. Jusqu'à présent j'ai tous les lieux du monde de me louer de ses attentions, et il a été très régulier à m'avertir de tout ce qu'il a jugé qui pouvoit m'être d'usage. Dans les commencements, je l'ai cru fort en liaison avec le cardinal del Giudice; mais, par tout ce qu'il m'a dit depuis, il m'a été aisé de connoître qu'il se conduisoit en homme qui suivoit l'usage des cours et qui se régloit un peu sur le vent de la faveur. Il m'a presque répondu des dispositions de l'abbé Alberoni, et c'est sur cette assurance que je n'ai pas voulu différer plus tard à suivre le conseil que vous m'avez donné à l'égard de ce dernier. J'en ai donc écrit à S. M. dans les termes que vous avez eu la bonté de me prescrire, et j'ai pris auprès de lui des mesures pour rendre cette démarche utile aux affaires dont je serai chargé.... »

Le duc de Saint-Aignan à M. de Torcy[2].

« Madrid, 15 juillet 1715.

« ....Un avis que l'on m'a donné qui me paroît essentiel, c'est que la grande vue de l'abbé Alberoni est de pouvoir parvenir au chapeau de cardinal. Je sais qu'il s'en est expliqué à une personne en qui il a confiance, et qu'il espère fort y réussir par les différentes protections qu'il compte d'avoir. C'est, ce me semble, une découverte dont on pourra tirer une grande utilité pour le bien des affaires; car je ne doute pas que le suffrage de la France ne lui paroisse nécessaire à son dessein, et je crois que, dans cette supposition, il ne négligera rien pour s'en assurer.... »

1. Vol. *Espagne* 241, fol. 102 v°.
2. Vol. *Espagne* 241, fol. 188 v°.

IX

LA RÉCONCILIATION DE PHILIPPE V ET DU DUC D'ORLÉANS[1]

Le marquis de Torcy au duc de Saint-Aignan[2].

« Versailles, 18 mars 1715.

« Le Roi m'a commandé, Monsieur, de vous écrire qu'il y a plusieurs années que deux hommes attachés à M. le duc d'Orléans, l'un nommé Flotte et l'autre Regnault, tous deux françois, languissent en Espagne dans une prison, sans que S. M. sache encore s'ils sont effectivement coupables de quelque crime. Ce qu'on a dit du sujet de leur détention étoit si grave et intéressoit tellement la personne du roi d'Espagne, que le Roi n'a voulu faire aucune instance pour leur liberté, quoique tous deux soient ses sujets. Toutefois comme les accusations peuvent avoir été fausses et que leurs longues souffrances peuvent engager le roi Catholique à prendre pitié d'eux, l'intention du Roi est que vous examiniez premièrement si le temps est propre pour agir en leur faveur. Si vous croyez ensuite qu'il soit à propos de parler de leur liberté, S. M. veut bien que vous interposiez pour eux vos offices auprès de S. M. Cath. comme en ayant l'ordre du Roi.

« Son intention est cependant que vous preniez bien vos mesures pour ne point déplaire au roi d'Espagne en traitant une matière si délicate, et, pour cet effet, S. M. remet à votre prudence d'en parler à M. le cardinal del Giudice et de prendre avec lui les mesures que vous jugerez tous deux nécessaires avant de vous adresser directement à S. M. Cath.... »

Le marquis de Torcy au duc de Saint-Aignan[3].

« Versailles, 15 avril 1715.

« .... Je crois que vous trouverez le roi d'Espagne bien disposé sur l'affaire de Flotte et de Regnault, les voies ayant été préparées et l'abbé Alberoni travaillant depuis quelque temps à raccommoder M. le duc d'Orléans à la cour de Madrid ; c'est ce qui vous rendra le succès de cette négociation plus facile.... »

1. Ci-dessus, p. 170.
2. Vol. *Espagne* 244, fol. 207.
3. Vol. *Espagne* 244, fol. 311

Le duc de Saint-Aignan à M. de Torcy[1].

« Madrid, le 29 avril 1715.

« J'avois déjà lieu d'espérer, Monsieur, que l'affaire des nommés Flotte et Regnault pourroit réussir avec le temps; mais ce que vous me faites l'honneur de me marquer dans votre lettre du 15 achève de me le persuader. Voici de quelle manière je m'y suis pris pour traiter cette matière. Le retour des sieurs Ronquillo et de Silva exilés de cette cour m'ayant donné une occasion bien naturelle de parler au cardinal del Giudice de ceux dont la seule disgrâce de Mme des Ursins avoit causé les malheurs, il me dit que les deux personnes que je viens de nommer étoient de ce nombre et me conta leur histoire. Il ajouta que, tant qu'elle avoit été en ce pays-ci, on avoit approuvé que c'étoit un moindre crime de trahir les intérêts du roi d'Espagne que de déplaire à Mme la princesse ou à en mal parler; il m'assura que la plupart de ceux à qui elle avoit fait des affaires n'étoient coupables que de l'une de ces deux manières, et que, S. M. Cath. en ayant été informée, il étoit fort naturel qu'elle prît des mesures pour faire cesser celles de ces injustices qui venoient à sa connoissance. Je lui répondis que la vérité de ce qu'il venoit de m'apprendre étoit présentement connue en France comme en Espagne, et que S. M., persuadée que le roi son petit-fils avoit été trompé jusqu'alors en une infinité d'occasions, me chargeoit même de prendre des éclaircissements sur beaucoup de choses qui s'étoient passées, et de lui en rendre compte. Il me pressa de m'adresser à lui pour tout ce que je voudrois savoir, m'assurant qu'il me mettroit au fait de tout ce que je pourrois desirer, et, sur cela, je lui dis que j'avois ordre par exemple de m'informer si les deux François, qui avoient été arrêtés il y a plusieurs années par les ordres du roi d'Espagne, étoient effectivement coupables de ce qui leur avoit été imputé ou si c'étoit qu'on eût seulement cherché ce prétexte pour contenter le ressentiment de Mme des Ursins, qu'il me feroit un grand plaisir de me mettre en état d'en instruire S. M., parce que, dans le premier cas, le Roi, qui les avoit jusqu'à présent abandonnés à la justice de S. M. Cath., oublieroit pour jamais qu'ils étoient nés ses sujets ou ne s'en souviendroit que pour en solliciter lui-même la punition, mais que, dans l'autre, où leur faute lui paroissoit bien légère, il pourroit peut-être représenter au roi d'Espagne leurs longues souffrances capables d'en expier de beaucoup plus grandes. Je lui montrai après cela un extrait de la lettre que vous m'avez fait l'honneur de m'écrire à ce sujet, et, quoiqu'il me priât de le lui donner, je crus devoir m'en excuser, et j'en trouvai les moyens, ne lui laissant que les noms qui lui étoient nécessaires pour s'informer de ce que je souhaitois et être en état de me rendre réponse. A quelques jours de là, il me tira

1. Vol. *Espagne* 240, fol. 85.

en particulier pour me dire que l'affaire de mes deux prisonniers étoit des plus délicates, qu'on leur imputoit les choses les plus graves et que c'étoit tout ce qu'il pouvoit m'en apprendre. Je le priai de m'en dire davantage, parce que l'ordre que j'avois étoit proprement de savoir s'ils étoient coupables ou non, et que, sur ce qu'il en décideroit, j'en rendrois compte à S. M., et pour lors il me fit entendre qu'il les croyoit innocents, mais que, le roi d'Espagne ayant été prévenu, il falloit un peu de temps pour voir s'il seroit possible de ménager leur justification et d'obtenir leur grâce. Depuis, il m'a encore répété les mêmes discours, me parlant cependant avec plus de précision sur les espérances qu'il a du succès de cette affaire. Il a cru m'apprendre que les deux François pour lesquels je lui avois parlé étoient attachés à M. le duc d'Orléans, parce que j'avois jugé à propos d'ôter cette circonstance de l'extrait que je lui avois montré, et j'ai fait semblant de n'en avoir rien su. Voilà, Monsieur, l'état où est cette négociation sur laquelle vous aurez la bonté de me marquer les nouvelles démarches qu'il me reste à faire.... »

Le roi d'Espagne à Louis XIV[1].

« Au Buen Retiro, le 29 avril 1715.

« .... J'ai lieu de croire, par les choses qui me sont revenues, que vous ne seriez pas fâché que je misse Flotte et Regnault en liberté. Vous savez les fortes raisons que j'ai eues pour les faire arrêter et pour les retenir en prison jusqu'à cette heure ; malgré cela, l'envie que j'ai de concourir en tout ce qui dépend de moi à votre satisfaction est si forte que je donnerai mes ordres pour les faire relâcher, étant même prêt, si cela vous fait plaisir, comme je le crois, à oublier tous les sujets de ressentiment que m'a donnés le prince qui les a employés. Vous en connoissez comme moi toute l'étendue, puisque je vous en ai instruit à fonds ; cependant, quelque motif que j'aie de me plaindre de lui, la religion, la proximité du sang, et le desir de vous donner cette satisfaction me portent volontiers à cette réconciliation, et je ferai de mon côté avec joie les pas nécessaires pour y réussir. Je remets donc cette affaire entre les mains de Votre Majesté comme d'un grand-père que je sais qui ne veut que mon bien et qui a tant de bontés pour moi, et pour qui j'ai une tendresse inexprimable et pleine de la plus vive reconnoissance. »

Louis XIV au roi d'Espagne[2].

« A Marly, 13 mai 1715.

« .... Vous me faites beaucoup de plaisir de déférer en cette occa-

1. Vol. *Espagne* 244, fol. 367 v°.
2. Vol. *Espagne* 244, fol. 373 v°.

sion à mes instances; vous ne m'en faites pas moins de les prévenir en rendant vos bonnes grâces à mon neveu, qui vous les demande par la lettre qu'il vous écrit et que j'ai voulu vous envoyer moi-même. Comme il ne manquera jamais à ce qu'il vous doit, je m'assure que la réconciliation sera sincère et l'union dans ma famille telle que je la desire, autant pour votre satisfaction que pour la mienne, souhaitant votre bonheur aussi véritablement que la tendresse que j'ai pour vous est parfaite. »

Le duc d'Orléans au roi Philippe V[1].

« 13 mai 1715.

« Monseigneur,

« L'attachement véritable que j'ai toute ma vie eu en tous lieux et en tout temps pour la personne et pour les intérêts de Votre Majesté me faisoit supporter avec une grande amertume de n'être pas auprès d'elle comme mes sentiments n'ont jamais cessé de me le faire mériter. Le moment auquel vous en prenez d'autres pour moi est par cette raison le plus heureux de ma vie; c'est donc avec la plus parfaite reconnoissance que je rends de très humbles grâces à Votre Majesté de la délivrance que votre justice mieux informée vient d'ordonner et qui m'affranchit des peines les plus sensibles, comme toute l'Espagne vient de l'être depuis l'heureux changement qui donne lieu à la vérité de se montrer à Votre Majesté. Votre Majesté l'a toujours tant aimée que je ne doute plus qu'elle ne me rende présentement toutes ses bontés et qu'elle ne soit parfaitement persuadée du respect et de l'attachement avec lequel je suis,

« De Votre Majesté

« Le très humble et très affectionné serviteur et oncle,

« Philippe d'Orléans. »

Le marquis de Torcy au duc de Saint-Aignan[2].

« 13 mai 1715.

« J'ai reçu, Monsieur, la lettre que vous m'avez fait l'honneur de m'écrire le 29 du mois dernier, et je vous dois la justice qu'on ne pouvoit conduire avec plus d'adresse que vous avez conduit l'affaire de la délivrance de Flotte et de Regnault. Vos bons offices auront certainement beaucoup contribué à leur liberté; mais le roi d'Espagne s'est voulu réserver le plaisir d'en instruire le Roi et de s'en faire un mérite auprès de S. M., comme il l'a fait en l'assurant par sa dernière lettre qu'il donneroit ses ordres pour les faire relâcher, et même qu'il étoit

1. Vol. *Espagne* 240, fol. 165 et vol. 244, fol. 373 v°.
2. Vol. *Espagne* 240, fol. 97.

prêt à recevoir M. le duc d'Orléans à une réconciliation sincère. Cette disposition a fait beaucoup de plaisir au Roi, et S. M., voulant mettre fin à une division qu'il est de sa sagesse et de sa bonté de ne pas souffrir plus longtemps dans sa maison, envoie elle-même au roi d'Espagne une lettre de M. le duc d'Orléans. Je suis persuadé, Monsieur, que vous serez bien aise et que vous regarderez comme un bonheur que ce différend finisse pendant le cours de votre ambassade.... »

Le roi Philippe V au duc d'Orléans[1].

« A Aranjuez, ce 15e mai 1715.

« Je suis bien aise de trouver l'occasion du départ du prince de Cellamare, que j'envoie comme mon ambassadeur auprès du Roi mon grand-père, pour vous expliquer mes sentiments et vous assurer qu'il ne tiendra pas à moi qu'ils ne soient à l'avenir entre nous tels qu'ils doivent être, et que je serai toujours très porté à vous donner des marques de l'amitié que la proximité du sang et tant d'autres raisons demandent que nous ayons l'un pour l'autre.

« PHILIPPE. »

La reine d'Espagne au duc d'Orléans[2].

« Aranjuez, ce 16e may 1715.

« Je profite auec beaucoup de plaisir de L'occasion du depart du Pce de Cellamare à L'Ambassade de France à La quelle Le Roy L'a destiné pour pouuoir vous temoigner par cette lettre auec combien de satisfaction j'ay entendù L'accomodement du Roy auec vous. Vous pouuez estre asseuré que je tacherai de mon coté de concurir à tout ce qui Le pourra confirmer de plus en plus solidement, et que je chercherai auec un sensible plaisir Les occasions de vous faire connoistre L'estime que j'ay pour vous.

« ELIZABETH. »

Le duc d'Orléans à la reine d'Espagne[3].

« Marly, le 20 mai 1715.

« Madame.

« Je suis trop personnellement intéressé à me réjouir avec les plus vifs sentiments de voir la vérité et l'équité retournées avec Votre

1. Vol. *Espagne* 245, fol. 21.
2. Vol. *Espagne* 248, fol. 32. Nous conservons à cette lettre, écrite de la main d'Élisabeth Farnèse, son orthographe et son apparence extérieure, afin de donner une idée de la manière dont elle écrivait la langue française.
3. Vol. *Espagne* 240, fol. 168.

Majesté en Espagne pour différer un moment à l'en féliciter. La triste situation où le gouvernement que Votre Majesté a fini m'avoit mis avec S. M. Cath., ne pouvoit cesser qu'avec ce gouvernement, et, si ce changement est une délivrance pour l'Espagne, les sentiments que je n'ai jamais cessé d'avoir en tous lieux et en tout temps pour la personne et pour les intérêts du roi d'Espagne me la font regarder comme la mienne. Qu'il m'est doux, Madame, après tant d'amertumes, d'avoir à remercier Votre Majesté de ce qu'elle a bien voulu faire pour la liberté de gens dont le sort a été aussi étonnant que pitoyable, et de ce que je me flatte qu'elle voudra bien faire encore pour me restituer la part que je n'ai jamais cessé de mériter dans l'honneur et l'amitié de S. M. Cath. Il ne me reste rien à souhaiter, Madame, que le bonheur de trouver des occasions où je puisse témoigner à Votre Majesté ma très vive reconnoissance et le respect avec lequel je suis, etc. »

« Philippe. »

Le duc d'Orléans à l'abbé Alberoni[1].

« Marly, le 20 mai 1715.

« Vous avez pris une part si efficace à ce que j'avois tant lieu de desirer que je ne puis prendre un canal qui me soit plus agréable pour faire passer mes très humbles remerciements à la reine. J'y aurois pareillement joint ceux que je fais au roi d'Espagne, si le Roi n'avoit desiré les mettre dans son paquet. Le marquis Monti m'a rendu un fidèle compte de tout le zèle que vous avez témoigné pour moi, et je vous prie de compter sur ma reconnoissance. La délivrance générale qu'a produit le changement du gouvernement à l'arrivée de la reine, qui me rétablit dans la situation où je n'ai jamais cessé un moment de mériter d'être, joint en moi la plus vive reconnoissance à la plus sincère admiration pour une princesse si accomplie, et je ne puis assez vous recommander de lui témoigner à quel point sont en moi ces sentiments pour elle.

« Je suis aussi très touché de la manière pleine de vivacité dont M. le duc de Parme a bien voulu s'intéresser dans ce qui vient de se faire; vous m'obligerez très sensiblement de lui marquer combien je desire qu'il soit persuadé de ma reconnoissance. Il a fait à l'Europe un présent trop précieux en procurant le trône d'Espagne à la reine pour que ceux qui, comme moi, en ressentent des effets particuliers, n'en ressentent pas aussi une joie singulière. Assurez-la, je vous en prie, de mon respect et de mon attachement le plus reconnoissant, et comptez, Monsieur, sur mon très véritable desir de trouver des occasions de vous marquer mon estime et mon amitié.

« Philippe. »

1. Vol. *Espagne* 240, fol. 166.

L'abbé Alberoni au duc d'Orléans[1].

« Aranjuez, ce 26e mai 1715.

« Monseigneur

« Je m'estimerois trop heureux si je pouvois mériter l'honneur que Votre Altesse Royale me fait de croire que j'ai eu quelque part à faire connoître une vérité que la malice du gouvernement passé a voulu toujours tenir cachée à LL. MM. Cath. Enfin, Dieu merci! il est arrivé le temps d'un éclaircissement général qui a établi Votre Altesse Royale dans la situation qu'elle a toujours méritée et qui étoit bien due à l'amitié et au zèle avec lequel Votre Altesse Royale a été toujours attachée au roi Catholique. Ce que je puis assurer Votre Altesse Royale, c'est qu'étant la reine très informée et très persuadée de cette vérité, elle n'a pas balancé d'y contribuer de son côté, et S. M. a été ravie d'y réussir pour pouvoir montrer à tout le monde l'amitié sincère et l'estime très particulière qu'elle a pour Votre Altesse Royale et sur laquelle elle peut compter à l'avenir.

« A l'égard de S. A. Mgr le duc de Parme, mon maître, il ne pouvoit s'intéresser davantage de ce qu'il a fait dans cette affaire, et j'en puis bien assurer Votre Altesse Royale. Pour moi, Monseigneur, je la supplie de me regarder comme une personne qui lui sera respectueusement et fidèlement attachée, qui se fera un très grand honneur et un plaisir très sensible de lui obéir, et qui sera à jamais avec un profond respect,

« Monseigneur,

« De Votre Altesse Royale

« Le très humble et très obéissant serviteur

« ALBERONI. »

« M. de Saint-Aignan arriva ici hier à huit heures du soir, et, aussitôt qu'il présenta la lettre du roi Très Chrétien, le roi Catholique dépêcha un courrier à Ségovie, pour mettre en liberté les deux prisonniers. »

Philippe V à Louis XIV[2].

« A Aranjuez, le 27 mai 1715.

« .... La satisfaction que vous me témoignez de ma réconciliation avec M. le duc d'Orléans me fait un très grand plaisir. Quand je n'aurois point d'autres raisons que celle-là de lui rendre mon amitié, je le ferois bien volontiers, m'imaginant la joie que vous aurez de voir

1. Vol. *Espagne* 245, fol. 72.
2. Vol. *Espagne* 245, fol. 74

l'union rétablie dans votre famille, et ne pouvant en avoir une plus grande de mon côté que de contribuer à la satisfaction d'un grand père qui a tant de bontés pour moi, que j'aime si tendrement et à qui j'ai de si grandes obligations. J'espère que l'amitié entre M. le duc d'Orléans et moi sera dorénavant telle qu'elle doit être, puisque je crois qu'il ne me donnera à l'avenir que des sujets de me louer de lui, et que j'y contribuerai de mon côté en ce qui dépendra de moi. Je vous envoie ma réponse à sa lettre, que je vous prie d'avoir la bonté de lui faire donner.... »

X

M. DE BOULAINVILLIERS[1]

(Fragment inédit de Saint-Simon[2].)

« .... M. de Boulainvilliers étoit vrai, droit, exact, judicieux, savant, bon critique et bon connoisseur, surtout en généalogies et en histoire, et peu capable de se méprendre sur les choses de son propre pays et voisinage, telles que celle-ci[3], et reconnu pour tel par tous les savants en même genre; ni prévenu, ni entêté, ni partial, et sans aucune raison quelconque de maltalent contre ces Messieurs-là; d'ailleurs très judicieux et très discret. Et plût à Dieu que sa curiosité ne l'eût pas emporté à des recherches de l'avenir, dont il avouoit lui-même que la prétendue science étoit destituée de tout principe et de toute preuve raisonnée! Il auroit conservé plus de réputation, que le hasard du succès de plusieurs de ses prédictions parmi une foule d'autres démenties n'a pu laisser entière, qui a obscurci celle qu'il méritoit sur l'histoire et les généalogies, et qui l'a considérablement détourné d'une étude si utile d'une part et si curieuse de l'autre.... »

1. Ci-dessus, p. 245.
2. Extrait des *Légères notions... sur les chevaliers du Saint-Esprit*, vol. Saint-Simon 34, aujourd'hui *France* 189, fol. 125 v°, article du marquis de Gamaches.
3. La généalogie des Rouault de Gamaches.

ADDITIONS ET CORRECTIONS

Page 20, note 4. Le Mémoire de d'Hozier daté de 1706 s'exprime ainsi, ce qui confirme bien qu'il contredit Blanchard : « Quelque origine noble et ancienne que l'on tâche de donner à cette famille dans la généalogie qui en est imprimée dans le Catalogue du Parlement publié par Blanchard, toute cette noblesse se réduit à Guillaume de Longueil, receveur de la vicomté d'Auge l'an 1400, et l'on sait que son père, qui étoit de la ville de Dieppe, fournissoit des denrées au camp de Charles le Mauvais, roi de Navarre et comte d'Évreux, lorsqu'il faisoit la guerre en Normandie, l'an 1355. »

Page 65, note 1. Saint-Simon ne dit pas, à propos de l'affaire du bonnet, qu'il rédigea deux pièces dont les originaux, écrits de sa main, existent encore aujourd'hui dans le volume 50 de ses Papiers (Dépôt des affaires étrangères, *France* 205). L'une est une « Requête adressée au Roi par les ducs et pairs le 5 janvier 1715 », l'autre un « Mémoire de Messieurs les ducs et pairs contre les présidents à mortier », daté de février 1715. Le silence de notre auteur à leur sujet pourrait faire croire que ni l'une ni l'autre ne sortirent de son cabinet. Prosper Faugère les a publiées toutes deux dans le tome III des *Écrits inédits de Saint-Simon*, p. 381 et 389.

Page 101, note 2. On peut trouver encore une preuve des bonnes dispositions de Louis XIV pour Mme des Ursins et du desir qu'il avait de lui conserver ses fonctions auprès de la nouvelle reine dans ce passage des instructions données à Albergotti, qui devoit séjourner à Parme au moment de la conclusion du mariage, septembre 1714 (*Recueil des instructions aux ambassadeurs de France à Parme*, p. 171-172) : « Elle [la princesse] croira sans doute avoir obligation de son mariage à la princesse des Ursins ; par conséquent, elle doit être portée à lui témoigner une reconnoissance entière de ses bons offices, et disposée à cet effet à suivre l'exemple de la feue reine d'Espagne, soit dans la confiance, soit dans les traitements que la princesse des Ursins en reçut. Le Roi, persuadé de son zèle et de ses bonnes intentions, sera bien aise qu'elle conserve auprès de la nouvelle reine le même crédit qu'elle avoit auprès de la première. S. M. veut donc que les discours du comte Albergotti tendent tous à confirmer ce même crédit. Il observera cependant avec soin s'ils seront bien reçus, et si déjà la princesse de Parme, soit par elle-même, soit par les avis de quelques gens malintentionnés, n'aura pris nul ombrage et nulle jalousie du pouvoir que la princesse des Ursins a acquis sur le roi d'Espagne. S'il remarque que ces images se soient déjà formées, il tâchera de les dissiper, en faisant connoître que la princesse des Ursins, parfaitement instruite de l'état des affaires d'Espagne, fidèlement attachée au roi Catholique, appliquée à l'éducation des princes ses enfants, *protégée d'ailleurs par le Roi, mérite de grands ménagements de la part de la nouvelle reine,* et que ce sera même le moyen le plus sûr de vivre heureuse et de plaire au roi son mari. » Si Louis XIV avait eu l'intention de faire disgracier Mme des Ursins, il aurait pu ne rien dire et laisser aller les choses.

Page 116, note 6. Le renvoi d'Orry ne fut pas décidé aussitôt après le départ de Mme des Ursins. Il semble au contraire que Philippe V ait apprécié ses services, puisqu'à la fin de janvier il lui donna pour sa femme un présent de cinquante mille francs de pierreries (*Dangeau*, tome XV, p. 352). Dans sa lettre à Torcy du 5 janvier (ci-dessus, p. 445), Orry manifeste son intention de revenir en France et dit qu'au contraire le roi d'Espagne veut le retenir, et ceci est confirmé par le duc de Saint-Aignan, le 7 janvier (ci-dessus, p. 449). Cependant, dans les premiers jours de février, le roi lui fit dire par le secrétaire d'État Grimaldo qu'il « souhaitoit qu'il cessât de se mêler de ses affaires » (voyez la lettre du duc de Saint-Aignan du 16 février, ci-dessus, p. 499-500).

Page 158, note 3. Le marquis de Prye, dans une dépêche du 26 janvier 1715 (Affaires étrangères, vol. *Italie* 122, fol. 48), cite un exemple de la contrainte dans laquelle se trouvait la reine de Sicile vis-à-vis de son mari : « Il me fut aisé de remarquer, la dernière fois que j'ai été chez la reine de Sicile, à quel point cette princesse est contrainte. Comme la reine sortoit de son cabinet pour venir au cercle, j'eus l'honneur de lui donner une lettre de la part de Mme la duchesse de Berry ; elle s'arrêta un moment ; le roi de Sicile arriva aussitôt ; la reine lui dit : « Je parlois à Monsieur l'ambassadeur de Monsieur le « Dauphin ; » et elle ajouta en la lui montrant : « C'est une lettre de « compliment sur le premier jour de l'an de la part de Mme la duchesse « de Berry qu'il vient de me donner. » A la fin du cercle, la reine vint où étoit le roi de Sicile, qui continuoit la conversation qu'il avoit commencée sur Mme des Ursins ; elle voulut s'y mêler ; le roi de Sicile lui fit signe de se retirer dans son cabinet, et lui resta. Ce n'est pas la première fois que j'ai remarqué l'attention de la part du roi de Sicile pour que la reine ne puisse parler à personne. »

Page 160, note 5. Le marquis de Prye, ambassadeur à Turin, écrit le 16 mars (Affaires étrangères, vol. *Italie* 122, fol. 118) : « Depuis quelques jours le roi de Sicile est inquiet, chagrin et fort occupé de la maladie du prince de Piémont, qui a la fièvre depuis douze jours avec des redoublements. La nuit du 14 au 15 n'a pas été bonne ; on assure cependant que la fièvre n'est pas violente et qu'elle n'est accompagnée d'aucuns accidents. » Le même jour, en chiffres (fol. 120-121) :

« L'état de M. le prince de Piémont n'est point bon du tout, et, quoiqu'on dise dans les antichambres que la fièvre est médiocre et sans accidents, il est certain qu'elle est continue avec des redoublements, une foiblesse extrême et un fort grand assoupissement. Il vomit tout ce qu'on lui donne, remèdes et aliments, et cela dure depuis le 6 de ce mois. On croit même qu'il auroit eu la fièvre quelques jours auparavant sans le dire. » Le 23 (fol. 125-126) : « Depuis la nuit du 19 au 20 de ce mois, M. le prince de Piémont est à la dernière extrémité, presque toujours sans connoissance et sans mouvement. L'émétique, qu'on lui a donné plusieurs fois, un peu tard à ce que je crois, n'a point fait d'effet. Le 21 au soir, quelques marques de connoisance et de mouvement que ce jeune prince donna firent naître un peu d'espérance, qui n'a pas duré, et à présent, 22 au matin, il est retombé dans le même état. » Et en post-scriptum, l'ambassadeur ajoute : « M. le prince de Piémont est mort le 22 à deux heures et demie après midi ; le roi et la reine de Sicile sont partis quatre heures après pour aller à la Vénerie. »

Page 165, note 1. M. Hyrvoix de Landosle nous communique les fragments suivants de la correspondance du comte du Luc, qui montrent bien le rôle favorable de Passionei pour le renouvellement de l'alliance avec les Cantons suisses, et au contraire l'opposition qu'y faisait le nonce Carraccioli :

Le comte du Luc au Roi, 11 janvier 1715 (vol. *Suisse* 259, fol. 22-23) : « Je ne dois pas cacher à Votre Majesté que le comte de Trauttmansdorff [ambassadeur impérial] et le nonce Carraccioli n'omettent rien pour détraquer les catholiques et les éloigner du renouvellement d'alliance... Il s'en faut bien que l'abbé Passionei n'agisse et ne pense comme le nonce. Je ne saurois trop louer son zèle pour notre religion et celui qu'il témoigne en toute occasion pour le service de Votre Majesté. »

Mémoire du comte du Luc, 5 mars 1715 (*ibidem,* fol. 173) : « ... Le nonce, en vue de plaire à l'Empereur,... a voulu persuader au Pape qu'un pareil renouvellement étoit pernicieux à la catholicité... D'un autre côté, l'abbé Passionei, ministre de Rome pour les affaires dont il s'agit, a écrit à son maître que le salut de la catholicité ou sa perte dépendoit du renouvellement de l'alliance... »

Le comte du Luc au Roi, 1er avril 1715 (vol. *Suisse* 260, fol. 14) : « J'ai l'honneur d'envoyer à Votre Majesté les dernières dépêches que l'abbé Passionei a reçues de Rome. Il desire que la lettre du cardinal Paulucci [secrétaire d'État] soit secrète, parce qu'il pourroit être blâmé de me l'avoir communiquée. »

Le comte du Luc au Roi, 15 avril 1714 (*ibidem,* fol. 44) : « J'ajoute... la traduction des dernières lettres que l'abbé Passionei a reçues... Il espère que Votre Majesté voudra bien continuer à lui faire garder un profond secret,... sans quoi ses ennemis ne manqueroient pas de le perdre. »

L'abbé Passionei à M. de Torcy, 10 mai 1715 (*ibidem*, fol. 124) : « ... Je ne sais si, par mes remontrances raisonnées, je serai assez heureux de faire comprendre à notre cour qu'il est inutile de travailler en Suisse au bien de la religion et au rétablissement de nos cantons catholiques sans entretenir une parfaite union avec les ministres de S. M. J'ai relevé cette vérité depuis que je suis chargé de cette commission.... »

Le comte du Luc au Roi, 14 juin 1715 (vol. *Suisse* 261, fol. 36) : « ... L'abbé Passionei supplie très humblement Votre Majesté de vouloir bien l'honorer de sa protection [pour lui faire obtenir la nonciature d'Espagne]. »

Cependant, au congrès de Baden, Passionei ne laissa pas d'être en bons termes avec les ministres de l'Empereur : Torcy, dans une lettre au cardinal de la Trémoïlle (vol. *Rome* 523, fol. 179), dit que Passionei semble avoir joué là un double jeu, prétendant servir d'autant mieux le Roi qu'il entretenait de meilleurs rapports avec les plénipotentiaires impériaux.

Page 169, note 9. Il a passé dans la vente de la collection J. Desnoyers, en avril 1889 (n° 77 du *Catalogue*) une lettre du P. Daubenton, datée d'Aranjuez le 23 juin 1715, et qui dut être adressée au duc de Noailles, quoique le nom du destinataire ne soit pas indiqué. En voici le texte : « Monseigneur, j'ai reçu ici la lettre que Votre Excellence m'a fait l'honneur de m'écrire; elle m'a rappelé l'idée des agréables moments que j'ai passés dans ce pays en votre charmante compagnie ; mais j'aurois beaucoup mieux aimé, Monseigneur, vous y trouver qu'une de vos lettres. Vous seriez charmé si vous voyez le roi d'Espagne tel qu'il est aujourd'hui. Il donne chaque jour cinq et six heures aux affaires, pour lesquelles il a beaucoup de goût ; il se communique, sans comparaison, plus qu'il ne faisoit ; il parle avec une grâce merveilleuse, accompagnée de dignité. Il jouit d'une parfaite santé, et il me paroît qu'il n'a jamais été plus content. Tout le monde s'aperçoit de l'heureux changement qui s'est fait en Sa Majesté. J'ai eu l'honneur de lui communiquer l'article de votre lettre qui la regarde; elle m'a paru convaincue de votre zèle et pénétrée d'estime pour Votre Excellence ; elle m'a ordonné de vous en assurer. Je n'ai pu faire part à la reine de ce qu'il y avoit pour elle dans votre lettre, parce qu'il n'est pas aisé d'avoir l'honneur de l'approcher. Que ne puis-je, Monseigneur, avoir une heure de conférence avec vous ! Combien de choses aurois-je à vous dire ! Je craindrois seulement que vous ne succombassiez à la tentation d'une vaine complaisance qui ne seroit pas fort chrétienne. Il suffit de vous dire que votre mémoire est ici en grande vénération. Vous jugez sans doute, Monseigneur, que rien ne me fait plus de plaisir que d'entendre les éloges qu'on vous donne. Je serois bien plus content si j'avois lieu de rendre quelque service à Votre Excellence en ce pays. Je la supplie de disposer absolument de moi et de croire que nul n'est avec un plus respectueux dévouement,

Monseigneur, de Votre Excellence, le très humble et très obéissant serviteur, DAUBENTON J. — Avec la permission de Votre Excellence, j'assurerai Madame la duchesse de mes profonds respects. »

Page 183, note 1. Les lettres de Torcy au cardinal de la Trémoïlle des 1er et 15 avril (recueil la Trémoïlle, tome VI, p. 313-314) disent aussi que l'audience donnée par le Roi à Mme des Ursins dura plus de deux heures.

Page 183, note 2. M. L. Delavaud a bien voulu compléter les indications qu'il nous avait déjà fournies sur Clair Adam et sa femme, par de nouveaux renseignements extraits des registres de l'état civil de la Paroisse de Versailles. Le mariage d'Adam eut lieu probablement vers 1685-86, puisque son fils Jean-Baptiste naquit le 20 avril 1687 à Paris, sur la paroisse Saint-Eustache, et fut baptisé à Versailles le 1er juillet suivant ; il eut pour parrain le marquis de Torcy, pour marraine Mlle d'Aleyrac, cette Françoise-Julie Adhémar de Grignan, plus tard marquise de Vibraye, dont il a été parlé ci-dessus, p. 68 et 69. — Quant à Mme Adam, elle est qualifiée de « trésorière des pauvres de la charité de Versailles » dans l'acte de baptême (3 avril 1708) de sa petite-fille Michelle-Claire de Prévost, fille de Jean de Prévost, trésorier des ambassadeurs, et de Marie-Henriette-Claire Adam.

Page 189, note 5. M. Labande, archiviste de la principauté de Monaco, a pris la peine de relever à notre intention dans les comptes de la maison du prince, cotes H 14 et H 20, diverses mentions relatives aux livrées des domestiques ; qu'il veuille bien trouver ici l'expression de notre gratitude : — 3 mai 1731, pour les valets de pied, avoir mis des fonds à trois culottes noires et à une de livrée ; — 14 août 1731, une demi-douzaine de boutons d'argent pour l'habit du suisse ; — 29 novembre 1731, six culottes de drap rouge pour les valets de pied ; — 1er janvier 1732, quatre habits de drap brun à boutons d'or pour les valets de chambre ; treize habits de drap noir pour les mêmes ; — 27 avril 1738, 28 douzaines de gros boutons d'argent pour la livrée, et 21 douzaines de petits ; — 1744, six aunes un tiers de drap gris pour faire deux habits et deux culottes pour les gens de livrée ; trois aunes et demie de drap écarlate pour faire deux vestes et deux culottes ; — 10 mars 1749, huit habits de drap écarlate brodés et galonnés, de livrée. — De toutes ces données, il est difficile de tirer une conclusion précise ; cependant la culotte et la veste semblent toujours avoir été rouges ; quant à l'habit, on le trouve tantôt brun, tantôt noir, tantôt gris, tantôt écarlate.

Page 220, note 8. Sur le séjour en France du prince électoral de Saxe, on lit dans les Mémoires du baron de Breteuil (ms. Arsenal 3865, p. 360-365) : « Le prince électoral de Saxe, fils d'Auguste roi de Pologne et électeur de Saxe, est venu en France dans un parfait incognito sous le nom du comte de Lusace sur la fin de l'été dernier et a toujours été à Fontainebleau, à Versailles et à Paris dans un parfait incognito et sans aucune sorte de cérémonie. Le palatin de Livonie étoit son gouverneur et les barons de Hagen frères, dont l'aîné portoit le titre de conseiller d'État, étoient, après le palatin, ses principaux officiers. Il avoit loué tout l'hôtel d'Hollande, sur le quai des Théatins, et il y tenoit une grande et fort délicate table où les gens de la cour étoient souvent invités. Il l'a tenue de même à Fontainebleau pendant le séjour que la cour y fit l'année dernière. Ce fut là qu'il fut présenté au Roi par le marquis de Torcy et le chevalier de Sainctot, mais sans aucune cérémonie.

« Le 28 mai 1715, le comte de Lusace alla dans le même incognito prendre congé du Roi à Marly. Comme il s'étoit accoutumé pendant le séjour qu'il a fait ici d'aller souvent faire sa cour comme un simple courtisan, et qui alloit même souvent à la chasse avec le Roi à Marly, il alla prendre congé de son chef et ne fut présenté par personne.

« J'appris que le Roi avoit fait faire une épée de cinquante mille écus pour donner à ce prince; mais, le Roi n'aimant pas qu'on lui parle à Marly de ses intérêts particuliers, je ne voulus pas, les jours que j'allai faire ma cour, dire à S. M. qu'une des attributions et prérogatives de la charge d'introducteur des ambassadeurs est de porter de la part du Roi aux princes étrangers les présents que S. M. leur fait, et je priai, par une lettre, le marquis de Torcy de le représenter à S. M. Il lui lut ma lettre; à quoi elle lui répondit qu'elle le savoit bien, qu'elle n'ôtoit jamais à ses officiers les attributions de leurs charges pour faire faire les attributions par d'autres, que ce seroit elle-même qui donneroit de sa propre main l'épée au comte de Lusace et qu'elle ne croyoit pas que je m'en plaignisse. Huit ou dix jours après, ayant eu occasion de parler à S. M. d'autres choses, je lui dis en badinant que je m'estimois si glorieux de ce qu'elle avoit fait ma charge que je ne la donnerois pas pour deux cent mille écus: S. M. en sourit et me répondit avec beaucoup de bonté. »

Page 245, note 5. En marge de son exemplaire du *Nobiliaire de Picardie* d'Haudicquer de Blancourt, que possède la Bibliothèque nationale (Réserve L^{m2}95), Charles d'Hozier inscrivait en marge de la page 60, à propos de la famille de Boulainvilliers, la note suivante: « Extravagance aussi grande à cette maison de croire qu'elle descend d'un cadet de la maison de Croÿ, qu'à la maison de Croÿ de s'être si plaisamment imaginé qu'elle sortait d'un cadet de la maison des rois de Hongrie. »

Page 251, note 3. Dans une relation des derniers temps de Louis XIV, qui est conservée dans le ms. 3724 de la Bibliothèque de l'Arsenal et qu'on trouvera dans l'Appendice du prochain volume de nos *Mémoires*, il est parlé de la noble résistance du procureur général, des encouragements de sa femme, et de la colère du Roi, qui s'emporta, paraît-il, jusqu'à le prendre au collet, à frapper du pied et à taper de sa canne sur une table de marbre qui se trouvait auprès de lui.

Page 285, note 3. La locution *porte de sortie* prise figurément au sens d'échappatoire, de manière de se tirer d'affaire, n'était pas donnée par le *Dictionnaire de l'Académie* de 1718, qui ne mentionne, dans un sens analogue, que celle de *porte de derrière*.

Page 300, note 1. Nous avons soumis à un physiologiste éminent le présent passage, et, tout en faisant des réserves motivées sur l'imprécision de la phrase de Saint-Simon, il nous a proposé les explications suivantes : « On peut penser à une scoliose ayant entraîné une déviation du bassin, et plus encore à une luxation congénitale de la hanche, ou à une enkylose plus ou moins complète de l'articulation coxo-fémorale par suite de coxalgie par exemple, ou enfin à ces déformations qui surviennent après les paralysies infantiles. Ces dernières affections en particulier paraissent susceptibles d'être « gênantes » pour qui en est atteint, et « incommodes » dans la société ; c'est ainsi qu'elles peuvent, suivant les cas, rendre difficile de marcher de concert avec d'autres personnes ou de s'asseoir près d'elles en voiture, etc. ».

Page 300, note 2. Du portrait de la duchesse d'Orléans par Saint-Simon, il est curieux de rapprocher celui que traçait d'elle en 1741 le marquis d'Argenson (*Mémoires*, édition de la Société de l'histoire de France, tome III, p. 319-320) : La duchesse d'Orléans était « haute, ambitieuse, déraisonnable, se préférant à tout, mettant toujours ses droits au-dessus de ceux de la Maison, abaissant même ceux de son fils pour élever les siens. Par exemple, elle ne songeait qu'à déprimer les droits de sa bru, pendant que celle-ci vivait, pour mettre une grande différence entre les prérogatives de première princesse du sang et celle de fille de France. Jamais M. le Régent n'avoit pu vivre avec elle, quelque envie qu'il en eût souvent. Rien ne s'est plus ressemblé que cette princesse et Marie de Médicis : aussi les mêmes malheurs l'eussent-ils attendue sur le trône si elle eût régné, et, dans sa sphère, elle se trouve privée de toute autorité dans la Maison : ce qui lui en restoit se perd tous les jours. Elle a de l'esprit et du goût; elle aime l'ordre, mais avec dépense et sans économie; ses passions sont l'ardeur secrète et la vengeance; elle est injuste et opiniâtre; elle ne fait du bien que pour étaler son pouvoir; personne ne voit plus clair qu'elle dans une conversation; elle ne parle qu'à dessein, la moindre syllabe a un objet; elle démêle et lit dans les autres; tous ces dons ne sont qu'un manège de femme, et cette élévation ne conduit qu'à de mauvais succès, quand les passions contraires à la société en sont l'âme; ainsi l'a permis la providence divine. Elle tient tout de sa mère, Mme de Montespan, à quoi elle a joint quelque esprit d'ordre et des travers d'injustice et de dureté qu'avoit Louis XIV.... »

Page 312, note 5. « On dit d'un homme qui a l'esprit souple et accommodant qu'il est pliant comme l'osier » (*Académie*, 1718).

Page 323, note 9. Ézéchiel Spanheim, dans sa *Relation de la cour de France*, édition Bourgeois, p. 148, a ainsi tracé le portrait de Madame : « Elle avoit des manières franches, libres, honnêtes, éloignées entièrement d'affectation et d'artifice, d'ailleurs peu portées à vouloir plaire par sa parure ou le grand soin de son ajustement. Son esprit tenoit aussi du même caractère, vif, prompt, aisé, commode, ennemi sur toutes choses de la contrainte et de la dissimulation. Ses inclinations s'y trouvèrent entièrement conformes, douces, bienfaisantes, incapables d'intrigue ou d'un penchant également opposé à son naturel et à son devoir. Aussi s'aperçut-on bientôt qu'elle avoit le meilleur cœur du monde, droit, sincère, sensible à l'amitié pour les personnes qu'elle en jugeoit digne, à la tendresse pour ses proches et pour sa maison, et à une considération particulière pour les gens de sa nation et de son pays. Au reste insensible à des commerces et attachements d'ailleurs assez ordinaires dans la cour et la condition où elle se trouvoit. On ne lui en vit même de véritable, et auquel elle prit un goût particulier, que pour les parties de chasse où elle accompagnoit toujours le Roi et faisoit également paroître son adresse et sa vigueur à courre le cerf et à en soutenir toutes les fatigues durant un jour entier... »

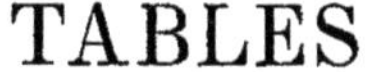

I

TABLE DES SOMMAIRES

QUI SONT EN MARGE DU MANUSCRIT AUTOGRAPHE.

Suite de 1714.

1715.

II

TABLE ALPHABÉTIQUE

DES NOMS PROPRES

ET DES MOTS OU LOCUTIONS ANNOTÉS DANS LES *MÉMOIRES*

N. B. Nous donnons en italique l'orthographe de Saint-Simon, lorsqu'elle diffère de celle que nous avons adoptée.

Le chiffre de la page où se trouve la note principale relative à chaque mot est marqué d'un astérisque.

L'indication (Add.) renvoie aux Additions et Corrections.

A

B

C

D

F

J

K

L

N

O

P

S

T

U

V

W-X-Y-Z

III

TABLE DE L'APPENDICE

PREMIÈRE PARTIE

ADDITIONS DE SAINT-SIMON AU *JOURNAL DE DANGEAU*.

(Les chiffres placés entre parenthèses renvoient au passage des *Mémoires* qui correspond à l'Addition.)

SECONDE PARTIE

TABLE DES MATIÈRES

CONTENUES DANS LE VINGT-SIXIÈME VOLUME.

FIN DU TOME VINGT-SIXIÈME.

CHARTRES. — IMPRIMERIE DURAND, RUE FULBERT.

www.ingramcontent.com/pod-product-compliance
Ingram Content Group UK Ltd.
Pitfield, Milton Keynes, MK11 3LW, UK
UKHW022319190726
13856UKWH00001B/101